基础护理技术与临床护理实践

徐兰兰 主编

中国纺织出版社有限公司

图书在版编目（CIP）数据

基础护理技术与临床护理实践 / 徐兰兰主编 . -- 北
京 : 中国纺织出版社有限公司 , 2023.3

ISBN 978-7-5229-0415-3

Ⅰ . ①基… Ⅱ . ①徐… Ⅲ . ①护理学 Ⅳ . ① R47

中国国家版本馆 CIP 数据核字（2023）第 043218 号

责任编辑：傅保娣　　责任校对：高　涵　　责任印制：王艳丽

中国纺织出版社有限公司出版发行
地址：北京市朝阳区百子湾东里 A407 号楼　邮政编码：100124
销售电话：010—67004422　传真：010—87155801
http://www.c-textilep.com
中国纺织出版社天猫旗舰店
官方微博 http://weibo.com/2119887771
三河市宏盛印务有限公司印刷　各地新华书店经销
2023 年 3 月第 1 版第 1 次印刷
开本：889×1194　1 / 16　印张：20.25
字数：606 千字　定价：98.00 元

编委会

主　编　　徐兰兰　林春秋　李　玲
　　　　　　　刘莹菁　谢小兰　彭粤铭

副主编　　王晓洁　姚前前　李红永

编　委　　（按姓氏笔画排序）
　　　　　　　王晓洁　　哈尔滨医科大学附属第二医院
　　　　　　　刘莹菁　　深圳市宝安区中医院
　　　　　　　李红永　　中国人民解放军西部战区总医院
　　　　　　　李　玲　　广东省中医院珠海医院
　　　　　　　林春秋　　成都医学院第一附属医院
　　　　　　　姚前前　　河南中医药大学第一附属医院
　　　　　　　徐兰兰　　湖北医药学院护理学院
　　　　　　　彭粤铭　　深圳市人民医院（暨南大学第二临床医学院，
　　　　　　　　　　　　南方科技大学第一附属医院）
　　　　　　　谢小兰　　广东省中医院珠海医院

主编简介

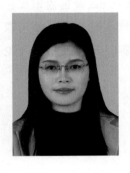

徐兰兰　湖北医药学院护理学院

　　毕业于武汉大学 HOPE 护理学院护理专业，2006 年 7 月至今工作于湖北省十堰市湖北医药学院护理学院，讲师／主管讲师，同时担任护理学基础教研室主任。主要从事护理教育、临床护理、护理心理工作。目前为十堰市护理学会精神心理护理专业委员会委员。参编著作多部，发表论文 20 余篇，多次获技能大赛优秀指导老师称号。

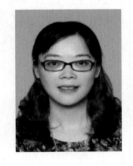

林春秋　成都医学院第一附属医院

　　本科毕业于第三军医大学护理学，现工作于成都医学院第一附属医院儿科，护士长，副主任护师。承担高校儿科护理学本科教学 10 余年，从事儿科及新生儿科临床护理工作 22 年，具有丰富的临床护理、护理管理和教学经验。目前为四川省康复医学会儿科护理分会副主任委员。发表论文 10 余篇，参编著作 3 部。

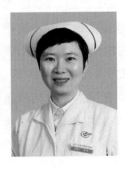

李　玲　广东省中医院珠海医院

　　本科毕业于广州医学院，现工作于广东省中医院珠海医院，主管护师。主要研究方向是护理管理，眼科、耳鼻喉科疑难病及危重病护理，擅长中医适宜技术，多年从事眼科、耳鼻喉科工作，具有丰富的理论与实践经验，发明实用新型专利 1 项。

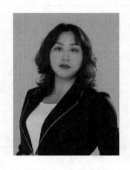

刘莹菁　深圳市宝安区中医院

现工作于深圳市宝安区中医院，脾胃科及消化内镜中心科护士长，副主任护师，广东省专科护士导师，全科护士导师，深圳市中医适宜技术培训导师。现任中国医学装备协会转化医学分会第一届委员、中国现代医院 6S 管理内审员、广东省护理学会消化内镜护理专业委员会常务委员等。主持课题 2 项，参与课题 2 项，专利 2 项，专利转化 1 项，核心期刊发表论文 4 篇，其他刊物发表论文 12 篇，出版著作 2 本。

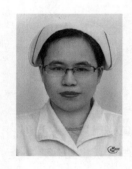

谢小兰　广东省中医院珠海医院

本科毕业于护理学专业，现工作于广东省中医院珠海医院，主管护师。擅长肛肠科、乳腺科、妇科的护理，以及火龙罐、艾灸、刮痧等中医特色疗法。参与珠海市科技计划项目 1 项，参与省中医药管理局项目 1 项，发表论文 3 篇。

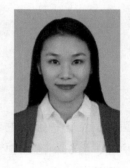

彭粤铭　深圳市人民医院（暨南大学第二临床医学院，南方科技大学第一附属医院）

现工作于深圳市人民医院护理部，心理咨询师三级，主任护师，2008 年在香港医院管理局培训，并获颁"专科护士"文凭，2016 年在新西兰划卡托理工学院进修重症护理管理。从事临床护理工作 16 年余，在综合 ICU、CCU、EICU、NICU 工作多年，积累了丰富的临床经验，主要研究方向为危重症护理。中华护理学会第二十七届理事会重症护理专业委员会专家库成员，海峡两岸医药卫生交流协会新生儿学专业委员会护理学组委员等。核心期刊发表论文 10 余篇，出版专著 5 部，主持市级课题 3 项。

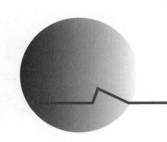

前　言

　　护理学是一门综合性应用学科，随着社会的不断进步与发展，护理学的理论在不断完善，并逐步形成了自己特有的理论知识体系，其工作理念、性质和范畴也在不断发展变化。培养人才，建立合理的人才梯队是进一步发展护理学科的关键。同时，护理学科不仅对护理技术要求更加严谨，对护理人员的素质要求也越来越高。为了适应护理学科的发展趋势，进一步规范护理行为，提高专科护理质量和操作水平，编者们特结合临床护理专业技术及理论知识编写了《基础护理技术与临床护理实践》。

　　本书共分 12 章。西医护理篇包括基础护理技术、急危重症护理技术、心理护理基础、内镜检查护理技术、呼吸内科疾病护理、感染科疾病护理、妇科疾病护理、产科疾病护理、新生儿科疾病护理、儿科疾病护理，中医护理篇包括中医特色护理技术及临证常见病中医护理。本书内容新颖、翔实，汇集了常见病的护理流程、临床护理方法和措施等，其内容紧密结合当前临床护理技术的发展，符合当前护理工作的需要，为护理工作增添了新观点和新内容。

　　由于参编人员较多，文笔风格不尽一致，难免存在疏漏及不足之处，恳请广大读者批评指正。

编　者

2022 年 10 月

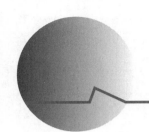

目 录

西医护理篇

中医护理篇

西医护理篇

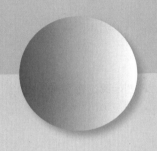

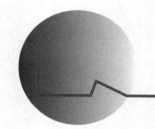

第一章　基础护理技术

第一节　体温、脉搏、呼吸的测量及绘制

一、准备

（1）仪表：着装整洁，佩戴胸牌，洗手。

（2）用物：测温盘内盛体温计、纱布、记录本、红蓝两色笔、有秒针的表、弯盘、体温单、格尺。

（3）环境：整洁、安静、光线充足，为女性测腋温应用屏风遮挡。

二、操作

（一）测量方法

1. 测量体温

测量方法为腋下测温法。

（1）备齐用物，清点数目，检查体温计有无破损，并用纱布擦干，水银柱甩至35℃以下。

（2）对新入院患者予以解释，为其解开衣扣，擦干腋下汗液，将体温计水银端置腋窝深处紧贴皮肤夹紧，屈臂过胸。

（3）10 min后取出，检视度数，记录。

2. 测量脉搏

使患者情绪稳定，卧位舒适，将示指、中指、环指的指腹平放于桡动脉处，按压力量适度，数30 s，异常者应数1 min。记录每分钟的脉搏数。

3. 测量呼吸

将手仍按在桡动脉处，观察患者胸、腹部的起伏数30 s，如呼吸不规则，需数1 min。记录每分钟的呼吸次数。整理用物及患者病床单元。

（二）绘制

将所测体温、脉搏、呼吸绘制在体温单上，体温为蓝"×"，脉搏为红"·"，相邻2次用同色线连接，呼吸用蓝笔上、下交错记录于呼吸栏内。

（徐兰兰）

第二节　血压测量法

一、准备

（1）仪表：着装整洁，佩戴胸牌，洗手。

（2）用物：血压表、听诊器、记录单、笔。

（3）环境：整洁、安静、光线充足。

二、操作

（1）备齐用物，携至床旁，查对患者，说明目的，嘱其休息 10 ~ 15 min。

（2）检查血压表有无裂痕，指针是否保持在零位，输气球及连接管有无漏气。

（3）患者取坐位或卧位，被测肢体的肱动脉与心脏位于同一水平，暴露上臂。坐位时平第 4 肋软骨，卧位时肱动脉平腋中线。

（4）使患者伸直肘部，手掌向上并外展 45°，肱动脉应与血压表、心脏在同一水平上。

（5）放平血压表，驱尽袖带内的空气，平整无褶地缠于患者上臂中部，松紧以能放入一指为宜，袖带下缘距患者肘窝 2 ~ 3 cm。

（6）戴好听诊器，触摸患者肱动脉搏动，将听诊器头紧贴其肱动脉处，用手固定，另一手关螺旋帽。

（7）握住气球向袖带内打气至肱动脉搏动音消失，再升高 20 ~ 30 mmHg（2.67 ~ 4.00 kPa），然后慢慢放气，准确测量收缩压和舒张压的数值。

（8）测量完毕，排尽袖带内余气，拧紧气门上螺旋帽，整理血压表并妥善放置。

（9）整理病床单元，爱护体贴患者，协助患者取舒适体位。

（10）将数值记录于记录单上。

（徐兰兰）

第三节 痰标本采集

一、准备

（一）评估

（1）评估患者的病情、年龄及意识状态。

（2）评估患者的配合情况，操作时需向患者及其家属说明检验的目的及方法，以取得患者配合。

（3）评估患者口腔黏膜情况（有无溃疡、鹅口疮）。

（二）核对

核对患者床号、姓名。

二、操作

（一）可自行留痰者

取坐位，身体稍前倾。清晨醒来未进食前用无菌生理盐水漱口 2 ~ 3 次，吐出口咽部唾液和分泌物。数次深呼吸后用力咳出气管深处的痰液于痰盒中，痰液约 5 mL。

（二）无法咳痰或不合作者

取半坐卧位，用生理盐水做口腔护理。在吸痰器吸管中段连接集痰器，按吸痰法吸痰入集痰器内。

（三）留取标本顺序

特殊细菌涂片→涂片找常见细菌真菌→细菌培养 + 药敏。

（四）标本送检

盖好痰盒，及时送检。

（五）操作关键

（1）痰培养标本尽量在抗菌药物使用前采集标本。

（2）鼓励患者在采集痰液的前一日多饮水，有助于排痰。

（3）留取痰标本前需做好口腔清洁，以减少或避免机体正常菌群及其他杂菌污染。

（4）指导患者在咳痰前进行 3 次深呼吸后用力深咳。

（5）在标本送检前，确保标本是痰液，而不是唾液；唾液比较稀薄，与痰液相比有更多的泡沫。

（6）留取后盖好痰盒，及时送检。痰液如不及时送检，在室温下放置 2 ~ 5 h，将会减少肺炎链球菌、葡萄球菌和革兰阴性杆菌的分离率，增加上呼吸道固有菌的数量。

（徐兰兰）

第四节　灌肠术

一、准备

（一）物品准备

治疗盘内：按医嘱备通便剂，一次性手套 1 副，剪刀（用开塞露时）1 把，弯盘 1 个，卫生纸适量，纱布 1 块。

治疗盘外：备温开水（用肥皂栓时）适量，屏风、便盆、便盆布各 1 个。

（二）患者、护理人员及环境准备

患者应了解通便目的、方法、注意事项及配合要点。取侧卧屈膝位，调整情绪，指导或协助患者清洗肛周，备便盆。护理人员应衣帽整齐，修剪指甲，洗手，戴口罩。环境安静、整洁，光线、温湿度适宜，关闭门窗，备屏风或隔帘，保护患者隐私，消除紧张、恐惧心理，取得合作。

（三）评估

（1）评估患者的病情、治疗情况、意识、心理状态及合作度。

（2）评估患者的腹胀情况、肛周皮肤及黏膜的完整性。

二、操作

（一）操作方法

（1）关闭门窗，用屏风遮挡患者，保护患者隐私。

（2）条件许可的话可帮助患者取左侧卧位，双腿屈曲，背向操作者，暴露肛门，便于操作。

（3）患者臀部移至床沿，臀下铺一次性尿垫，保持床单位清洁，便器放置在床旁。

（4）将弯盘置于臀旁，用血管钳关闭灌肠筒胶管，倒灌肠液于筒内，悬挂灌肠筒于输液架上，灌肠筒内液面与肛门距离不超过 30 cm。

（5）将玻璃接头一端连接肛管，另一端连接灌肠筒胶管。

（6）戴一次性手套，一手分开肛门，暴露肛门口，嘱患者张口呼吸，使患者放松便于插管，另一手将肛管轻轻旋转插入肛门，沿直肠壁进入直肠 7 ~ 10 cm。

（7）固定肛管，打开血管钳，缓缓注入灌肠液，速度不可过快、过猛，以防刺激肠黏膜，出现排便。

（8）用血管钳关闭灌肠筒胶管，一手持卫生纸紧贴肛周下沿，防止灌肠液流出，另一手将肛管轻轻拔出，置弯盘内。

（9）擦净肛周，协助患者取舒适卧位，嘱患者灌肠液在体内保留 10 ~ 20 min 后再排便。充分软化粪便，提高灌肠效果。

（10）清理用物。

（11）协助患者排便，整理床单位。洗手、记录。

（二）注意事项

（1）灌肠液温度控制在 38℃，温度过高易损伤肠黏膜，温度过低可引起肠痉挛。

（2）灌肠如遇患者有便意、腹胀时，嘱患者做深呼吸，让灌肠液在体内尽量保留 10 ~ 20 min 后再排便。

（3）消化道出血、急腹症、妊娠、严重心血管疾病患者禁忌灌肠。

（徐兰兰）

第五节 口腔护理

一、准备

（一）仪表
着装整洁，佩戴胸牌，洗手，戴口罩。

（二）用物
清洁盘内放口腔护理盘（或包），内有治疗碗 2 个（一个碗放生理盐水棉球 14 ~ 16 个，另一个碗放漱口水）、弯血管钳、镊子、压舌板、吸水管、治疗巾、纱布、弯盘、棉签、液状石蜡、1% 甲紫、手电筒，必要时备开口器。

二、操作

（一）操作方法
（1）携带用物至患者床旁桌上，核对床号、姓名，向患者解释操作目的，取得其合作。

（2）协助患者侧卧或头偏向一侧，面向护士，有活动义齿应取下置于清水中，铺治疗巾于患者颌下，弯盘置口角旁。

（3）取手电筒检查口腔黏膜有无出血、溃疡及感染情况，协助清醒患者用温水漱口。

（4）嘱患者张口，擦洗口腔，用压舌板轻轻撑开左侧颊部（清醒患者嘱其上下牙齿对合），用血管钳夹棉球擦洗上下齿左外侧面，由内向门齿纵向擦拭，同法擦洗右外侧面。嘱患者张开上下齿，擦洗牙左上内侧面、左上咬合面、左下内侧面、左下咬合面，擦洗左侧颊部，同法擦洗另一侧。再擦洗舌面及硬腭部，每个棉球只能擦一个部位。

（5）擦洗完毕，协助患者漱口，一手扶托患者头部，另一手取吸水管嘱其吸漱口液，使其含漱后吐于弯盘中。

（6）患者义齿用冷水冲洗刷净后给予戴上，撤去弯盘，取纱布擦口唇及周围皮肤，撤去治疗巾。

（7）口唇干燥（裂）时可涂液状石蜡，口腔黏膜有溃疡时可涂 1% 甲紫（用手电筒检查）。

（8）撤去治疗巾，整理用物。

（二）注意事项
（1）操作应轻柔、细致，避免损伤口腔黏膜。

（2）昏迷患者禁漱口和使用过湿的棉球，防止患者误吸。需用开口器时，应从臼齿处置入口内，牙关紧闭的患者，不宜强行用开口器，以防误伤牙齿。

（3）操作时，将棉球夹紧，防止松脱和遗留在口腔内，操作后应清点数目。

（4）义齿禁用热水浸泡，以防遇热变形。

（5）清洁口腔后的物品须经消毒处理后方可给他人使用，对传染病患者用过的物品须严格消毒灭菌。

（徐兰兰）

第六节 皮肤护理

一、准备

（一）仪表
着装整洁，佩戴胸牌，洗手，戴口罩。

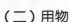

（二）用物

护理篮内放50%乙醇、滑石粉、大毛巾、纱布、弯盘，备扫床刷及套，必要时备棉垫、气圈或海绵垫。

二、操作

（一）操作方法

（1）携带用物至患者床旁，酌情关闭门窗，向患者解释操作目的，以取得合作。

（2）协助患者侧卧，背向护士，掀起上衣至肩部，脱裤至臀下，垫大毛巾于患者身下，盖被搭于患者身上。

（3）以背部、骶尾部按摩为例。①全背按摩：将大毛巾置患者按摩处身下，用纱布蘸适量50%乙醇，涂于按摩处，用手掌自患者骶尾部开始沿脊柱两侧向上按摩至肩胛部，由外向内进行全背按摩，用力要均匀，按此法按摩3 min。②局部按摩：将大毛巾置于患者身下，蘸少许50%乙醇涂于肩胛部、骶尾部和脊柱凸起处，以手掌大、小鱼际部分紧贴皮肤，做压力均匀的按摩。由轻到重，由重到轻，每处按摩3～5 min。如局部呈现压力性损伤早期症状，可用拇指指腹以环形动作由近压力性损伤处向外按摩，可反复数次。

（4）按摩毕，背部、局部涂滑石粉，撤去大毛巾，整理衣裤，扫净床上渣屑，整理床铺，协助患者卧于正确卧位，盖好被子，需要时垫气圈或海绵垫。

（5）整理用物。

（6）爱护体贴患者。

（二）注意事项

注意定时检查患者的皮肤并进行预防压力性损伤的皮肤护理。

预防压力性损伤在于消除其发生的原因，因此要求做到勤翻身、勤擦洗、勤按摩、勤整理、勤更换。交接班时，要严格细致地在床边交接皮肤情况及护理措施。

1. 避免局部组织长期受压

（1）鼓励和协助卧床患者经常更换卧位，使骨突出部位交替受压，翻身间隔的时间应根据病情及局部受压情况而定。一般每2 h翻身1次，必要时每1 h翻身1次，建立床头翻身记录卡。协助患者翻身时，将患者身体抬起，再挪动位置，避免拖、拉、推等动作，以防擦破皮肤。有条件的可使用帮助患者翻身的电动转床。

（2）保护骨隆突处和支持身体空隙处，将患者体位安置妥当后，可在身体空隙处垫软枕、海绵垫。海绵垫褥、气垫褥、水褥等，可使支持体重的面积宽而均匀，患者身体的压力分布在一个较大的面积上，从而降低隆突部位皮肤受到的压强。须注意，即使相当小的压力，如果时间过长，也可阻碍血流而导致组织损伤，故仍须经常为患者更换卧位，并做好皮肤护理。有条件者还可用羊皮垫，它具有抵抗压力及高度吸收水蒸气的性能，并可提供较大的接触面，故适宜长期卧床的患者使用。对易受压部位可用护架抬高被毯，以减少局部受压。为缓解压迫，不宜使用可引起溃疡的圈状垫，如橡胶气圈和棉圈。

（3）对使用石膏、夹板、牵引的患者，衬垫应平整，松软适度，尤其要注意骨骼凸起部位的衬垫。要仔细观察局部皮肤和肢端皮肤颜色改变的情况，认真听取患者的反映，适当给予调节，如发现石膏绷带凹凸不平，应立即报告医师，及时修整。

2. 避免潮湿、摩擦及排泄物的刺激

（1）保持皮肤清洁干燥。大小便失禁及分泌物多的患者应及时擦洗干净，以保护皮肤免受刺激，床铺要保持清洁干燥、平整无碎屑，被服污染时要及时更换，不可让患者直接卧于橡胶单（或塑料布）上，小儿应勤换尿布。

（2）不可使用破损的便盆，以免擦伤皮肤。

3. 增进局部血液循环

对易发生压力性损伤的患者，要常检查，用温水擦浴、擦背或用湿热毛巾局部按摩。

（1）手法按摩。

1）全背按摩：协助患者俯卧或侧卧，露出背部，先以热水进行擦洗，再以两手蘸少许50%乙醇做按摩。按摩者斜站在患者右侧，左腿弯曲在前，右腿伸直在后，从患者骶尾部开始，沿脊柱两侧边缘向上按摩（施力要足够刺激肌肉组织），至肩部时用环状动作。按摩后，手再轻轻滑至臀部及尾骨处。此时左腿伸直，右腿弯曲，如此有节奏按摩数次，再以拇指指腹由骶尾部开始沿脊柱按摩至第7颈椎处。

2）受压处局部按摩：蘸少许50%乙醇，以手掌的大、小鱼际部分紧贴皮肤，做压力均匀的环形按摩，由轻到重，由重到轻，每次3～5 min。

（2）电动按摩器。依靠电磁作用，以治疗器的头端震动来代替手法按摩。操作者持按摩器，根据不同部位选择合适的按摩头，紧贴皮肤进行按摩。

4. 增加营养的摄入

营养不良既是导致压力性损伤的内因，又可影响压力性损伤的愈合。蛋白质是机体组织修复所必需的物质，维生素也可促进伤口愈合，因此，病情许可情况下应给予高蛋白、高维生素膳食，以增强机体抵抗力和组织修复能力。此外，适当补充矿物质，如口服硫酸锌，可促进慢性溃疡的愈合。

对已发生压力性损伤的患者根据具体情况给予相应的治疗和护理。①淤血红润期：及时去除致病原因，加强预防措施，如增加翻身次数、防止局部继续受压、受潮等；②炎性浸润期：对未破的小水疱要减少摩擦，防止破裂感染，让其自行吸收。大水疱用无菌注射器抽出疱内液体（不必剪去表皮），涂以消毒液，用无菌敷料包扎；③溃疡期：局部处理原则是解除压迫，清洁创面，去腐生新，促进愈合。常用生理盐水、0.02%呋喃西林或1∶5 000高锰酸钾等溶液冲洗创面，外敷药物（根据创面细菌培养及药敏测定选用），按外科换药法处理。同时可辅以理疗，如用红外线照射、局部高压氧疗等，以达到促进创面愈合的目的。

（徐兰兰）

第七节　乙醇擦浴

一、准备

（1）仪表：着装整洁，佩戴胸牌，洗手，戴口罩。

（2）用物：治疗车上置治疗碗，内盛30%～50%乙醇200 mL，弯盘、小方巾2条，浴巾、冰袋及套、热水袋及套（60～70℃）、衣裤1套、便器，另备屏风。

二、操作

（一）操作方法

（1）携带用物至患者床旁，核对床号、姓名，向患者说明操作目的，取得患者合作。

（2）关闭门窗，调节室温至22～24℃，屏风遮挡患者，松开床尾盖被，按患者需要给予便器。

（3）头部置冰袋，足底置热水袋。

（4）协助患者脱去近侧上衣，露出上肢，下垫浴巾并反折遮盖上肢，以浸过乙醇的小毛巾缠在手上，自颈部侧面沿上臂外侧擦至手背，再从侧胸经腋窝沿上臂内侧至手心，边擦边按摩，以此法擦3 min，擦毕，用浴巾擦干皮肤，同法擦另一侧。

（5）协助患者侧卧，下垫浴巾，并反折盖上，自颈椎下擦拭全背3 min，擦毕，用浴巾擦干皮肤，撤浴巾至床尾，更换上衣，平卧，盖好盖被。

（6）脱去近侧下肢裤腿，肢体下垫浴巾并反折盖上，浸乙醇小毛巾缠于手上，自髂骨开始沿大腿外侧擦至足背，再从腹股沟沿大腿内侧擦至踝部，最后自股部经腘窝擦至足跟。反复擦拭3 min，擦毕，用浴巾擦干皮肤，同法擦另一侧。

（7）撤去热水袋，更换内裤，整理床铺。

（8）30 min 后测体温，并绘制在体温单上，如体温降至 39℃以下，取下头部冰袋。

（9）爱护体贴患者。

（二）注意事项

（1）乙醇温度应接近体温，避免过冷的刺激使大脑皮质更加兴奋，进一步促使横纹肌收缩，致使体温继续上升。

（2）擦浴时，以拍拭方式进行，不用摩擦方式。在擦拭腋窝、腹股窝等血管丰富处时，应适当延长时间，以利于增加散热。

（3）禁忌拍拭后颈、胸前区、腹部和足底等处，以免引起不良反应。

（4）擦浴过程中，应随时观察患者情况，如出现寒战、面色苍白、脉搏及呼吸异常时，应立即停止，并及时与医师联系。

（5）擦浴 30 min 后测量体温并记录，如体温降至 39℃以下，取下头部冰袋。

（徐兰兰）

第八节　男患者导尿术

一、准备

（1）仪表：仪表端庄，服装整洁，佩戴胸卡，洗手，戴口罩。

（2）物品：治疗车上放治疗盘，盘内放导尿包（内有治疗碗、弯盘、血管钳 2 把、洞巾、纱布 2 块、尿管 2 根、小药杯、液状石蜡棉球瓶、尿培养瓶）、无菌持物钳、无菌手套 1 副、0.1% 苯扎溴铵棉球缸、无菌治疗碗（内盛 0.1% 苯扎溴铵棉球 8 ~ 10 个、血管钳、纱布等，并用无菌纱布覆盖）、弯盘、油布、治疗巾（或一次性检查垫）、一次性手套 1 只、便盆，另备屏风，必要时备浴巾或毛毯、一次性臀垫，乙醇 1 小瓶，纱布 2 块。

（3）环境：安静，整洁，隐蔽，保暖，光线适宜。

二、操作

（1）备齐用物，携带至患者床旁，核对后向患者解释。

（2）协助患者取仰卧位，将对侧裤腿脱下，盖于近侧腿上，对侧用盖被遮盖，露出外阴部，护士立于患者右侧。

（3）调整光线，铺臀垫于患者臀下。在治疗车上打开导尿包，将初消毒包放于患者两腿间，将外包装袋放在患者右侧床尾。

（4）护士左手戴手套，右手持镊子夹聚维酮碘棉球进行消毒：阴阜（1 个棉球），对侧腹股沟（1 个棉球）、近侧腹股沟（1 个棉球），阴茎背侧外侧（1 个棉球）、中间（1 个棉球）、内侧（1 个棉球），护士左手持无菌纱布提起阴茎，消毒阴茎腹侧外侧（1 个棉球）、中间（1 个棉球）、内侧（1 个棉球）、阴囊（从远侧至近侧共 4 个棉球），左手将包皮向后推，以尿道口为中心采用螺旋方式消毒尿道口、龟头、冠状沟 3 次（每次 1 个棉球），尿道口消毒时间稍长。

（5）将消毒后棉球放入外包装袋，摘掉手套，收拾初消毒包，放入治疗车下层，将原弯盘放于右侧床尾。

（6）乙醇消毒双手，置导尿包于患者两腿之间打开，无污染。

（7）护士按无菌原则戴无菌手套，铺孔巾，形成扩大的无菌区。摆放用物，撕开聚维酮碘棉球袋子，将聚维酮碘棉球放在弯盘内。检查尿管气囊、导尿管是否通畅，用无菌液状石蜡润滑尿管。

（8）护士左手持无菌纱布提起阴茎，以尿道口为中心采用螺旋方式消毒尿道口、龟头、冠状沟 3 次（每次 1 个棉球），尿道口加强 1 次。右手持镊子将导尿管轻轻插入。

（9）插管时，注意男性尿道 2 个生理弯曲（耻骨前弯和耻骨下弯）、3 个狭窄部（尿道外口、尿道膜部和尿道内口）。导尿时将患者阴茎提起，伸直尿道，使其与腹部成 60°，以利于导尿管插入，插入导尿管 20～22 cm，见有尿液流出，再插入 2 cm，接无菌尿袋。插管时动作要缓慢轻柔，避免损伤患者尿道黏膜。

（10）若插管时遇到困难，可稍待片刻，嘱患者做深呼吸，减轻腹压，使膀胱颈部肌肉松弛，再缓慢插入。如插管仍有困难，不可强行插管，通知医生请泌尿外科会诊。

（11）如需保留导尿，则注入 0.9% 氯化钠注射液 10 mL，水囊注水后在尿管远端轻轻拉动，感到阻力为止，以确保水囊在膀胱颈位置；如不需保留导尿，则导尿后缓慢拔出导尿管，撤去全部用物，为患者擦干外阴部。协助患者穿好裤子，整理床单位，妥善固定尿袋，并及时清理用物，做好记录，将标本及时送检。

（徐兰兰）

第九节　女患者导尿术

一、准备

（1）仪表：着装整洁，佩戴胸牌，洗手，戴口罩。

（2）用物：治疗车上放治疗盘，盘内放导尿包（内有治疗碗、弯盘、血管钳 2 把、洞巾、纱布 2 块、尿管 2 根、小药杯、液状石蜡棉球瓶、尿培养瓶）、无菌持物钳、无菌手套 1 副、0.1% 苯扎溴铵棉球缸、无菌治疗碗（内盛 0.1% 苯扎溴铵棉球 8～10 个、血管钳、纱布等，并用无菌纱布覆盖）、弯盘、油布、治疗巾（或一次性检查垫）、一次性手套 1 只、便盆，另备屏风，必要时备浴巾或毛毯。

（3）环境：关闭门窗，适当调节室温，拉窗帘或用屏风遮挡患者。

二、操作

（1）用推车携带用物至患者床旁，核对床号、姓名，说明操作目的。

（2）指导或协助患者清洗外阴，使其平卧。

（3）护士立于患者右侧，在同侧床尾脱左侧裤腿盖于右腿（天冷时浴巾或毛毯盖于右腿），被子盖于左腿上，双腿屈膝并外展，暴露外阴。

（4）臀下垫油布、治疗巾，弯盘置会阴处，治疗碗置弯盘后。

（5）左手戴一次性手套，分开大阴唇，右手持钳夹取苯扎溴铵棉球按自上而下、由外向内的顺序依次擦拭阴阜、大阴唇、小阴唇、尿道口、肛门，最后一个棉球从尿道外口消毒至肛门，一个棉球只用 1 次。将治疗碗、弯盘撤下，放于治疗车下层。

（6）置导尿包（盘）于患者会阴部下，打开，使之成无菌区。夹取苯扎溴铵棉球 4～5 个放于小药杯内。

（7）戴无菌手套、铺洞巾，润滑导尿管前端 5 cm 处，用血管钳夹住前端置于治疗碗内。

（8）弯盘置会阴处，左手分开大、小阴唇，自尿道口、小阴唇、尿道口，自上而下进行消毒，将弯盘、小药杯、消毒钳移至床尾。

（9）将置有尿管的治疗碗移至会阴部，夹持尿管缓缓插入 4～6 cm，见尿流出，再插 1 cm，左手于尿道口 2 cm 处固定尿管，尿液流入碗内（如做尿培养，可用培养瓶采集中段尿）。

（10）导尿毕，拔出导尿管至弯盘内，倒掉尿液，撤去洞巾，擦净外阴，脱去手套，撤去导尿包、治疗巾及油布，放于治疗车下层，协助患者穿上裤子。

（11）整理用物及病床单元，做好记录。

（12）如留取尿标本，贴标签后送验。

（徐兰兰）

第十节　注射给药法

注射给药是将无菌药液或生物制品用无菌注射器注入体内，达到预防、诊断、治疗目的的方法。

一、药液吸取法

1. 从安瓿内吸取药液

将药液集中到安瓿体部，用消毒液消毒安瓿颈部及砂轮，在安瓿颈部划一锯痕，重新消毒安瓿颈部，拭去碎屑，掰断安瓿。将针尖斜面向下刺入安瓿内的液面下，手持活塞柄，抽动活塞，吸取所需药量。抽吸毕，将针头套上空安瓿或针帽备用。

2. 从密封瓶内吸取药液

除去铝盖的中央部分并消毒密封瓶的瓶塞，待干。往瓶内注入与所需药液等量空气（以增加瓶内压力，避免瓶内负压，无法吸取），倒转密封瓶及注射器，使针尖斜面在液面下，轻拉活塞柄，吸取药液至所需量，再以示指固定针栓，拔出针头，套上针帽备用。

若密闭瓶或安瓿内系粉剂或结晶，应先注入所需量的溶剂，使药物溶化，然后吸取药液。黏稠药液，如油剂可先加温（遇热变质的药物除外），或将药瓶用双手搓后再抽吸，混悬液应摇匀后再抽吸。

3. 注射器内空气驱出术

一手指固定于针栓上，拇指、中指扶持注射器，针头垂直向上，一手抽动活塞柄，吸入少量空气，然后摆动针筒，并使气泡聚集于针头口，稍推动活塞，将气泡驱出。若针头偏于一侧，则驱气时应使针头朝上倾斜，使气泡集中于针头根部，如上法驱出气泡。

二、皮内注射法

皮内注射法是将少量药液注入表皮与真皮之间的方法。

（一）准备

1. 目的

（1）各种药物过敏试验。

（2）预防接种。

（3）局部麻醉。

2. 用物

（1）注射盘或治疗盘内盛2%碘酊、75%乙醇、无菌镊、砂轮、无菌棉签、开瓶器、弯盘。

（2）1 mL注射器、4½号针头，药液遵医嘱。药物过敏试验还需备急救药盒。

3. 注射部位

（1）药物过敏试验在前臂掌侧中、下段。

（2）预防接种常选三角肌下缘。

（二）操作

1. 操作方法

（1）评估：了解患者的病情、合作程度、对皮内注射的认知水平和心理反应，过敏试验还需了解患者的过敏史、用药史、家族史；介绍皮内注射的目的、过程，取得患者配合；评估注射部位组织状态（皮肤颜色、有无皮疹、感染及皮肤划痕阳性）。

（2）准备用物：按医嘱查对后抽好药液，放入铺有无菌巾的治疗盘内，携物品至患者处，再次核对。

（3）帮助患者取坐位或卧位，选择注射部位，用75%乙醇消毒皮肤、待干。乙醇过敏者用生理盐水清洁皮肤。

（4）排尽注射器内空气，示指和拇指绷紧注射部位皮肤，右手持注射器，针尖斜面向上，与皮肤呈

5° 刺入皮内，放平注射器，平行将针尖斜面全部进入皮内，左手拇指固定针栓，右手快速推注药液 0.1 mL。也可用右手持注射器用左手推注药液，使局部可见半球形隆起的皮丘，皮肤变白，毛孔变大。

（5）注射毕，快速拔出针头，核对后交代患者注意事项。

（6）清理用物，按时观察结果并正确记录。

2. 注意事项

（1）忌用碘酊消毒皮肤，并避免用力反复涂擦。

（2）注射后不可用力按揉，以免影响结果观察。

三、皮下注射法

皮下注射法是将少量药液注入皮下组织的方法。

（一）准备

1. 目的

（1）需迅速达到药效和不能或不宜口服时采用。

（2）局部供药，如局部麻醉用药。

（3）预防接种，如各种疫苗的预防接种。

2. 用物

注射盘、1 ~ 2 mL 注射器、5 ~ 6 号针头，药液按医嘱准备。

3. 注射部位

上臂三角肌下缘、上臂外侧、股外侧、腹部、后背、前臂内侧中段。

（二）操作

1. 操作方法

（1）评估患者的病情、合作程度、对皮下注射的认知水平和心理反应；介绍皮下注射的目的、过程，取得患者配合；评估注射部位组织状态。

（2）准备用物，并按医嘱查对后抽好药液，放入铺有无菌巾的治疗盘内，携物品至患者处，再次核对。

（3）帮助患者取坐位或卧位，选择注射部位，皮肤做常规消毒（2% 碘酊以注射点为中心，呈螺旋形向外涂擦，直径在 5 cm 以上，待干，然后用 75% 乙醇以同法脱碘 2 次，待干）或安尔碘消毒。

（4）持注射器排尽空气。

（5）左手示指与拇指绷紧皮肤，右手持注射器，用示指固定针栓，针尖斜面向上，与皮肤呈 30° ~ 40°，过瘦者可捏起注射部位皮肤，快速刺入针头 2/3，左手抽动活塞，观察无回血后缓缓推注药液。

（6）推完药液，用干棉签放于针刺处，快速拔出针后，轻轻按压。

（7）核对后助患者取舒适卧位，整理床单位，清理用物，必要时记录。

2. 注意事项

（1）持针时，右手示指固定针栓，切勿触及针梗，以免污染。

（2）针头刺入角度不宜超过 45°，以免刺入肌层。

（3）对皮肤有刺激作用的药物，一般不做皮下注射。

（4）少于 1 mL 药液时，必须用 1 mL 注射器，以保证注入药量准确无误。

（5）需经常做皮下注射者，应建立轮流交替注射部位的计划，以达到在有限的注射部位吸收最大药量的效果。

四、肌内注射法

肌内注射法是将少量药液注入肌肉组织的方法。

（一）准备

1. 目的

（1）给予需在一定时间内产生药效，而不能或不宜口服的药物。

（2）药物不宜或不能静脉注射，要求比皮下注射更迅速发生疗效时采用。

（3）注射刺激性较强或药量较大的药物。

2. 用物

注射盘、2～5 mL 注射器，6～7 号针头，药液按医嘱准备。

3. 注射部位

一般选择肌肉较丰厚、离大神经和血管较远的部位，其中以臀大肌、臀中肌、臀小肌最为常用，其次为股外侧肌及上臂三角肌。

（1）臀大肌肌内注射区定位法：主要有十字法和连线法。

1）十字法：从臀裂顶点向左或向右侧画一水平线，然后从该侧髂嵴最高点做一垂直线，将臀部分为 4 个象限，选其外上象限并避开内角（内角定位：髂后上棘至大转子连线）即为注射区。

2）连线法：取髂前上棘和尾骨连线的外上 1/3 处为注射部位。

（2）臀中肌、臀小肌肌内注射区定位法：常用的方法有以下 4 种。

1）构角法：以示指尖与中指尖分别置于髂前上棘和髂嵴下缘处，由髂嵴、示指、中指所构成的三角区内为注射部位。

2）三指法：髂前上棘外侧三横指处（以患者的手指宽度为标准）。

3）股外侧肌肌内注射区定位法：在大腿中段外侧，膝上 10 cm、髋关节下 10 cm 处，宽约 7.5 cm。此处大血管、神经干很少通过，范围较大，适用于多次注射或 2 岁以下婴幼儿注射。

4）上臂三角肌肌内注射区定位法：上臂外侧、肩峰下 2～3 横指处。此处肌肉不如臀部丰厚，只能做小剂量注射。

4. 患者体位

为使患者的注射部位肌肉松弛，应尽量使患者体位舒适。

（1）侧卧位，下腿稍屈膝，上腿伸直。

（2）俯卧位，足尖相对，足跟分开。

（3）仰卧位适用于病情危重不能翻身的患者。

（4）坐位时座位需稍高，以便于操作。非注射侧臀部坐于座位上，注射侧腿伸直。一般多为门诊患者所取。

（二）操作

1. 操作方法

（1）评估患者的病情、合作程度、对肌内注射的认知水平和心理反应；介绍肌内注射的目的、过程，取得患者配合；评估注射部位组织状态。

（2）准备用物，并按医嘱查对后抽好药液，放入铺有无菌巾的治疗盘内，携物品至患者处，再次核对。

（3）协助患者取合适卧位，选择注射部位，常规消毒或安尔碘消毒注射部位皮肤。

（4）排气，左手拇指、示指分开并绷紧皮肤，右手执笔式持注射器，中指固定针栓，用前臂带动腕部的力量，将针头迅速垂直刺入肌内，一般刺入 2.5～3.0 cm，过瘦者或小儿酌减，固定针头。

（5）松左手，抽动活塞，观察无回血后，缓慢推注药液。如有回血，酌情处理，可拔出或进针少许再试抽，无回血方可推药。推药同时注意观察患者的表情及反应。

（6）注射毕，用干棉签放于针刺处，快速拔针并按压。

（7）核对后协助患者穿好衣裤，安置舒适卧位，整理床单位。清理用物，必要时做记录。

2. Z 径路注射法和留置气泡技术

（1）Z 径路注射法：注射前以左手示指、中指和环指使待注射部位皮肤及皮下组织朝同一方向侧移（皮肤侧移 1 ~ 2 cm），绷紧、固定局部皮肤，维持到拔针后，迅速松开左手，此时位移的皮肤和皮下组织位置复原，原先垂直的针刺通道随即变成 Z 形，该方法可将药液封闭在肌肉组织内而不易回渗，利于吸收，减少硬结的发生，尤其适用于老年人等特殊人群，以及刺激性大、难吸收药物的肌内注射。

（2）留置气泡技术：方法为用注射器抽吸适量药液后，再吸入 0.2 ~ 0.3 mL 的空气。注射时，气泡在上，全部药液注入后，再注入空气。该方法优点：将药物全部注入肌肉组织而不留在注射器无效腔中（每种注射器的无效腔量不一，范围为 0.07 ~ 0.30 mL），以保证药量的准确；同时可防止拔针时药液渗入皮下组织，引起刺激，产生疼痛，并可将药液限制在注射肌肉局部而利于组织的吸收。

3. 注意事项

（1）切勿将针梗全部刺入，以防从根部衔接处折断。万一折断，应保持局部与肢体不动，迅速用止血钳夹住断端取出。若全部埋入肌肉内，立即请外科医师诊治。

（2）臀部注射部位要选择正确，偏内下方易伤及神经、血管，偏外上方易刺及髂骨，引起剧痛及断针。

（3）推注药液时必须固定针栓，推速要慢，同时注意患者的表情及反应。如系油剂药液，更应持牢针栓，以防用力过大针栓与乳头脱开，药液外溢；若为混悬剂，进针前要摇匀药液，进针后持牢针栓，快速推注药液，以免药液沉淀，造成堵塞，或因用力过猛使药液外溢。

（4）需长期注射者，应经常更换注射部位，并用细长针头，以避免或减少硬结的发生。一旦发生硬结，可采用理疗、热敷或外敷活血化瘀的中药，如蒲公英、金黄散等。

（5）2 岁以下婴幼儿不宜在臀大肌处注射，因幼儿尚未能独立行走，其臀部肌肉一般发育不好，有可能伤及坐骨神经，应选臀中肌、臀小肌或股外侧肌进行肌内注射。

（6）两种药液同时注射又无配伍禁忌时，常采用分层注射法。当第一针药液注射完时，随即拧下针筒，接上第二副注射器，并将针头拔出少许后向另一方向刺入，试抽无回血后，即可缓慢推注药液。

五、静脉注射法

（一）准备

1. 目的

（1）药物不宜口服、皮下或肌内注射时，需要迅速发生疗效者。

（2）做诊断性检查，由静脉注入药物，如肝、肾、胆囊等检查需注射对比剂或染料等。

2. 用物

注射盘、注射器（根据药量准备）、7 ~ 9 号针头或头皮针头、止血带、胶布，药液按医嘱准备。

3. 注射部位

（1）四肢浅静脉：肘部的贵要静脉、正中静脉、头静脉；腕部、手背及踝部或足背浅静脉等。

（2）小儿头皮静脉：额静脉、颞静脉等。

（3）股静脉：股静脉位于股三角区股鞘内，股神经和股动脉内侧。

（二）操作

1. 操作方法

（1）四肢浅表静脉注射术。

1）评估患者的病情、合作程度、对静脉注射的认知水平和心理反应；介绍静脉注射的目的、过程，取得患者配合；评估注射部位组织状态。

2）准备用物，并按医嘱查对后抽好药液，放入铺有无菌巾的治疗盘内，携物品至患者处，再次核对。

3）选静脉，在注射部位上方 6 cm 处扎止血带，止血带末端向上。皮肤常规消毒或安尔碘消毒，同时嘱患者握拳，使静脉显露。备胶布 2 ~ 3 条。

4）注射器接上头皮针头，排尽空气，在注射部位下方，绷紧静脉下端皮肤并使其固定。右手持针头，使其针尖斜面向上，与皮肤呈 15° ~ 30°，由静脉上方或侧方刺入皮下，再沿静脉走向刺入静脉，见回血后，将针头与静脉的角度调整好，顺静脉走向推进 0.5 ~ 1.0 cm 后固定。

5）松止血带，嘱患者松拳，用胶布固定针头。若采血标本者，则止血带不放松，直接抽取血标本所需量，也不必胶布固定。

6）推完药液，以干棉签放于穿刺点上方，快速拔出针头后按压片刻，无出血即可。

7）核对后安置舒适卧位，整理床单位。清理用物，必要时做记录。

（2）股静脉注射术：常用于急救时加压输液、输血或采集血标本。

1）评估、查对、备药同四肢静脉注射。

2）患者仰卧，下肢伸直略外展（小儿应有人协助固定），局部常规消毒或安尔碘消毒皮肤，同时消毒术者左手示指和中指。

3）于股三角区扪股动脉搏动最明显处，予以固定。

4）右手持注射器，排尽空气，在腹股沟韧带下一横指、股动脉搏动内侧 0.5 cm 垂直或呈 45° 刺入，抽动活塞见暗红色回血，提示已进入股静脉，固定针头，根据需要推注药液或采集血标本。

5）注射或采血毕，拔出针头，用无菌纱布加压止血 3 ~ 5 min，以防出血或形成血肿。

6）核对后安置舒适卧位，整理床单位。清理用物，必要时做记录，血标本则及时送检。

2. 注意事项

（1）严格执行无菌操作原则，防止感染。

（2）穿刺时务必沉着，切勿乱刺。一旦出现血肿，应立即拔出，按压局部，另选其他部位注射。

（3）注射时应选粗直、弹性好、不易滑动而易固定的静脉，并避开关节及静脉瓣。

（4）需长期静脉给药者，为保护静脉，应有计划地由小到大、由远心端到近心端选血管进行注射。

（5）对组织有强烈刺激的药物，最好用一副等渗生理盐水注射器先行试穿，证实针头确在血管内后，再换注射器推药。在推注过程中，应试抽有无回血，检查针梗是否仍在血管内，经常听取患者的主诉，观察局部体征，如局部疼痛、肿胀或无回血，表示针梗脱出静脉，应立即拔出，更换部位重新注射，以免药液外溢而致组织坏死。

（6）药液推注的速度根据患者的年龄、病情及药物的性质而定，并随时听取患者的主诉和观察病情变化，以便调节。

（7）股静脉穿刺时，若抽出鲜红色血，提示穿入股动脉，应立即拔出针头，压迫穿刺点 5 ~ 10 min，直至无出血为止。一旦穿刺失败，切勿再穿刺，以免引起血肿，有出血倾向的患者，忌用此法。

3. 特殊患者静脉穿刺法

（1）肥胖患者：静脉较深，不明显，但较固定、不滑动，可摸准后再行穿刺。

（2）消瘦患者：皮下脂肪少，静脉较滑动，穿刺时须固定静脉上下端。

（3）水肿患者：可按静脉走向的解剖位置，用手指压迫局部，以暂时驱散皮下水分，显露静脉后再穿刺。

（4）脱水患者：静脉塌陷，可局部热敷、按摩，待血管扩张显露后再穿刺。

六、动脉注射法

（一）准备

1. 目的

（1）采集动脉血标本。

（2）施行某些特殊检查，如脑血管检查时注入对比剂。

（3）施行某些治疗，如注射抗癌药物做区域性化疗。

（4）抢救重度休克，经动脉加压输液，以迅速增加有效血容量。

2. 用物

（1）注射盘、注射器（按需准备）、7 ~ 9 号针头、无菌纱布、无菌手套、药液按医嘱准备。

（2）若采集血标本，需另备标本容器、无菌软塞，必要时还需备酒精灯和火柴。一些检查或造影根据需要准备用物和药液。

3. 注射部位

选择动脉搏动最明显处穿刺。采集血标本常用桡动脉、股动脉。区域性化疗时，应根据患者治疗需要选择，一般头面部疾病选用颈总动脉，上肢疾病选用锁骨下动脉或肱动脉，下肢疾病选用股动脉。

（二）操作

1. 操作方法

（1）评估患者的病情、合作程度、对动脉注射的认知水平和心理反应；介绍动脉注射的目的、过程，取得患者配合；评估注射部位组织状态。

（2）准备用物，并按医嘱查对后抽好药液，放入铺有无菌巾的治疗盘内，携物品至患者处，再次核对。

（3）选择注射部位，协助患者取适当卧位，消毒局部皮肤，待干。

（4）戴手套或消毒左手示指和中指，在已消毒范围内摸到欲穿刺动脉的搏动最明显处，固定于两指之间。

（5）右手持注射器，在两指间垂直或与动脉走向呈 40° 刺入动脉，见有鲜红色回血，右手固定穿刺针的方向及深度，左手以最快的速度注入药液或采血。

（6）操作完毕，迅速拔出针头，局部加压止血 5 ~ 10 min。

（7）核对后，安置患者处于舒适卧位，整理床单位。清理用物，必要时做记录，如有血标本则及时送检。

2. 注意事项

（1）采血标本时，需先用 1 ∶ 500 的肝素稀释液湿润注射器管腔。

（2）采血进行血气分析时，针头拔出后立即刺入软塞以隔绝空气，并用手搓动注射器，使血液与抗凝剂混匀，避免凝血。

（徐兰兰）

第十一节　静脉输液

静脉输液是将大量无菌药液直接滴入静脉内的治疗方法。

一、静脉输液基本知识

（一）原理

静脉输液是利用液体静压原理与大气压的作用使液体下滴。当液体容器具有一定高度，针尖部的压强大于静脉压时，液体就输入人体静脉内。因此，无菌药液自输液容器经输液管通过针头输入到静脉内应具备的条件如下。

（1）液体容器必须有一定的高度（具有一定的水柱压）。

（2）液面上方必须与大气压相通（除外液体软包装），使液体受大气压的作用，当大气压大于静脉压时，液体向压力低的方向流。

（3）输液管道应通畅，不可扭曲、受压，针梗不得堵塞，并确保在静脉管腔内。

（二）目的

（1）补充水和电解质，维持水、电解质及酸碱平衡。

（2）补充营养，供给热量，促进组织修复，获得正氮平衡。

（3）输入药物，控制感染，治疗疾病。

（4）增加血容量，维持血压，改善微循环。

（5）输入利尿药，以达到消除脑水肿、腹腔积液和其他组织水肿的目的。

（三）输液常用液体种类与作用

临床常用的液体很多，根据病情的需要选择不同种类的液体。静脉输液常用溶液有4类：晶体溶液、胶体溶液、利尿溶液和静脉高营养液。

1. 晶体溶液

晶体溶液分子小，在血管内存留时间短，用于纠正水、电解质紊乱，补充热量及纠正酸中毒。常用的晶体溶液如下。

（1）葡萄糖溶液：用于供给热量和水分，临床常用的溶液有5%葡萄糖注射液和10%葡萄糖注射液（为高渗溶液，输入体内迅速利用，对细胞不产生高渗作用）。

（2）碱性溶液：用于调节酸碱平衡，临床常用的溶液有5%碳酸氢钠、11.2%乳酸钠注射液。

（3）等渗电解质溶液：用于供给电解质，临床常用的溶液有0.9%氯化钠注射液、复方氯化钠注射液（林格液）和5%葡萄糖氯化钠注射液。

2. 胶体溶液

胶体溶液分子大，在血管中存留时间长，对维持血浆胶体渗透压、增加血容量及提高血压有显著效果。常用的胶体溶液如下。

（1）右旋糖酐：可代血浆使用，包括中分子右旋糖酐和低分子右旋糖酐。①中分子右旋糖酐：具有提高血浆胶体渗透压和扩充血容量的作用。②低、小分子右旋糖酐：能改善微循环，预防或消除血管内红细胞聚集和血栓形成等；有扩充血容量作用，但作用较中分子右旋糖酐短暂。

（2）代血浆：为血液容量扩充剂，如羟乙基淀粉、氧化聚明胶、聚乙烯吡咯酮。

（3）血浆制品：为正常人血清，可补充蛋白，提升免疫力，如5%人血清蛋白、人血免疫球蛋白。

3. 利尿溶液

利尿溶液为高渗溶液，可使组织间液大量转移到血管内，通过尿液迅速排出，因此可以降低颅内压，减轻脑水肿。临床常用的溶液有20%甘露醇、甘油果糖、20%～50%葡萄糖注射液等。

（1）50%葡萄糖注射液：静脉输入50%葡萄糖注射液50～100 mL，可在血管中形成一过性的高渗压，并在肾小管中产生利尿作用。但50%葡萄糖注射液在体内迅速被氧化，会影响其效果，故很少单独使用，一般与其他脱水剂配合使用。

（2）20%甘露醇注射液：注射后能使组织间液大量转移到血管内，同时药液在肾小管管腔中形成高渗透压，携带大量水分自肾脏排出而引起利尿。用于治疗各种原因引起的脑水肿，降低颅内压，防止脑疝，并可有效降低眼内压，应用于其他降眼内压药无效时或眼内手术前准备。需注意的是，甘露醇遇冷易结晶，故应用前应仔细检查，当甘露醇浓度高于15%时，应使用有过滤器的输液器，根据其药理特性，250 mL注射液需在30 min内滴注完成。

（3）甘油果糖：注射后进入脑脊液及脑组织较慢，清除也较慢，主要用于缓解急慢性颅内压增高、脑水肿等症。需注意的是，由于其药理特点要缓慢滴注，500 mL注射液需滴注2～3 h，250 mL注射液需滴注1.0～1.5 h。

4. 静脉高营养液

供给热量，维持正氮平衡，供给多种维生素及矿物质，多用于大手术及重病不能进食者，如氨基酸、脂肪酸、维生素、矿物质等。

（四）临床补液原则

1. 先晶后胶、先盐后糖

晶体溶液可以补充因钠和水进入细胞内引起的功能性细胞外液减少，降低血细胞比容和纤维蛋白原含量，减少毛细血管内血液的黏度，使血液适当稀释，改善微循环的血流灌注；由于胶体溶液分子量大，不易透过血管壁，比普通电解质溶液扩容作用持久；而糖溶液中的糖经体内代谢后成为低张液，扩容作用相对减小。为此，一般补液按先胶后晶、先盐后糖的原则顺序补液。

2. 先快后慢

为及时初步纠正体液失衡，早期阶段输液宜快，待病情基本稳定后逐步减慢，形成"快—较快—

慢"3个输液速度。中、重度失水，一般在开始4～8 h内输入补液总量的1/3～1/2，余量在24～48 h内补足，并根据病情轻重、年龄、心肺功能进行速度调整。

3. 宁少勿多

无论何种水、电解质和酸碱度失衡，都不可能在一次准确补足。一般先初步纠正丢失量，然后在1～2 d内继续补液，直到完全纠正。计算每小时尿量及测量尿比重，可作为估计补液量是否足够的指标之一。每小时尿量在30～40 mL、比重在1.018，一般表示补液量恰当。

4. 补钾四不宜

静脉补钾时应遵照四不宜原则：不宜过早，见尿补钾；不宜过浓，不超过0.3%；不宜过快，成人每分钟30～40滴（小儿酌减）；不宜过多，成人每日不应超过5 g，小儿每日0.1～0.3 g/kg体重，应稀释为0.1%～0.3%的浓度。切勿经小壶入药。

（五）护理诊断及合作性问题

1. 体液不足

与体液丧失过多有关。依据是腹泻、呕吐（包括洗胃过程中消化液的丢失）、发热、大汗、代谢增加，烧伤和失血过多、胃肠道吸引过多等。

2. 体液不足

与调节功能失调有关。依据是老年患者或早产儿的调节功能差等。

3. 营养失调：低于机体需要

与摄入不足有关。依据是食管或胃肠道有疾患不能进食，神经性畏食、手术前后的禁食等。

4. 体温过高

与机体各种感染、脱水有关。

5. 体温过低

与营养不良、摄入不足有关。

6. 进食自理缺陷

与瘫痪、昏迷有关。依据是个人处于无能力自己进食或完成进食活动。

7. 吞咽困难

与脑血管意外、脑外伤、脑神经受伤，口腔、咽部手术，麻醉后有关。

8. 皮肤及皮下组织的完整性受损

与输液针头长时间在血管内有关。

9. 潜在并发症

输液反应。

10. 感染

全身或身体某一部分的严重感染（存在的问题）。与组织破损、机体免疫缺陷、免疫抑制、年老体弱、免疫反应减退有关。

二、输液治疗管理

（一）输液治疗宗旨与原则

1. 宗旨

输液治疗护理是临床最常用的治疗护理手段之一。为了确保输液治疗护理的质量，提高输液治疗的安全性，以人为本，输液治疗护士应具有专业理论知识、法律知识，以及专业技术、沟通、科研、咨询、患者教育、临床管理、质量控制和预算等能力，规范实践标准，加强职业防护，提高输液治疗护理的安全性，为患者提供安全有效的输液治疗。

2. 原则

遵循循证护理原则，以当前最佳证据为依据，在多学科专家及大、中型医院护理人员的合作下达成共识。

（二）输液治疗程序

主要包括：评估治疗方案，选择穿刺部位，评估穿刺者资质，正确应用输液工具，评估患者情况，选择穿刺工具，正确准备穿刺部位，静脉通路的护理、维持及管理，见图1-1。

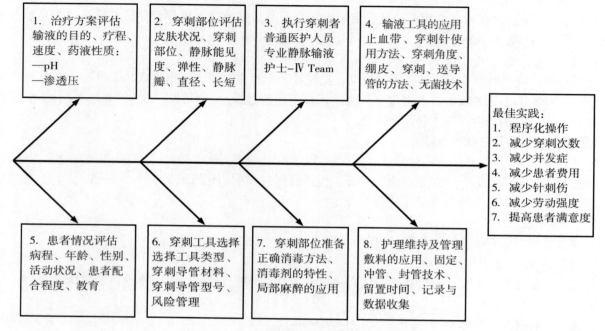

1. 治疗方案评估
输液的目的、疗程、速度、药液性质：
—pH
—渗透压

2. 穿刺部位评估
皮肤状况、穿刺部位、静脉能见度、弹性、静脉瓣、直径、长短

3. 执行穿刺者
普通医护人员
专业静脉输液护士-IV Team

4. 输液工具的应用
止血带、穿刺针使用方法、穿刺角度、绷皮、穿刺、送导管的方法、无菌技术

最佳实践：
1. 程序化操作
2. 减少穿刺次数
3. 减少并发症
4. 减少患者费用
5. 减少针刺伤
6. 减少劳动强度
7. 提高患者满意度

5. 患者情况评估
病程、年龄、性别、活动状况、患者配合程度、教育

6. 穿刺工具选择
选择工具类型、穿刺导管材料、穿刺导管型号、风险管理

7. 穿刺部位准备
正确消毒方法、消毒剂的特性、局部麻醉的应用

8. 护理维持及管理
敷料的应用、固定、冲管、封管技术、留置时间、记录与数据收集

图1-1　Decis IV鱼骨图输液治疗程序化管理方案

（三）输液治疗穿刺部位选择

输液时，应根据患者治疗疗程、药物及经济条件选择适宜导管，在保证滴速的情况下，尽可能选择短而细的导管。同时，根据患者的年龄、意识、病情特点、溶液种类、输液时间、静脉情况或即将实施手术部位来选择穿刺的部位（表1-1）。

表1-1　输液时穿刺部位选择

静脉输液方法	穿刺部位
外周导管	成人：手背静脉网、手臂可容纳针管径的静脉 小儿：选择头皮静脉，如颞浅静脉、额静脉、枕静脉和耳后静脉，锁骨下静脉、颈内静脉、股静脉
中心静脉导管（非隧道式，CVC）	肘部浅静脉（贵要静脉、肘正中静脉、头静脉）
经外周插管的中心静脉导管（PICC）	锁骨下静脉、锁骨上静脉、颈内静脉穿刺，颈外静脉切开置管
皮下埋置式静脉输液港（PORT）	颈内静脉、贵要静脉、锁骨下静脉、股静脉

注　依据《护士条例》，获得护士资格的注册护士可从事基本输液治疗护理工作；执行PICC穿刺者，应为在临床工作5年以上的主管护师，同时应经过PICC相关知识的培训并取得培训合格证书；中心静脉导管、皮下埋置式静脉输液港置管操作由具备一定资质的医生执行，护士仅进行置管的配合与相关的维护操作。

（四）输液穿刺工具的种类及应用

输液时穿刺工具依输液方法进行选择，具体见表1-2。

表1-2　输液穿刺工具的种类及应用

静脉输液方法	适应证	禁忌证
1. 外周导管 头皮钢针	1. 可用于患者单次采取血标本 2. 根据治疗的目的、时间、潜在并发症和操作者个人的经验，谨慎选用头皮钢针给予短期（＜4 h）的静脉输液治疗	1. 成人尤其是老年患者不宜使用下肢静脉（易引发血栓及血栓性静脉炎） 2. 输注刺激性、高渗性、腐蚀性药物时不宜使用 3. 输注 pH ＞ 9 或 pH ＜ 5，渗透压 ＞ 600 mOsm/L 的药物时禁用
2. 外周导管留置针	1. 输液时间长、输液量较多的患者 2. 老年人、儿童、躁动不安的患者 3. 输全血或血液制品的患者 4. 需做糖耐量试验及连续多次采集血标本的患者	
3. 中心静脉导管（非隧道式，CVC）	1. 危重及大手术患者 2. 全胃肠外营养患者 3. 输注高渗、刺激性或腐蚀性溶液 4. 监测中心静脉压	1. 局部皮肤有破损 2. 有出血倾向者
4. 经外周插管的中心静脉导管（PICC）	1. 有缺乏外周静脉通道的倾向 2. 有锁骨下或颈内插管禁忌 3. 需输注 pH ＞ 9 或 pH ＜ 5，渗透压 ＞ 600 mOsm/L 的药物 4. 全胃肠外营养 5. 需反复输血或血制品，或反复采血 6. 需要使用静脉泵 7. 需要长期静脉治疗，如补液治疗或疼痛治疗 8. 适用于儿童及家庭病床的患者	1. 预插管途径有感染 2. 肘部血管条件差，如有外伤史、血管外科手术史、动静脉瘘、放射治疗史、静脉血栓形成史等 3. 有严重出血性疾病、严重凝血障碍（血小板 ＜ 20 × 10⁹/L，白细胞 ＜ 1.5 × 10⁹/L） 4. 上腔静脉压迫综合征
5. 皮下埋置式静脉输液港（PORT）	1. 需要长期或反复静脉输注药物进行治疗的患者 2. 进行输血、抽血、营养液、化疗药物输注等静脉操作者	1. 确诊或疑似感染、菌血症或败血症者 2. 体形与静脉输液港尺寸不匹配 3. 对静脉输液港材质过敏者

三、外周静脉输液置管及通路的维持与护理

外周静脉输液常用头皮钢针和留置针进行置管，由于静脉留置针材料柔软，不会对所留置的血管造成伤害；保护血管，减少患者因反复穿刺而造成血管的损伤，以及精神上的痛苦；为抢救提供有效的治疗通道，减轻护理人员的工作负担，在临床应用更为广泛。

（一）头皮钢针置管操作

1. 评估

（1）评估患者的病情、年龄、意识、心肺功能、凝血功能、自理能力、合作程度、药物性质、过敏史等。

（2）评估穿刺点皮肤、血管及肢体活动度的状况。

（3）病房环境整洁，光线充足，减少人员走动。

2. 用物准备

治疗盘、输液器、药物、输液贴、止血带、治疗车（车下放生活垃圾桶、医用垃圾桶、锐器盒、泡止血带桶）、快速手消毒液。

3. 操作要点

（1）到患者床旁，核对床号与姓名，向清醒患者解释输液目的及注意事项，以取得患者合作。初步选择可穿刺的静脉（选择局部皮肤完好、血管粗直、无静脉窦、易于固定的地方），大量输液或输利尿药时提示患者提前排便。

（2）根据医嘱在治疗室准备药液（以密闭输液袋为例），检查药液质量、有效期，无误后撕开外包装，以安尔碘消毒入针点。按照无菌要求配制药液，现用现配，并混匀（注意药物配伍禁忌）。袋上注明该患者姓名、床号、添加药物名称、浓度、剂量、配置时间、给药时间及途径。检查输液器的型号、有效日期、外包装是否严密，合格后打开外包装，取出茂菲滴管以上部分的输液管，将输液管瓶针自输液袋入针点中心部插入，关闭水止。双人核对。

（3）带输液物品、治疗盘至床旁，再次核对床号、姓名无误后，将输液袋倒挂在输液架上，告知患者现在输的液体的名称和作用。初次排气至滤网，茂菲滴管 1/3 ～ 1/2 满，关闭水止。

（4）在已选好静脉的肢体下放止血带（一人一用一消毒）及垫布，以安尔碘初次消毒皮肤（螺旋式，由内至外），范围以进针点为中心直径 5 cm，待干（未经待干易引起皮肤感染、湿疹或静脉炎等），准备输液贴。

（5）扎紧止血带（距入针点 6 cm 以上，避开关节处，时间不宜过长），用安尔碘同法再次消毒，待干。嘱患者握拳，使静脉充盈。

（6）取下输液管，手持针栓部，摘下护针帽，松水止，再次排气，自针头部排出少量液体，关闭水止，绷紧消毒部位下方皮肤后穿刺，头皮针与皮肤呈 15° ～ 30° 斜行进针，见回血后，将针梗再送入少许。护士以示指固定针栓，嘱患者"三松"：松拳、松止血带、松水止，观察液体滴入通畅、患者局部无异常感觉时，即以输液贴固定。取出止血带及垫布。

（7）调节滴速。根据患者年龄、病情、药物性质调节滴速。一般成人为每分钟 40 ～ 60 滴；儿童为每分钟 20 ～ 40 滴。告知患者及其家属不可随意调节滴速。

（8）协助患者摆好卧位，冬季勿暴露注射肢体，勿使患者受凉。整理床单位，将应急灯置于患者易取处，告知患者穿刺部位的肢体避免过度用力或剧烈活动，出现异常，应及时告知医护人员。用物带回清理后归还原处。

4. 注意事项

（1）严格执行无菌技术操作，严格执行三查七对制度，避免给患者造成不应有的损失。

（2）选择粗直、弹性好、易于固定的静脉，避开关节和静脉瓣，下肢静脉不应作为成年人穿刺血管的常规部位。对长期输液的患者，应注意保护和合理使用静脉。

（3）输注 2 种以上药液时，注意药物间的配伍禁忌。

（4）不应在输液侧肢体上端使用血压袖带和止血带。

（5）加强巡视，发现问题及时处理，如滴注是否通畅、各连接部位有无漏液现象、输液导管有无扭曲、受压；进针部位有无皮下肿胀与疼痛；及时更换液体瓶或添加药液，输液完毕，及时拔除或进行封管处理，严防空气进入血管内形成气栓；要观察患者全身反应，并经常询问患者感觉如何，有无心悸、发冷、发抖情况，发现问题及时处理。

（二）静脉留置针

1. 概述

静脉留置针又称静脉套管针，由不锈钢的芯、软的外套管及塑料针座组成。穿刺时，将外套管和针芯一起刺入血管中，套管送入血管后，抽出针芯，仅将柔软的外套管留在血管中进行输液的一种输液工具。根据外形可分为直型（只有一个输液通路的开放式留置针）和 Y 型（有两个输液通路的密闭式留置针）两种。

2. 套管针型号及用途

静脉留置针的内径自粗至细可分为 16 号、18 号、20 号、22 号、24 号共 5 个型号。16 号、18 号可供成人大量快速输血、输液；24 号适用于新生儿、小儿和微小静脉穿刺；20 号、22 号适用于成人常规输液使用。在满足治疗前提下选用最小型号、最短的留置针。

3. 头皮套管针置管操作

（1）评估：同头皮钢针置管。

（2）用物准备：型号合适的套管针、透明敷料、10 mL 注射器、生理盐水、肝素帽或可来福无针密闭输液接头，余下同头皮钢针置管。

（3）置管操作：①洗手，戴口罩，携用物至床旁，核对患者，解释置管目的；②第一次排气至过滤网处；③为患者取舒适卧位，暴露穿刺部位，扎止血带在穿刺点上方10 cm，选择血管，松止血带；④以穿刺点为中心，顺时针螺旋式消毒，稍用力，范围8 cm×8 cm，待干；⑤准备输液贴1条，撕开透明膜，打开肝素帽和套管针，输液器连接肝素帽和Y型管；⑥扎止血带，注意不能跨越无菌区，逆时针螺旋式消毒，消毒范围应超过第一次消毒范围，拔除针帽，排气，检查有无气泡；⑦松动枕芯，绷紧皮肤，针尖斜面向上，在血管上方以15°～30°进针，见回血再进针0.2 cm，拔出导丝于软管外，将整个软管送入血管，嘱患者"三松"，拔出全部针芯，放入利器盒内；⑧由中心向两边贴膜，以免膜内有空气；尾段U型固定，保证美观、舒适、牢固，肝素帽固定高于留置针软管尖端；敷料、无针接头或肝素帽的固定及更换均应以不影响观察为基础；⑨调节滴速；再次核对，洗手，在输液清单上签时间和全名，在贴膜专用区写清起止时间、全名，字迹清晰；⑩告知患者套管针可以保留3～4 d，注意减少活动，不可用力过猛，如果针眼处红肿疼痒，请其及时告诉护士；绝对保持敷料区清洁干燥，如果不小心打湿或者出汗过多，告知护士会为其更换敷料；如果软管内有少许的血，告知可不必紧张，属于正常现象；嘱患者不要擅自调节滴速，会造成输液速度过快，对身体不利。处理用物，洗手。

4. 直型套管针置管操作

由于直型套管针属于开放式套管针，置管方法与头皮套管针不同，置针时松动留置针外套管并复位，左手绷紧皮肤，右手持针，右手拇指与中指握紧留置针回血腔两侧，与皮肤呈30°～45°进针，直刺静脉见到回血后，压低角度呈10°～15°将穿刺针送入少许，再将针芯退出0.5 cm左右。

左手绷紧穿刺点左侧的皮肤，右手持留置针针翼两侧将留置针外套管送入血管。松开止血带。用左手示指、中指轻压已经置入的留置针外套管前端处的静脉（以防血液溢出），右手取出针芯并连接已准备好的静脉输液管。打开调整器及三通止水阀。敷贴固定。

5. 正确的封管

（1）封管方法：常规消毒静脉帽的胶塞，将抽有封闭液的注射器针头刺入静脉帽内，以边推注边退针的方法，直至针头完全退出，即完成封管。

（2）常用的封管液主要有两种：①无菌生理盐水，每次用量5～10 mL，停止输液后每隔6～8 h重复冲管1次；②肝素盐水，每毫升生理盐水内含10～100 U肝素，每次用量2～5 mL，抗凝作用可持续12 h以上。

再次输液时，常规消毒静脉帽的胶塞后，先以注射器推注5～10 mL生理盐水冲管，再将输液器头皮针刺入静脉帽内，完成输液。

6. 使用静脉留置针的注意事项

（1）使用套管针进行输液时，应严格掌握无菌观念，严格执行无菌技术操作。

（2）留置套管针时，每24 h更换输液器，每隔3～4 d随导管一起更换透明敷料和肝素帽（连续输液24 h更换1次）。发现穿刺针眼处有渗血、渗液时，应该立即重新消毒，更换敷贴。进行皮肤消毒时，由内向外作圆周状消毒，保持足够的消毒时间，勿用手触摸穿刺部位，以防感染。

（3）对于长期输注浓度较高、刺激性较强的药物，应充分稀释，同时有计划地更换注射部位，保护血管。

（4）保护好留置针肢体，尽量避免肢体下垂，以防血液回流阻塞，每次输液前后检查穿刺部位及静脉走向有无红、肿、热、痛及静脉硬化情况，询问患者有无不适。一旦出现针眼处红肿，局部有渗液，患者主诉穿刺处发痒等不适，应立即拔除。

（三）外周静脉输液通路的维持与护理

1. 输液故障的排除

（1）液体不滴：会发生在以下几种情况。①针头滑出血管外：液体注入皮下组织，局部肿胀并有疼痛，应另选血管重新穿刺；②针头斜面紧贴血管壁，妨碍液体下滴：应调整针头位置或适当变换肢体位置，直到滴注通畅为止；③针头阻塞：一手捏住滴管下输液管，另一手轻轻挤压靠近针头的输液管，若感觉有阻力，松手后又无回血，则表示针头已阻塞，应更换针头另选静脉穿刺；④压力过低：由于患者周围循环不良或输液瓶位置过低所致，可适当抬高输液袋的位置；⑤静脉痉挛：穿刺肢体暴露在冷的环境中时间过长或输入的液体温度过低所致，局部热敷可缓解痉挛。

（2）茂菲滴管内液面过高或过低。①过高：将输液袋取下，倾斜输液袋，使瓶针露出液面，茂菲滴管内液体缓缓下流，直至茂菲滴管内液面适宜，挂回输液瓶于输液架上继续点滴；②过低：夹住茂菲滴管下端输液管，用手挤压茂菲滴管，迫使液体下流至茂菲滴管内，当液面升至 1/3 ~ 1/2 高度时，停止挤压，松开茂菲滴管下端的输液管即可。

输液过程中，如果茂菲滴管内液面自行下降，则应检查茂菲滴管上端的输液管与茂菲滴管的衔接是否松动、茂菲滴管有无漏气或裂隙，必要时予以更换。

2. 输液滴速与时间的计算

（1）已知每分钟滴数，计算输入一定量液体所需的时间（1 mL = 20 滴）。

$$输液时间（min）= \frac{液体总量（mL）\times 20}{每分钟滴数}$$

例如：某人需输 1 500 mL 液体，以每分钟 60 滴的速度滴入，需用多长时间输完？

$$输液时间（min）= \frac{1\,500\ mL \times 20}{60} = 500\ min = 8\ h\ 20\ min$$

（2）已知液体总量与计划使用的时间，计算每分钟需调节的滴数（1 mL = 20 滴）。

$$每分钟滴数（滴）= \frac{液体总量（mL）\times 20}{输液时间（min）}$$

例如：某人输液体 2 000 mL，需用 8 h 输完，求每分钟滴数？

$$每分钟滴数（滴）= \frac{2\,000 \times 20}{8 \times 60} = \frac{40\,000}{480} \approx 83（滴）$$

临床上应根据药物和患者情况不同配以适当的输液速度，输液过快，可能会导致中毒，严重时会导致水肿和心力衰竭；输液过慢，则可能发生药量不够或无谓地延长输液时间，使治疗受影响并给患者和护理工作增加不必要的负担。应用输液泵或微量注射泵能精确控制输送药液的流速和流量，并能对输液过程中出现的异常情况进行报警，同时及时自动切除输液通路，利于提高给药的安全性和准确性。

3. 防止和消除输液微粒污染的措施

（1）概念。①输液微粒：指输入液体中的非代谢性颗粒杂质，其直径在 1 ~ 15 μm 者占多数，少数可在 59 ~ 300 μm；②输液微粒污染：指在输液过程中，将输液微粒带入人体，对人体造成严重危害的过程。

（2）输液微粒污染对人体的危害主要取决于微粒的大小、形状、化学性质，以及堵塞人体血管的部位、血运阻断的程度和人体对微粒的反应而定。其危害包括：①液体中微粒过多，可直接堵塞血管，造成局部血管堵塞、供血不足、组织缺血、缺氧，甚至坏死；②由于红细胞聚集在微粒上，形成血栓，引起血管栓塞和静脉炎；③微粒本身是抗原，可引起变态反应及血小板减少症；④微粒作为异物进入肺毛细血管，可引起巨噬细胞增生，包围微粒，造成肺内肉芽肿；容易受微粒阻塞损害的脏器有肺、脑、肝、肾等部位。

（3）微粒污染的来源：主要来源于药液生产的环境、生产过程中的各环节、包装容器、输液器具，以及配液与输液技术欠缺、环境的不洁等。①在药液制作过程中混入异物与微粒，如不洁净的水、空气、工艺过程中的污染；②盛药液的容器不洁净；③输液容器不洁净；④在输液前准备工作中的污染，如切割安瓿、开瓶塞、反复穿刺溶液瓶橡胶塞及输液环境不洁净。

（4）防止和消除微粒污染的措施。①输液操作方面：目前多采用密闭式一次性医用塑料输液（血）器，可减少污染机会；②输液环境中的空气净化：医院是患者集中的地方，该处空气中的尘埃、微生物的数量和密度都较高，使空气经过净化装置，可减少输液污染的机会和程度，如操作室空气的净化可以采用超净工作台较为理想，在超净工作台内进行输液前的配液及添加药液工作，在输液通气针头或通气管内放置无菌棉花或滤膜，可阻止空气中微粒进入液体中；对监护病房、手术室、产房、婴儿室应定期进行空气消毒，或安装空气净化装置，以减少病原微生物和尘埃的数量，使输液环境洁净；③严格无菌技术操作：输液过程中的每一步骤都应按操作规程去做，杜绝因图省事对工作不负责任的态度；④认真检查输入液体质量、透明程度、溶液瓶有无裂痕、瓶盖有无松动、瓶签字迹是否清晰及有效期等；⑤输入药液最好现用现配，避免污染。

制剂方面：生产药厂应改善制药环境的卫生条件，安装空气净化装置，防止空气中悬浮尘粒与细菌污染；直接生产药品车间的工作人员要穿工作服、工作鞋、戴口罩，必要时戴手套；选用优质溶质与注射用水；采用先进工艺、先进技术，提高检验技术，确保药液质量。

4. 输液反应与防治

（1）发热反应：是输液中常见的一种反应。

原因：输入致热物质（致热源、死菌、游离菌体蛋白、蛋白质或非蛋白质的有机或无机物质）而引起。多由输液瓶清洁灭菌不完善或灭菌后又被污染、输入的溶液或药物制品不纯、消毒后保管不良等所致。

症状：表现为发冷、寒战和发热，发热轻者常在38℃左右，于停止输液数小时后体温可恢复正常。严重者初起寒战，继而高热达41℃，并伴有头痛、恶心、呕吐、脉速等症状。

处理：输液器具做好去热源处理，提倡使用一次性具有过滤装置的输液器；出现寒战时立即停药，更换液体及输液器，保持通路，准备抢救。对高热者予以物理降温，观察生命体征，必要时按医嘱给予抗过敏药物或激素治疗。除对症处理外，还应对输液器具与溶液进行检测，查找反应原因。

（2）急性肺水肿。

原因：输液速度过快、短期内输入过多液体、循环血容量急剧增加、心脏负担过重而引起。

症状：表现为胸闷、气促、咳嗽、咳泡沫痰或泡沫样血性痰，严重时稀痰液可由口、鼻涌出，听诊肺部出现大量湿啰音。

处理：在输液过程中注意滴速不宜过快，液量不可过多，对老年人、儿童、心脏病者尤需特别注意。如出现上述症状，应立即停止输液，通知医师，医护共同进行紧急处理，给予利尿药及吗啡。在病情允许情况下，使患者采取端坐位，双腿下垂，以减少静脉血回流，减轻心脏负担；给高浓度氧气，可增加肺泡内压力，减少肺泡内毛细血管渗出液的产生。在氧气湿化瓶中放入35%～50%乙醇，使氧气通过乙醇吸入肺，可以降低泡沫的表面张力，使泡沫破裂消散。

（3）空气栓塞。

原因：在输液导管内空气未排尽、导管连接不紧、有漏缝，或在加压输液、输血时无人守护、液体输完未及时拔针或添加药液等情况下，就有可能发生空气栓塞。

进入静脉的空气形成栓子，首先被带到右心房，再进入右心室。如空气量少，则被右心室压入肺动脉，并分散到肺小动脉内，最后到达毛细血管而发生堵塞，其损害比较小；如果空气量大，则可能在右心室内阻塞肺动脉的入口，血液不能进入肺内，引起机体严重缺氧而立即死亡。

症状：患者主诉有突发性胸闷、胸骨后疼痛、眩晕、濒死感，检查血压降低、呼吸困难、严重发绀、心脏有杂音。

处理：立即使患者左侧卧位（去枕、头低位），有利于气体浮向右心室尖部，避免阻塞肺动脉入口，随着心脏舒缩将空气与血液混成泡沫，分次少量进入肺动脉内，以免发生阻塞。

预防：输液前护士一定要检查输液器各连接部是否衔接紧密、不会滑脱；穿刺前必须将输液管内空气排尽。输液过程中按时更换、添加药液，液体将要输完时应及时拔除针头；如需加压输液，护士应严密观察，不得离开患者。

5. 置管并发症及护理

（1）液体渗漏。

原因：由于血管选择不当、进针角度过小、固定不牢、局部反复推注药物、穿刺部位过度活动，可造成药液渗出。

症状：穿刺点局部渗血，皮下血肿。

治疗：给予无菌纱布局部按压，限制置管侧肢体活动，检查凝血机制。

预防：护理人员应加强基本功训练，选择好穿刺血管的部位；根据患者血管情况或液体滴速要求，适当选择留置针；及时更换无菌敷料，若渗血不止，给予拔管，局部按压。

（2）静脉炎。

原因：由于长期输入浓度较高、刺激性较强的药物，或静脉内置管时间太长，而引起的化学性或机械性的局部炎症；也可因输液过程中无菌操作不严格而引起局部静脉感染；反复多次在同一部位使用留置针进行静脉穿刺可导致静脉损伤，形成机械性静脉炎、细菌性静脉炎、化学性静脉炎、血栓性静脉炎或拔针后静脉炎不同情况。

症状：沿静脉走向出现条索状红线，局部组织发红、肿胀、灼热、疼痛，全身伴畏寒、发热等。静脉炎分级：①0级，无症状；②1级，红，有或无疼痛；③2级，疼痛伴红和（或）水肿；④3级，疼痛伴红和（或）水肿，可触摸到条索状静脉；⑤4级，疼痛伴红和（或）水肿，可触摸到条索状静脉＞2.5 cm。

处理：停止在此处静脉输液，并将患肢抬高、制动；局部用50%硫酸镁溶液行热湿敷，每日2次，每次20 min，有资料显示，敷土豆薄片也可有效治疗静脉炎；或使用超短波理疗，每日1次，每次15～20 min；中药如意金黄散局部外敷，可清热、除湿、疏通气血、镇痛、消肿，使用后患者感到清凉、舒适、疼痛减轻。如有血栓形成，必要时进行溶栓处理（尿激酶）。如合并全身感染症状，遵医嘱予以抗生素治疗。

预防：以避免感染、减少对血管壁的刺激为原则，严格执行无菌技术操作，对血管有刺激性的药物，如去甲肾上腺素、氢化可的松等，应充分稀释后应用，并防止药液溢出血管外；同时，责任护士要有计划地更换输液部位，穿刺时避免损伤血管的内膜和外膜，保护静脉，延长其使用时间；应用透气性较好的无菌透明敷料固定；正压封管；拔针后做好穿刺点的护理。

四、经外周静脉置入中心静脉导管（PICC）输液置管与通路维护

经外周静脉置入中心静脉导管（PICC）是经外周静脉（贵要静脉、头静脉、肘正中静脉）穿刺置管入中心静脉导管，导管尖端位于上腔静脉下1/3处或上腔静脉和右心房连接处的中心静脉导管。其总长度通常为50～65 cm，需通过放射影像确认导管及其尖端位置。

（一）置管操作

1. 评估

（1）评估患者的病情、年龄、血管条件、意识状态、治疗需求、心理反应及合作程度。

（2）了解既往静脉穿刺史、有无相应静脉的损伤及穿刺侧肢体功能状况。

（3）评估是否需要借助影像技术帮助辨认和选择血管。

（4）了解过敏史、用药史、凝血功能及是否安装起搏器。

（5）置管期间，定期评估穿刺点局部情况、导管位置、导管内回血情况，测量双侧上臂臂围。

2. 操作要点

（1）确认已签知情同意书。

（2）摆放体位，充分暴露穿刺部位，手臂外展，与躯干呈90°。

（3）测量预置导管长度及上臂臂围，并记录。

（4）按照无菌操作原则，使用无菌隔离衣、无菌的无粉手套、帽子、口罩、无菌大单。

（5）消毒范围以穿刺点为中心直径20 cm，两侧至臂缘；先用乙醇清洁脱脂，待干后，再用聚维酮碘消毒3遍，或选择取得国家卫生行政部门卫生许可批件的消毒剂进行消毒。

（6）置管前检查导管的完整性，导管及连接管内注入生理盐水，并用生理盐水湿润导管。

（7）扎止血带，以15°～30°实施穿刺，确定回血后，降低角度进0.5 cm再送导入鞘，确保导入鞘进入静脉内；放松止血带，拔出穿刺针芯，再送入导管；到相当深度后拔出导入鞘；固定导管，移去

导丝，并安装输液接头。

（8）将体外导管放置呈 S 状或 L 型弯曲，用免缝胶带及透明敷料固定。

（9）透明敷料上注明导管的种类、规格、置管深度、日期和时间、操作者姓名。

（10）X 线检查以确定导管尖端位置，做好记录。

（二）通路维护及注意事项

1. 成人 PICC 维护

（1）记录导管刻度、贴膜更换时间、置管时间，测量双侧上臂臂围并与置管前对照。

（2）输液接头每周更换 1 次，如输注血液或胃肠外营养液，需 24 h 更换 1 次。

（3）冲、封管遵循 SASH 原则：S– 生理盐水，A– 药物注射，S– 生理盐水，H– 肝素盐水（若禁用肝素者，则实施 SAS 原则），根据药液选择适当的溶液，脉冲式冲洗导管，每 8 h 冲管 1 次；输注脂肪乳、血液等黏稠液体后，用生理盐水 10 ～ 20 mL 脉冲正压冲管后，再输其他液体；封管时使用 10 ～ 100 U/mL 肝素盐水脉冲式正压封管，封管液量应 2 倍于导管 + 附加装置容积。

（4）更换敷料时，由导管远心端向近心端除去无菌透明敷料，戴无菌手套，以穿刺点为中心消毒，先用乙醇清洁，待干后，再用聚维酮碘消毒 3 遍，或选择取得国家卫生行政部门卫生许可批件的消毒剂进行消毒，消毒面积应大于敷料面积。

（5）无菌透明敷料无张力粘贴固定，注明贴无菌敷料的日期、时间、置管深度和操作者。

（6）记录穿刺部位情况及更换敷料的日期、时间。

（7）指导患者留置 PICC 期间注意事项：穿刺部位防水、防牵拉；观察穿刺点周围皮肤情况，有异常应及时通知护士；置管手臂不可过度用力，避免提重物、挂拐杖，衣服袖口不可过紧，不可测血压及行静脉穿刺；避免盆浴、泡浴。

2. 新生儿 PICC 维护

（1）输液前抽回血，见回血后抽取生理盐水 2 mL 脉冲式正压冲管，连接输液器。

（2）输液结束，给予生理盐水 2 mL 脉冲式冲管后给予 10 U/mL 肝素盐水 1 ～ 2 mL 正压封管。

（3）间断给药，每次给药后用 2 mL 生理盐水冲管。

（4）输注脂肪乳期间，每 6 ～ 8 h 用生理盐水 1 ～ 2 mL 正压冲管 1 次。

3. 注意事项

（1）护士需在取得 PICC 操作资质后方可进行独立穿刺。

（2）置管部位皮肤有感染或损伤，有放疗史、血栓形成史、外伤史、血管外科手术史或接受乳腺癌根治术和腋下淋巴结清扫术后者，禁止在此置管。

（3）穿刺首选贵要静脉，次选肘正中静脉，最后选头静脉。肘部静脉穿刺条件差者可采用 B 超引导下 PICC 置管术。

（4）新生儿置管后体外导管需牢固固定，必要时给予穿刺侧上肢适当约束。

（5）禁止使用 < 10 mL 注射器给药及冲、封管，使用脉冲式方法冲管。

（6）输入化疗药物、氨基酸、脂肪乳等高渗、强刺激性药物或输血前后，应及时冲管。

（7）常规 PICC 导管不能用于高压注射泵推注对比剂。

（8）PICC 置管后 24 h 内更换敷料，并根据使用敷料种类及贴膜使用情况决定更换频次；渗血、出汗等导致的敷料潮湿、卷曲、松脱或破损时立即更换。

（9）新生儿选用 1.9 Fr PICC 导管，禁止在 PICC 导管处抽血、输血及血制品，严禁使用 10 mL 以下注射器封管、给药。

（10）禁止将导管体外部分人为移入体内。

（三）并发症

1. 穿刺相关并发症

（1）渗血、血肿。

原因：导入针型号过大，留置导管过细；穿刺不当或创伤性穿刺；选择血管不当；有出血倾向者；

抗凝治疗的患者；穿刺部位活动过度。

症状：穿刺点渗血、剧痛、肿、麻木、刺痛，皮肤冷、有斑纹。

预防：穿刺前了解用药史；了解实验室检查结果；熟练掌握穿刺技术。

处理：加压止血，加压敷料固定，避免过度活动，停服抗凝剂，必要时给予止血剂。

（2）心律失常。

原因：导管尖端位置过深，刺激上腔静脉丛；患者体位改变或测量静脉长度不准。

症状：乏力、头晕、心悸，听诊心律不规则，触诊间歇脉搏缺如。

预防：准确测量静脉的长度，避免导管插入过长。

处理：退出少许导丝。

（3）误穿动脉。

原因：辨认动脉失误，穿刺过深，误入动脉，过度探针。

症状：血液颜色、动脉的血液回流、血流倒退、X线确认。

预防：识别动脉，穿刺不宜过深，回撤导入针，避免"钓鱼"探针。

处理：立即拔除，加压包扎止血。

（4）刺激神经。

原因：由于穿刺过深而刺激血管周围神经或穿过静脉瓣刺激瓣膜神经。

症状：穿刺部位肿胀或伴有发冷、发热、局部疼痛、不能触摸。

预防：避免穿刺过深，避免在静脉瓣处进针。

处理：局部红肿、硬结后，严禁热敷，可用冷敷，每日2次，48 h后可用理疗，如红外线超短波照射，每日2次，也可肌内注射维生素B_{12}、维生素B_1，每日1次。

2. 置管期间并发症

（1）机械性静脉炎。

原因：选择导管的型号和血管的粗细不匹配，穿刺侧肢体过度活动，选择导管的材料过硬，穿刺者技巧，导管尖端位置不当，患者状况，头静脉进入。

预防：提高穿刺技巧，选择合理型号，避免直接触碰导管。

处理：立即处理，休息，抬高患肢，避免剧烈活动；热湿敷，每次20 min，每日4次；轻微活动（握拳/松拳）；若3 d后未见好转或更严重，应拔管。

（2）化学性静脉炎。

原因：刺激性药物，pH/渗透压超出正常范围，不合理的稀释，快速输注，输注液体中的微粒，留置时间与导管尖端位置。

预防：确认导管尖端位置，充分的血液稀释，合理的药物稀释，滤器的应用。

处理：通知医师，拔管。

（3）细菌性静脉炎。

原因：未正确洗手，不正确的皮肤消毒，未遵循无菌技术，穿刺时污染导管，敷料护理不良。

预防：严格无菌技术。

处理：通知医师，根据病因处理；拔除导管，留剪前端送培养；按医嘱应用抗生素。

（4）血栓性静脉炎。

原因：选择导管的型号和血管的粗细不匹配（导管外周形成血栓），穿刺时损伤血管内膜（血管内膜形成血栓）。

处理：热敷，按医嘱应用尿激酶溶栓，拔管。

（5）穿刺点感染。

原因：未严格执行无菌技术，皮肤消毒不良，敷料护理不良，洗手不规范，患者免疫力低下。

症状：有分泌物，局部红、肿、痛，无全身症状。

处理：严格无菌技术，遵医嘱给予抗生素治疗，加强换药，分泌物细菌培养。

（6）导管堵塞。

原因：给药存在配伍禁忌，药物之间不相溶；未经盐水冲管就用肝素封管；未正压封管至血液反流，采血后未彻底冲管；脂肪乳剂沉淀引起管腔阻塞；导管顶端贴到静脉壁，因患者体位致导管打折，静脉血管内膜损伤。

症状：给药时感觉有阻力，输注困难，无法冲管，无法抽到回血，输液速度减慢或停止。

预防：尽量减少穿刺时静脉损伤，采用正确的封管技术，注意药物间配伍禁忌，输注脂肪乳剂应定时冲管。

处理：检查导管是否打折，患者体位是否恰当；确认导管尖端位置正确，用 10 mL 注射器缓慢回抽，观察血凝块是否能抽出（不可用暴力推注清除凝块，可致导管破裂或栓塞）；酌情拔管。

（7）导管滑脱断裂。

原因：体外部分断裂者，未预冲导管，撤导丝时划伤导管；不正确的固定或换药不当；高压注射所致；体内部分断裂者，送导管时镊子损伤导管；损伤的导丝划破导管所致。

预防：不要用力冲管，使用 10 mL 注射器，正确固定，不要在导管接缝处缝合或使用缠绕胶带，避免使用利器。

处理：体外部分断裂者，修复导管，拔管；体内部分断裂者，快速反应处理，加压固定导管，用手指按压导管远端的血管或立即于上臂腋部扎止血带，患者制动，确定位置，由医师行 DSA 术，取出导管。

（8）导管移位。

原因：过度活动，胸腔压力的改变，不正确的导管固定，固定失效而致导管外移。

症状：滴速减慢，输液泵报警，无法抽到回血，外量导管长度增加，输液时疼痛，神经异常，呼吸困难，听觉异常。

预防：正确固定，导管尖端位置在上腔静脉。

处理：观察导管功能，不要重复插入外移导管，通知医师，X 线定位，必要时更换导管。

五、中心静脉导管（CVC）置管与通路维护

中心静脉导管（CVC）（非隧道式）是将导管通过皮肤穿刺进入上、下腔静脉并保留。对于长期持续输液、肠外营养的患者或在抢救危重患者使用周围静脉有困难者，可采用中心静脉导管输液法以保证治疗。其置管操作由医师完成，护士主要负责日常维护。

（一）置管操作

1. 颈外静脉插管输液法

颈外静脉属于颈部最大的浅静脉。位于颈部外侧皮下，因其表浅且易固定，可用于输液，但不可多次穿刺。操作方法如下。

（1）备齐用物携至床旁，核对床号与姓名，向患者解释，以取得合作。同静脉输液法备好输液瓶，挂在输液架上。

（2）患者去枕平卧，头部移向床沿并转向对侧。选择穿刺点在下颌角与锁骨中点上缘连线的上 1/3 处，颈外静脉的外侧缘。

（3）打开无菌穿刺包，戴手套，待助手常规消毒皮肤后铺孔巾。术者用 1% 普鲁卡因在预定穿刺点行浸润麻醉。助手以手指按压颈静脉三角处，阻断血流，使颈外静脉充盈。术者手持穿刺针与皮肤呈 45° 进针，入皮后改为 25° 沿颈外静脉走行向心方向刺入，见到回血即用左手拇指按住针栓孔，右手持备好的硅胶管（后端以平针头连接着 10 mL 注射器），将硅胶管快速由进针孔插入 15 cm 左右，插管时由助手徐徐注入生理盐水。压住颈外静脉近心端，取下 10 mL 注射器，退出穿刺针，撤出孔巾，用平针头将硅胶管与输液器接头相连。用宽胶布在距离穿刺点 0.5 cm 处固定硅胶管。穿刺点覆盖无菌纱布并以胶布固定。

（4）按需调节滴速，整理用物，协助患者舒适卧位。

（5）输液完毕，自输液器接头处分离，以 0.4% 枸橼酸钠生理盐水 1 ~ 2 mL 注入硅胶管内，用肝素帽塞住针栓孔，外用无菌纱布包裹，固定于耳下颈部。

2. 锁骨下静脉插管输液法

锁骨下静脉位于锁骨后下方，其后下方有锁骨下动脉伴行。此静脉较浅表、粗大，成人的锁骨下静脉直径可达 1 ~ 2 cm，全长 3 ~ 4 cm，常处于充盈状态，周围有结缔组织固定，血管不易塌陷。硅胶管插入后，可保留很长时间。另外，锁骨下静脉距离右心房较近，当输入大量高浓度溶液或刺激性较强的药液时，由于管腔较粗、血量较多，药液随即被稀释，因而对血管壁的刺激也小。操作方法如下。

（1）根据医嘱访视患者，说明操作的目的与要求（昏迷者除外），以取得合作；协助排便，并询问有无普鲁卡因过敏史。

（2）同静脉输液法，备好输液用物及药液。携带穿刺及输液用物至患者床旁，再次核对床号与姓名，无误后将输液器挂在输液架上备用。

（3）使患者呈去枕平卧位，头低肩高（肩下垫软枕）、头转向对侧，以显露胸锁乳突肌外形。标记胸锁关节及进针点，进针点在胸锁乳突肌外缘与锁骨上缘所形成的夹角平分线上，距顶点 0.5 ~ 1.0 cm 处。

（4）打开穿刺包，戴手套，待助手常规消毒皮肤后铺孔巾。准备好射管水枪及硅胶管，并抽吸 0.4% 枸橼酸钠生理盐水，连接穿刺针头。用 1% 普鲁卡因在预定进针点处行局部浸润麻醉。持针指向胸锁关节，与皮肤呈 30° ~ 40° 进针，边进针边抽回血，并试穿锁骨下静脉以探测进针方向、角度与深度（一般成人进针 2.5 cm 左右即达锁骨下静脉），退针。

（5）术者持射管水枪按试穿方向将穿刺针通过皮肤刺入锁骨下静脉。在穿刺的同时抽吸回血，如见暗红色血液，即证实已进入锁骨下静脉。嘱患者屏气，按注射管水枪上的圆孔及硅胶管末端，急促推动活塞，硅胶管即随液体进入锁骨下静脉。一般右侧射入 12 ~ 15 cm，左侧射入 16 ~ 19 cm 即可。

（6）将射管水枪与穿刺针头分离，术者以左手示指压住穿刺针顶端硅胶管，右手将穿刺针平稳退出，不可左右转动，以防针尖斜面割断硅胶管。待针头即将退出皮肤时，左手轻轻按压硅胶管，使针头完全退出。

（7）体外硅胶管末端接平针头，以备好的结扎线套在硅胶管上（靠近进针点），撤下孔巾。以 0.4% 枸橼酸钠生理盐水冲硅胶管后连接输液装置，调节滴速后进行静脉滴注。

（8）将小纱布垫在进针处以胶布固定。适当收紧第一个瓶口结，线头两端分别用小胶布固定在离瓶口结约 2.5 cm 处，同法收紧与固定第二个瓶口结（两个瓶口结间距为 1 cm），最后覆盖无菌纱布，以宽胶布予以固定。

（9）输液完毕，以 0.4% 枸橼酸钠生理盐水 1 ~ 2 mL 注入硅胶管，然后以无菌小塞塞住平针头针栓孔，并用无菌纱布包裹固定。不影响患者在床上活动再次输液时，消毒针栓、打开小塞，接上输液装置即可。

3. 注意事项

（1）术中严格无菌操作，预防感染。

（2）术前叩诊两侧背部肺下界，并听呼吸音，以便在术后不适时作为对照。

（3）体表标明进针点与方向可以避免覆盖孔巾后不易找到原来确定的位置而影响穿刺成功率，并可避免发生气胸。

（4）射管时推注水枪活塞应迅速，水枪内压力猛增，如缓慢推注，虽水枪内液体注完，仍不能射出硅胶管。

（5）射管时应压住水枪圆孔处及硅胶管末端，以免将硅胶管全部射入静脉内。

（6）体外硅胶管内如有回血，需及时用 0.4% 枸橼酸钠生理盐水冲注，以免硅胶管被血块堵塞。如输液不畅，需注意下列情况：硅胶管弯曲或滑出血管外，或固定硅胶管的线结扎过紧。

（7）硅胶管外的敷料应隔日更换 1 次，消毒方法同颈外静脉插管输液法。

（二）通路维护

1. 评估

（1）评估患者中心静脉导管固定情况及导管是否通畅。

（2）评估穿刺点局部和敷料情况；查看贴膜更换时间、置管时间。

2. 换药

（1）暴露穿刺部位，垫一次性治疗巾，将敷料水平方向松解，脱离皮肤后自下而上去除敷料（应顺着穿刺方向，以免导管移位）。

（2）打开换药包，戴无菌手套。

（3）垫治疗巾，消毒穿刺点及周围皮肤 20 cm×20 cm，由内向外螺旋式消毒 3 次，更换敷料，妥善固定。

（4）先关闭 CVC 导管夹，用无菌纱布衬垫取下原有输液接头，消毒接口，更换输液接头。

（5）在透明敷料上注明换药者姓名、换药日期和时间。

（6）冲、封管应遵循生理盐水、药物注射、生理盐水、肝素盐水的顺序原则。

（7）输液结束，应用 20 mL 生理盐水脉冲式冲洗导管，用肝素盐水正压封管，封管液量应 2 倍于导管 + 辅助装置容积。

3. 指导要点

（1）告知患者保持穿刺部位的清洁干燥，如贴膜有卷曲、松动或贴膜下有汗液、渗血时，应及时通知护士。

（2）告知患者妥善保护体外导管部分。

4. 注意事项

（1）中心静脉导管的维护应由经过培训的医护人员进行。

（2）出现液体流速不畅，使用 10 mL 注射器抽吸回血，不应正压推注液体。

（3）输入化疗药物、氨基酸、脂肪乳等高渗、强刺激性药物或输血前后，应及时冲管。

（4）无菌透明敷料每 3 d 更换 1 次，纱布敷料常规每日更换 1 次；出现渗血、出汗等导致的敷料潮湿、卷曲、松脱或破损时应立即更换。

（5）注意观察中心静脉导管体外长度的变化，防止导管脱出。

（徐兰兰）

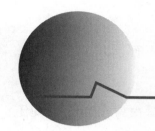

第二章　急危重症护理技术

第一节　鼻饲技术

对不能经口进食的患者，从胃管灌入流质食物，以保证患者摄入足够的营养、水分和药物，促进早日康复。

一、准备

（一）告知内容

（1）首先由护理人员向患者或家属介绍应用鼻饲的原因：患者目前因病不能由口进食物、水和药物。为保证患者能摄入足够的蛋白质、热量及治疗中所需服用的药物，并避免引起其他的并发症，决定采取胃管灌注法。

（2）插胃管的过程中，当胃管通过咽部时（14～16 cm处），患者可能出现恶心，嘱患者做吞咽动作。

（3）每次灌注前，护士会确定胃管是否置于正确的位置，请患者放心。

（4）鼻饲者需用药时，护士会将药物溶解后再进行灌注，每次鼻饲量不超过200 mL，间隔时间不少于2 h。温度为38～40℃。

（5）患者对鼻饲有一个适应过程，开始时膳食应少量、清淡，中午食量稍高于早、晚，每日5～6次。

（6）灌注的饮食过冷、过热，均可引起腹泻或其他胃肠疾患，因此，灌注前护士会进行测试，可用操作者手腕屈侧测试，以不感觉烫为宜。

（7）护士在灌注时会注意食物、餐具和灌注时的卫生，膳食应新鲜配制；注意膳食的调节，如排便次数多、大便酸臭，可能是进入过多的糖所致，大便稀臭、呈碱性反应，表示蛋白消化不良。

（8）鼻饲膳食的准备：根据患者的情况和需要，由医师计算每日总热量后，护士会将喂食数量、次数报营养室准备。膳食的种类有：混合奶（含牛奶、鸡蛋、糖、油和盐等），还可补充动物蛋白和脂肪。

（9）护士会给躁动患者进行保护性约束，防止其将胃管拔出。

（10）每次鼻饲后护士会用10～20 mL温水或淡盐水冲洗鼻饲管腔。

（11）感谢患者及其家属的合作。

（二）评估要点

（1）询问患者身体状况，了解患者既往有无插管经历。

（2）向患者解释，取得患者合作。

（3）评估患者鼻腔状况，包括鼻黏膜有无肿胀、炎症，鼻中隔有无偏曲、息肉等，既往有无鼻部疾患。

二、操作

（一）操作步骤及标准（表 2-1）

（1）备齐用物，携至床旁，查对床号、姓名。

（2）有义齿者取下义齿。患者取坐位、半卧位。无法坐起者取右侧卧位，昏迷患者的头稍后仰。

（3）在颌下铺治疗巾，置弯盘于口角旁。

（4）检查、评估鼻腔，用 1 根棉签蘸清水，清洁患者一侧鼻孔。

（5）测量胃管长度（自耳垂至鼻尖再至剑突下的长度），用记号笔做上记号，一般为 45 ~ 55 cm。

（6）将适量润滑剂倒在纱布上，在胃管前端 15 cm 处涂润滑剂，左手以纱布托住胃管，右手持镊子轻轻地将胃管从鼻腔插入，到达咽喉部时（约 15 cm）嘱患者做吞咽动作，同时将胃管送至所需长度，暂用胶布固定于鼻翼。昏迷患者协助头稍向前屈。如果出现呕吐反应，要暂停，不要强行插入，待患者平稳后再继续插入。

（7）确认胃管是否在胃内：张口检查是否在咽喉部，将空注射器接在胃管接口上，注入 10 mL 空气，在腹上区用听诊器听有无水泡音通过。回抽胃液，确认胃管是否在胃内。

（8）固定胃管。

（9）每次鼻饲前，确认胃管长度，告知并取得患者合作。回抽胃液并检查患者有无胃潴留。先注入少量温水，再注入流质，注毕，以少量温水冲洗胃管。

（10）反折胃管开口端，用纱布包好，夹子夹紧，再用别针固定于枕旁。

（11）整理病床单元用物，爱护体贴患者。

（12）洗手、记录。

表 2-1　鼻饲技术操作标准

科别：　　　　　　　　　　　　　　性别：　　　　　　　　　　　　　　分数：

项目	操作步骤	评分	评分方法与扣分标准	扣分	得分
操作前准备 10 分	1. 着装整洁，洗手，戴口罩	2	1 项不符合要求扣 0.5 分		
	2. 用物：治疗盘内盛治疗碗 2 个（一个内盛温水，另一个放一次性鼻胃管 2 根，纱布 2 块，镊子），根据医嘱选择鼻饲液（37 ~ 40℃）、润滑剂（液状石蜡）、棉签、污物碗、固定胶布、听诊器、治疗巾、50 mL 注射器、压舌板、记号笔、夹子、别针	8	缺 1 件扣 1 分，1 件不符合要求扣 0.5 分		
操作步骤 80 分	1. 备齐用物，携至床旁，查对床号、姓名，详细说明鼻饲目的，询问患者身体状况，了解既往有无插管经历，取得患者的合作。意识障碍患者，要得到家属的理解和同意	10	未做解释及未查对各扣 2 分，对清醒的患者未说明目的扣 1 分，未取得昏迷患者家属同意扣 1 分		
	2. 患者准备：患者取坐位、半卧位。卧位舒适，并使之安定。昏迷患者的头稍后仰，在颌下铺治疗巾，摘去义齿，置弯盘于口角旁。检查、评估鼻腔，用 1 根棉签蘸清水，清洁患者一侧鼻孔	10	卧位不符合要求扣 1 分，缺一步扣 1 分，顺序颠倒扣 0.5 分，测量长度不准确扣 2 分，缺一步扣 2 分		
	3. 准备固定用胶布，将适量润滑剂倒在纱布上。检查胃管是否通畅，测量胃管长度（自耳垂至鼻尖再至剑突下的长度），用记号笔做上记号，一般为 45 ~ 55 cm	10	缺一步扣 3 分，顺序颠倒扣 2 分		

续表

项目	操作步骤	评分	评分方法与扣分标准	扣分	得分
操作步骤 80分	4. 在胃管前端 15 cm 处涂润滑剂，左手以纱布托住胃管，右手持镊子轻轻将胃管从鼻腔插入，到达咽喉部时（约 15 cm）嘱患者做吞咽动作，同时将胃管送至所需长度，暂用胶布固定于鼻翼。昏迷患者协助头稍向前屈。如果出现呕吐反应，要暂停，不要强行插入，待患者平稳后再继续插入	10	在口中，不检查扣 3 分（口述），未嘱患者做吞咽动作扣 3 分，插管首次不成功扣 5 分，不检查胃管扣 5 分，胶布固定不符合要求扣 1 分		
	5. 胃管插入胃中的确认：张口检查是否在咽喉部，将空注射器接在胃管接口上，注入 10 mL 空气，在上腹部用听诊器听有无水泡音通过	10	顺序不对扣 3 分，未回抽检查扣 3 分，注入速度过快扣 1 分，注入流质不排气扣 1 分，1 项不符合要求扣 1 分		
	6. 回抽胃液确认胃管是否在胃内，固定胃管	10	别针固定不妥扣 0.5		
	7. 每次鼻饲前，确认胃管长度，告知并取得患者合作，回抽胃液，并检查患者有无胃潴留，先注入少量温水，再注入流质，注毕，以少量温水冲洗胃管	10	未取舒适卧位扣 2 分，未整理床单扣 2 分，不擦口鼻扣 2 分		
	8. 反折胃管开口端，用纱布包好，夹子夹紧，再用别针固定于枕旁	5	未反折包好扣 2 分		
	9. 整理病床单元用物，爱护体贴患者	5	未整理扣 2 分		
终末质量 10分	1. 整理用物	2	整理用物漏 1 项扣 0.5		
	2. 向患者交代注意事项，观察患者	3	未观察扣 1 分，未向患者交代注意事项扣 2 分		
	3. 受伤观念，动作熟练程度，工作态度	3	1 处欠缺扣 2 分		
	4. 工作现场整洁	2	垃圾放置错误 1 次扣 1 分		

考评人：　　　　　　　　　　　　　　　　　　　日期：

（二）注意事项

（1）插管过程中患者出现呛咳、呼吸困难、发绀等，表示误入气管，应立即拔出，休息片刻重插。

（2）昏迷患者插管时，应将患者头向后仰，当胃管插入会厌部约 15 cm 时，左手托起患者头部，使其下颌靠近胸骨柄，加大咽部通道的弧度，使管端沿后壁滑行，插至所需长度。

（3）每日检查胃管插入的深度，鼻饲前检查胃管是否在胃内，并检查患者有无胃潴留，胃内容物超过 150 mL 时，应当通知医师减量或者暂停鼻饲。

（4）鼻饲给药时应先研碎、溶解后注入，鼻饲前后均应用 20 mL 水冲洗导管，以防止管道堵塞。

（5）鼻饲混合流食，应间接加温，以免蛋白凝固。

（6）对长期鼻饲的患者，应定期更换胃管。

（徐兰兰）

第二节　经鼻／口腔吸痰法

经鼻／口腔吸痰法的目的是清除患者呼吸道分泌物，保持呼吸道通畅。

一、准备

（一）告知内容

（1）护士告知患者吸痰的目的，以取得患者的配合。

（2）告知患者吸痰时的配合要点。

（二）评估要点

（1）评估患者病情、意识、生命体征、合作程度、双肺呼吸音、口腔及鼻腔有无损伤及吸氧流量。

（2）评估痰液的性质、量及颜色、部位。

（3）评估负压吸引装置、操作环境及用物准备情况。

（4）对清醒患者应当进行解释，"×××（采用合适的称呼），您好！您现在气管内有痰，如果不吸出来，您会感到憋气，而且时间长了，还容易引起肺内感染，我马上要给您吸痰了，请您配合一下。"

（三）准备程序

（1）准备：护士核对医嘱，准备用物，洗手，戴口罩。

（2）评估：评估患者病情、意识、生命体征、合作程度、双肺呼吸音等；评估呼吸机参数设置、负压吸引装置、操作环境及用物准备情况。

（3）解释：护士面带微笑，与患者沟通："×××（采用合适的称呼），您好！您现在气管内有痰，如果不吸出来，您会感到憋气，而且时间长了，还容易引起肺内感染，我马上要给您吸痰了，请您配合一下。"

（4）核对：护士核对患者及操作物。

（5）吸痰："×××（采用合适的称呼），您别紧张，我轻轻给您吸，请您深呼吸，如果有什么不适，可举手示意我。"

（6）整理：整理用物和床单位。

（7）巡视：按分级护理巡视病房，观察病情，观察患者是否有吸痰指征。

二、操作

（一）操作步骤及标准（表 2-2）

（1）核对医嘱做好准备，携物品至患者床旁，核对患者，帮助患者取合适体位。听患者双肺呼吸音。

（2）连接导管，接通电源，打开开关，检查吸引器性能，调节负压吸引压力 0.02 ～ 0.04 MPa。

（3）检查患者口腔，取下活动义齿。

（4）连接吸痰管，滑润冲洗吸痰管。

（5）插管深度适宜，吸痰时轻轻左右旋转吸痰管上提吸痰。

（6）如果经口腔吸痰，告诉患者张口，对昏迷患者可以使用压舌板或者口咽气道帮助其张口，吸痰方法同清醒患者，吸痰毕，取出压舌板或者口咽气道。吸痰管到达适宜深度前避免负压，逐渐退出的过程中提供负压。

（7）观察患者生命体征和血氧饱和度变化，听诊呼吸音，记录痰液的性状、量及颜色。

（8）清洁患者的口鼻，帮助患者恢复舒适体位，整理用物，洗手，记录。

表 2-2　吸痰法（经鼻、口腔）操作标准

科别：　　　　　　　　　　性别：　　　　　　　　　　分数：

项目	操作要领	评分	评分方法与扣分标准	扣分	得分
操作前准备 10 分	1. 衣帽整洁，洗手，戴口罩（口罩遮住口鼻）	2	1 项不符合要求扣 0.5 分		
	2. 用物：中心吸引装置或电动吸痰器、治疗盘内放治疗碗两个（盛生理盐水）、一次性吸痰管、手套、弯盘、压舌板、纱布 1 块、消毒瓶（内盛 500 mg/L 含氯消毒液），必要时备开口器、舌钳、口咽通气道、止血钳	8	缺 1 件扣 1 分，1 件不符合要求扣 0.5 分		

续表

项目	操作要领	评分	评分方法与扣分标准	扣分	得分
操作步骤 70分	1. 备齐用物，携至床旁，查对患者，将消毒瓶挂于床头，将吸引器接头插入消毒液中，并用止血钳将导管固定在床单上	5	未查对扣3分，漏1项扣1分		
	2. 评估患者意识，清醒患者解释操作目的及注意事项，取得患者配合	5	未评估扣3分，未解释扣2分，1项不符合要求扣1分		
	3. 听诊双肺呼吸音，并做好翻身叩背、体位引流等工作，同时对患者呼吸道分泌物的量、黏稠度、重点部位进行评估，可以有针对性地有效清除痰液，然后给予2 min高浓度吸氧，准备吸痰	5	未听诊扣2分，未评估扣3分，1项不符合扣2分		
	4. 准备吸引器（电动吸引器接好电源线、打开开关，中心吸引打开负压调节开关），检查吸引器连接是否正确及压力是否正常	5	1项不符合要求扣2分		
	5. 协助患者摆好体位，头转向操作者一侧，检查患者口腔，取下活动义齿	5	未取下义齿扣2分，体位摆放不合适扣2分，未检查口腔扣1分		
	6. 检查吸痰管包装完整后，将吸痰管外包装打开，右手戴手套，取出导管（边取出边将导管缠绕在手中）并将导管与吸引器接头连接，关闭吸痰管根部的负压调节阀门，右手持吸痰管在生理盐水中检查吸痰管是否通畅及吸引压力是否合适	10	1项不符合要求扣2分，操作手法不正确扣2分，污染导管未更换扣5分		
	7. 嘱患者张口（昏迷患者用压舌板帮助张口），关闭负压（用左手反折吸痰管根部），将吸痰管轻轻插入口腔及咽喉部，打开负压，吸净口咽部的痰液，立即用生理盐水冲洗导管	5	1项不符合要求扣2分，吸痰时间过长扣2分，未冲洗导管扣1分		
	8. 更换手套及吸痰管，经检查吸痰管通畅	10	1项不符合要求扣2分		
	9. 关闭负压，轻轻插入气道，轻轻左右旋转上提时开放负压吸痰，每次吸痰时间不超过15 s，吸痰毕，冲洗导管，将吸痰导管及手套扔入医疗垃圾桶，洗手，听诊双肺呼吸音并记录（痰液的量、性状、颜色、黏稠度及呼吸道通畅情况）	5	医疗垃圾放置不规范扣3分，未记录扣3分		
	10. 吸痰过程中注意观察患者病情变化，如血氧饱和度降至90%以下或生命体征异常，立即停止吸痰，给予高浓度吸氧	5	1项不符合要求扣2分		
	11. 擦净口角分泌物，观察口腔黏膜有无损伤，观察患者呼吸是否正常	5	未观察生命体征扣5分，1项不符合要求扣2分		
	12. 协助患者取舒适卧位，交代注意事项，整理床单元，爱护体贴患者	5	1项不符合要求扣2分		
终末质量 20分	1. 严格无菌操作、操作熟练程度	10	无菌观念差、操作不熟练各扣5分		
	2. 健康教育	3	未健康教育扣3分		
	3. 受伤观念	2	无受伤观念扣2分		
	4. 工作现场整洁	5	工作现场不洁扣5分		

考评人：　　　　　　　　　　　　　　　　　　　　　　日期：

（二）注意事项

（1）按照无菌操作原则，插管动作轻柔、敏捷。

（2）吸痰前后应当给予高流量吸氧，吸痰时间不宜超过 15 s，如痰液较多，需要再次吸引，应间隔 3 ~ 5 min，患者耐受后再进行。1 根吸痰管只能使用 1 次。

（3）如患者痰稠，可以配合翻身叩背、雾化吸入；患者发生缺氧，如发绀、心率下降等症状时，应立即停止吸痰，休息后再吸。

（4）注意吸痰管插入是否顺利，遇有阻力时，应分析原因，不得粗暴操作。

（徐兰兰）

第三节 经气管插管 / 气管切开吸痰法

经气管插管 / 气管切开吸痰法的目的是保持患者呼吸道通畅，保证有效的通气。

一、准备

（一）告知内容

（1）护士告知患者吸痰的目的，以取得配合。

（2）告知患者吸痰时的配合要点。

（二）评估要点

（1）评估患者病情、意识状态。

（2）了解呼吸机参数设置情况。

（3）对清醒患者应当进行解释："×××（采用合适的称呼），您好！您现在气管内有痰，如果不吸出来，您会感到憋气，而且时间长了，还容易引起肺内感染，我马上要给您吸痰了，请您配合一下。"

（三）准备程序

1. 准备

护士核对医嘱，准备用物，洗手，戴口罩。

2. 评估

评估患者病情、意识、生命体征、合作程度、双肺呼吸音等；评估呼吸机参数设置、负压吸引装置、操作环境及用物准备情况。

3. 解释

护士面带微笑，与患者沟通："×××（采用合适的称呼），您好！您现在气管内有痰，如果不吸出来，您会感到憋气，而且时间长了，还容易引起肺内感染，我马上要给您吸痰了，请您配合一下。"

4. 核对

护士核对患者及操作物。

5. 吸痰

"×××（采用合适的称呼），您别紧张，我轻轻给您吸，您深呼吸，如果有什么不适，可举手示意我。"

6. 整理

整理用物和床单位。

7. 巡视

按分级护理巡视病房，观察病情，观察患者是否有吸痰指征。

二、操作

（一）操作步骤及标准（表 2-3）

（1）做好准备，携带物品至患者床旁，核对患者。

（2）将呼吸机的氧浓度调至100%，给予患者纯氧2 min，观察血氧饱和度变化。

（3）接负压吸引器电源或者中心负压吸引装置，调节负压吸引压力0.02 ~ 0.04 MPa。

（4）打开冲洗水瓶。

（5）撕开吸痰管外包装前端，一只手戴无菌手套，将吸痰管抽出并盘绕在手中，根部与负压管相连。

（6）非无菌手断开呼吸机与气管导管，将呼吸机接头放在无菌纸巾上。先在无菌生理盐水中试吸一下，检查吸痰管是否通畅，以及吸引压力是否合适。用戴无菌手套的一只手迅速并轻轻地沿气管导管送入吸痰管，若吸痰管遇阻力，略上提后加负压，边上提边旋转边吸引，避免在气管内上下提插。

（7）吸痰结束后，立即接呼吸机通气，给予患者100%的纯氧2 min，待血氧饱和度升至正常水平后再将氧浓度调至原来水平。

（8）冲洗吸痰管和负压吸引管，如需再次吸痰，应重新更换吸痰管。

（9）吸痰过程中应当观察患者痰液情况、血氧饱和度、生命体征变化情况。

（10）协助患者取安全、舒适体位，整理用物，洗手，记录。

表 2-3 吸痰法（呼吸机患者）操作标准

科别：　　　　　　　　　　　性别：　　　　　　　　　　　分数：

项目	操作要领	评分	评分方法与扣分标准	扣分	得分
操作前准备 10分	1. 衣帽整洁，洗手，戴口罩	2	1项不符合要求扣0.5分		
	2. 用物：中心吸引装置或电动吸引器1套、吸痰盘（内铺治疗巾，放置换药碗3个，分别盛生理盐水，注明气道和口鼻使用的配置好的湿化液，一次性手套1包，20 mL注射器1个）、无菌治疗巾1块、生理盐水1瓶、一次性吸痰管、听诊器、棉棒、液状石蜡	8	缺1件扣1分，1件不符合要求扣0.5分		
操作步骤 70分	1. 备齐用物，携至床旁，查对患者，将消毒瓶挂于床头，将吸引器接头插入消毒液中，并用止血钳将导管固定在床单上	5	未查对扣3分，漏1项扣1分		
	2. 评估患者意识，了解患者参数设定及气管插管的刻度情况，清醒患者解释操作目的及注意事项，取得患者配合	5	未评估扣3分，未解释2分，1项不符合要求扣1分		
	3. 听诊双肺呼吸音，并做好翻身、叩背、体位引流等工作，同时对患者呼吸道分泌物的量、黏稠度、重点部位进行评估，可以有针对性地有效清除痰液，然后给予2 min高浓度吸氧，准备吸痰	5	未听诊扣5分，未评估3分，1项不符合扣2分		
	4. 准备吸引器（电动吸引器接好电源线，打开开关，中心吸引打开负压调节开关），调节负压为成人150 ~ 200 mmHg，检查吸引器连接是否正确及压力是否正常	5	1项不符合扣2分		
	5. 协助患者摆好体位，头转向操作者一侧，在患者胸前铺无菌治疗巾	5	体位不合格扣2分，未铺治疗巾扣3分		

续表

项目	操作要领	评分	评分方法与扣分标准	扣分	得分
操作步骤 70分	6. 选择合适的吸痰管型号（气管插管型号＊2－2＝吸痰管所需型号），检查吸痰管包装完整后，将吸痰管外包装打开，右手戴手套，取出导管（边取出边将导管缠绕在手中）并将导管与吸引器接头连接，关闭吸痰管根部的负压调节阀门，右手持吸痰管在生理盐水中检查吸痰管是否通畅及吸引压力是否合适	10	未选择吸痰管扣3分，操作手法不正确扣2分，污染导管未更换扣5分，1项不符合扣2分，1项不符合扣2分		
	7. 关闭负压（用左手反折吸痰管根部），将吸痰管轻轻插入口腔及咽喉部，打开负压，吸净口咽部的痰液，立即用生理盐水冲洗导管（在口腔的碗内冲洗）	5			
	8. 更换手套及吸痰管，左手打开气管插管与呼吸机接头处，将呼吸机接头放在无菌治疗巾上（或有助手协助完成，原则是避免污染），检查吸痰管通畅后，关闭负压，轻轻插入气管插管内，感碰到硬物时上提0.5 cm，轻轻左右旋转上提时开放负压吸痰，每次吸痰时间不超过15 s，痰液黏稠时给予滴入适量的湿化液，吸痰毕，冲洗导管（在气道的碗内冲洗），将吸痰导管及手套扔入医疗垃圾桶，洗手，听诊双肺呼吸音并记录痰液的量、性状、颜色、黏稠度及呼吸道通畅情况，再次给予2 min高浓度吸氧	10	未更换导管扣5分，反复提插扣3分，动作粗暴扣5分，吸痰时间过长扣2分，未冲洗导管扣1分，医疗垃圾放置不规范扣3分，未记录扣3分，其余1项不符合要求扣2分		
	9. 再次评估患者是否需要再次吸痰，以及是否能够承受重复吸痰的过程，根据具体情况具体处理	5	未再次评估全扣		
	10. 吸痰过程中注意观察患者病情变化，如血氧饱和度降至90%以下或生命体征异常，立即停止吸痰，做好相应的处理	5	未观察病情变化全扣		
	11. 擦净口角分泌物，观察口腔黏膜有无损伤，口唇处涂液状石蜡，观察患者呼吸是否正常	5	1项不符合要求扣2分		
	12. 协助患者取舒适卧位，交代注意事项，整理床单元，爱护体贴患者	5	1项不符合要求扣2分		
终末质量 20分	1. 严格无菌操作、操作熟练程度	10	无菌观念差、操作不熟练各扣5分		
	2. 健康教育	3	未健康教育扣3分		
	3. 工作现场整洁	2	工作现场不洁扣2分		
	4. 呼吸机操作熟练	5	仪器操作不熟练扣5分		

考评人：　　　　　　　　　　　　　　　　日期：

（二）注意事项

（1）操作动作应轻柔、准确、快速，每次吸痰时间不超过15 s，连续吸痰不得超过3次，吸痰间隔予以纯氧吸入。

（2）注意吸痰管插入是否顺利，遇到阻力时应分析原因，不可粗暴盲插。

（3）吸痰管最大外径不能超过气管导管内径的1/2，负压不可过大，进吸痰管时不可给予负压，以免损伤患者气道。

（4）注意保持呼吸机接头不被污染，戴无菌手套持吸痰管的手不被污染。

（5）冲洗水瓶应分别注明吸引气管插管、口鼻腔之用，不能混用。

（6）吸痰过程中应当密切观察患者的病情变化，如有心率、血压、呼吸、血氧饱和度的明显改变时，应立即停止吸痰，立即接呼吸机通气并给予纯氧吸入。

（徐兰兰）

第四节　心电监测技术

心电监测主要是监测患者心率、心律的变化。

一、准备

（一）告知内容

（1）告知患者心电监测的作用和意义，如 24 h 连续监护患者的生理参数，根据其变化趋势提供给医师作为应急处理和进行治疗的依据，使并发症减到最少，达到缓解症状及治疗疾病的目的。

（2）告知患者在心电监测期间避免使用手机，其他电器与心电监护保持一定距离。

（3）告知患者或家属简单的按键作用，避免患者或家属自行调节。

（4）告知患者如有不适，应及时通知护士，切不可自行处理。

（二）评估要点

（1）评估患者病情、意识状态、合作程度及胸部皮肤情况。

（2）评估患者周围环境、光照情况及有无电磁波干扰。

二、操作

（一）操作步骤及标准（表2-4）

（1）核对患者，向患者解释监护目的及注意事项，取得患者配合。

（2）连接好监护仪器的线、导联线、电源，检查有无漏电，如为遥控监护，更换检查发射盒内电池，保证信号良好。

（3）用 95% 乙醇纱布清洁局部皮肤，去除油脂，填充导电胶。

（4）将电极片连接至监测仪导联线上，按照监测仪标识要求贴于患者胸部正确部位。

右上（RA）：胸骨右缘锁骨中线第一肋间。

左上（LA）：胸骨左缘锁骨中线第一肋间。

右下（RL）：右锁骨中线剑突水平处。

左下（LL）：左锁骨中线剑突水平处。

中间（V/C）：胸骨左缘第四肋间。

（5）导联线一端与固定在受检者身上的电极相连，另一端与记录器连接，固定牢固，整理好监护仪器。遥控监护发射盒置于患者口袋内。

（6）整理用物，记录监护时间及生命体征变化。

（二）注意事项

（1）放置电极片时，应避开伤口、瘢痕、中心静脉插管、起搏器及电除颤时电极板的放置部位。

（2）密切观察心电图波形，及时处理干扰和电极脱落。如有异常，及时通知医师处理；带有起搏器的患者要区别正常心律与起搏心律。

（3）正确设定报警界限，不能关闭报警声音。

（4）定期观察患者粘贴电极片处的皮肤，定时更换电极片和电极片位置。

（5）对躁动患者，应当固定好电极和导线，避免电极脱位及导线打折缠绕。

（6）停机时，先向患者说明，取得合作后关机，断开电源。

（7）心电监护不具有诊断意义，如需更详细了解心电图变化，需做常规导联心电图。

表2-4 心电监测技术操作考核评分标准

科别：　　　　　　　　　　　性别：　　　　　　　　　　　　　　　分数：

项目	操作要领	评分	评分方法与扣分标准	扣分	得分
操作前准备20分	1. 仪表端庄，着装整洁	2	1处不符要求扣1分		
	2. 核对医嘱、执行单	5	未核对扣5分，1处不符合要求扣1分		
	3. 评估 （1）患者病情、意识状态，心前区皮肤情况 （2）患者周围环境，光照情况及有无电磁波干扰，心电监护仪器的性能是否良好 （3）解释操作目的，取得患者合作	6	未评估扣4分，评估不全1项扣2分，未解释扣2分		
	4. 洗手，戴口罩	2	1处不符要求扣1分		
	5. 准备用物：心电监护仪、一次性粘贴电极、棉签、75%乙醇、纱布，必要时备电源插板	5	少1件或1件不符合要求扣1分		
操作流程60分	1. 携用物至床旁，核对床号、姓名	3	不核对扣2分，核对不全1处扣1分		
	2. 向患者告知操作配合要点，协助患者取适宜体位	3	体位不舒适扣2分，1处不符合要求扣1分		
	3. 连接各种导线，连接电源，打开电源开关检查心电监护仪是否正常	5	1处不符合要求扣1分		
	4. 用棉签蘸乙醇清洁粘贴电极部位皮肤，再用纱布擦净	5	未清洁皮肤扣5分		
	5. 将电极片连接至监测仪导联线上，按照监测仪标识要求贴于患者胸部正确位置，避开伤口，必要时避开除颤部位。各导联放置位置：RA- 右锁骨下靠近肩部；LA- 左锁骨下靠近肩部；RL- 右下腹；LL- 左下腹；V- 心脏下方或胸骨左、右第四肋间或第五肋间	8	电极片粘贴部位不正确扣5分，1处不符合要求扣2分		
	6. 开机，根据情况选择导联，调节振幅、报警上下限，保证监测波清晰、无干扰	7	导联选择不当、心电示波不清各扣5分，未打开报警开关、报警上下限设置不当各扣5分，观察示波情况2分		
	7. 注意观察各项数值，观察心电示波性质、有无心律失常	5	未观察各项数值和示波情况扣5分		
	8. 整理各导线，放置整齐，帮助取舒适体位，整理病床单元，告知患者注意事项，指导患者观察电极周围皮肤情况，记录开始时间	5	1处不符合要求酌情扣1～2分，未记录扣2分		
	9. 停止心电监护时，向患者告知，取得合作	8	未向患者告知扣5分		
	10. 关机、断开电源	3	关机顺序错误扣3分		

项目	操作要领	评分	评分方法与扣分标准	扣分	得分
操作流程60分	11. 取下电极片，清洁局部皮肤	3	未取下电极片及清洁皮肤扣3分		
	12. 告知患者注意事项，记录停止时间	2	1处不符合要求扣1分，未记录扣2分		
	13. 协助患者取舒适体位，整理床单元	2	1处不符要求扣1分		
	14. 洗手	1	未洗手扣1分		
终末质量20分	1. 按消毒技术规范要求分类整理使用后物品	5	1处不符合要求扣1分		
	2. 正确指导患者 （1）告知患者不要自行移动或者摘除电极片 （2）告知患者和家属避免在监测仪附近使用手机，以免干扰监测波形 （3）指导患者学会观察电极片周围皮肤情况，如有痒痛，应及时告诉医护人员	5	未指导扣5分，指导不全1处扣2分		
	3. 态度和蔼，应用本院护士语言规范	5	态度、语言不符合要求各扣1分		
	4. 全过程熟练、规范、敏捷，符合操作原则	5	1处不符合要求酌情扣1~2分		

考评人：　　　　　　　　　　　　　　日期：

（徐兰兰）

第五节　血氧饱和度监测技术

血氧饱和度监测主要是监测患者机体组织缺氧状况。

一、准备

（1）评估患者目前身体情况、意识状态、吸氧浓度、自理能力，以及合作程度。

（2）评估患者指（趾）端血运、皮肤完整性，以及肢体活动情况。

（3）告知患者要进行血氧饱和度检测，请患者配合。

（4）评估周围环境光照条件，是否有电磁干扰。

二、操作

（一）操作步骤及标准（表2-5）

（1）核对医嘱与患者，准备好脉搏血氧饱和度监测仪，或者将监测模块及导线与多功能监护仪连接，检测仪器功能是否完好。

（2）协助患者取舒适体位，清洁患者局部皮肤及指（趾）甲。

（3）将传感器正确安放于患者手指、足趾或者耳郭处，使其光源透过局部组织，保证接触良好，松紧度适宜。根据患者病情调整波幅及报警界限。

（二）注意事项

（1）观察监测结果，SpO_2 监测报警低限设置为90%，发现异常，及时通知医师。

（2）注意休克、体温过低、低血压或使用血管收缩药物、贫血、偏瘫、指甲过长、同侧手臂测量血压、周围环境光照太强、电磁干扰及涂抹指甲油等对监测结果的影响。

（3）注意为患者保暖，患者体温过低时，采取保暖措施。

（4）观察患者局部皮肤及指（趾）甲情况，定时更换传感器位置。

（5）怀疑一氧化碳中毒的患者不宜选用脉搏血氧监测仪。

表 2-5　血氧饱和度监测技术操作考核评分标准

科别：　　　　　　　　　　性别：　　　　　　　　　　分数：

项目	操作要领	评分	评分方法与扣分标准	扣分	得分
操作前准备 20 分	1. 仪表端庄，着装整洁	2	1 处不符合要求扣 1 分		
	2. 核对医嘱、治疗单（卡）	5	未核对扣 5 分，1 处不符合要求扣 1 分		
	3. 操作前评估 （1）患者病情，意识状态，给氧情况 （2）局部皮肤及指（趾）甲情况 （3）周围光照条件，是否有电磁干扰，监护仪器的性能是否良好 （4）解释操作目的，取得患者配合	6	未评估扣 4 分，评估不全 1 处扣 2 分，未解释扣 2 分		
	4. 洗手，戴口罩	2	1 处不符合要求扣 1 分		
	5. 准备用物：血氧饱和度监护仪、棉签、75% 乙醇	5	少 1 件或 1 件不符合要求扣 1 分		
操作流程 60 分	1. 携用物至患者床旁，核对床号、姓名	3	未核对扣 5 分，核对少 1 项扣 2 分		
	2. 告知患者配合方法，协助患者取适宜体位	3	体位不舒适扣 2 分，1 处不符合要求扣 1 分		
	3. 连接电源，打开电源开关，检查监护仪是否正常	10	1 处不符合要求扣 2 分		
	4. 清洁患者局部皮肤及指（趾）甲	5	未清洁皮肤扣 5 分		
	5. 将传感器正确安放于患者手指、足趾或耳郭处，使其光源透过局部组织，保证接触良好	20	1 处不符合要求扣 5 分		
	6. 根据患者病情调整波幅及报警界限	8	未打开报警开关、报警上下限设置不当各扣 5 分		
	7. 询问患者对操作的感受	5	1 处不符合要求扣 1 分		
	8. 协助患者取舒适体位，整理床单元及用物	3	1 处不符合要求扣 1 分		
	9. 洗手	1	未洗手扣 1 分		
	10. 记录	2	未记录扣 2 分，记录不全 1 处扣 1 分		
终末质量 20 分	1. 按消毒技术规范要求分类处理使用后物品	5	1 处不符合要求扣 1 分		
	2. 指导患者 （1）告知患者不可随意摘取传感器 （2）告知患者和家属避免在监护仪附近使用手机，以免干扰监测结果	5	未指导扣 5 分，指导不全 1 项扣 1 分		
	3. 态度和蔼，应用本院护士语言规范	5	态度、语言不符合要求各扣 1 分		
	4. 全过程操作熟练、规范，符合操作原则	5	不符合规范酌情扣 2 分		

考评人：　　　　　　　　　　　　　日期：

（徐兰兰）

第六节　除颤技术（成人）

除颤的目的是纠正患者心律失常。

一、准备

（1）评估患者是否突然发生意识丧失、抽搐、发绀、大动脉搏动消失。

（2）了解心电图示波为室颤、室扑图形。

二、操作

（一）操作步骤及标准（表2-6）

（1）呼叫寻求帮助，记录时间。

（2）患者取仰卧位。

（3）开启除颤仪，调至监护位置（开机默认监护导联为PADDLES导联，即心电导联Ⅱ），手柄电极涂导电膏或将生理盐水纱布放于除颤部位：负极（STERNUM）手柄电极放于右锁骨中线第二肋间；正极（APEX）手柄电极应放于左腋中线平第五肋间。两电极板之间相距10 cm以上。

（4）选择除颤能量，使用制造商为其对应波形建议的能量剂量，一般单相波除颤用200～360 J，直线双相波用120～200 J，双相指数截断（BTE）波用150～200 J。确认电复律状态为非同步方式。

（5）术者双臂伸直，使电极板紧贴胸壁，垂直下压，充电，确认周围无人员直接或间接与患者接触，同时术者身体离开患者床单位。

（6）双手同时按压放电按钮除颤。

（7）观察心电示波，了解除颤效果和并发症。

表2-6　非同步心脏电除颤操作标准

科别：　　　　　　　　　性别：　　　　　　　　　分数：

项目	操作要领	评分	评分方法与扣分标准	扣分	得分
操作前准备 10分	1. 衣帽整洁，洗手，戴口罩	2	1项不符合要求扣0.5分		
	2. 用物：治疗车、监护除颤仪（包括心电导连线、地线、电源线）、导电糊、纱布2块、笔、橡胶手套	8	缺1件扣1分		
操作步骤 80分	1. 评估患者，除颤仪处于充电、备用状态（口述），患者心电监护出现室颤时通知医生	5	未口述扣1分，未通知医生扣1分，未评估患者扣2分		
	2. 立即备齐用物，推至床旁，查对患者（清醒患者呼叫患者，查对并说明目的，做好解释工作；意识丧失患者，医生与护士进行查对）	5	不查对扣2分，解释不详扣1分		
	3. 检查监护除颤仪，接好电源线及地线，打开开关，调节除颤方式为非同步	5	未检查仪器、未接地线各扣1分，方式调节错误扣3分		
	4. 给患者取合适体位（去枕平卧位），检查去除周边金属及导电物质，松开上衣，充分暴露胸部，查看电极贴的位置是否合适（避开除颤电极板的安放位置）	10	卧位不合适扣2分，未检查周边环境扣2分，未将电极贴避开扣5分		
	5. 再次观察心电监护，如仍为室颤则立即配合医生行非同步直流电除颤	5	未再观察心电监护扣3分		
	6. 戴橡胶手套，除颤电极板涂导电糊，相对搓，使导电糊均匀分布在电极板上，接ENERGY，SELECT键选择除颤功率，成人一般为首次单相波360 W、双相波200 W	10	未戴手套扣2分，未涂导电糊扣3分，导电糊涂抹不均匀扣2分，功率选择不正确扣3分		

续表

项目	操作要领	评分	评分方法与扣分标准	扣分	得分
操作步骤 80分	7. 选择正确除颤部位：将标有STERNUM的电极板置于右锁骨中线第2、3肋间（心底部），将标有APEX的电极置于左锁骨中线平剑突水平（心尖部），均匀摩擦除颤部皮肤（避开起搏器部位至少10 cm）	10	除颤部位错误全扣		
	8. 按CHARGE键充电，嘱参与抢救者暂时退离床边，调整电极板压力与位置，使之与患者皮肤最佳接触，双手同时按放电键放电。注意：此时操作者身体及参加抢救者避免接触患者	10	1个步骤不符合扣2分		
	9. 放电后，监护仪会自动走纸，记录除颤过程，适时按RECORD键，停止走纸并在打印纸上注明患者姓名、时间。密切观察荧屏显示，必要时遵医嘱重复进行。若患者出现房颤需除颤时，按SYNG键进行同步电除颤	10	1个步骤不符合扣2分，对房颤患者电除颤时未按SYNG行同步电除颤者全扣，未在记录纸上注明扣2分		
	10. 抢救毕，遵医嘱关闭除颤仪，撤导联线，擦净患者皮肤，观察皮肤有无烧伤，必要时给予相应处理	10	1个步骤不符合扣2分		
终末质量 10分	1. 操作熟练、动作敏捷	10	操作不熟练扣5分，动作不轻柔扣5分，皮肤损伤扣5分，未爱护体贴患者全扣		
	2. 除颤部位准确，皮肤无损伤				
	3. 爱护体贴患者				

考评人：　　　　　　　　　　　　　　　　　　　　日期：

（二）注意事项

（1）除颤时远离水及导电材料。

（2）清洁并擦干皮肤，不能使用乙醇、含有苯基的酊剂或止汗剂。

（3）手持电极板时，两极不能相对，不能面向自己。

（4）放置电极板部位应避开瘢痕、伤口。

（5）如电极板部位安放有医疗器械，除颤时电极板应远离医疗器械2.5 cm以上。

（徐兰兰）

第七节　轴线翻身法

轴线翻身法的目的是协助颅骨牵引、脊椎损伤、脊椎手术、髋关节术后的患者在床上翻身；预防脊椎再损伤及关节脱位；预防压力性损伤，增加患者舒适感。

一、准备

（一）告知内容

（1）告知患者轴线翻身的目的和方法，以取得患者的配合。

（2）告知患者轴线翻身过程中注意配合，如有不适，马上告知。

（二）评估要点

（1）评估患者病情、意识状态及配合能力。向患者解释："我是您的责任护士，看起来您的精神好多了。您已经平卧两小时了，我们将帮您更换一下卧位，这样可以减少局部组织受压，预防压力性损伤的形成，您也会感觉舒服一些，因为您的颈椎有损伤，待会儿我们会有专人固定您的头部，您别紧张，不要用力，只需要放松就可以了。您现在刚好没有输液，身上也没有管路和约束，伤口敷料干燥无渗出，不用换药。在翻身的时候如果您有什么不舒服请您及时告诉我。"

（2）观察患者损伤部位、伤口情况和管路情况。

二、操作

（一）操作步骤及标准（表2-7）

（1）核对患者，取仰卧位，帮助患者移去枕头，松开被尾。

（2）翻身。3名操作者站于患者同侧，将患者平移至操作者同侧床旁。患者有颈椎损伤时，第1名操作者固定患者头部，沿纵轴向上略加牵引，使头、颈随躯干一起缓慢移动，第2名操作者将双手分别置于肩部、腰部，第3名操作者将双手分别置于腰部、臀部，使头、颈、肩、腰、髋保持在同一水平线上，翻转至侧卧位，翻转角度不超过60°。患者无颈椎损伤时，可由2名操作者完成轴线翻身。

（3）将一软枕放于患者背部支持身体，另一软枕放于两膝之间，并使双膝呈自然弯曲状。

（4）检查患者肢体各关节保持功能位，各种管道保持通畅。

（5）观察背部皮肤并进行护理，记录翻身时间及皮肤状况，做好交接班。

表2-7　轴线翻身法操作标准

科别：　　　　　　　　　　　　　性别：　　　　　　　　　　　　　分数：

项目	操作要领	评分	评分方法与扣分标准	扣分	得分
操作前准备 10分	着装整洁，洗手，戴口罩	10	1项不符合要求扣3分		
操作步骤 80分	1. 查对患者床号、姓名，说明翻身的目的和方法，取得患者配合	5	缺1项扣1分		
	2. 评估患者的病情、意识状态及配合能力	5	1项未评估扣2分		
	3. 观察患者损伤部位、伤口情况和管路情况	5	1项未查看扣2分		
	4. 帮助患者移去枕头，松开被尾	5	1个步骤不符合要求扣1分		
	5. 3名操作者站于患者同侧，将患者平移至操作者同侧床旁	5	动作不协调扣2分未达到节力原则扣1分		
	6. 再次核对患者床号、姓名，协助患者取正确姿势，选择注射部位	10	未再次核对患者扣2分，卧位不适扣2分，部位选择不正确扣3分		
	7. 患者有颈椎损伤时，1名操作者固定患者头部，沿纵轴向上牵引，使头、颈随躯干一起缓慢移动，第2名操作者将双手分别放置在肩部、腰部，第3名操作者将双手分别放置在腰部、臀部，使头、颈、肩、腰、髋保持在同一水平线上，翻转至侧卧位。患者无颈椎损伤时，可由2名操作者完成轴线翻身	30	固定位置错误扣5分，动作错误扣2分，手放置位置错误1处扣1分，动作不协调扣2分，1项不符合要求扣1分		
	8. 将一软枕放于患者背部支持身体，另一软枕放于两膝之间，并使双膝呈自然弯曲状	5	1项不符合要求扣1分		
	9. 帮助患者枕好枕头，盖好盖被，整理床单位，爱护体贴患者，进行健康教育	10	未做到爱护体贴患者扣2分，未健康教育扣2分，健康教育不全扣1分		
终末质量 10分	床单位整洁，患者卧位舒适，记录翻身时间	10	床单位不整洁扣2分，卧位不舒适扣5分，未记录翻身时间扣3分		

考评人：　　　　　　　　　　　　　　　　　　　日期：

（二）注意事项

（1）翻转患者时，应注意保持脊椎平直，以维持脊柱的正常生理弯度，避免由于躯干扭曲而加重脊柱骨折、脊髓损伤和关节脱位。翻身角度不可超过60°，避免由于脊柱负重增大而引起关节突骨折。

（2）患者有颈椎损伤时，勿扭曲或者旋转患者的头部，以免加重神经损伤，引起呼吸肌麻痹而死亡。

（3）翻身时注意为患者保暖并防止坠床。

（4）准确记录翻身时间。

（徐兰兰）

第八节　患者约束法

患者约束法的目的是对自伤、可能伤及他人的患者限制其身体或者肢体活动，确保患者安全，保证治疗、护理顺利进行；防止患儿过度活动，以利于诊疗操作顺利进行或者防止损伤肢体。

一、准备

（一）告知内容

（1）告知患者家属约束的目的，如防止自伤，保证诊疗顺利进行。

（2）告知患者家属使用约束的方法。

（3）告知患者家属使用约束带的数目及观察约束部位皮肤状态。

（4）告知护士会定时巡视，定时活动约束肢体，协助患者翻身，发现异常及时处理。

（5）告知患者家属护士会随时评估使用约束带的必要性，及时解除约束。

（二）评估要点

（1）评估患者病情、意识状态、肢体活动度、约束部位皮肤色泽、温度及完整性等。

（2）评估需要使用保护具的种类和时间。

（3）向患者和家属解释约束的必要性，保护具的作用及使用方法。

二、操作

（一）操作步骤及标准（表2-8）

（1）肢体约束法：暴露患者腕部或者踝部；用棉垫包裹腕部或者踝部；将保护带打成双套结套在棉垫外，稍拉紧，使之不松脱；将保护带系于两侧床沿；为患者盖好被子，整理床单位及用物。

（2）肩部约束法：暴露患者双肩；将患者双侧腋下垫棉垫；将保护带置于患者双肩下，双侧分别穿过患者腋下，在背部交叉后分别固定于床头；为患者盖好被子，整理床单位及用物。

（3）全身约束法：多用于患儿的约束。方法是将大单折成自患儿肩部至踝部的长度，将患儿放于中间；用靠近护士一侧的大单紧紧包裹同侧患儿的手足至对侧，自患儿腋窝下掖于身下，再将大单的另一侧包裹手臂及身体后，紧掖于靠护士一侧身下；如患儿过分活动，可用绷带系好。

（二）注意事项

（1）实施约束时，将患者肢体处于功能位，约束带松紧适宜，以能伸进1～2根手指为原则。

（2）密切观察约束部位的皮肤状况。

（3）保护性约束属制动措施，使用时间不宜过长，病情稳定或者治疗结束后，应及时解除约束。需较长时间约束者，每2h松解约束带1次并活动肢体，协助患者翻身。

（4）准确记录并交接班，包括约束的原因、时间，约束带的数目，约束部位，约束部位皮肤状况，解除约束时间等。

表 2-8　患者约束法操作标准

科别：　　　　　　　　　　　　性别：　　　　　　　　　　　　分数：

项目	操作要领	评分	评分方法与扣分标准	扣分	得分
准备 5分	1. 仪表端庄、服装整洁 2. 用物：棉垫、保护带、大单	5	1项不符合要求扣1分，缺1件扣1分		
操作 步骤 65分	1. 评估患者病情、意识状态、肢体活动度 2. 评估约束部位皮肤色泽、温度及完整性 3. 评估需要使用保护具的种类、时间 4. 向患者和家属解释约束的必要性、保护具的作用及使用方法，取得配合	15	未评估患者情况各扣1分，未评估需要使用保护具的种类、时间各扣1分，未向患者和家属解释扣2分		
	肢体约束法 1. 暴露患者腕部或踝部，并用棉垫包裹 2. 保护带打成双套结套在棉垫外，松紧适宜 3. 保护带系于两侧床沿 4. 爱护体贴患者，整理床单位及用物 肩部约束法 1. 暴露患者双肩，棉垫垫于双侧腋下 2. 保护带置双肩下，双侧分别穿过患者腋下 3. 在背部交叉后分别固定于床头 4. 爱护体贴患者，整理床单位及用物 全身约束法 1. 将大单折成自患儿肩部至踝部的长度并将患儿放于中间 2. 用靠近护士一侧的大单紧紧包裹同侧患儿的手足至对侧，自患儿腋窝下掖于身下 3. 再将大单的另一侧包裹手臂及身后，紧掖于靠护士一侧身下 4. 如患儿过分活动，可用绷带系好	50	患者卧位不适、未垫棉垫各扣1分，保护带过松、过紧各扣1分，操作者动作粗暴扣1分，未整理床单位及用物各扣1分，保护带未交叉固定于床头扣1分，大单长度过短、过长、未将大单掖于身下各扣1分		
健康 教育 10分	1. 告知患者及其家属实施约束的目的、方法、持续时间，使患者和家属理解使用保护具的重要性、安全性，征得同意后方可使用 2. 告知患者和家属实施约束中，护士将随时观察约束局部皮肤有无损伤、皮肤颜色、温度、约束肢体末梢循环状况，定时松解（口述） 3. 指导患者和家属在约束期间保证肢体处于功能位，保持适当的活动度	10	未告知患者和家属实施约束的目的、方法各扣1分，未解释扣1分，护士未及时观察约束局部皮肤有无损伤、皮肤颜色、温度、约束肢体末梢循环状况各扣1分，未定时松解扣1分，患者卧位不舒适扣1分		
注意 事项 10分	1. 实施约束时，将患者肢体处于功能位，约束带松紧适宜，以能伸进1～2根手指为原则 2. 密切观察约束部位的皮肤状况 3. 保护性约束属制动措施，使用时间不宜过长，病情稳定或治疗结束后，应及时解除约束。需较长时间约束者，每2h松解约束带1次并活动肢体，协助患者翻身	10	约束带过松、过紧各扣1分，未观察约束部位的皮肤状况扣1分，未及时解除约束扣1分，交班及记录内容不详细各扣1分		
终末 质量 10分	1. 操作熟练，顺序正确 2. 整理用物	10	操作不熟悉、顺序颠倒扣2～4分，未整理用物扣1分		

考评人：　　　　　　　　　　　　　　　　日期：

（徐兰兰）

第九节　洗胃技术

洗胃的目的：①解毒，清除胃内毒物或刺激物，减少毒物的吸收，还可利用不同的灌洗液进行中和解毒，用于急性服毒或食物中毒的患者，服毒后 6 h 内洗胃最佳；②减轻胃黏膜水肿，幽门梗阻的患者饭后常有滞留现象，引起上腹胀满、不适、恶心呕吐等症状，通过洗胃灌洗，将胃内潴留食物洗出，减少潴留物对胃黏膜的刺激，从而消除或减轻胃黏膜水肿与炎症；③为某些手术或检查做准备。

一、准备

（一）告知内容

（1）告知患者及其家属洗胃的目的，如解毒、减轻胃黏膜水肿、为手术或检查做准备等。

（2）告知患者使用液体的名称及作用，本次洗胃的大约时间。

（3）告知患者及其家属，毒物可能经过呼吸道、消化道、皮肤黏膜这 3 种途径进入人体发生中毒。

（4）告知毒物洒在衣服、皮肤及黏膜上，需及时更换衣服和清洗皮肤，妥善保管好患者衣物。

（5）口服毒物者，先清除胃内未吸收的毒物，凡服毒 6 h 内均应洗胃。

（6）告知患者和家属洗胃禁忌证：惊厥未控制者，服用强酸、强碱等腐蚀性强的毒物者，食管静脉曲张或上消化道大出血者。

（7）护士会根据不同的毒物选择不同的洗胃液，毒物不明者用清水或生理盐水洗胃。

（8）洗胃过程中，如患者出现心悸、腹痛或原有腹痛加重，请及时告知护士，以便采取相应措施。

（9）洗胃时，患者头偏向一侧，以免发生误吸，同时注意变换体位，以利"盲区"毒物排出。

（10）洗胃完毕，胃管宜保留一定时间，以便有需要时再次洗胃。

（二）评估要点

（1）评估患者生命体征及一般情况，安抚患者。

（2）对中毒患者，了解患者服用毒物的名称、剂量及时间等。

（3）评估患者口鼻腔皮肤及黏膜有无损伤、炎症或者其他情况。

（4）评估患者病情，确定并配制所需洗胃溶液。

二、操作

（一）操作步骤及标准（表 2-9）

核对医嘱及患者信息。

1. 口服洗胃法

（1）备齐用物，携至患者床旁，解释催吐和洗胃的目的和方法。

（2）患者取坐位，围好围裙，污水桶放于患者面前。

（3）嘱患者自饮大量灌洗液后引吐，不易吐出时，用压舌板刺激患者咽后壁或者舌根诱发呕吐。

（4）反复进行，直至吐出灌洗液澄清无味。

（5）协助患者漱口、擦脸，必要时更衣，嘱患者卧床休息。

（6）整理床单位，清理用物。

（7）记录灌洗液名称及量、呕吐物颜色和气味、患者主诉，必要时留取标本送检。

2. 自动洗胃机洗胃法

（1）将配好的灌洗液放入水桶内，将 3 根橡胶管分别和机器的药管、胃管和污水管口连接。接通洗胃机电源，检查管路连接是否正确，将药管的另一端放入灌洗液桶内，污水管的另一端放入空水桶内，胃管的另一端放入另一个干净的空水桶内。开机，检查机器运转是否正常。将胃管的另一端与已插好的患者洗胃管相连接。

（2）按"手吸"键，吸出胃内容物，再按"自动"键，机器即开始对胃进行自动冲洗。

（3）如发现有食物堵塞管道，水流减慢、不流或发生故障，可交替按"手冲"和"手吸"键，重复冲吸数次，直到管路通畅，再按"手吸"键将胃内残留液体吸出，按"自动"键，自动洗胃机即继续工作，直至洗出液澄清无味。

（4）洗胃完毕需冲洗各管腔，将药管、胃管和污水管同时放入清水中，手按"清洗"键，机器自动清洗各管腔，清洗完毕，将各管同时取出，待机器内水完全排尽后，按"停机"键，关机。

（5）随时观察患者面色、脉搏、呼吸和血压的变化及有无洗胃并发症发生。

（6）洗胃完毕，反折胃管末端，拔出胃管。

（7）协助患者漱口、擦脸，必要时更衣，嘱患者卧床休息，整理床单位，清理用物。

（8）记录灌洗液名称及量、呕吐物颜色和气味、患者主诉，必要时留取标本送检。

表 2-9　洗胃技术操作考核评分标准

科别：　　　　　　　　　　　　性别：　　　　　　　　　　　　　　　　分数：

项目	操作内容	评分	评分方法与标准	扣分	得分
操作前准备 10 分	1. 着装整洁，洗手戴手套，戴口罩	2	1 项不符合要求扣 1 分		
	2. 用物：自动洗胃机 1 台、弯盘 1 个、短镊 1 把、纱布 2 块、压舌板 1 支、治疗碗 1 只、血管钳 1 把，治疗车上备：洗胃液、水桶 2 只、塑料围裙 1 条、润滑油少许、开口器、牙垫、舌钳 1 套（昏迷者用）、胶布 1 卷	8	缺 1 件扣 1 分，1 件不符合要求扣 0.5 分		
操作步骤 85 分	1. 核对医嘱、备齐、检查用物，携至床旁，查对床号、姓名，向患者解释目的，取得配合	4	未检查用物，未做解释工作，未查对，各扣 2 分		
	2. 评估患者病情，服毒物的名称、剂量及时间，了解口鼻腔皮肤和黏膜情况	4	缺 1 项扣 2 分		
	3. 检查洗胃机的性能及管道连接是否正确，根据病情准备用物及洗胃液	2	缺 1 项扣 2 分		
	4. 患者体位舒适（左侧卧位或去枕平卧头偏向一侧），患者接受操作的环境舒适	2	缺 1 项扣 2 分		
	5. 口服洗胃法：患者取坐位，取下患者活动性义齿，将一次性围裙围至患者胸前，水桶放于患者面前；用压舌板刺激患者咽后壁或者舌根诱发呕吐，遵医嘱留取毒物标本送检；协助患者每次饮洗胃液 300 ~ 500 mL，用压舌板刺激患者咽后壁或者舌根诱发呕吐，如此反复进行，直至洗出液水澄清、嗅之无味为止	35	缺 1 项扣 5 分		
	6. 自动洗胃机洗胃法：接电源，打开电源开关；管道连接正确，调"洗胃次数为 0"；围裙围于胸前，弯盘及纱布置于口角旁，润滑胃管；插管方法正确，深度适宜；确定胃管在胃内；胃管连接洗胃机，管道正确，牢固；按工作开关键，自动灌洗的方法正确；观察洗出液的量、颜色、气味、毒物不明时留取标本送检；严密观察病情、生命体征；洗毕停机的方法正确；拔管方法正确	34	1 项不符合要求扣 5 分		
	7. 清洁患者面部，协助患者漱口；洗胃机处理方法正确	4	1 项不符合要求扣 2 分		
终末质量 5 分	严格执行查对制度；灌注液量与洗出液量相等；最后洗出液无色、无味	5	1 项不符合要求扣 2 分		

考评人：　　　　　　　　　　　　　　　　　日期：

（二）注意事项

（1）插管时动作要轻快，切勿损伤患者食管及误入气管。

（2）患者中毒物质不明时，及时抽取胃内容物送检，应用温开水或者生理盐水洗胃。

（3）患者洗胃过程中若出现血性液体，应立即停止洗胃。

（4）幽门梗阻患者，洗胃宜在饭后 4 ~ 6 h 或者空腹时进行，并记录胃内潴留量，以了解梗阻情况，供补液参考。

（5）吞服强酸、强碱等腐蚀性毒物的患者，切忌洗胃，以免造成胃穿孔。

（6）及时准确记录灌注液名称、液量，洗出液量及其颜色、气味等。

（7）保证洗胃机性能处于备用状态。

（徐兰兰）

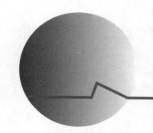

第三章　心理护理基础

第一节　护理心理学概述

一、护理心理学与任务

（一）概述

护理心理学是护理学与心理学结合而形成的一门交叉学科，它既是医学心理学的一大分支，又是护理学的组成部分。护理心理学是研究被护理者的心理现象及其活动规律，依据被护理者的心理活动特点实施最佳护理。广义地说，护理心理学就是研究如何用心理学的理论、方法和技术解决护理实践中的心理问题。

（二）护理心理学任务

护理实践中的心理学问题很多，概括起来主要有两个方面，一是患者一般和特殊的心理活动规律，二是护理人员的护理行为对患者心理活动的影响。护理心理学的主要任务如下。

1. 研究被护理者心理活动特点

研究被护理者在被护理的过程中一般的心理活动规律和特殊的心理活动特点，以便有针对性地采取措施，实施最佳心理护理。

2. 研究护理人员的言行对被护理者的影响

尊重被护理者是建立良好医患关系的前提；真挚的同情心是殷切关心帮助患者的情感基础；具有严谨的工作作风及娴熟的护理操作技巧，会使被护理者感到放心，感到安全。不仅如此，护理人员暖人肺腑的语言、微笑的面容，都会使患者增强战胜疾病的信心和力量。

要求护理人员做到时刻为患者着想，就必须把护理人员的优良心理品质陶冶成人格特征的一部分，即成为对患者稳固的态度以及与这种态度相一致的习惯化了的行为方式。这种稳固的态度和行为方式并不是自然形成的，也不是只靠严格要求就能做到的。因此，要把它作为自觉行为就必须在实践中加强培养。所以，如何依据心理学的规律培养护理人员良好的心理素质也是护理心理学的任务之一。

3. 研究心理护理的方法和技艺

护理教育的先驱，弗罗伦斯·南丁格尔曾说："人是多种多样的，由于社会职业、地位、民族、信仰、生活习惯和文化程度不同，所得的疾病与病情也不同，要使千差万别的人都能达到治疗或康复所需要的最佳心身状态，本身就是一项最精细的艺术。"因此，护理心理学的任务之一就是要研究这门艺术。例如，恰当而又熟悉的沟通技巧可以很快使护患之间的关系融洽，真诚的咨询、安慰与劝说可使患者改变不利于医治疾病的认知模式，巧妙的积极暗示可使患者身体和心情进入积极状态，感人肺腑的言行可以扭转患者的情绪状态，热情的鼓励可以焕发患者战胜疾病的信心和斗志。这是一门复杂的技术，更是一门艺术。

二、系统化整体护理模式与心理护理

（一）系统化整体护理模式

系统化整体护理以整体医学观为指导，以患者为中心，以护理程序为框架，将护理临床业务与护理管理的各个环节系统化，突出了护理工作的科学性、系统性和整体性。其突出特点如下。

1. 把病与患者视为一个系统、一个整体

由以患者为中心转向以人为中心。这就是说在护理工作中，不仅照顾患者的生理需要，而且对由疾病带来的生理的、心理的、社会的诸多方面的要求都要进行全面整体的护理。

2. 把个体从生到死的生命过程视为一个系统、一个整体

即对每个人从出生到老年历经的各个年龄阶段都要有针对性地进行护理。

3. 把病程转归视为一个系统、一个整体

除康复者外，护理工作要使垂危患者减少痛苦，并平静舒适地离开人世。

4. 把个体到群体视为一个系统、一个整体

即把护理对象由个人扩展到家庭、学校、工作单位、社会团体和社团。

5. 把健康人与患者视为一个系统、一个整体

即护理对象不再限于患者，而且包括所有健康人。要通过对健康人的护理教育和护理服务，使健康人更健康。

总之，系统化整体护理模式就是把局部视为整体的组成部分。护理工作不仅重视局部、重视器官、重视个体、重视家庭和社会，更重要的是把它们都置于一个完整的系统之中，全面完整地认识问题，从而做好整体护理。

（二）系统化整体护理模式形成的基础

系统化整体护理模式是经历了漫长的认识和实践才逐渐形成的。

1. 对健康概念的全面理解

从健康的极佳状态（生理、心理、社会适应均达到完满状态）到健康极差甚至死亡，这是一条线，每个人都能在这个线段上找到自己的健康点。而且，每个人的健康点总是在动态之中不断变化。护理工作的职责就是帮助人们树立全面健康的观点，并在自己的健康点上不断向生理、心理、社会适应的完满状态发展。

2. 医学模式的转变

新的医学模式认为："外界的社会因素或个体的生物因素都须通过个体的心理反应才能主动调节人际关系和自身的身心关系，而这个关系的和谐程度在健康与疾病问题上起着重要作用。"这种医学观把社会、躯体和心理视为一个整体并在人的健康与疾病中起主导作用，为系统化整体护理奠定了基础。

医学系统论把医学研究的对象视为一个整体系统，把人与自然看作一个完整系统，把人与社会也看作一个完整的系统，而人、自然、社会又被看作一个大的整体系统，从而更全面、更完整地认识人和疾病。护理服务的对象是人，要做好护理工作就必须全面系统地了解人的全貌，即从疾病考虑到人，从人考虑到他的社会环境，考虑到他与周围人的关系。

3. 现实的要求

从医学领域来说，人们的物质文化生活水平提高了，对健康的要求也随之提高了。人们罹患疾病，不再单纯满足于生物医学的医治，也不再满足于功能制的护理，而是要求心身全面照顾和护理。人们不但要求延长寿命，而且要求提高生命质量。这不断发展的现实，不断增长的需要，正是护理心理学形成和发展的沃土。

三、护理心理学的发展

把护理视为科学、倡导护理教育，并最早提出心理护理的是护理科学的先驱——南丁格尔。她于1860 年在英国的圣·托马斯医院创办了世界上第一所护士学校，从此，使护理工作走上了科学发展的道

路。南丁格尔特别重视环境在护理中的作用，尤其是注重物理环境的作用，这是可以理解的。因为她所处的环境是战争中的战地医院。在极端恶劣的环境中，阴暗、潮湿、污物造成恶臭，伤员普遍感染，死亡率极高。因此她大声疾呼，要为伤员改善环境，从而使死亡率由42%下降到22%。南丁格尔在突出强调改善物理环境的同时，指出"患者应被看成是他们整体环境中的一部分"。她认为消极的环境可以影响患者的情绪状态，所以要求护理的重点应放在为患者提供丰富多彩的活动，其中包括手工劳动。她认为"无聊是一种痛苦"，要通过丰富的刺激让患者从情绪上得到恢复。南丁格尔还把与患者的沟通包括在整体环境之中，要求医师、护士与患者交谈不应表现得若无其事，不应匆匆忙忙，不要用对疾病虚假的希望或劝告来鼓励患者。沟通内容应当是患者所关心的周围事件或是来访者提供的好消息。应当看到，19世纪中叶，心理学和护理学都还没有形成独立学科，而南丁格尔的护理思想中就有了心理护理的萌芽，这的确是难能可贵的。但很可惜，南丁格尔这闪烁耀眼的光辉思想并未得到发扬光大，而是在逐渐形成且日益巩固的生物医学模式的强大压力下被淹没了。

在生物医学模式的统治下，护理工作实行的是功能制护理。所谓功能制护理，就是按人体的不同功能，由护理人员各负其责，分工护理，即量血压的专管量血压、数脉搏的专管数脉搏、扫床的专管扫床、送药的专管送药。这种分工操作方式完全是效法工厂流水作业制造机器的做法。把人视为机器来修理，并采取流水作业，的确可以节省人力，而且有助于护理人员某单项功能护理水平的提高。但是这样的过程，人的整体性不见了，人的社会性不见了，患者复杂的心理活动也无人过问了。进入20世纪80年代，我国开始实行责任制护理。责任制护理是以患者为中心，由责任护士对患者的身心健康实施有计划、有目的的整体护理。这一护理制度的大变革，可以说是护理事业的一次大飞跃。因为它摆脱了生物医学模式的束缚，对患者的生理、心理和社会联系实施全面整体性护理，在这种责任制的整体护理中，强调按护理程序实施计划护理，并定期进行护理评估。在责任制护理当中还明确提出了心理护理，要求护理人员"通过美好的语言，愉快的心情，友善的态度，优美的环境，使患者紧张的心理状态得到松弛，增强机体抗病能力"。责任制护理要求护理人员懂得心身关系，提高个人心理素养，并学会对患者进行劝导、解释、安慰、保证与积极暗示等。我国的心理护理学正是在这一背景下迅速发展起来的。

但是，责任制护理执行起来也存在着一些问题，因为它要求责任护士对负责的患者24 h负责。在现实生活中，护士除了上下班外，还要经常轮班，这就不可能日夜守护在某一患者的身旁。因而对执行责任制护理制度普遍感到困难。20世纪90年代初，我国开始实行整体护理模式，较之责任制护理更完善，而且在深度和广度上又有了进一步的发展。

四、护理心理学的意义

从我国护理心理学诞生的时代背景可以看出，它是应护理实践的急切需要而形成的一门应用学科，具有重要意义。

（一）护理心理学有助于我国医学模式的转变

我国医学模式变革起步较晚，但自20世纪80年代开始至今已有明显的进展。这突出表现在医学教育、医疗实践和学术研究诸多方面均重视了心理学的作用，尤其是护理学界更是走在了这场变革的前列。护理心理学自诞生之日起，就在推动医学模式转变中发挥了积极作用。

（二）护理心理学有助于系统化整体护理的实施，并推动着护理学的发展

当前，护理学的研究对象不再是泛泛的"服务"，而是"对由于疾病所引起的生理的、心理的和社会的种种反应的诊断与治疗"。这一定义与系统化整体护理是一致的。系统化整体护理制度的推广和落实，必须使护理学从简单的医学辅助学科成为一门受人重视的独立学科。但是，就我国广大的护理人员来说，切实执行系统整体护理是有困难的，因为她们最缺乏的就是护理心理学的理论和技术。所以护理心理学在贯彻落实系统化整体护理制度并进一步推动我国护理学的发展也具有重要意义。

（三）护理心理学有助于全面提高医疗护理质量

在医疗实践中，医疗与护理是密不可分的，在许多情况下，医中有护，护中有医。因此，认为只有护士才需要学习护理心理学是片面的。医师、护士服务的对象是人，人是有复杂心理活动的。以往只见

病不见人，不但无视患者的尊严，也难以切实提高医疗质量。医护人员通过学习护理心理学，提高整体医学观，就会认识到患者良好的心理状态可以促进良好的生理状态，良好的生理状态又会促进良好的心理状态，从而依据患者的心理活动特点，采取恰当的医疗和护理措施，使患者处于最佳心身状态，促进心身之间良性循环，必然会大大提高医疗、护理质量。

（徐兰兰）

第二节　心理护理与护理程序

一、运用护理程序开展心理护理

（一）心理护理的概念

心理护理是指在整个护理过程中，护理人员通过各种方式和途径，运用心理学的理论和技能积极有效地影响或改变患者的心理状态和行为，促进其疾病的康复或向健康方向发展的一种方法。心理护理的实施者不仅限于专职的护士，同时也包括医师、工作人员、家属及亲友。心理护理的对象也不仅限于临床各科的患者，同时也包括疗养院的休养人员、养老院的孤寡老人等。这种护理方法与其他护理方法（如物理降温的方法、药物降温的生物学方法）比较，心理护理更关注与"增进和保持健康"紧密关联的心理学问题；更重视人的生理和心理相互转化的因果关系；更强调社会环境与个体健康的相互作用；更要求激发个体的内在潜力、调动其主观能动性，去实现健康目标；更侧重心理健康人群的心理保健，强调对潜在心理问题的健康人提供心理健康方面的指导。

狭义的心理护理主要指专业的护理工作者根据心理学的理论采取的有针对性的心理护理的过程。

（二）心理护理的目标

1. 心理护理的目的

人在患病后，社会角色的转变，住院后环境的改变，都会使患者产生特有的心理需求和反应。护理人员在与患者交往过程中，通过良好的言语、表情、态度和行为，去影响患者的感受、认知，改变其心理状态和行为。具体来说包括如下方面。

（1）解除患者对疾病的紧张、焦虑、悲观、抑郁的情绪，调动其主观能动性，树立战胜疾病的信心。

（2）协助患者适应新的社会角色和生活环境。

（3）帮助患者建立新的人际关系，特别是医患关系、护患关系、患者之间的关系，以适应新的社会环境。

通过心理护理，护理人员要尽可能为患者创造有利于治疗和康复的最佳心身状态。

2. 患者的心理需要

（1）躯体需要：是指生理病理的需要，如对空气、休息与睡眠、饮食、排泄、活动、安全等的需求。

（2）感情的需要：由于陌生环境、接触新异的检查与治疗、与亲友分离所致，需要亲人探视与关怀，需要医护人员同情与关心。

（3）受尊重的需要：要求他人尊重自己，重视自己。

（4）被接纳与社交的需要：适当的活动及精神生活，良好的人际关系可以迅速消除陌生感。

（5）精神上的需要：有事业心的人，希望继续发挥个人才能，实现事业上的成就。

（6）提供信息的需要：了解有关疾病的知识、疾病诊断、治疗方法、手术效果、预后及主管医师、护士技术水平等。

3. 心理护理的目标

主要指心理护理的实施者在护理过程中通过积极的语言、表情、态度和行为去影响患者，促使其疾病或适应不良得到改善。具体的目标如下。

（1）满足患者的合理需要：了解和分析患者的不同需要是心理护理要达到的首要目标。

（2）提供良好的心理环境：创造一个使患者康复的心理与物质环境是做好心理护理的前提。

（3）消除不良情绪反应：发现患者的不良情绪，及早采取多种措施是心理护理的关键。

（4）提高患者的适应能力：调动患者战胜疾病的主观能动性是心理护理的最终目标。

二、心理护理的程序

（一）护理程序

护理程序是指在一系列护理活动中，在评估患者的基础上采取系统的、连续的措施以实现护理目标，并使用评价和反馈来指导行为以解决患者的问题。

护理程序强调了4点，即从事于患者、给予患者、为了患者、与患者在一起。1967年尤拉（Yura）和沃斯（Walsh）出版了第一本有关护理程序的专著，书中阐述了护理程序的4个步骤，即评估、计划、实施和评价。

护理程序是一个系统的循环过程，即每个步骤在整个护理过程中都会随患者情况的变化而重复若干次，而每一个步骤的改变都影响其他的步骤。

（二）心理护理程序

即按照护理程序对患者的心理反应进行有计划的、系统的护理，是综合的、动态的、具有决策及反馈功能的过程。综合是指要用多学科的知识来处理患者的心理反应；动态是指心理护理应根据患者的心理反应发展过程中不同的变化进行护理；决策是指根据患者的心理反应作出心理护理诊断及护理措施；反馈是指采取措施以后的结果可以反过来产生影响；根据问题的变化进一步制订决策。心理护理按照护理程序作为护理实践中的工作方法，能够保证患者得到完整的、连贯的、具有专人负责的管理。护理程序的具体步骤如下。

1. 评估

即收集主、客观资料，整理分析资料和列出心理护理诊断。

2. 计划

在列出心理护理诊断或护理问题后，制订心理护理目标；根据目标作出解决存在的心理问题的决策，即心理护理计划。

3. 实施

即将心理护理计划的具体措施付诸实施。

4. 评价

即检验预期效果是否达到，列出执行措施后出现的反应。再将反应与原来制定的护理目标进行比较，以观察是否达到要求，在评价的基础上对心理反应重新估计。

5. 问题解决式流程

心理护理是系统化整体护理的一个重要组成部分，它是对患者的心理反应进行有计划的、系统的护理，是综合的、动态的、具有决策及反馈功能的过程。心理护理按照护理程序作为护理实践中的工作方法，能够保证患者得到完整的、连贯的、具有专人负责的护理。它兼顾患者心身的各个方面，遵循心理学"问题—解决"的过程。

（1）了解患者的需要：这是问题解决的第一步，通过观察、交谈、调查等手段，收集有关患者各种需要的信息。如果患者的某些需要得不到满足，有时会通过心理反应来表达，如发脾气、生闷气等，这些反应也会影响患者的病情。因此，要善于捕捉，及时发现这些信息。

（2）分析患者的需要：不同患者在不同时期都会有不同的需要，对这些需要进行分析也是心理护理的一个重要步骤。例如，有的患者爱清洁，怕在医院受到交叉感染，而产生生物学上的安全需要。也有的患者对医疗环境感到陌生甚至惧怕，而产生心理上的安全需要。这些都需要在深入的交往中分析其内在原因。

（3）提出问题的解决方法：这是决策阶段。根据了解和分析的结果，设计如何解决问题的护理干预手段（达到心理护理目标的方法），是运用专业知识来解决具体问题的关键步骤。

（4）心理护理的实施：这是行动阶段。就是将问题—解决的手段付诸实践的过程。这个阶段也关系到护理目标的实现。除了决策的正确性之外，心理护理的技巧在这里起到决定作用。

（5）心理护理的效果评价：在这个阶段就是看心理护理的目标是否实现，如果没有实现，就要分析原因，是哪一个环节发生了问题。是了解不全面，还是分析不正确，是决策的问题还是行动上的不足。然后，根据评价提出下一阶段的新要求。

心理护理虽然可以分解成这样 5 个步骤，但它是作为一个整体并动态地进行的。例如，在了解的同时就不断进行分析，可能同时已经在酝酿决策手段。另外，在行动的同时，也常常在检验其效果，并随时作出决策的修正。最后的评价不外乎两种结果：一是问题得到解决，说明心理护理的目标已达到，这样就可以根据患者新的心理需要，制订新的心理护理目标，进行新的问题—解决；二是问题未得到解决或没有完全解决，则需要经过反馈来检查发生问题的环节，作出相应的解决。

心理护理程序的核心是要确定心理护理的目标，即通过了解与分析，从患者的大量心理需要中选择最主要、最关键的需要作为要解决的问题。然后确定最佳护理干预手段，也可以说是从心理学角度作出护理诊断。

三、心理社会评估和诊断

（一）心理社会评估

进行心理和社会状态评估的主要方法是访谈及心理和行为的观察，必要时也要借助心理测量的量表。

心理社会状态评估的主要内容包括：①一般社会情况；②入院前 1 年中的应激水平；③正常的应对反应；④自主神经功能；⑤患者对疾病的理解；⑥精神状态；⑦人格类型；⑧患病后主要的心理社会问题。每个方面具体的评估内容分别介绍如下。

1. 一般社会情况评估

包括姓名、性别、年龄、出生地、文化程度、职业、婚姻状况、个人生活习惯和嗜好、入院诊断。患者的婚姻状况，包括是否已婚、离婚或丧偶的情况，并要询问已有多长时间。

家庭的一般情况应包括直系亲属的一般情况、与患者的关系如何；平均多长时间可以同父母或兄弟姐妹见面；目前同谁共同生活；还要了解直系亲属中是否有人去世，何时去世的；平时家庭中若遇到棘手的事情时，直系亲属中是否有人能够提供帮助，家庭如果遇到危机时通常都是如何解决的。

一般社会情况评估还要了解患者个人的生活习惯，包括烟酒习惯以及是否存在特殊的生活习惯等。婚姻状况、个人生活习惯和嗜好、入院诊断都会影响患者住院期间的心理活动和需求。

2. 入院前 1 年中的应激水平评估

包括家庭和工作两大方面。家庭方面评估包括在过去 1 年中家庭中有何变化，涉及哪些家庭成员，何时发生的及其原因。

工作方面（包括学校）应了解其工作有无变化，是否存在不寻常的压力，原因是什么；患者是否希望出院后这种压力仍然存在；患者是否刚刚退休或即将退休，是否新近更换领导或工作，是否被提升或被处罚；同时要了解患者在此次入院前已有多久不能上班了。

3. 正常的应对反应评估

这方面的评估主要是为了解患者在面临十分困难的问题或任务时，通常是如何解决的。例如，找他人商量，或不予理睬，或变得易愤怒、抱怨或牢骚满腹，或焦虑，或心情沮丧等，应请患者详细解释。

另外，要了解在患者的经历中，什么是最困难的时候，持续了多长时间，患者是用什么方法应对的，用了多长时间才度过的等。

4. 自主神经功能评估

了解患者的睡眠情况，正常时每晚睡眠多少小时，一般睡眠是从几点到几点。是否存在睡眠习惯的改变，如入睡困难、半夜易醒或清晨早醒等。如存在睡眠习惯的改变，还要评估改变后是比正常时间延长了还是缩短了。

评估患者食欲方面、精力或体力方面存在哪些改变。

评估患者有无性功能方面的改变，包括有哪些变化，多长时间，患者是如何理解引起性功能改变的原因的，是否认为目前所患疾病会引起性功能方面的改变。

5. 患者对疾病的理解和评估

询问患者入院的原因，是从何时患病的，在医院感觉如何，患者认为此病是否影响其今后生活，此病对患者的家庭将有何影响；还要了解患者认为医护人员如何才能为其提供最大的帮助。

以上5个方面是属于主观资料的评估。以下3个部分是护士对患者心理和社会状态的客观评估。

6. 精神状态评估

评估患者的精神状态是否在正常范围内，包括定向力和意识水平，仪表和举止行为，情绪，语言和交流，思维程序，感知的情况，抽象思维能力和社会判断能力。如果患者的精神状态异常，应简略地进行描述。

7. 人格类型评估

评估患者的人格类型，是属于开朗或抑郁、坚强或懦弱、依赖或独立、紧张或松弛、内向或外向等人格类型。

8. 患病后主要的心理社会问题评估

在完成以上7个方面的评估后，护理人员应找出患者目前最主要的心理社会问题。如患者是否存在信任、自尊、自我控制能力、爱与归属等方面的问题，是否有失落、应对无效、否认或内疚等。

（二）常用的心理问题方面的护理诊断

心理护理诊断是对一个人生命过程中的心理、精神、社会文化、发展方面的健康问题反应的陈述。这些问题是属于心理护理职责范围之内，是能用心理护理方法加以解决的。有关心理反应方面的常见护理诊断如下。

1. 关系方面

①社交障碍；②社交孤立；③孤立的危险；④角色紊乱；⑤父母不称职；⑥有父母不称职的危险；⑦有父母亲子依恋改变的危险；⑧家庭功能障碍；⑨照顾者角色障碍：指照顾者在承担家庭护理人员的角色中感到有困难；⑩父母角色冲突；⑪对自身的性生活表示担忧。

2. 价值观方面

①精神困扰：信念或价值系统发生紊乱的状态，或指导个人生活的原则受到干扰；②增进精神健康的潜力：指个体在原有的精神健康的基础上，逐渐达到更高层次的精神健康状态。

3. 选择方面

①个人应对无效；②适应性调节障碍；③防卫性应对；④防卫性否认；⑤家庭应对不足或无效；⑥不合作；⑦抉择冲突。

4. 感知方面

①自我形象紊乱；②自尊紊乱；③长期自我贬低；④情景性自我贬低；⑤自我认同紊乱；⑥感知改变；⑦绝望；⑧无能为力。

5. 认识方面

①定向力障碍；②思维过程改变。

6. 感觉

①功能障碍性悲哀；②预感性悲哀；③有暴力行为的危险；④有自伤的危险；⑤创伤后反应；⑥焦虑；⑦恐惧。

（三）常见的心理反应及其护理诊断

1. 焦虑

焦虑是应激引起矛盾冲突产生的心理状态。也是由于一种即将发生和已经发生或预期的威胁而导致的一种痛苦不安的心理状态。每个人焦虑的行为表现既复杂而又有所不同。焦虑引起的行为表现有内在反应和外在反应两方面。

（1）内在反应：①大脑知觉（感受）受到威胁后，经自主神经系统的交感神经束传到肾上腺髓质；②肾上腺素分泌增加，使呼吸加深，心率增快，血压上升，并使血糖升高；③下视丘促进垂体活动，分泌促肾上腺皮质激素；④其他生理改变，皮肤苍白、口干、出汗、排尿及排便增加、瞳孔扩大、食欲降低或过度进食，酷嗜（酒、香烟等），恶心与呕吐，甚至引起溃疡性结肠炎、消化性溃疡、胀气与嗳气，失眠或嗜睡、疲劳、秃发、头痛或腹痛、停经、剧渴、口吃、抽搐、肌肉痉挛、心脏神经官能症（心绞痛）等。

（2）外在反应：当个体面临威胁时，表现出某些行为来应付面临的威胁，一般有两种行为表现：一种是面对威胁，以抵抗来进行反抗的表现，不管结果是适应的还是无效的；另一种表现为逃避行为，以不安的情境退出的反应。以上两种行为表现是焦虑所引起的心理改变。常见的行为表现有以下几种。①愤怒：是一种个体试图去对抗威胁的应付机转，可直接地、含蓄地或间接地表达。②否认：是以逃避方式来应对引起焦虑的刺激。③伪装快乐：以否认的方式为其应付机转，逃避令人感到痛苦的情境。④专心于采取某种活动：应用理智，试图脱离引起焦虑的情境之中。⑤哭泣：是个体处于无助或忧伤的状态，哭泣可以帮助驱散一些与焦虑有关的挫折感，也有的个体由于无法解决压力而哭泣。⑥罪恶感：这种焦虑反应常表现为个体在做某件事才导致此种挫折，而引起心理压力的情境。⑦抑郁：一种强烈的悲伤、颓丧或不愉快的感觉，常是伴随焦虑而来的表现。⑧角色失败：焦虑可以促使角色失败，而角色失败的个体也有可能产生焦虑。⑨无法有效地运用支持系统：正处于焦虑的个体，有可能无法识别并有效地向支持系统求助，与有意义的他人缺乏互惠的关系，以此表达个体的挫折感。

（3）影响焦虑的因素：护理人员在评估个体焦虑行为时，应分析其影响因素，个体受到威胁经常与3种基本心理状态有关，即无助感、隔离感与不安全感。在分析影响焦虑因素时应注意，诱发焦虑行为的刺激可能是一个，也有可能是几个。评估焦虑时应考虑一些其他因素，如威胁是真实的还是想象的；个体的反应是适应的还是无效的；个体的反应是轻度、中度还是重度的焦虑。焦虑反应之程度可根据其敏感度、感官反应、知觉反应的不同来划分：轻度焦虑指个体能够去注意到大部分发生的事情；中度焦虑指个体注意发生了什么事的能力受限；重度焦虑指个体无法注意到环境中发生了什么事，甚至有可能陷入惊慌状态，对周围人、事、物感到混乱、淡漠或全无反应。

（4）消除焦虑的方法：患者的焦虑是影响正常诊疗护理和预后的重要障碍。因此，护理人员应根据患者产生焦虑的原因，采取各种措施以消除或减轻焦虑，以保证良好的诊疗和护理效果。消除方法有以下几点，可根据患者情况作为参考。

第一，应明确焦虑产生的原因，以采取适当的对策。第二，要使患者了解诊疗护理的必要性、可靠性及安全性等。第三，应尊重患者，鼓励其自己参与一些力所能及的活动，使其感到自己不是完全依赖别人的患者，而减轻其焦虑，要消除患者的寂寞感，护理人员主动与患者交往和鼓励患者之间交往，可产生积极效果。第四，应尊重患者人格，使患者感到被尊重，并消除既往与现在个人角色之间的差距，以适应"患者"这一新的角色，冲淡这一消极心理。第五，要使患者受到良好的治疗，医务人员的良好技能、充分的信心、亲切的态度，有助于消除焦虑。设法分散患者的焦虑心理，合适的消遣活动可以分散患者对焦虑问题的注意力，可使用药物解除焦虑，对不易缓解的可给予地西泮，及时通过治疗及护理解决引起焦虑的疾病和各种问题。

2. 疼痛

疼痛的心理学问题：1979年，疼痛国际研究会把疼痛定义为"一种与实际的或潜在的组织损伤相联系或用这种损伤来描述的不舒适的感觉和情绪体验"。这个定义考虑到有两种因素：疼痛与机体的组织损伤相联系（与身体器官的物理、化学损伤或病变造成的结果有关）；另外，疼痛与某种心理状态相联系（疼痛是一种感觉，同时又是一种不舒服的、不愉快的情绪反应）。由此看来，疼痛是一种非常复杂的心理、生理状态。由于疼痛作为一种感觉，既没有确定适宜刺激又难以精确地确定发生的部位，而更多的是一种心理体验、心理感觉或心理状态。因此，对疼痛较难测量又不易确定疼痛的绝对指标。

（1）疼痛的生物学和心理学意义：疼痛是机体的一种保护性机制，通过疼痛的反馈作用，才能使机体回避可能损害机体完整的危险刺激，如刺伤、烧伤、烫伤，如果痛觉丧失，将对机体造成不良后果。疼痛是身体异常状态的一种警报。人的身体不适常常是由于疾病引起的，同时可有躯体和情绪反应，这样就促使人们及时寻求相应的措施进行诊断和治疗，以免延误病情。疼痛还可以是一种心理防御性症状，可称为转换性疼痛反应，用以表达一种隐蔽的及在无意识中进行的心理矛盾冲突或在无意识中不能实现的欲望。这种状况有癔症性格的人容易发生。疼痛的情绪反应可以成为一种恶性刺激，由于疼痛而引起的强烈情绪反应可造成自主神经系统与内分泌系统功能的改变，容易造成心理应激状态，从而出现心率增快、血压上升、出汗、肌张力增高、内分泌和免疫功能紊乱等，时间过长，就会造成身体的损伤。

疼痛伴随的是消极而不愉快的情绪反应，会造成疾病的恶性循环，对疾病的预后造成不良影响。

（2）疼痛的心理护理：疼痛尤其是慢性疼痛原因比较复杂，影响因素较多，除了对机体的组织损伤予以有效的治疗措施以外，采用心理治疗和心理护理也有显著的效果。西方发达国家已经建立了疼痛治疗中心。其治疗方法除了适当的镇痛药物以外，主要采用各种形式的心理治疗护理措施。①催眠暗示疗法：由于不良的暗示可以产生或增加疼痛，良好的暗示也可以消除疼痛，特别是催眠状态下的暗示，可以使患者放松，消除紧张、焦虑的情绪和提高患者的痛阈，可以取得减轻疼痛或终止疼痛的效果。②生物反馈疗法和松弛疗法：借助于电子仪器或训练引起松弛反应，达到心理的放松和安静，达到缓解疼痛的作用。常用的有渐进性放松疗法，自身训练疗法，如养身功、超觉静坐等，此外，肌电反馈治疗、脑电反馈治疗、皮肤电反馈治疗也可应用于临床。③行为自我控制治疗：医护人员及家属参加患者的自发调整，防止患者替换性疼痛症状的出现，如对患者的适当积极行为表现予以正面的鼓励和关心，对于患者不恰当的疼痛表现不予鼓励和关心，这样可以帮助患者培养健康有益的行为，以利于矫正不恰当的疼痛行为表现。这种替换性疼痛常是癔症患者的癔症性反应或抑郁症的疼痛反应。据某疼痛中心统计，因疼痛就诊的患者最后确诊为抑郁症者占87%，而应用抗抑郁药以后疼痛均能缓解。④其他：对慢性疼痛患者进行注意力转移，创造积极愉快的环境与情绪。注意消除消极的环境因素等，对缓解或消除疼痛也很重要。

3. 恐惧

恐惧是由一种被认为对自己有威胁或危险的刺激引起的坐卧不安的情绪状态。恐惧不同于焦虑的是本人能识别这种威胁和危险。是患者经常对各种健康问题、情境或矛盾产生的一种心理反应。

（1）常见原因：病理生理方面，由于躯体部分残缺或功能丧失。伤残，突发危、急、重症性疾病，疾病晚期等均可引起恐惧。情境方面，由于对住院、各种新型检查、治疗、麻醉、手术、疼痛等的恐惧。对陌生人及环境，失去亲人及缺乏知识感到恐惧。年龄因素方面，儿童期多因黑暗、陌生人或因受他人影响而发生恐惧。青春期多见于转学，在社交和智力方面的竞争以及考虑独立生活问题时造成恐惧。成年人多因婚姻、妊娠、要当父母而恐惧。老年期多为退休、功能丧失、预感到衰老、面临死亡而产生恐惧。

（2）诊断要点：直接叙述感到的威胁和危险，可以是已存在的、潜在的或想象的。对于一件有威胁的事、物或人有控制不住的害怕、紧张感。在恐惧时可出现脉搏和呼吸加快、血压升高、不安、双手发颤、出汗、唠叨，说话时声音发颤或音调改变等。

（3）护理目标：通过采取一些措施帮助患者找出合适的应对方式，以达到维持心理平衡的目的，并鉴别有效的和无效的应对行为。

（4）心理护理：设法减少或消除引起恐惧的促成因素。①对环境陌生：护士应详细介绍病房环境、主管医师和护士。环境应光线柔和，避免各种刺激，尽量按照住院前的生活规律制订计划，鼓励其对环境逐渐熟悉。②在个人受到各种刺激时：护士尽量与患者在一起，直到恐惧消失，也可倾听患者诉说或保持安静，也可以进行抚摸，必要时抱紧患者有助于维持镇定，有条件时由家属守护身旁。③对自尊心有威胁时：鼓励患者表达自己的感情，如感到无助、愤怒等，对其合理的担心予以支持，对正常的应对机制加以表扬。④儿童的各种恐惧：护士应提供表达恐惧的机会和学习如何健康发泄悲愤和悲哀。向儿童解释疾病和疼痛，提供控制恐惧的方法，帮助父母理解儿童恐惧的心理状态与解决办法，共同做好儿童心理护理。⑤健康教育：在患者恐惧感有所好转时，提出值得注意的行为问题以引起今后注意，并指出正确的适应性行为。指导患者控制恐惧的方法，利用某些活动分散恐惧的强度。进行各种治疗、手术前作较切合实际的介绍以减轻患者恐惧和消除不良反应。⑥松弛方法：如听音乐、呼吸练习、松弛术、引导幻想、催眠、读书及参加各种活动等。

4. 悲伤

对已存在的、已觉察到的和预感到将要出现的丧失亲人或重要事物（包括身体的附属部分、财物、自尊、工作、理想等）时的一种心理反应状态；悲痛心情可表现为哭泣、懊丧、忧愁、愤怒等，也可有饮食习惯的变化，睡眠及做梦方面的改变及社交活动的变化，对工作的重视不如以前，并可有行为发展上的退化现象，严重者可表现为抑郁、否认、强迫症、幻觉、妄想、恐怖症，甚至有自杀念头、退缩行为和冷漠行为。

（1）护理目标：①使患者对生活抱有希望；②能够表现出悲伤；③可以陈述死亡或丧失对他的意义；④由其他主要亲属分担患者的悲伤；⑤参与对未来作出决定；⑥对其他主要亲属表现关心。

（2）心理护理措施：具体如下。①首先应评估悲伤的原因、促成因素和对患者的反应，如缺乏支持系统、否认、震惊、愤怒、抑郁、内疚、恐惧、依赖、无力、悲伤、患病史、人格结构、与丧失的人或物之间关系的性质。②尽量减少或消除悲伤的原因及促成因素，促进信任关系及患者的价值感，支持患者和家庭的悲伤反应，促进家庭团结及相互支持，帮助找到支持力量（亲密朋友）。③促进每个反应的悲伤行为，如否认，开始支持，随后增进理解。隔绝，指定时间听取个人和家庭意见，为患者和家庭提供表达情感的机会。抑郁，通过患者和家庭交谈，积极提高自我价值。愤怒，为减轻愤怒，允许哭泣，听取和表示关心。内疚，促进直接表述情感，寻求消除内疚的方法，如将话题转向未来。④允许表达悲伤的情感，鼓励患者和家庭进行生活回顾，重新评价以往生活经历。⑤识别潜在的各种悲伤性反应：如妄想、幻觉、恐怖感、强迫症、转换性癔症、自杀迹象、对环境失去控制、绝望、无助状态，对有潜在的病理性悲伤反应的患者给予咨询。⑥进行健康教育和治疗安排：对孤独、抵制、愤怒等的表现应说明其不良后果，鼓励患者及家庭摆脱过去，面向未来，建立生活目的。

四、心理护理计划措施与评价

（一）心理护理计划

1. 确定目标

目标确定的根据是心理护理诊断。目标可以是长期的，也可以是短期的。长期目标需要长时间（通常长于1周），而短期目标则可能只需数小时或几天就可达到。如"患者出院时焦虑程度由重度减至轻度"（长期目标）和"患者2 d内焦虑程度由重度减至中度"（短期目标）。通常需要有若干个短期目标才能更好地实现长期目标。

2. 选择护理措施

选择护理措施一定要根据护理诊断中所确定的原因，如患者焦虑的原因是不了解手术结果，那么护士所采取的措施就是使患者弄清手术的结果，以减轻焦虑的程度。主要措施如下。

（1）支持性心理治疗：这是心理治疗的基本技术，也非常适于心理护理。它具有支持和加强患者心理防御功能的特点，能使患者增强安全感，减少焦虑和不安。最常用的方法有解释、鼓励、安慰、保证和暗示等，其中以解释最重要，做好解释工作，需要详细地收集资料，根据科学的原理，运用通俗易懂的语言。在解释时，尤其注意要与整个医疗护理计划内容相符，如果与医师的意见不一致，易产生误会，使患者失去对医务人员的信任。解释还可以针对患者家属、亲友或单位领导，以取得他们的配合，甚至还可以动员已经被治愈的患者或有相同经历的患者进行现身说法，以提高效果。

（2）松弛训练：是通过指导患者如何放松来消除紧张与焦虑的一种方法。护士指导患者在遇到严重的应激状态时，把注意力集中于躯体的某一部分，尽量使这部分肌肉放松，直至产生沉重和温热感，然后再把注意力引向躯体的其他部分。如此反复进行，可使心情平静，心跳规律，呼吸松弛而舒适，腹部温热感及前额凉爽感。

（3）治疗性沟通：是一种使用沟通交流的技巧来达到治疗性作用的方法。在护理过程中，护理人员与患者的沟通非常频繁，这种沟通是有目的、以患者为中心的，故称为治疗性沟通。在治疗性沟通中，应注意沟通的方式尽量让患者感到舒适，尊重患者，态度真诚，在交谈中注意主动地倾听，让患者倾诉自己的苦恼也可使其精神轻松、愉快。在治疗性沟通中，护士要确定互动的界限，因为这种关系和一般的社会关系不同，应维持一种比较客观的态度。在治疗性沟通中，护士以客观的态度来判断，以理智的态度来体会患者的感受并帮助患者。

（二）心理护理措施的实施

心理护理措施的实施即按护理计划执行，以达到解决患者心理问题的目的。由于患者心理问题不同于一般的躯体问题，故在实施中应注意以下几点。

1. 建立良好的护患关系

护患关系的好坏是心理护理能否取得成功的关键，因为心理护理是在护士与患者的交往中进行的，护士要通过自己良好的语言、神情、态度和行为去影响患者的感受与认知，改变其不良的心理状态和行为，并帮助患者建立起有利于治疗和康复的最佳心理状态。

2. 尊重患者的人格

在护理过程中，对患者所表现出的反常行为和语言不要嘲笑，不管患者表现如何，均应认真寻找原因。只有对患者尊重，才能取得患者的信任和配合，达到预期的目标。

3. 争取家属和亲友的配合

家属和亲友的言谈举止直接影响患者的心理状态。良好的家庭、亲友关系能给患者以安慰和支持。因此，护士在护理患者过程中，也应对其家属和亲友进行教育，使之懂得自己的情绪可以影响患者的情绪，懂得自己在解决患者心理问题过程中的重要作用。

4. 创造优美舒适的环境

环境可以直接影响患者的心理活动。优美舒适的环境对患者的心理会产生良好的影响，使患者心情舒畅。护士要根据本病房的条件，使患者的环境尽可能地舒适，尽量避免不良刺激。

5. 充分发挥患者的主观能动性

在心理护理实施的过程中，护士要充分调动患者的主观能动性，鼓励患者主动参与，防止患者过于依赖医护人员。当患者取得进步时，应指出这是患者积极配合和正确努力的结果。在分析患者问题、制定护理计划时也应尽可能让患者参与，以取得更好的合作，顺利达到目标。

6. 促进患者间良好的情绪交流

患者之间的情绪可以相互影响，能带来正、反两方面的作用。在进行心理护理时，要对良好的情绪交流加以鼓励。要防止不良情绪的相互影响，使患者的心理问题从同病房的病友处得到帮助和关注，这样既可增进友谊，又有利于解决患者的问题。

7. 保守秘密

护士在为患者提供心理护理时，常涉及个人的隐私、人际关系、家庭矛盾等问题，护士必须严守秘密，不可随便谈论。

（三）心理护理评价

心理护理评价是为了了解实施的效果，以检验原定计划的可行性如何，为修订护理计划提供依据，但是心理护理的评价不如一般躯体护理来得容易。因为量化的、客观的指标不多，需护士与患者进行耐心细致的交谈，周密的观察，必要时要使用一些心理测量的量表。评价主要是根据目标，看是否实现了所定目标。心理护理评价与一般护理评价相同，即目标完全实现、目标部分实现和目标未实现。护士要分析目标部分实现和目标未实现的原因，及时加以修改。妨碍目标实现的因素有很多，患者方面主要有不合作，体力上的或认识上的不足；护士方面有知识或技能方面的不足；客观方面有护理人员不足等。在评价过程中可能发现新的问题，作出新的护理诊断。总之，评价虽然是护理程序的最后一步，但也是下一轮的开始，直至达到护理目标，解决患者的问题。

（徐兰兰）

第三节 护士心理素质与培养

一、护士的职业特点与心理素质

从事任何工作的人，均应具备相应的职业素质。如符合职业要求的理论知识、技能、道德规范及心理适应能力等，只有这样才能较好地发挥聪明才智，实现自我价值。

（一）护士职业的社会要求

护士的服务宗旨是治疗疾病、促进康复。护士的服务对象是具有生物属性和社会属性，且存在着千差万别的不同个体。为使他们能够维持一个接受治疗、保持合作的最佳心态，从而发挥主观能动作用，与医护人员一起共同战胜疾病，要求护理工作能成为一项十分精细的艺术和技巧。护士的工作质量不仅关系患者的生命安危，关系到千家万户的悲欢离合，还关系到医院的社会信誉以及我国人口的健康质量，因此，要求护士必须有良好的职业素质才能胜任护理工作。特别是在面临着医疗任务将由治病转向为健康服务的前景时，护士将从医院走向家庭和社会。凡此种种，均要求在现有基础上改变人才的知识结构，针对服务对象的多维性和全方位性的特点，充分认识护士这一职业特征，不断提高心理素质，才能更好地为人类健康服务。

（二）护士心理素质的重要性与可塑性

素质，从狭义上说，是指人的先天解剖的某些特点，特别是神经系统和感觉器官方面的某些特点，它将成为某些心理发展和个性心理特征形成的自然前提；但是并不预先决定其发展方向，因为素质的发育和成熟是在后天环境、教育和训练条件下完成的。因此，除了一些不可逆的遗传基因外，均有极大的可塑性。人出生后，必然受到社会规范的约束，接受社会教育，包括：社会道德规范教育、职业谋生教育以及确立生活目标的世界观形成教育，从而使其成为一名合格的社会成员。因此，素质从广义上说，不但显示出人的不同感知能力、思维能力，不同的性格类型和气质特点，还包括以信念、价值观为核心的个性倾向性的差异，包括意志、情感在内的心理活动诸特点，同时也反映出人的道德文化修养、为人处事态度、精神世界的格调，代表了人的整体思想、情趣的外显风貌，是个体人格特征、精神面貌、行为举止、待人接物、谈吐应对、生活习惯的总和。往往是客观评价、作出初步印象的重要依据。护士面对着的是患者群体，患者之间不但存在着年龄、性别的差异，而且有社会文化的区别。患者对疾病的不同认知态度和耐受性以及不同困扰引起的焦虑等各种消极情绪，这都需要护士必须在最短的时间内熟悉所护理患者的各方面情况，收集相关资料，进行分析判断，找出护理问题，作出护理诊断，制订计划措施并付诸实施。在交往中，护士能否使对方产生信赖，进而建立良好的护患关系是至关重要的。因此，护士的和蔼可亲、热情礼貌、主动周到、敏捷果断、沉着有序的行为能给患者留下良好的第一印象。而鲁莽、慌张、简单、生硬等常会引起对方的负性情绪而加重心理负担。

二、护士的心理品质与培养

由于经常面临着危急、突发、多变的情境，护士常处于应激状态。护理工作又具有轮班的特点，日常生活不规律；医院护士编制少、治疗多等超负荷劳动难免使护士心身疲惫。护理队伍以女性为主，大多数人肩负着工作、家务、子女教育及自身求学等多方重任，如不能提高自我控制与调适的水平，培养良好心理素质，这对提高护理工作质量，保证充沛精力及个体的身心健康是极为不利的。

做一名合格的护士，应具备良好的心理品质。

（一）高尚的道德和真挚的同情心

护士职业道德的核心是"利他"和"助人"。具有高尚道德的护士，就会自觉自愿、竭尽全力地去为患者解除痛苦。而且，在这种情感的支配下，才能够设身处地地为患者着想，以患者的忧而忧，以患者的乐而乐，形成真挚的同情心。

（二）敏锐的观察力

护士敏锐的观察力对从患者身上获取直观资料，判断患者需要，帮助医师诊断病情，评价治疗和护理效果，以及预计可能发生的问题等都具有非常重要的意义。

具有敏锐的观察力，不仅可以从患者呼吸、脉搏、体温、皮肤颜色、口唇干燥或湿润等情况获取患者的信息，而且对患者的面部表情、行为举止、哭泣声、叹息声、呻吟声、咳嗽声等都有敏锐的察觉，能预感到患者的痛苦和需要。

（三）准确的记忆力

良好的记忆品质包括记忆的敏捷性、持久性、准确性和准备性等。诚然，护士对这4种记忆品质都是应当加强培养的，但按职业性质的要求而言，更要具备记忆准确性。第一，护士应当严格执行医嘱、打针、发药、测体温、数脉搏等。每项任务都必须数量化，而且数量要求准确。一旦记忆不准确，轻则贻误病情，重则造成严重责任事故。第二，护士面对许多患者，患者又是经常变动的，病情又是不断变化的，护理计划也在不断地改变，用药品种和数量也在经常地改变，一旦相互混淆，前后变化，也会酿成不堪设想的后果。所以，护士要做到准确安全的护理，减少差错和避免差错，必须培养记忆的准确性。

（四）思维的独立性

过去那种认为护士只是执行医嘱、打针、送药，无须独立思考是错误的。现代护理的独立功能占70%左右，而依赖功能只有30%左右。因为护理工作对象是互不相同的患者，每个患者的疾病又时刻处于动态的变化之中，虽然医嘱是医师思维的结果，一般说来是合乎客观规律的，应当坚决执行。但是，认知落后于存在，这也是经常发生的客观事实。护士如果像"机器人"那样机械地执行医嘱，缺乏思维的独立性，也同样会在盲目执行中出现差错或事故。再者，人的思维都有各自的局限性，尤其是缺乏临床经验的医师更是如此。所以，有独立思维品质的护士并不把医师的医嘱当成金科玉律，而是先按医师的思路去思考，再在病程的动态变化之中发现问题，运用求异思维方式去独立分析，然后提出自己的观点。尤其当前所推行的责任制护理，要求充分发挥护理独立功能，要求对每例患者作出准确的护理诊断，拟订全面的护理计划。所以，更要求护士具备思维的独立性。临床上那些经常给医疗、护理上"堵漏洞"的好护士，大都是具有独立思维品质的人。

（五）"注意"的灵活性

护士工作千头万绪，患者的病情又变化多端，所以这项工作要求护士应当具备"注意"的全部优秀品质。因为只有具备"注意"的稳定性，才能使护士沉着稳重，为患者长时间地做某项处置；只有具备了"注意"的广阔性（即注意广度），才能"眼观六路、耳听八方"，把自己繁杂的工作内容"尽收眼底"、心中有数；只有具备了"注意"集中性，才能聚精会神做某项护理工作（如摆药或某项精细处置）而不被其他信息干扰而分心；也只有"注意"分配的能力好，才能对患者一边处置、一边观察、一边思考、一边谈话，做好"整体"的护理。在上述"注意"的优良品质中，最为重要的还是"注意"的灵活性。因为护理工作头绪繁多，紧急情况多，意外事情多，经常是在有限的时间内从一项工作转向另一项工作，要做到每一项工作之间清清楚楚、准确无误和互不干扰，靠的就是"注意"的高度灵活性。

（六）积极而又稳定的情绪

人无时不处于情绪状态中，积极的情绪使人精神饱满、注意广泛、观察敏锐、记忆清晰、思维活跃、工作有序、失误少而效率高。情绪低落时恰恰相反，紧张情绪下易出差错事故。特别要防止和控制感情冲动而引起不必要的纠纷或失误；防止鲁莽行事，善于自我调节。凡事有心理准备，冷静处理，理智应对。掌握有理、有利、有节的分寸而正确处理，运用放松或转移的方法保持情绪稳定，这不仅有利于工作和护患关系的建立，同时对自我形象和个体的身心健康都是有益的。

护士的情绪变化，尤其是面部表情对患者及其家属都有直接的感染作用，这是每名护士都应当意识到的。护士积极的情绪，和善可敬的表情和举止，不仅能够调节病房或治疗环境的气氛，而且能唤起患者治病的信心，增强安全感。另外，人人都会受挫折，人人都有不顺心、不愉快的时候，护士工作也在所难免。这更要求护士对自己的情绪、情感加强调节控制的能力，做到急事不慌、纠缠不怒、悲喜有节、激情含而不露，以保持病房或治疗环境愉快情绪的稳定性。

（七）良好的性格

性格是一个人对人、对事、对自己比较稳固的态度体系以及与之相适应的习惯化的行为方式。性格的形成与个性的早期经验、环境、经历有关。护士应当具备的性格特征主要是：对患者诚恳、正直、热情、有礼、乐于助人等；对工作满腔热情、认真负责、机智、果断、沉着冷静、作风严谨、干净利落等；对自己来说，开朗又稳重、自尊又大方、自爱自强、在困难挫折面前善于自控而不懈努力，善于总结经验教训且知错必改。

（八）精确的言语表达能力

"言为心声"，我们通过言语活动传递信息、交流感情、进行思维活动。护士的言语兼有"治病"或"致病"的作用。言语作为一种信息刺激传入大脑，通过情绪中枢的中介作用触发内分泌和自主神经系统的活动而影响器官和组织，导致功能失调或起功能调节作用，从而影响人体健康。言语可引起暗示、激励、安慰、解释、帮助、协调作用，帮助患者消除顾虑，对医务人员产生依赖，增强自信与相互间的合作。语言的交流可以促进心灵相通，促进相互理解与信任，有利于疾病的康复和护患关系的建立。反之，言语不慎或用词不当，冷漠生硬，则可引起反感而加重患者的焦虑与不安。因此，要求护士注意提高言语修养，遵守语言规范及交流技巧。在交流活动中要注意：言语清晰、语意明确、语气缓和、语调适中。采用礼貌性语言、安慰性语言、保护性语言而避免刺激性语言。为了加强言语效果，还经常运用手势、表情、朝向、距离、接触等非言语交流的形式。应注意掌握分寸，运用恰当，以表达护士美好的心灵与热忱为患者服务的愿望。

（九）娴熟的技术

对娴熟的护理操作技术要求是：一要稳，即动作轻柔、协调、灵巧、稳妥、有条有理，这不仅使人获得安全感，而且给人以美的感受；二要准，即动作严格按照护理常规办事，操作起来准确无误，恰到好处；三要快，即动作熟练、眼疾手快、干净利落，用较少的时间高质量地完成操作任务；四要好，即质量高、效果好、患者满意、自己也满意。在医疗护理工作中，时间常与生命联结在一起。娴熟的技术往往能赢来安全、救得生命。

（十）良好的人际关系

在社会上，人与人之间的交往是相互的给予；而医务人员和患者的交往，只有无私的给予而别无他求。对护士来说，其在整个医疗工作中处于人际交往的中心地位，扮演着举足轻重的特殊角色。因为护士与患者接触的时间最多，护士与患者家属的联系也比医师多，护士与医师在工作上又必须密切合作。这些复杂的多角联系，显示了护士人际关系的重要性。护士与患者之间人际关系好，有利于患者心身健康，有助于医疗护理计划的顺利实施；护士与患者家属的关系好，就能更深入地了解患者情况，并可发挥家属的积极性，医院与家庭结合起来，为患者尽快恢复健康创造有利的条件。护士与医师的关系好，就会在医疗护理过程中配合默契，得心应手。有人认为，护士职业成功的最主要因素，是护士与他周围人的相处能力，这种说法不无道理。

护士是以群体为患者和人类健康服务的，不但本系统内部应保持和谐一致，且由于医院是为患者提供全方位服务的，因此需要与各个部门之间保持密切联系以取得支持，应善于协调各方面的关系。除遵守医院统一的规章制度，按职能要求各尽其责外，相互之间的尊重、理解、信任、支持都会对彼此关系的融洽起着至关重要的作用。宽容谦虚、豁达大度、乐于助人的风格常易为对方接受，而一个人能够取得事业上的成功，往往是下列因素综合作用的结果：业务能力约占47%，见识约占18%，协调能力约占35%。

三、如何培养护士的心理素质

要使护士能够成为21世纪的合格的实用型人才，就必须注意在学校学习期间的素质培养，使其具备思维能力、学习能力、创造能力、组织能力、合作能力、价值的判断与选择能力、自我完善与发展能力，步入社会之后才能会做人、会求知、会生活、会办事。学校教育仅仅是启蒙、仅仅是基础，每一个人都必须在此基础上不断提高、不断进取，才能终身受益。

（一）学校教育与在职教育相结合

学校是培养合格护士的基地，是为来自不同家庭并有着不同早期经历的青年进行职业谋生教育的场所。学生处于世界观形成阶段并具有极大的可塑性。学校应在进行理论知识教育的同时，将对学生职业态度及职业价值观教育作为素质的核心来培养，使学生明确培养目标而奠定思想基础。通过职业仪容、言行举止的规范训练，使学生明确护士在社会、医院、各类人际关系中的角色地位及角色行为要求，为进入社会能较好适应打好基础。由于职业人才的培养目标必须与社会发展对职业人才素质要求的不断提高保持同步，因此，在职的护士仍需要通过继续教育才能更好适应。同时，在校教育大多停留在模拟训练，并不足以包罗万象，上岗后面临多种情境，应如何应对调适，仍需不断培养强化，以便年轻护士走向成熟与完善而使之具有时代特征。继续教育中仍应注意普遍教育与个体教育相结合，既应分层次进行，也要针对不同人格特征进行个别教育，以利于护士队伍整体心理素质的提高。

（二）规范教育与自我调控相结合

在护士心理素质培养教育的过程中，用规范教育进行基本训练以统一师生共识。更重要的是传授自我调控教育，有利于个体在不同情境下的自我运用。由于个性特征、耐受性、挫折经验、认知态度与技能状态的不同，往往在相同情境下所引起的心理反应和应激水平不尽相同，因此，教育个体掌握自我调控的基本知识与方法，更便于其灵活运用。

（三）现实形象与理想模式对比相结合

护士心理素质的教育与培养是以最终符合理想的社会角色期望为目标的。现实形象与理想模式间的距离应逐渐缩短与接近。除了进行正面教育外，通过宣传典型、促进对比、认识自我、找出差距、制订目标等活动，使每名护士能习惯于在与典型对比、与客观评价对照、评价自我成绩与进步中发现自我，认识"现实的我"与"理想的我"之间的差距，比较客观、现实而又不失信心地制定新的目标，向理想目标模式过渡而培养积极情绪，防止因压力、困扰而引起的自卑感和无所作为的消极心态。

（四）激励教育与关心体恤相结合

传统观念认为，工作中的失误是由于责任心不强、不遵守操作规程或职业素质欠佳而引起的。大多忽略了责任者的功能状态的因素，以致在激励过程中指责多而使受批评者感到委屈，对自己今后能否胜任护士角色产生困惑而造成更大心理负担，出现一系列失衡，影响心身健康水平。管理者在实施管理对策时，应在确定失误性质的同时，关注护士处境，多一些关切与体恤，为护士解决某些易于引起心理激惹的因素，排除必要的后顾之忧，使护士在检讨发生失误的同时，能体会到管理者的真诚关切和理解，从而激发其做好工作的信心。管理者在进行护士心理素质培养教育的过程中，应为保持护士心身健康而采取相应措施，营造民主和谐的工作氛围，利用休假日组织护士到户外活动等，准确掌握个体在成就动机、兴趣爱好、能力特长方面的个体差异与心理需求，根据需要和可能给予适当满足，扬其长，避其短，帮助他们正确面对挫折，在更高的境界上建立人生的追求目标，塑造护士的理想形象。

护士的优良心理品质并非生来就有的，而是靠崇高的理想和坚强的意志，并在实践中刻苦磨练慢慢发展和培养起来的。

1. 树立献身护理事业的崇高理想

要想成为一名优秀护士，具有优良心理品质，就必须首先树立起热爱护理事业，并为护理事业而献身的崇高理想。第一，只有具有崇高的理想，才能理解护理工作的价值和意义，才能懂得为什么工作和应当怎样工作，从而为了实现自己的理想而主动自觉地加强优良品质的培养；第二，只有树立起崇高的理想，才能真正爱护并尊重自己的工作对象，把解除患者痛苦作为己任，想患者之所想，急患者之所急，痛患者之所痛，基于这种高尚的道德情操，就会自觉地注意使自己的心理品质更好地适应患者的需要；第三，只有树立起献身护理事业的崇高理想，才能对做好护理工作产生浓厚的兴趣，不但能愉快积极地工作，还能孜孜不倦地探索研究。

2. 学习有关理论知识

为了培养优良的心理品质，必须学习有关的理论知识。只有掌握优良心理品质的形成和发展变化规律，才能更快更好地培养起良好优良的心理品质。所以，除了学习心理学外，还应当学习社会学、伦理学和医务道德修养等有关知识。例如，"高尚的道德感、真挚的同情心"这一优良心理品质，严格说来它属于伦理学的范畴，但情感问题又是心理学的研究内容。

3. 加强实践锻炼

为了培养优良的心理品质，最关键的一环还是在实践中加强锻炼。为了在实践中取得更好的效果，应注意以下 3 点。

（1）要自觉实践。这是指在实践中要有意识地培养心理品质，即把实践视为培养锻炼心理品质的好机会和好场所。不然，终日忙忙碌碌，心中无数，即使参加实践，进步也不快。

（2）要在实践中不断进行评价。评价内容包括自我评价，与过去比，以了解自己的进步程度；与同事比，学人之长，避人之短；与患者及其家属的意见比，巩固成绩，克服不足。评价时还要和前面讲的10 种优良心理品质比，因为这是在实践中锻炼培养的奋斗目标。

（3）自觉而又严格地遵守为做好护理工作制订的各项规章制度，而且力争把它变成自己习惯化了的行为。这本身也正是对优良心理品质的培养。

（徐兰兰）

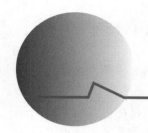

第四章　内镜检查护理技术

第一节　上消化道超声内镜检查

超声内镜是一种腔内超声扫描检查，是将微型高频超声探头安置于内镜顶端，当内镜插入人体体腔后，通过内镜直接观察腔内的形态，同时又可进行实时超声扫描，以获得管道层次的组织学特征及周围邻近脏器的超声图像，从而进一步提高内镜和超声的诊断水平。它不仅要求操作医师应当具备相当的内镜、超声影像及解剖学知识，同时需要专业的内镜护士正确运用护理程序解决患者术前、术中、术后出现的护理问题，从而保证超声内镜检查的顺利进行，减轻患者术中的不良反应，为检查和治疗提供最佳条件。

一、适应证

1. 食管

（1）食管癌手术前分期。

（2）纵隔淋巴结细针穿刺活检。

（3）判断黏膜下肿瘤的起源层次及超声特点。

2. 胃

（1）胃癌手术前分期。

（2）胃淋巴瘤分期。

（3）判断黏膜下肿瘤的起源层次及超声特点。

（4）胃巨大皱襞的厚度及层次特征。

（5）胃癌手术后的监控。

3. 十二指肠

（1）十二指肠溃疡深度判断。

（2）黏膜下肿瘤的诊断与鉴别诊断，并与外压性病变相鉴别。

（3）神经内分泌肿瘤的诊断。

（4）非黏膜下肿瘤的诊断和鉴别诊断。

二、禁忌证

1. 绝对禁忌证

（1）严重心肺疾病不能耐受内镜检查者。

（2）处于休克等危重状态者。

（3）疑有胃穿孔者。

（4）不合作的精神病患者或严重智力障碍者。

（5）患有口腔、咽喉、食管及胃部的急性炎症，特别是腐蚀性炎症。

（6）其他，如患有明显的胸主动脉瘤、脑出血等。

2. 相对禁忌证

（1）巨大食管憩室、明显的食管静脉曲张或高位食管癌、高度脊柱弯曲畸形者。

（2）有心脏等重要脏器功能不全者。

（3）原发性高血压未获控制者。

三、术前准备

1. 器械准备

（1）器械调试：将超声内镜与光源、注水瓶、吸引器连接好，注水瓶内装 2/3 容积蒸馏水。检查内镜角度控制旋钮，检查注气、注水及吸引是否正常。开启光源做白平衡调节，用拭镜纸擦拭镜面，使内镜图像清晰。

（2）超声内镜常用附件：主要为专用活检钳、清洗刷。使用前检查专用活检钳开启是否顺利，若发现专用活检钳不能打开或打开费力，可将专用活检钳浸泡于热水中数分钟或放置于专用超声振荡器中清洗专用活检钳的各关节中污垢，专用活检钳使用前需消毒灭菌。用前确认专用活检钳及清洗刷通过活检孔道通畅，因超声内镜活检孔道（直径为 2.2 mm）较普通内镜活检孔道（直径为 2.8 mm）小，注意必须使用可通过活检孔道的活检钳。

（3）注水装置：注水器使用前接通电源，注水瓶中装入无气水（即新鲜配制蒸馏水）800 mL（注水瓶容量为 1 000 mL），装水时避免剧烈晃动水瓶，以免产生气泡。水温保持在 37℃左右，以免水温过低患者感到不适。拧紧注水瓶瓶盖，以防注水时漏气，踩下注水装置的脚踏，在体外试验性注水，使水能顺利从注水器中流出。

（4）水囊的安装和调试：①安装水囊之前，仔细检查水囊有无破损、膨胀、变色、橡胶老化现象；②将水囊推送器套在超声内镜前端，使翻折橡皮圈卡在超声内镜前端的大凹槽内；③安装完毕，按压注水阀门，向囊内注入无气水，以水囊直径 3 cm 为限度。若发现水囊边缘渗水，可调整水囊位置，发现漏水应重新更换，若水囊注水后发现明显偏心状态，用手指轻压矫正。注意水囊内有无气泡存在，若有气泡，将超声内镜头端部朝下，反复吸引和注水，将囊内气泡吸尽。

（5）超声系统准备：①开启超声发生器及超声监视器电源，确认超声画面清晰度；②输入患者的一般资料，如姓名、年龄及检查号等待用；③准备图像记录仪、录像带，开启打印机，若使用计算机采集图像，应先开启计算机进入图像采集系统。

（6）超声微探头连接与调试：①使用微探头需用活检孔道直径在 2.8 mm 以上的内镜；②在活检孔道口安装微探头专用注水接口及阀门；③连接超声驱动装置，将微探头末端连接部上的标志性固定栓向上、平直地插入超声驱动装置，使用三维超声探头安装时，应向顺时针方向旋转拧紧；④将超声微探头置于无气水中，开启超声装置，观察超声波形是否正常。若发现探头前端有气泡，轻轻捏住探头前端，将探头向下轻轻甩动，排除气泡。

2. 患者准备

（1）检查前至少禁食、禁水 6 h，即上午检查者于检查前一晚 21 时后禁食、禁水，下午检查者于检查当天早餐进流质后开始禁食、禁水。

（2）因需术前用药，故应详细询问患者有无青光眼、前列腺肥大、高血压、心律失常等特殊病史，若有以上情况，术前应及时与检查医师取得联系。若装有活动性义齿，嘱患者检查前取出，以免检查时误吸或误咽。

（3）阅读以前检查相关的内镜 X 线或影像学等报告单。

（4）详细了解病史和患者目前状况，协助医师了解病情及检查目的、有无禁忌证等。向患者讲清检查的目的、必要性、相关风险及配合检查必须注意的事项，消除患者的顾虑。术前签署知情同意书。

（5）口服消泡剂及行咽部局部麻醉。术前 15～30 min 口服消泡剂 5～10 mL，常用消泡剂为二甲硅油，它可以去除表面张力，能使泡沫破裂、消失。咽部局部麻醉常采用喷雾法和麻醉糊剂吞服法，在术前 15～30 min 使用，最好使用具有咽部麻醉及消泡功能的咽部麻醉消泡剂。

（6）镇静剂与解痉剂：对精神紧张或咽部反应过分敏感者，术前 15～30 min 行肌内注射，镇静剂常用地西泮 5～10 mg，解痉剂常用丁溴东莨菪碱 20 mg，可缓解患者紧张情绪及有效解除胃肠痉挛，减少胃酸分泌。必要时可进行静脉麻醉下无痛苦超声内镜检查。

四、术中护理配合

1. 患者护理

（1）协助患者取左侧卧位，松解衣领及裤带，头略向前倾，下巴内收，两腿半屈，双手自然放于胸前，于头肩部垫一弯盘及治疗巾，防止口水污染患者衣物及治疗床，嘱患者张口咬住牙垫，检查过程中勿吞咽口水，以免引起呛咳或误吸。

（2）告知患者检查插管途径同胃镜，但时间相对较长些，指导患者平静呼吸，尽量放松躯体。

（3）检查时嘱患者头偏低，水及口腔分泌物尽量随嘴角自然流出，勿吞咽。

（4）其他同常规胃镜检查护理。

2. 治疗过程中的配合

（1）超声内镜插入配合：超声内镜顺利通过咽喉部是检查成功的关键。因超声内镜前端部硬性部长、外径粗，因而插入往往困难。为使一次插入成功，当术者插镜至咽喉部时，护士将患者下颌轻轻往上抬，使咽部与食管呈一直线，以便于插入。也可嘱患者咽口水做吞咽动作。

（2）水囊法检查配合：超声内镜探头通过水囊直接接触病变进行探查，适用于食管、十二指肠管腔狭小脏器或胃窦部等无法注水的部位。由于超声内镜型号不同，有的型号需要护士配合向囊内注水，有的型号术者一人操作即可。①水囊法检查时，检查内镜注水瓶内蒸馏水是否用完，及时添加，否则会将气体注入水囊内影响观察。②水囊法检查隆起性病变时，向水囊内注水不宜过多，水囊过大会压迫病变部位，影响观察。有时为了获得满意的图像，需边抽吸囊内液体边观察。

（3）浸泡法检查的配合：浸泡法检查是向腔内注入无气水，将超声探头置于无气水中进行探查。此法适用于胃底、胃体及胃周邻近脏器检查。①术者发现病灶后，先采集图像，将注水管连接于内镜活检阀门处，脚踩注水器脚踏开关，打开注水管三通开关，向胃腔内注水 300～500 mL，此时超声屏幕上可出现清晰的胃壁 5 层结构。检查过程中若超声图像再次出现模糊阴影，提示探头已露出水面，可再注入无气水。②浸泡法检查时，为使病变完全浸泡于水中获得满意图像，需要协助患者转换体位。根据不同病变部位可采取头低位、头高位、仰卧位或俯卧位，转换体位时应暂时停止注水。③向胃腔内注水一次不超过 500 mL，以避免注水过多造成患者恶心、呕吐，将水误吸入肺内，引起肺部感染。④注水过程中随时注意观察患者有无不适、呛咳，及时吸尽分泌物及呕吐物。⑤检查完毕，提醒术者尽量将水吸尽，以防术后因注水过多引起患者腹痛、腹胀。

（4）超声微探头检查配合：微探头一般适用于食管、十二指肠壶腹部及降段病变、微小病变或病变狭窄导致标准超声内镜无法通过者及结肠病变者。①发现病灶后，将注水器的注水管连接在内镜活检孔道上，打开三通开关，脚踩脚踏开关注入无气水，使病变部位浸泡于水中。②护士用 75% 乙醇溶液纱布包住微探头前面部分，右手扶住微探头后面部分，术者接过微探头前端通过活检孔道阀门轻轻插入，插入时禁止用力过猛，否则易折断超声微探头。避免内镜镜身与超声微探头弯曲半径过小。③微探头接触病灶后继续注入无气水，直至超声屏幕上出现清晰图像后可停止注水。

（5）胆道及胰腺疾病检查配合。胆道与胰腺疾病检查须将超声内镜探头插入十二指肠壶腹部乃至降段，因该区肠腔狭小、弯曲多变，因而患者反应大，恶心呕吐明显。①嘱患者深呼吸，按压其合谷穴可减轻症状。②及时处理呕吐物，注意观察牙垫有无脱落，防止其咬损内镜。

（6）护士协助术者操作超声键盘。

（7）采集、保存图像，打印照片或录像。

五、术后护理

1. 患者护理

（1）超声胃镜检查术后处理同普通胃镜检查，一般无须特殊处理。

（2）超声胃镜检查术后 2 h 开始进食，由于咽部不适或疼痛，宜进半流质或软食，嘱患者及其家属若患者有腹痛等不适应及时通知医师。

（3）术前使用镇静剂和解痉剂者，术后应卧床休息，等待镇静剂作用完全消失，避免起床后跌倒，并向患者及其家属说明注意事项。对于门诊患者，向患者家属说明并留人看护或在院内留观后离开，以防出现意外。若为全身麻醉患者，在复苏室内监护，完全清醒后有人陪伴才能离开。

2. 器械及附件处理

（1）内镜处理：遵循消毒规范，同常规内镜处理。超声微探头使用完毕，从超声驱动装置中拔出，盖上防水盖，清洗消毒时应动作轻柔，防止损伤探头。

（2）附件处理：超声内镜检查中，附件是发生交叉感染的潜在来源，尤其是活检钳能突破人体黏膜屏障，所以必须进行严格清洗消毒。其他物品，如注水瓶、注水器中储水瓶、引流瓶及引流管，于检查结束后浸泡消毒。

（3）超声内镜及超声探头保管：保管场所应清洁、干燥、通风好，温度和湿度适宜，避免高温、阳光直射、潮湿的地方。内镜应以拉直状态保存，将角度调节按钮放松。微探头最好悬挂式保存，将探头穿过专用橡皮保护套，使其后半部分呈圆形状态，前半部分探头向下，避免气泡进入探头。

六、并发症及防治

消化道超声内镜检查较安全，一般无严重并发症，术后无须特殊处理。其可能发生的并发症如下。

（1）窒息：发生率极低，主要是往胃内注水过多时变换患者体位引起的。避免方法即注水 ≤ 500 mL，术中变换体位前抽尽胃内已注入的水。

（2）吸入性肺炎：较少发生，常因患者术中误吸胃内液体或注入水量过多所致。

（3）麻醉意外。

（4）器械损伤：咽喉部损伤、食管穿孔、胃穿孔、消化道管壁擦伤。

（5）出血。

（6）心血管意外。

七、注意事项

（1）不同频率的超声探头，其焦点距离不同。因此，无论是用注水法还是水囊法，通常超声探头与病变的距离应保持在 1 ~ 2 cm，最佳位置为病变正好在内镜视野斜前方 45° ~ 50°，与超声探头相距 2 cm 左右。

（2）在操作过程中应使探头发出的声束与病变界面垂直，这样才能准确显示病变的结构，才利于准确测量病灶大小。探头发出的声束与病变界面不垂直，不利于判断病灶浸润管壁的深度，使肿瘤分期的准确性受到影响。

（3）对于食管左侧壁及后壁病变，当镜端离其太近时，反而无法观察到，可适当退镜，再一次明确病变位置后，将超声内镜靠近，吸引食管内的空气，通过注水法或水囊法，开始超声观察。对浅表的或直径 1 cm 左右的食管病变观察，主要通过注水法，因水囊过大可压迫食管壁，使浅表病变及内壁结构显示不清，此时应用频率为 12 MHz 或 20 MHz。对于较大的食管病变，可通过水囊法，应用频率 7.5 MHz 显示整体图像。在食管内单独应用注水法常不能在探头和病变之间充满无气水，在实际情况下，一般是合并使用注水法和水囊法。由于在食管内注入的无气水停留在病变周围的时间短，需适当追加注入无气水，但水囊充盈后，注水不可太快，以免溢出，导致患者误吸。

（4）对于胃内病变，在明确病变位置后，吸尽胃内的空气，通过注入无气水，使胃腔充满或掩盖病灶后，开始超声检查，只有少数情况用水囊法。若需观察胃整体结构或胃腔全周，至少需注入 500 mL 无气水；对于局限性病变，可注入 100 ～ 200 mL 无气水，只要病变被水掩盖即可。检查胃内病变时，为了更容易扫查一些特殊的部位，可以让患者变换体位。由于超声内镜为斜前视式，视野小，除非能在内镜下看到，否则单用超声波寻找胃内小病灶有时是很困难的。

（5）其他注意事项同常规内镜检查。

（刘莹菁）

第二节　下消化道超声内镜检查

一、适应证

（1）结 / 直肠癌手术前分期。

（2）判断黏膜下肿瘤的起源层次及超声特点。

（3）探测盆腔及肛门周围疾病。

二、禁忌证

1. 绝对禁忌证

（1）严重心肺疾病不能耐受内镜检查者。

（2）处于休克等危重状态者。

（3）疑有肠穿孔者。

（4）不合作的精神病患者或严重智力障碍者。

（5）其他，如患有明显的胸主动脉瘤、脑出血等。

2. 相对禁忌证

（1）有心脏等重要脏器功能不全者。

（2）高血压疾病未获控制者。

三、术前准备

1. 器械准备

除结肠镜外，超声微探头、注水器、超声系统准备同上消化道超声内镜检查。

2. 患者准备

（1）饮食准备：检查前 12 ～ 48 h 内禁食甜菜和冷冻的红肉，以免肠道变红，不易观察。检查前 1 ～ 2 d 开始进食半流质或低渣饮食，检查当日禁食早餐。

（2）清洁肠道：下消化道腔内超声检查主要为超声肠镜、经肠镜超声微探头和直肠超声微探头检查，检查前准备的关键是做好肠道清洁。清洁肠道干净与否，可直接影响检查结果。因此，检查前应做好肠道清洁，具体方法同普通肠镜检查。

（3）阅读以前检查相关的内镜 X 线或影像学等报告单。

（4）向患者讲解检查目的、必要性、相关风险及配合检查须注意的事项，消除患者的顾虑。术前签署知情同意书。

（5）超声肠镜、经肠镜微探头检查往往会引起腹胀、腹痛，术前适当给予解痉剂、镇静剂可缓解患者痛苦，常用丁溴东莨菪碱 20 mg、地西泮 5 mg，术前 15 ～ 30 min 肌内注射。

四、术中护理配合

1. 患者护理

（1）协助患者取左侧卧位，两腿弯曲，床上腰部以下垫治疗巾，以免污染检查床。

（2）告知患者检查插管途径同肠镜，但时间相对较长些，指导患者平静呼吸，尽量放松躯体。

2. 治疗过程中的配合

（1）右手示指涂润滑油做肛检。

（2）左手拇指、示指、中指分开肛周皮肤，暴露肛门，右手持镜将镜头侧放在肛门附近，用示指将镜头轻轻压入肛门内，观察视野进镜。

（3）单人插镜法只需术者一人操作即可，护士主要负责监测患者，必要时行护士辅助法，配合冲水、取活检、止血等。当内镜通过乙状结肠、脾区、肝区困难时或进境过程中内镜打弯结袢时，护士应协助按压患者腹部，顶住镜身，使其不结袢，顺利通过弯曲部。双人插镜法，根据术者指令进镜或退镜。术者发现病变行超声探查时，一名护士负责固定内镜、变换体位，观察患者有无腹痛、腹胀，另一名护士负责注水，递给术者超声探头、键盘操作。

五、术后护理

1. 患者护理

（1）超声肠镜检查术后处理同普通肠镜检查，一般无须特殊处理。

（2）询问患者有无腹胀、腹痛情况，腹胀明显者，再行内镜下排气。腹痛较长时间未缓解，建议留院继续观察。

（3）术前使用镇静剂和解痉剂者，术后应卧床休息，等待镇静剂作用完全消失，避免起床后跌倒，并向患者及其家属说明注意事项。对于门诊患者，向患者家属说明并留人看护或留院观察 1 h 后离开，以防出现意外。

2. 器械及附件处理

同上消化道超声内镜处理。

六、并发症及防治

下消化道超声内镜并发症及防治同普通肠镜检查。本项检查一般是安全的，但如果操作技术不熟练或未把握适应证，就有可能发生并发症。其可能发生的并发症如下。

1. 肠穿孔

一般采用禁食、禁水、静脉输液、胃肠减压及给予抗生素等方法，必要时手术治疗。

2. 感染

由于结肠镜被污染造成细菌、病毒、寄生虫的传播，引起交叉感染。若发生感染，应行抗感染治疗，并在每次检查后将结肠镜冲洗干净，消毒备用。

3. 出血

少量出血时一般无须特殊处理，大量出血时应及时补充血容量，应用止血药物，必要时可在结肠镜下行电凝、激光或局部喷洒止血及使用血管收缩药物等止血措施，若出血仍不止，应考虑手术治疗。

七、注意事项

（1）检查过程中应密切观察患者反应，若出现疼痛，立即向术者诉说，以便及时处理。

（2）超声内镜通过乙状结肠、脾区、肝区困难时或进境过程中内镜打弯结袢时，护士应协助按压患者腹部，顶住镜身，使其不结袢。

（3）当插镜困难时，可根据需要协助患者变换体位，不可盲插。

（4）检查后观察患者有无腹痛、腹胀、便血，若发现异常，应及时告知医师，做好相应处理。

（刘莹菁）

第三节　胆管和胰管管腔内超声检查

　　胆管腔内超声是将超声探头插入胆管或胰管内检查，需要在 ERCP 检查的基础上进行，操作均需在 X 线监视下进行。

一、适应证

（1）可疑早期胆管癌者。

（2）判断壶腹癌、胆管癌的进展程度。

（3）胰胆管狭窄的鉴别。

（4）ERCP 有可疑发现，而 CT、超声内镜检查正常者的进一步检查。

二、禁忌证

（1）严重心肺疾病不能耐受内镜检查者。

（2）胆道感染伴脓毒症休克者。

（3）不合作的精神病患者或严重智力障碍者。

（4）有出血倾向及碘过敏者为相对禁忌证。

三、术前准备

1. 器械准备

（1）十二指肠镜：最好选用活检孔道直径 3.2 mm 以上的内镜。使用前常规检查内镜图像是否清晰，角度钮转动是否灵活，抬钳器上下活动是否正常，确认内镜注气、注水及吸引功能良好。

（2）超声探头：最好选用头端可以沿导丝插入的微探头，不易损坏探头，且易通过十二指肠乳头及狭窄性病变处。使用前连接超声驱动器，开启超声主机，检查微探头运行是否正常，图像是否清晰。

（3）常用内镜附件：ERCP 造影导丝，选用管腔能通过导丝、前端有刻度及不透 X 线标志的导管，便于了解插管深度。导丝长为 4.2 m，表面有不同颜色的刻度，便于插入时观察；同时准备头端为亲水型导丝的导管，插管困难或通过狭窄时使用。另备高频电刀。

（4）其他：心电监护仪、吸氧管、吸痰管，对比剂常用 60% 泛影葡胺，非离子型对比剂更理想。对比剂用生理盐水稀释 1 倍，抽入 20 mL 空针备用。

2. 患者准备

（1）检查前禁食 8 ~ 10 h。

（2）检查前向患者及家属说明检查的必要性、可能发生的并发症，获得患者及家属的同意后签署知情同意书。

（3）做碘过敏皮试。

（4）穿着适合摄片的要求，不能穿得太厚，去除金属物品及影响造影的物品。

（5）术前 20 ~ 30 min 服用消泡剂，术前 10 min 行咽部局部麻醉。

（6）建立静脉通道。

四、术中护理配合

1. 患者护理

（1）患者取俯卧位，头偏向右侧，双手放于后背，右肩垫一软枕，右腿弯曲，放好牙垫，颌下垫治疗巾和弯盘，注意保护患者四肢以免压伤。

（2）术前 15 min 给予地西泮 5 mg、哌替啶 50 mg、盐酸山莨菪碱 20 mg 静脉推注。

（3）吸氧：浓度一般为 2 ~ 3 L/min，根据血氧饱和度调节氧流量。

（4）心电监护：严密监测患者的血压、脉搏、血氧饱和度，发现异常及时处理。

2. 治疗过程中的配合

（1）插管配合：术者插镜至十二指肠降部找到乳头后，将镜身拉直，调整好位置后，护士将已排除空气的造影导管递给术者，注意勿使导管打折。术者将导管插入胰胆管后，在 X 线监视下缓慢推注对比剂，推注力量不宜太大，速度不宜太快，在 X 线监视下见主胰管和 1 ~ 2 级胰管显影即可，不宜使胰实质显影，否则术后易发生胰腺炎。胆管显影时注射对比剂量不宜多，否则影响病变观察。一般胰管为 2 ~ 4 mL，胆管为 5 ~ 10 mL。护士应严格掌控好推注对比剂的速度，特别是胰管造影时，一般以每秒 0.2 ~ 0.6 mL 为宜，胆管可稍快一些。有时插管不顺利，需要借助导丝帮助，先用 3 ~ 5 mL 生理盐水冲洗导管，使导丝顺畅插入，拔出导管内钢丝，将导丝由导管内钢丝所在接口送入，一边从导丝保护套中抽出导丝一边送入导管内，当在内镜下看到导丝先端部到达导管前端后，应改在 X 线监视下插入导丝，根据术者的要求不断调整导丝的位置，直至送达合适的位置，插入时用力要均匀，不可盲目插入，乳头水肿后插管更困难。胆管插入困难时可用弓形高频电刀改变方向插入，术者将切开刀对准乳头准备插管后，缓慢收紧切开刀钢丝，使切开刀微微上翘，插管成功后应将钢丝放松至中立位，便于术者做深插管。

（2）插入探头和超声探查配合：确认导管在胰胆管内，抽出导管内钢丝，沿导管插入导丝，行胰管管腔内超声检查，将导丝最好置于胰尾部；胆管管腔内超声检查，将导丝插入病变上方超过狭窄处。退出导管，沿导丝插入超声微探头，一手轻扶微探头前端，另一手轻拉导丝，并将导丝尾部呈圆形盘曲。不能使探头打折，通过活检阀门时用力不能过猛；当探头通过活检孔道露出内镜前端，此时轻拉导丝，给予一定张力，使探头顺利插入胰胆管。在 X 线监视下确认微探头位置，分别在病灶处及病灶远端、近端进行探查，根据术者指令操作键盘、采集图像、打印照片。

五、术后护理

1. 患者护理

（1）检查后禁食、禁水 24 h 以上。

（2）在复苏室内监护，待患者完全清醒、生命体征平稳后方可送回病房。

（3）对术中有过出血、胰腺反复显影者，检查结束后应严密观察患者的生命体征，并记录在护理记录单中随患者带回病房。

（4）注意观察有无并发症，如胰管损害、穿孔、腹部疼痛、呕吐、发热等，发现异常及时处理。

（5）术后使用抗生素预防感染。

2. 器械及附件处理

内镜及附件处理同 ERCP。

六、并发症及防治

胆管腔内超声极少引起并发症，一般与 ERCP 操作有关，主要是急性胰腺炎。术后若出现腹痛、出血、尿淀粉酶升高，需要处理，给予抑制胰液分泌及抑制胰酶活性的药物，必要时可行胃肠减压。

七、注意事项

（1）推注对比剂时力度不宜过大，速度不宜过快，注意掌握剂量，因有时外漏无法精确计算，应以透视下观察部位显影满意并且患者无痛苦为准。

（2）在送入导丝时用力要均匀。遇有阻力时不可强行通过，应检查原因。

（3）造影后可引起药物性胰腺炎、血清淀粉酶增高。应于术后 2 h 及次日清晨抽血查淀粉酶。

（4）术后密切观察患者的生命体征，警惕并发症的发生。

（刘莹菁）

第四节　单气囊小肠镜检查

单气囊小肠镜与双气囊小肠镜相比，具有器械准备时间短、清洗消毒更简便、高分辨率图像结合内镜窄带成像技术观察提高了病变的检出率等优势。临床常用的为 Olympus SIFQ260 小肠镜。

一、适应证

（1）胶囊内镜检查后的深入检查。

（2）可疑小肠出血者。

（3）胃肠术后功能紊乱。

（4）小肠狭窄的内镜诊断及治疗。

（5）小肠肿瘤及肿块。

（6）胰腺炎及胆源性疾病。

（7）克罗恩病。

（8）小肠异体移植的观察。

（9）回收滞留胶囊内镜。

（10）清除肠道寄生虫。

（11）明确小肠梗阻的病因。

（12）肠套叠的内镜下处理。

（13）做结肠镜检查有困难的病例。

二、禁忌证

（1）严重心肺功能异常者。

（2）有高度麻醉风险者。

（3）无法耐受或配合内镜检查者（如精神障碍者）。

（4）相关实验室检查明显异常（如重度贫血、严重凝血功能障碍等），在指标纠正前不能接受该检查。

（5）完全性小肠梗阻无法完成肠道准备者。

（6）多次腹部手术史者。

（7）低龄儿童、孕妇。

（8）其他高风险状态或病变者（如中度以上食管胃底静脉曲张、大量腹腔积液等）。

三、术前准备

（一）器械准备

1. 内镜准备

①测试气囊：取出送气管，连接外套管上的气囊送气接头与气囊控制装置上的接头，按下气囊控制装置遥控器的充气/放气按钮，确认气囊充气、放气性能及报警功能良好。一次性外套管使用前必须经过漏水测试。②润滑外套管：外套管内层为亲水润滑涂层，抽取 20 mL 无菌水或专用油注入外套管腔内，来回移动外套管，使无菌水或专用油与外套管内层充分接触。③连接小肠镜：按照正确方向将小肠镜套入外套管内，因内镜镜身较长，必须特别注意保护内镜前端，避免碰及坚硬物体。

2. 其他物品准备

急救物品：①中心负压吸引、中心供氧装置、监护仪、治疗车；②基础治疗盘：内有镊子、乙醇、碘伏、棉签、砂轮、止血钳、胶布等；③注射器：5 mL、10 mL、20 mL 各 2 支，50 mL 1 支，输液器，输血器；④危重症抢救用盘：内有开口器、舌钳、压舌板、手电筒、叩诊锤、针灸针等；⑤气管切开包、静脉切开包；⑥胸外心脏按压板、心内穿刺针；⑦专科特殊抢救设备；⑧血压表、听诊器。

急救药品：肾上腺素、多巴胺、洛贝林、毛花苷 C、去甲肾上腺素、尼可刹米、氨茶碱、盐酸利多卡因、异丙肾上腺素、盐酸阿托品、地塞米松、间羟胺、山莨菪碱、氢化可的松、呋塞米注射液等。

（二）患者准备

（1）向患者及其家属详细讲解检查目的、过程和配合要点，说明可能出现的意外及对策，签署检查知情同意书。

（2）术前常规检查血常规、肝肾功能、凝血功能、心电图等，排除严重的心肺疾病。

（3）术前禁食、禁水 8 h。

（4）经不同途径进镜的患者准备。①经口进镜的双气囊内镜检查：术前需禁食 8 ~ 12 h，于术前 10 ~ 20 min 口服咽部麻醉消泡剂，取下活动性义齿、眼镜等。②经肛门进镜的双气囊内镜检查：内镜需要经过大肠才能进入回肠，因肠道粪渣有可能覆盖内镜视野，或进入外套管内而增加内镜与外套管的摩擦力。③经胃肠途径的双气囊内镜检查：基本同经肛门进镜的术前准备。因做过胃部分切除术的患者残胃蠕动较弱，可能会有食物残渣存留，这些食物残渣不但影响观察，一旦进入外套管内，还会增加镜身和外套管的摩擦力，使进镜困难，所以，对有过胃切除史的患者，术前禁食时间更长。

（5）术前用药：由于双气囊内镜检查比普通胃肠镜检查所需时间长，一次检查需要约 1.5 h，内镜通过咽喉和勾拉肠道时会引起咽喉和腹部不适，患者会感到焦虑。因此，给予患者合适的镇静剂或静脉麻醉非常重要，尤其是经口进镜时，最好行静脉麻醉。

（6）心理护理：接受小肠镜检查的患者多数病程较长，且常规胃肠检查未明确病因，因此患者常表现出恐惧、焦虑等不良情绪，检查前应充分评估患者病情及心理状态，告知患者及其家属检查过程及配合要点，介绍成功病例，消除患者紧张等不良情绪，使患者以最佳的心理状态接受检查。

（7）给予氧气吸入、心电监护。

（8）建立静脉通道，由麻醉医师进行静脉麻醉。

四、术中护理配合

（一）患者护理

（1）密切监测患者生命体征及血氧饱和度，发现异常，及时告知术者。

（2）观察患者面部表情、身体活动、腹部体征等，若患者出现痛苦表情、身体活动或明显腹部膨隆，应及时报告麻醉医师及术者。

（3）经口检查者必须及时吸出患者口腔的分泌物，术中注意防止肠液经外套管反流，引起窒息或吸入性肺炎。

（4）保持静脉输液通畅。

（二）治疗过程中的配合

根据患者的症状、体征及其他辅助检查结果，确定首次进镜途径，怀疑十二指肠至小肠中上段病变者采用经口进镜，怀疑远端回肠病变者则采用经肛门进镜。

（1）操作过程中，护士用右手扶稳、固定接近内镜操作部的外套管一端，左手固定接近患者口腔或肛侧的外套管一端，两手用力外展，尽量保持体外的镜身处于直线状态。为保持外套管与镜身之间的润滑，可在外套管中适当添加无菌水。

（2）经口检查时，小肠镜进入十二指肠后，术者操作时动作要轻、稳、缓慢，以免损伤小肠黏膜而引起出血、穿孔等并发症。

（3）当内镜向深部推进困难时，护士可协助患者变换体位，或用手在患者腹部施加压力，以减少或防止内镜在胃肠道内结袢，若已结袢，可回拉镜身解袢后再向小肠深部推进；镜身全部进入外套管后，给外套管球囊放气，放气完毕，术者调整内镜角度钮以固定肠腔，护士缓慢送入外套管至内镜的镜身 50 cm 标记处，给外套管球囊充气，内镜及外套管同步回拉，消除肠袢后再次插入内镜，重复以上过程，完成小肠镜检查。

（4）退镜时护士固定外套管，术者缓慢退镜，仔细观察肠腔有无间质瘤、梅克尔憩室等病变，退至内镜的镜身 50 cm 标记处时，给外套管球囊放气，术者调整内镜角度钮以固定肠腔，护士将外套管缓慢退至内镜操作部一端，然后给外套管球囊注气，再次缓慢退镜观察，重复以上过程，完成小肠镜退镜。退镜过程中应及时抽气，以减轻患者术后腹胀、腹痛等不适。根据病情需要，有时小肠镜检查需分两次进行，一端进镜困难时，应做好标记，以便从另外一端进镜时在此汇合。

（5）需要行小肠活检时，要求医护人员必须技术熟练、细心，配合默契，同时内镜护士要眼明手快，及时获取病理组织。

五、术后护理

1. 患者护理

（1）检查结束后，指导患者卧床休息，经口检查者，部分患者术后出现咽痛，可口服抗炎药缓解症状，同时做好解释工作，告知是由于小肠镜检查时间长，检查时镜身反复摩擦咽喉部所致，消除患者紧张情绪。

（2）术后需观察患者有无腹痛、腹胀、便血、发热等症状，若无不适症状，检查 6 h 后或次日嘱患者进食。

（3）采用静脉麻醉患者，检查结束后必须继续观察生命体征至患者完全苏醒，部分患者清醒后可能有头晕症状，嘱其卧床休息，必要时可吸氧；检查结束后注意观察有无腹痛、腹胀及腹部体征变化，若有异常情况，及时报告医师处理。

2. 器械及附件处理

检查完毕，向内镜送气 / 送水 10 s，采用蘸有多酶洗液的纱布擦拭镜身，由护士将内镜送至清洗消毒室，清洗要求及步骤同一般内镜。由于小肠镜镜身长，清洗过程中要注意防止损伤内镜头端，内镜清洗消毒、干燥后，将各旋钮置于自由位，悬挂于镜房储存备用。

六、并发症及防治

1. 咽喉疼痛

因外套管反复摩擦所致，一般无须特殊处理。向患者做好解释，症状严重者，可含服抗炎药或行雾化吸入。

2. 误吸、肺部感染

经口小肠镜检查时，应及时清理咽喉部分泌物及反流胃肠液，防止误吸，必要时可采取气管插管，以减少误吸及肺部感染风险。

3. 食管贲门黏膜撕裂症

若检查时间短，检查过程中应注意患者有无恶心、呕吐反应，进镜、退镜时仔细观察贲门有无损伤及出血；若检查时间长，应在静脉麻醉状态下进行。

4. 腹胀

少数患者术后出现腹胀，多数症状较轻，活动后可自行消失，必要时可行肛管排气等治疗。

5. 黏膜损伤

内镜进退过程中有时可损伤小肠黏膜，多数程度轻，无须特殊处理；若损伤较重，可服用小肠黏膜营养剂，如谷氨酰胺等。

6. 肠穿孔

检查中及检查后注意观察患者腹部体征，若出现腹部压痛、反跳痛、腹肌紧张等，需警惕肠穿孔的发生，应及时报告医师，尽早采取相应的治疗措施。

7. 出血

按消化道出血治疗原则处理，必要时可通过内镜下止血治疗。

8. 肠套叠

发生率极低，缓慢退镜可减少肠套叠发生。

9. 急性胰腺炎

发生率极低，经口途径检查者，术后观察有无腹痛、呕吐等不适，如有以上症状，及时报告医师，检查淀粉酶等排除急性胰腺炎。

七、注意事项

（1）选择合适的进镜途径。通常，怀疑病灶位于空肠者，可先采用经口途径进镜；怀疑病灶位于回肠者，可先采用经肛门途径进镜；当无法判断先采用何种途径进镜时，应先选择经肛门途径，因经肛门途径进镜，患者的不适感相对较轻。

（2）内镜进镜及外套管推进时必须在视野清晰的状态下进行，严格遵循"循腔而入"的操作原则，以免损伤肠黏膜或引起出血、穿孔等并发症。

（3）患者吞咽反射完全恢复，饮水无呛咳方可进食。因内镜检查时需反复进退，咽喉部可能会有擦伤，需进食清淡饮食 1 d，勿食过热、粗糙、坚硬及辛辣刺激性食物，以免加重咽喉部不适，次日可正常饮食。

（4）检查后 3 ~ 6 h 需有人陪护。

（5）24 h 内不得驾驶机动车辆、进行机械操作和从事高空作业，以防意外。

（6）检查后 24 h 内最好不做需精算和逻辑分析的工作。

（刘莹菁）

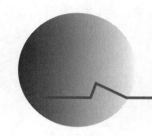

第五章　呼吸内科疾病护理

第一节　支气管扩张症

支气管扩张症是由于不同病因引起气道及其周围肺组织的慢性炎症，造成气道壁损伤，继之管腔扩张和变形。临床表现为慢性咳嗽、咳痰、间断咯血和反复肺部感染。

一、概述

1. 流行病学特点

支气管扩张症的发病率并不明确，其起病多在儿童或青少年时期，由于抗生素和疫苗的应用，发病率有减少的趋势。

2. 病因

支气管扩张症的病因有很多种，包括如下病因。

（1）感染：细菌、真菌、病毒、结核分枝杆菌及非结核分枝杆菌。

（2）遗传性或先天性缺隔：囊性纤维化、肺隔离症、支气管软骨缺损等。

（3）免疫缺陷：原发性低 γ 球蛋白血症、HIV 感染、肺移植等。

（4）物理化学因素：放射性肺炎、毒气吸入、吸入性肺炎等。

（5）全身相关疾病：类风湿性关节炎等。

3. 发病机制

不同原因所致支气管和周围组织慢性炎症，使管壁弹性纤维、平滑肌和软骨受到破坏，管壁变形和扩张，而炎症引起支气管黏膜充血、肿胀，黏液分泌增多，造成支气管堵塞。支气管肺组织反复感染和支气管堵塞，两者相互作用、互为因果，促使支气管扩张的发生和进展。

二、临床表现

因病情轻重不一，临床表现各异，病变早期临床可无症状，随着病情进展，可出现以下临床常见症状。

1. 症状

（1）慢性咳嗽、大量黏液脓痰：咳嗽和咳痰与体位改变有关，卧床或晨起时咳嗽、痰量增多。呼吸道感染急性发作时，黄绿色脓痰明显增加。

（2）间断咯血：因病变部位支气管壁毛细血管扩张形成血管瘤而反复咯血，咯血程度可分为少量咯血至大量咯血，与病情无相关性。有些患者仅有反复咯血，而无咳嗽、脓痰等症状，或仅有少许黏液痰，临床上称为干性支气管扩张。

（3）全身症状：若支气管引流不畅，痰不易咳出，反复继发感染，可出现畏寒、发热、食欲缺乏、消瘦、贫血等症状。有的患者存在鼻旁窦炎，尤其先天性原因引起的支气管扩张症。

2. 体征

轻症或干性支气管扩张症体征不明显。病变典型者可于下胸部、背部的病变部位闻及固定性、局限性湿啰音，呼吸音减低，严重者可伴哮鸣音。慢性患者可伴有杵状指（趾）。

三、检查

1. 胸部 X 线检查

可见一侧或双侧下肺纹理增多或增粗，典型者可见多个不规则的蜂窝状透亮阴影或沿支气管的卷发状阴影。

2. CT 检查

外周肺野出现囊状、柱状及不规则形状的支气管扩张，囊状支气管扩张其直径比伴行的血管粗大，形成印戒征。

3. 纤维支气管镜检查

敏感性可达 97%，是主要的诊断方法。可直接观察气道黏膜病变，可做支气管肺泡灌洗液检查，能进行细菌、细胞病理学、免疫学检查，可进一步明确病因，指导诊断和治疗。

4. 痰微生物检查

包括痰涂片、痰细菌培养、抗生素敏感试验等，以指导用药。

5. 血清免疫球蛋白和补体检查

有助于发现免疫缺陷病引起呼吸道反复感染所致的支气管扩张症。

四、诊断

（1）幼年有诱发支气管扩张症的呼吸道感染史，如麻疹、百日咳或流感后肺炎病史，或肺结核病史等。

（2）出现长期慢性咳嗽、咳脓痰或反复咯血症状。

（3）体检肺部听诊有固定性、持久不变的湿啰音，杵状指（趾）。

五、治疗

1. 清除过多的分泌物

依病变区域不同进行体位引流，并配合雾化吸入。有条件的医院可通过纤维支气管镜行局部灌洗。

2. 抗感染

支气管扩张症患者感染的病原菌多为革兰阴性杆菌，常见流感嗜血杆菌、肺炎克雷伯菌、铜绿假单胞菌等，可针对这些病原菌选用抗生素，应尽量做痰液细菌培养和药敏实验，以指导治疗。伴有基础疾病（如纤毛不动症）者，可根据病情，长期使用抗生素治疗。

3. 提高免疫力

低丙球蛋白血症、IgG 亚类缺乏者，可用丙种球蛋白治疗。

4. 手术治疗

病变部位肺不张长期不愈；病变部位不超过一叶或一侧者；反复感染，药物治疗不易控制者。可考虑手术治疗。

六、护理

（一）护理评估

1. 健康史

（1）了解患者有无儿童时期诱发支气管扩张的呼吸道感染史或其他先天因素。

（2）了解患者患病的年龄、发生时间、诱因，主要症状的性质、严重程度和持续时间、加剧因素等。

（3）询问患者咳嗽的时间、节律，观察患者痰液的颜色、性质、量和气味及有无肉眼可见的异常物质等。

（4）详细询问患者有无咯血，评估患者咯血的量。

（5）了解患者有关的检查和治疗经过，是否按医嘱进行治疗，是否掌握有关的治疗方法。

2. 心理社会评估

支气管扩张的患者多数为幼年、青年期发病，其病程长，反复发作，使患者产生焦虑、悲观的心理，呼吸困难、反复咯血等症状又使患者感到恐惧，因此，应了解患者的心理状态及应对方式；了解患者是否知道疾病的过程、性质，以及其对防治和预后的认知程度；评估患者家庭成员的文化背景、经济收入及对患者的关心、支持程度。

（二）护理问题

1. 清理呼吸道无效

与痰液黏稠、量多，无效咳嗽引起痰液不易排出有关。

2. 有窒息的危险

与痰多、黏稠，大咯血而不能及时排出有关。

3. 营养失调：低于机体需要量

与慢性感染导致机体消耗增加、咯血有关。

4. 焦虑

与疾病迁延不愈、不能正常生活工作有关。

（三）护理目标

（1）患者能正确进行有效咳嗽，使用胸部叩击等措施，达到有效的咳嗽、咳痰。

（2）患者能保持呼吸道通畅，及时排出痰液和气道内的血液，不发生窒息的危险。

（3）患者能认识到增加营养物质摄入的重要性并能接受医务人员对饮食的合理化建议。

（4）患者能表达其焦虑情绪，焦虑减轻，能配合治疗和康复。

（四）护理措施

1. 生活护理

患者居室应经常通风换气，换气时注意保护患者，避免受凉。室内温湿度适宜，温度保持在22～24℃，湿度保持在50%～60%，保持气道湿润，利于纤毛运动，维护气道正常的廓清功能。因患者慢性长期咳嗽和咳大量脓性痰，机体消耗大，故应进食营养丰富的饮食，特别是供给优质蛋白，如蛋、奶、鱼、虾、瘦肉等。加强口腔护理，大量咳痰的患者，口腔内残留有痰液，易发生口腔感染及口腔异味，因此，应嘱患者随时漱口，保持口腔清洁。

2. 心理护理

支气管扩张症的患者多数为幼年、青年期发病，其病程长，反复发作，使患者产生焦虑、悲观的心理，呼吸困难、反复咯血等症状又使患者感到恐惧。因此，应提供一个良好的休息环境，多巡视、关心患者，建立良好的护患关系，取得患者的信任，告知患者通过避免诱因、合理用药可以控制病情继续进展，缓解症状，相反，焦虑会加重病情。教育家属尽可能陪伴患者，给予患者积极有效的安慰、支持和鼓励。

3. 治疗配合

（1）病情观察：慢性咳嗽、咳大量脓性痰、反复咯血、反复肺部感染是支气管扩张症的主要临床表现。痰量在体位改变时，如起床时或就寝后每日可达100～400 mL，痰液经放置数小时后可分3层，上层为泡沫、中层为黏液、下层为脓性物和坏死组织，当伴有厌氧菌感染时，可有恶臭味。50%～70%支气管扩张症患者有咯血症状，其咯血量差异较大，可自血痰到大咯血，应注意观察，及时发现患者有无窒息的征兆。

（2）体位引流具体如下。①根据病变的部位和解剖关系确定正确的体位。通过调整患者的体位，将患肺置于高位，引流支气管开口向下，以利于淤积在支气管内的脓液随重力作用流入大支气管和气管而排出。病变位于上叶者，取坐位或健侧卧位。病变位于中叶者，取仰卧位稍向左侧。病变位于舌叶者，取仰卧位稍向右侧。病变位于下叶尖段者，取俯卧位。②体位引流每日 2～4 次，每次 15～20 min，两餐之间进行。如痰液黏稠，可在引流前行雾化吸入，并在引流时用手轻叩患者背部，使附于支气管壁的痰栓脱落，促进引流效果。③引流过程中注意观察患者反应，如发现面色苍白、出冷汗、头晕、脉率增快、血压下降及有大咯血等，应立即停止引流，并采取相应措施。

（3）咯血的护理：根据咯血量临床分为痰中带血、少量咯血（< 100 mL/d）、中等量咯血（100～500 mL/d）或大量咯血（> 500 mL/d，或一次 300～500 mL）。

咯血量少时，适当卧床休息，取患侧卧位，以利于体位压迫止血。进食少量温凉流质饮食。

中等或大量咯血时，应严格卧床休息，应用止血药物，必要时可经纤维支气管镜止血，或插入球囊导管压迫止血。

大量咯血时，取侧卧或头低足高位，预防窒息，并暂禁食。咯血停止后进软食，忌用咖啡、浓茶等刺激性食品。备好抢救物品及各种抢救药物。

观察再咯血征象，如患者突感胸闷、气急、心悸、头晕、咽喉部发痒、口有腥味并烦躁、发绀、神色紧张、面色苍白、冷汗、突然坐起，甚至抽搐、昏迷、尿失禁等，提示再咯血的可能。应立即置患者于头低足高侧卧位，通知医师并准备抢救。大咯血时可因血块堵塞大气管而致窒息或肺不张，故须立即将口腔血块吸出，抽吸同时辅以轻拍背部，使气管内的血液尽快进入口腔。

4. 用药护理

合并严重感染时可根据细菌药敏选用抗生素，用法、用量应遵医嘱，并及时观察药物变态反应、不良反应。局部用药，如雾化吸入，及时协助患者排出痰液。咯血患者常规留置套管针，建立有效的静脉通路。大咯血时遵医嘱应用止血药，如神经垂体素，用药过程中注意观察止血效果和不良反应，如发现患者出现心悸、面色苍白、腹痛等，除通知医师外，应立即减慢滴速。及时给予氧气吸入，备好抢救物品，如吸引器、简易呼吸器、气管插管、呼吸机、急救药品等。

5. 健康教育

（1）患有其他慢性感染性病灶，如慢性扁桃体炎、鼻窦炎、龋齿等患者，应劝其积极治疗，以防复发。

（2）指导患者进行体位排痰，可指导患者将以往确定的病变肺叶和肺段置于高位，引流支气管开口向下，使痰液顺体位流至气管，嘱患者深呼吸数次，然后用力咳嗽，将痰液咳出，如此反复进行。

（3）指导患者和家属了解疾病的发生、发展和治疗、护理过程及感染、咯血等症状的监测。

（4）嘱患者戒烟，注意保暖，预防感冒，并加强体育锻炼，增强机体免疫力和抗病能力。

（5）建立良好生活习惯，养成良好的心态，防止疾病的进一步发展。

（五）护理评价

（1）能有效咳痰，痰液易咳出。

（2）能正确应用体位引流、胸部叩击等方法排除痰液。

（3）及时发现患者窒息征兆，避免窒息发生。

（4）营养状态改善。

（5）能运用有效的方法缓解症状，减轻心理压力。

（王晓洁）

第二节　慢性阻塞性肺疾病

慢性阻塞性肺疾病（COPD）是一种以气流受限为特征的可以预防和治疗的疾病，气流受限不完全可逆，呈进行性发展。与肺部对香烟烟雾等有害气体或颗粒的异常炎症反应有关，COPD 主要累及肺，也可以引起显著的全身反应。

一、概述

（一）流行病学特点

COPD 是呼吸系统最常见的疾病之一，据 WHO 的调查，1990 年全球 COPD 病死率占各种疾病病死率的第 6 位，到 2020 年则上升至第 3 位，我国 COPD 患病率占 40 岁以上人群的 8.2%。另有调查显示，COPD 患病率在吸烟者、戒烟者中比在不吸烟者中明显升高，男性比女性高，40 岁以上者比 40 岁以下者高。

（二）病因

COPD 的病因至今仍不十分清楚，但已知与某些危险因素有关。

1. 环境因素

（1）吸烟：已知吸烟为 COPD 最主要的危险因素，吸烟数量越大，年限越长，则发病率越高。被动吸烟也可以导致 COPD 的发生。

（2）职业性粉尘和化学物质：包括有机或无机粉尘、化学物质和烟雾，如煤尘、棉尘、二氧化硅等。

（3）室内空气污染：用木材、畜粪等或煤炭做饭或取暖，通风不良也可发生 COPD。

（4）室外空气污染：汽车、工厂排放的废气，如二氧化氮、二氧化硫等可引起 COPD 的急性加重。

2. 易感性

易感性包括易感基因和后天获得的易感性。

（1）易感基因：比较明确的是表达先天性 α_1 抗胰蛋白酶缺乏的基因，是 COPD 的一个致病原因。

（2）出生低体重：学龄儿童调查发现，出生低体重者肺功能较差，这些儿童以后若吸烟，可能是 COPD 的一个易感因素。

（3）儿童时期下呼吸道感染：儿童时期患下呼吸道感染的儿童若以后吸烟，则 COPD 的发病率显著增加。

（4）气道高反应性：气道高反应是 COPD 的一个危险因素。气道高反应性除与基因有关外，也可后天获得，继发于环境因素。

（三）发病机制

发病机制至今尚不完全明确，可能与以下因素有关。

1. 气道炎症

香烟的烟雾与大气中的有害物质能激活气道内的肺泡巨噬细胞，它被激活后释放各种细胞因子，这些因子使气道发生慢性炎症，并损伤气道上皮细胞。气道炎症引起的分泌物增多，使气道狭窄，炎症细胞释放的炎症介质可引起气道平滑肌的收缩，使其增生肥厚，导致阻塞性通气障碍。

2. 蛋白酶与抗蛋白酶的失衡

肺组织中的弹性蛋白酶来自巨噬细胞和中性粒细胞，能够分解弹性纤维，引起肺气肿。弹性蛋白酶抑制因子可抑制此酶的活性，避免肺气肿的发生。当蛋白酶增多和（或）抗蛋白酶减少或功能不足引起两者失衡时，可发生肺气肿。

（四）病理生理

COPD 的主要病理生理改变是气流受限、肺泡过度通气和通气灌注比例（V/Q）不平衡。

1. 气流受限

支气管炎症导致黏膜水肿增厚，分泌物增多，支气管痉挛，平滑肌肥厚和气管壁的纤维化使支气管狭窄，阻力增加，流速变慢。

肺气肿时，由于肺泡壁的弹性蛋白减少，弹性压力降低，呼气时驱动压降低，流速变慢，此外，细支气管壁上肺泡弹性蛋白减少，扩张作用减弱，细支气管壁萎陷，气流受限。

2. 肺泡过度通气

由于肺泡弹性压的降低和呼吸道阻力的增加，呼气时间延长，在用力呼气末，肺泡气往往残留较多，使残气容积和功能残气量增加。由于肺容积增加，膈肌低平，在吸气开始时，膈肌的肌纤维缩短，不在原始的位置，因而收缩力减弱，容易发生呼吸肌疲劳。

3. 通气灌注比例不平衡

COPD 患者各个肺区肺泡顺应性和呼吸道阻力常有差异，造成肺泡通气不均，高 V/Q 区有部分气体是无效通气，低 V/Q 区则流经肺泡的血液得不到充分的氧合即进入左心，产生低氧血症。慢性低氧血症会引起肺血管收缩，血管内皮、平滑肌增生和管壁重塑与继发性红细胞增多，产生肺动脉高压和肺心病。

二、临床表现

1. 症状

（1）慢性咳嗽常为最早出现的症状，随病程发展可终身不愈，常晨间咳嗽明显，夜间有阵咳或排痰。当气道严重阻塞时，通常仅有呼吸困难而不表现出咳嗽。

（2）咳痰一般为白色黏液或浆液性泡沫痰，偶可带血丝，清晨排痰较多。急性发作期痰量增多，可有脓性痰。

（3）气短或呼吸困难是慢性阻塞性肺疾病的主要症状，早期在劳力时出现，后逐渐加重，以致在日常生活甚至休息时也感到气短。但由于个体差异大，部分人可耐受。

（4）喘息和胸闷是重度患者或部分患者急性加重时出现的。

（5）其他疲乏、消瘦、焦虑等常在 COPD 严重时出现，但并非 COPD 的典型表现。

2. 体征

（1）视诊胸廓前后径增大，肋间隙增宽，剑突下胸骨下角增宽，称为桶状胸，部分患者呼吸变浅，频率增快，严重者可有缩唇呼吸等。

（2）触诊双侧语颤减弱。

（3）叩诊肺部过清音，心浊音界缩小，肺下界和肝浊音界下降。

（4）听诊双肺呼吸音减弱，呼气延长，部分患者可闻及湿啰音和（或）干啰音。

三、检查

1. 肺功能检查

肺功能检查是判断气流受限的主要客观指标。第 1 秒用力呼气容积占用力肺活量百分率（FEV_1/FVC）是评价气流受限的一项敏感指标。第 1 秒用力呼气容积占预计值百分比（FEV_1% 预计值），是评估 COPD 严重程度的良好指标，其变异性较小，易于操作。吸入支气管扩张剂后 FEV_1/FVC < 70% 者，可确定为不能完全可逆的气流受限。肺总量（TLC）、功能残气量（FRC）和残气量（RV）增高，肺活量（VC）降低，深吸气量（IC）降低，IC/TLC 下降，一氧化碳弥散量（DLCO）及 DLCO 与肺泡通气量（VA）比值（DLCO/VA）下降。

2. 胸部 X 线摄片检查

COPD 早期胸部 X 线摄片可无变化，以后可出现肺纹理增粗、紊乱等非特异性改变，也可出现肺气肿改变。胸部 X 线摄片改变对 COPD 诊断意义不大，主要作为确定肺部并发症及与其他肺疾病鉴别之用。

3. 胸部 CT 检查

CT 检查不应作为 COPD 的常规检查。高分辨率 CT 对有疑问病例的鉴别诊断有一定意义。

4. 血气检查

可确定发生低氧血症、高碳酸血症及酸碱平衡紊乱，并有助于提示当前病情的严重程度。

5. 其他

COPD 的急性加重常因微生物感染诱发，当合并细菌感染时，血白细胞计数增高，中性粒细胞核左移；痰细菌培养可能检出病原菌；常见病原菌为肺炎链球菌、流感嗜血杆菌、卡他莫拉菌等，病程较长，而且出现肺结构损伤者，易合并铜绿假单胞菌感染，长期吸入糖皮质激素者易合并真菌感染。

四、诊断

具有以下特点的患者应该考虑 COPD 诊断：慢性咳嗽、咳痰、进行性加重的呼吸困难及有 COPD 危险因素的接触史（即使无呼吸困难症状）。确诊需要肺功能检查，使用支气管扩张剂后 $FEV_1/FVC < 70\%$ 可以确认存在不可逆的气流受阻。根据 FEV_1 占预计值的百分比进行功能分级。

COPD 肺功能分级：Ⅰ级（轻度），$FEV_1 \geq 80\%$ 预计值；Ⅱ级（中度），$50\% \leq FEV_1 < 80\%$ 预计值；Ⅲ级（重度），$30\% \leq FEV_1 < 50\%$ 预计值；Ⅳ级（极重度），$FEV_1 < 30\%$ 预计值或 $FEV_1 < 50\%$ 预计值伴呼吸衰竭。

五、治疗

1. 稳定期治疗

可采用非药物治疗：戒烟、运动或肺康复训练，接种流感疫苗与肺炎疫苗。

2. 康复治疗

如理疗、高压负离子氧疗等对 COPD 患者肺功能的康复有利。

3. 心理调适

良好的心情将有利于患者积极面对疾病、增加治疗的顺从性，并有利于建立良好的人际关系，这将更有利于疾病的恢复。

4. 饮食调节

多吃水果和蔬菜，可以吃肉、鱼、鸡蛋、牛奶、豆类、荞麦。吃饭时少说话，呼吸费力时吃得慢些。胖者要减肥，瘦者要加强营养，少食多餐。

5. 长期家庭氧疗

如有呼吸衰竭，建议长期低流量吸氧，每日超过 15 h。

6. 药物治疗

现有药物治疗可以减少或消除患者的症状、提高活动耐力、减少急性发作次数和严重程度，以改善健康状态。吸入治疗为首选，教育患者正确使用各种吸入器，向患者解释治疗的目的和效果，有助于患者坚持治疗。

（1）支气管扩张剂：临床常用的支气管扩张剂有 3 类，包括 β_2 受体激动剂、胆碱能受体阻断剂和甲基黄嘌呤，联合应用有协同作用。

（2）吸入糖皮质激素：有反复病情恶化史和严重气道阻塞、$FEV_1 < 50\%$ 预计值的患者可吸入糖皮质激素。

（3）祛痰和镇咳祛痰剂：仅用于痰黏难咳者，不推荐常规使用。镇咳药可能不利于痰液引流，应慎用。

（4）抗氧化剂应用：抗氧化剂如 N–乙酰半胱氨酸、羧甲司坦等可稀化痰液，使痰液容易咳出，并降低疾病反复加重的频率。

7. 急性加重期治疗

（1）吸氧：目标是维持血氧饱和度达 88% ~ 92%。

（2）支气管扩张剂：吸入短效的支气管扩张剂，如异丙托溴铵、沙丁胺醇。

（3）全身糖皮质激素：推荐甲强龙，连续用药 5 d。

（4）抗感染药物：以下 3 种情况需要使用：呼吸困难加重、痰量增多、咳脓痰；脓痰增多，并有其他症状；需要机械通气。

六、护理

（一）护理评估

（1）了解患者患病的年龄、发生时间、诱因，主要症状的性质、严重程度和持续时间、加剧因素等。

（2）有无接触变应原，是否长期在污染的空气中、自动或被动吸烟环境或拥挤的环境中生活、工作。

（3）详细询问吸烟史和过敏史，包括吸烟的种类、年限、每日的数量，或已停止吸烟的时间。

（4）询问患者日常的活动量和活动耐力，有无运动后胸闷、气急。

（5）了解患者有关的检查和治疗经过，是否按医嘱进行治疗，是否掌握有关的治疗方法。

（二）护理问题

1. 气体交换受损

与呼吸道阻塞、呼吸面积减少引起的通气换气功能障碍有关。

2. 清理呼吸道无效

与呼吸道炎症、阻塞、痰液过多而黏稠有关。

3. 营养失调：低于机体需要量

与呼吸困难、疲乏等引起患者食欲下降、摄入不足、能量需求增加有关。

4. 活动无耐力

与日常活动时供氧不足、疲乏有关。

5. 睡眠形态紊乱

与呼吸困难、不能平卧有关。

6. 焦虑情绪

与呼吸困难影响生活、工作和害怕窒息有关。

（三）护理目标

（1）患者的呼吸频率、节律和形态正常，呼吸困难得以缓解。

（2）患者能正确进行有效咳嗽，使用胸部叩击等措施，可达到有效的咳嗽、咳痰。

（3）患者能认识到增加营养物质摄入的重要性。

（4）患者焦虑减轻，表现为平静、合作。

（5）患者能增加活动量，完成日常生活自理。

（6）患者能得到充足的睡眠。

（四）护理措施

1. 生活护理

（1）急性发作期：有发热、喘息时，应卧床休息，取舒适坐位或半卧位，衣服要宽松，被褥要松软、暖和，以减轻对呼吸运动的限制。保持室内空气的新鲜与流通，室内禁止吸烟。

（2）饮食护理：对心、肝、肾功能正常的患者，应给以充足的水分和热量。每日饮水量应在 1 500 mL 以上。充足的水分有利于维持呼吸道黏膜的湿润，使痰的黏稠度降低，易于咳出。适当增加蛋白质、热量和维生素的摄入。COPD 患者在饮食方面需采用低糖类、高蛋白、高纤维食物，同时避免产气食物。少食多餐，每餐不要吃得过饱，少食可以避免腹胀和呼吸短促。

2. 心理护理

COPD 患者因长期患病，影响工作和日常生活，出现焦虑、抑郁、紧张、恐惧、悲观失望等不良情绪，针对病情及心理特征及时给予精神安慰、心理疏导，做好家人及亲友工作，鼓励他们在任何情况下，都要给予患者精神安慰，调动各种社会关系给予精神及物质关怀，介绍类似疾病治疗成功的病例，强调坚持康复锻炼的重要性，以取得患者主动配合，树立战胜疾病的信心。

3. 治疗配合

（1）病情观察：患者急性发作期常有明显咳嗽、咳痰及痰量增多，合并感染时痰的颜色由白色黏痰变为黄色脓性痰。发绀加重常为原发病加重的表现。重症发绀患者应注意观察意识、呼吸、心率、血压及心肺体征的变化，应用心电监护仪，定时监测心率、心律、血氧饱和度、呼吸频率、节律及血压变化，发现异常及时通知医师处理。

（2）对症护理：主要为咳嗽、咳痰的护理，发作期的患者呼吸道分泌物增多、黏稠，咳痰困难，严重时可因痰堵引起窒息。因此，护士应通过为患者实施胸部物理疗法，帮助患者清除积痰，控制感染，提高治疗效果。

胸部物理疗法包括深呼吸和有效咳嗽、胸部叩击、体位引流、吸入疗法。

深呼吸和有效咳嗽：鼓励和指导病患者行有效咳嗽，这是一项重要的护理。通过深呼吸和有效咳嗽，可及时排出呼吸道内分泌物。指导患者 2～4 h 定时进行数次随意的深呼吸，在吸气末屏气片刻后暴发性咳嗽，促使分泌物从远端气道随气流移向大气道。

胸部叩击：通过叩击震动背部，间接地使附在肺泡周围及支气管壁的痰液松动脱落。方法为五指并拢，向掌心微弯曲，呈空心掌，腕部放松，迅速而规律地叩击胸部。叩击顺序从肺底到肺尖，从肺外侧到内侧，每一肺叶叩击 1～3 min。叩击同时鼓励患者深呼吸和咳嗽、咳痰。叩击时间 15～20 min 为宜，每日 2～3 次，餐前进行，叩击时应询问患者感受，观察面色、呼吸、咳嗽、排痰情况，检查肺部呼吸音及啰音的变化。

体位引流：按病灶部位，协助患者取适当体位，使病灶部位开口向下，利用重力及有效咳嗽或胸部叩击将分泌物排出体外。引流多在早餐前 1 h、晚餐前及睡前进行，每次 10～15 min，引流间期防止头晕或意外危险，观察引流效果，注意意识、呼吸及有无发绀。

吸入疗法：利用雾化器将祛痰平喘药加入湿化液中，使液体分散成极细的颗粒，吸入呼吸道以增强吸入气体的湿度，达到湿润气道黏膜、稀释气道痰液的作用，常用的祛痰平喘药有沐舒坦、异丙托溴铵。在湿化过程中，气道内黏稠的痰液和分泌物可因湿化而膨胀，如不及时吸出，有可能导致或加重气道狭窄甚至气道阻塞。在实施吸入疗法过程中，应密切观察病情，协助患者翻身、拍背，以促进痰液排出。

（3）氧疗过程中的护理：COPD 急性发作期，大多伴有呼吸衰竭、低氧血症及 CO_2 潴留。Ⅱ型呼吸衰竭患者按需吸氧，根据缺氧程度适当调节氧流量，呼吸衰竭患者给予低流量吸氧，以免抑制呼吸，但应避免长时间高浓度吸氧，以防氧中毒。用氧前应向患者家属做好解释工作，讲明用氧的目的、注意事项，嘱患者不要擅自调节氧流量或停止吸氧，以免加重病情。在吸氧治疗中应监测患者的心率、血压、呼吸频率及血气指标的变化，了解氧疗效果。注意勿使吸氧管打折，鼻腔干燥时可用棉签蘸水湿润鼻黏膜。

（4）呼吸功能锻炼：COPD 患者急性症状控制后应尽早进行呼吸功能锻炼，教会患者及家属呼吸功能锻炼方法，督促实施并提供有关材料。可以选用下述呼吸方法中的一种或两种交替进行。

腹式呼吸锻炼：由于气流受限，肺过度充气，膈肌下降，活动减弱，呼吸类型改变，通过呼吸肌锻炼，使浅快呼吸变为深慢有效呼吸，利用腹肌帮助膈肌运动，调整呼吸频率，呼气时间延长，以提高潮气容积，减少无效腔，增加肺泡通气量，改变气体分布，降低呼吸功耗，缓解气促症状。方法：患者取立位，体弱者也可取坐位或仰卧位，上身肌群放松，做深呼吸，一手放于腹部，另一手放于胸前，吸气时尽力挺腹，呼气时腹部内陷，也可用手加压腹部，尽量将气呼出，一般吸气 3～5 s，呼气 6～10 s。吸气与呼气时间比为 1∶2 或 1∶3。用鼻吸气，用口呼气，要求缓呼深吸，不可用力，每分钟呼吸速度保持在 7～8 次，开始时每日 2 次，每次 10～15 min，熟练后可增加次数和时间，使之成为自然的呼吸习惯。

缩唇呼吸法：通过缩唇徐徐呼气，可延缓吸气气流压力的下降，提高气道内压，避免胸膜腔内压增加对气道的动态压迫，使等压点移向中央气道，防止小气道的过早闭合，使肺内残气更易于排出，有助于下一次吸气进入更多新鲜的空气，增强肺泡换气，改善缺氧。方法：用鼻吸气，缩唇做吹口哨样缓慢呼气，在不感到费力的情况下，自动调节呼吸频率、呼吸深度和缩唇程度，以能使距离口唇 30 cm 处与唇等高点水平的蜡烛火焰随气流倾斜又不致熄灭为宜。每日 3 次，每次 30 min。

4. 用药护理

按医嘱用抗生素及止咳、祛痰药物，掌握药物的疗效和不良反应，不滥用药物。

（1）祛痰、止咳药物应用护理：具体如下。①祛痰药：通过促进气道黏膜纤毛上皮运动，加速痰液的排出；能增加呼吸道腺体分泌，稀释痰液，使痰液黏稠度降低，以利咳出。②黏液溶解剂：通过降低痰液黏稠度，使痰液易于排出。③镇咳药：直接作用于咳嗽中枢。④其他还有中药化痰制剂。用药观察：观察用药后痰液是否变稀、容易咳出。及时协助患者排痰。注意事项：对呼吸储备功能减弱的老年人或痰量较多者，应以祛痰为主，协助排痰，不应选用强烈镇咳药物，以免抑制呼吸中枢及加重呼吸道阻塞和炎症，导致病情恶化。

（2）解痉平喘药物应用护理：解痉平喘药物可解除支气管痉挛，使通气功能有所改善，也有利于痰液排出。常用药物有 M 胆碱受体阻滞药、β_2 肾上腺素能受体激活药及茶碱类。

用药观察：用药后注意患者咳嗽是否减轻，气喘是否消失。β_2 受体激动药常同时有心悸、心率加快、肌肉震颤等不良反应，用药一段时间后症状可减轻，如不良反应明显，应酌情减量。茶碱引起的不良反应与其血药浓度水平密切相关，个体差异较大，常有恶心、呕吐、头痛、失眠，严重者心动过速、精神失常、昏迷等，应严格掌握用药浓度及滴速。

5. 健康教育

（1）告知患者及其家属应避免烟尘吸入，气候骤变时注意预防感冒，避免受凉，以及避免与上感患者的接触。

（2）加强体育锻炼，要根据每个人的病情、体质及年龄等情况量力而行、循序渐进，天气良好时可到户外活动，如散步、慢跑、打太极拳等，以不感到疲劳为宜，增加患者呼吸道对外界的抵抗能力。

（3）教会患者学会自我监测病情变化，尽早治疗呼吸道感染，可在家中配备常用药物及掌握其使用方法。

（4）重视营养的摄入，改善全身营养状况，提高机体抵抗力。

（5）严重低氧血症患者坚持长期家庭氧疗，可明显提高生活质量和劳动能力，延长生命。每日吸氧 10 ～ 15 h，氧流量 1 ～ 2 L/min，并指导家属及患者氧疗的目的及注意事项。

（五）护理评价

（1）患者发绀减轻，呼吸的频率、深度和节律趋于正常。

（2）能有效咳痰，痰液易咳出。

（3）能正确应用体位引流、胸部叩击等方法排出痰液。

（4）营养状态改善，能运用有效的方法缓解症状，减轻心理压力。

（5）参与日常活动不感到疲劳，活动耐力提高。

（王晓洁）

第三节　急性气胸

当胸膜因病变或外伤破裂时，胸膜腔与大气相通，气流进入胸腔，形成胸膜腔积气，称为气胸。气胸是常见的呼吸系统急症。多起病急骤，病情重。严重者因肺脏萎陷和纵隔受压移位导致急性进行性呼吸、循环功能而死亡。要求迅速诊断、正确处理和护理。

一、概述

（一）病因

1. 创伤性气胸

颈、胸部外伤，或为诊断及治疗颈、胸、腹上区疾患进行各种手术操作所致。气胸伴胸腔积血时称为血气胸。

2. 自发性气胸

无外伤或人为因素情况下，脏层胸膜破裂，气体进入胸膜腔导致胸腔积气，称为自发性气胸。

（二）分型

根据脏层胸膜破裂情况及胸腔内压力的变化将气胸分为 3 种类型。

1. 闭合性气胸

脏层胸膜裂口随着肺脏萎陷而关闭，空气停止继续进入胸腔，胸膜腔内压接近或稍超过大气压。抽气后胸膜腔内压下降。

2. 开放性气胸

支气管胸膜瘘持续开放，空气自由进出胸膜腔，胸膜腔内压接近大气压，抽气后压力不变。

3. 张力性气胸

胸膜裂孔呈单向活瓣。吸气时，空气进入胸膜腔；呼气时，空气滞积于胸膜腔内。导致胸膜腔内压急剧上升，肺大面积受压，纵隔向健侧移位，导致循环障碍。抽气后胸膜腔压力又迅速上升。

二、临床表现

症状从轻微不适至危及生命的呼吸衰竭和循环衰竭不等。多突然发病，有患侧胸痛、刺激性干咳、呼吸困难。张力性气胸严重者烦躁不安，可出现发绀、大汗甚至休克等表现。典型者气管向健侧移位，患侧胸廓饱满、呼吸活动度减弱，呼吸音减弱或消失。

三、检查

1. 影像学检查

X线摄片检查是诊断气胸的重要方法。胸部 X 线摄片作为气胸诊断的常规手段，若临床高度怀疑气胸而后前位胸部 X 线摄片正常时，应进行侧位胸部 X 线摄片或者侧卧位胸部 X 线摄片检查。气胸胸部 X 线摄片上大多有明确的气胸线，即萎缩肺组织与胸膜腔内的气体交界线，呈外凸线条影，气胸线外为无肺纹理的透光区，线内为压缩的肺组织。大量气胸时可见纵隔、心脏向健侧移位。合并胸腔积液时可见气液面。局限性气胸在后前位 X 线摄片检查时易漏诊，侧位胸部 X 线摄片可协助诊断，X 线透视下转动体位也可发现。若围绕心缘旁有透光带，应考虑有纵隔气肿。胸部 X 线摄片是最常应用于诊断气胸的检查方法，CT 对于小量气胸、局限性气胸，以及肺大疱与气胸的鉴别比胸部 X 线摄片敏感和准确。气胸的基本 CT 表现为胸膜腔内出现极低密度的气体影，伴有肺组织不同程度的压缩萎陷改变。

2. 气胸的容量

就容积而言，很难通过胸部 X 线摄片精确估计。如果需要精确估计气胸的容量，CT 扫描是最好的方法。另外，CT 扫描还是气胸与某些疑难病例（如肺压缩不明显而出现窒息的外科性肺气肿、复杂性囊性肺疾病有可疑性肺大疱等）相鉴别的唯一有效手段。

3. 胸膜腔内压测定

有助于气胸的分型和治疗。可通过测定胸膜腔内压来明确气胸类型（闭合性、开放性、张力性）的诊断。

4. 血气分析和肺功能检查

多数气胸患者的动脉血气分析不正常，有超过 75% 的患者 PaO_2 低于 80 mmHg，16% 的继发性气胸患者 $PaO_2 < 55$ mmHg、$PaCO_2 > 50$ mmHg。肺功能检查对检测气胸发生或者容量的大小帮助不大，故不推荐采用。

5. 胸腔镜检查

可明确胸膜破裂口的部位及基础病变，同时可以进行治疗。

四、诊断

根据临床症状表现、检查，可对本病作出诊断。

五、治疗

治疗原则是排出气体、缓解症状、促使肺复张、防止复发。

1. 一般疗法

一般疗法包括绝对卧床休息，少讲话，减少肺活动，吸高浓度氧。经 1 周肺仍不膨胀者，则需要采用其他疗法。

2. 排气疗法

适用于呼吸困难明显或肺压缩程度较重者，尤其是张力性气胸患者。方法包括穿刺抽气法、胸腔闭式引流术。

3. 手术治疗

手术治疗包括胸腔镜下电灼凝固、激光治疗、切除肺大疱或行胸膜粘连术；剖胸手术消除肺裂口并处理原发病灶。

六、护理

1. 迅速开始治疗，维护生命体征，挽救生命

（1）张力性气胸由于受损伤口呈活瓣样，导致胸膜腔气体不断增多，压力持续升高，严重影响呼吸循环功能。在患者入院前，护理人员应立即准备好抢救器械，包括胸部固定带、胸腔穿刺包、胸腔引流瓶、吸氧管、吸痰器、气管切开包、静脉切开包、输血器、输液器及各种抢救药品等。在抢救搬动时，应双手平托患者的躯干部，保护患者受伤部位。抬、搬、放等动作要轻柔，勿牵拉、扭曲，用胸带包扎固定胸部避免再损伤。

（2）急救原则是立即抽气减压。患者取半卧位或坐位，立即给氧，根据血氧饱和度调节氧气流量，一般为 4 ~ 6 L/min。协助医师迅速给予排气减压，在危急情况下用 1 根粗针头或锐器在伤侧或第二肋间锁骨中线迅速刺入胸膜腔进行排气减压。急救后尽快给患者行胸腔闭式引流，持续排气。

（3）立即建立 2 条静脉通道供输血、补液，在无血源的情况下，可用血浆代用品，如 706 代血浆，以维持有效循环血量。同时要合理调节补液滴速，防止因大量快速输液而发生肺水肿。

（4）密切观察患者的血压、脉搏、呼吸、体温及意识的变化，并做好记录，发现异常，及时报告医师。

2. 减轻呼吸困难、疼痛等不适

（1）患者呼吸道内痰液较多，应鼓励患者排痰，必要时应用化痰药或进行雾化吸入，以稀释痰液，促进痰液排出。及时清除气道分泌物，促使肺尽早复张，以利呼吸。

（2）在积极采取排气减压的同时，应给予持续或间断低流量吸氧，以缓解患者的胸闷、气短症状，提高血氧含量。遵医嘱给予氧气吸入 1 ~ 2 L/min，并保持输氧装置通畅，定时监测血气分析值。

（3）给予舒适的体位，端坐、半卧位或健侧卧位，有利于胸腔内气体排出，减轻压迫所致的疼痛。

（4）鼓励患者进行有效的咳嗽和深呼吸运动，指导患者有效地咳嗽和使用呼吸技巧，增加其肺活量，恢复肺功能。

（5）指导患者采用放松技术及减轻疼痛的方法，如深呼吸、分散注意力、避免体位的突然改变等。

（6）遵医嘱使用镇痛剂，尽可能减少应激因素。

3. 胸腔闭式引流术后的护理

（1）保持引流系统密闭，水封瓶应置于胸腔水平以下 60 cm 左右，内装无菌生理盐水，引流管没入瓶中无菌液面下 4 cm，各接口处均应牢固、可靠。床旁常准备 1 把大止血钳，当接口处意外地脱开或引流瓶破碎时，应立即用其夹闭胸壁端引流管，防止造成开放性气胸。

（2）保持引流系统通畅。首先，引流术后，如生命体征平稳，给予半卧位以利于引流。其次，鼓励咳嗽及深呼吸活动，使胸腔内的气体及时排出，促进肺脏复张。平静呼吸时，水封瓶中玻璃管液面波动幅度为 4 ~ 6 cmH_2O。如置管术后早期水柱波动幅度很小或消失，则可能是管道内有血凝块等阻塞管道或引流管扭曲而致，应随时检查，经常挤压引流管，确保其通畅。

（3）患者行胸腔闭式引流后要观察呼吸困难、发绀、胸痛症状改善情况，预防肺复张后肺水肿。肺复张后肺水肿表现为呼吸困难改善后重新出现，咳泡沫样或粉红色样痰，肺部布满湿啰音。如患者病情一度稳定后又呼吸困难加重，应首先检查引流管有无闭塞，如引流管通畅，需排除新部位的气胸出现或原发病加重。待患者症状缓解后，引流管 3 ~ 5 d 无气泡逸出、胸部 X 线摄片检查气胸消失、确认肺复张时，可夹管 24 ~ 36 h，观察症状有无复发，如无复发，可拔除引流管。拔管后仍需要观察患者症状。

（4）在搬移患者时，应注意胸瓶位置，胸瓶一定要低于患者的胸腔，以免瓶内液体倒流入胸腔而发生感染，还应注意防止引流管脱落，否则脱落到皮下，易造成皮下气肿。

4. 积极预防感染

（1）常规应用抗生素，同时注意严格无菌操作，及时更换引流瓶，注意避免感冒，预防或消除继发感染。

（2）气胸发生在肺气肿等慢性阻塞性肺疾病患者时，切口常较难愈合。因病程长，应加强口腔护理及皮肤护理，以防护理不当而加重呼吸道感染及压力性损伤的发生。

5. 患者能感受到恐惧减轻，舒适感增加

（1）由于患者患病较急，来院后 95% 的患者需采用胸腔闭式引流术，入院后对医院环境及医护人员陌生，对本身疾病了解不够，手术又是局部麻醉，因此易产生恐惧心理。此时护士要耐心询问病史，尽快消除陌生感，用温和的语气、恰当的语言表达对患者的同情和关心，讲清手术的意义及过程，取得患者的信任，消除患者对手术的紧张、恐惧心理，以增强战胜疾病的信心。

（2）了解引起恐惧的相关因素并设法减少或消除引起恐惧的相关因素。鼓励患者表达自己的感受。

（3）多与患者交谈，耐心向患者解释病情，同时进行必要的安慰和鼓励，消除其紧张、害怕、担心等不良情绪，使之配合治疗。

（4）介绍有关疾病的自我护理方面的知识，使之对疾病治疗有一定的了解，对治疗充满信心。

（5）提供安静舒适的环境，减少不良刺激。

6. 健康教育

（1）卧床休息，采取半坐卧位，限制不必要活动，嘱患者尽量避免用力咳嗽及进行过度的体力活动（包括大声谈笑及唱歌）；保持大便通畅，避免用力排便，必要时给予缓泻剂。

（2）如有呼吸困难，指导患者吸氧。

（3）进行胸腔穿刺者，向患者解释胸腔穿刺可协助诊断和治疗，强调操作的必要性和安全性，以取得合作。

（4）进行胸腔穿刺时，指导患者取合适的体位：坐位或半卧位。

（5）如需手术治疗者，按胸科手术常规进行指导。

（6）术后指导患者进食易消化、高蛋白、高纤维饮食。

（7）恢复期在患者病情允许、能耐受的限度内每日数次做手臂和肩的全范围关节活动，以防止肩关节粘连。鼓励患者进行深呼吸、呼吸体操等改善肺功能的训练。

（8）患者出院后需康复指导，要向患者宣传吸烟的危害性和戒烟的必要性。预防感染，加强体育锻炼，提高身体素质，寒冷季节注意保暖，防止着凉、感冒。避免剧烈咳嗽、过度屏气、重体力劳动等引起胸膜腔内压增高的活动，以免诱发肺大疱破裂而致气胸。

（王晓洁）

第四节　急重症支气管哮喘

一、概述

急重症支气管哮喘包括哮喘急性发作和重症哮喘，是常见的内科急危症。在某些诱因下，原有支气管哮喘病情加重可在数小时或数日内出现，偶尔可在数分钟内危及生命。因此，必须对病情作出正确评估，给予及时有效的紧急治疗和护理。

（一）分类

1. 支气管哮喘

支气管哮喘（简称哮喘）是气道慢性炎症性疾病，该慢性炎症导致气道高反应性，通常出现广泛多变的可逆性气流受限，并引起反复发作性的喘息、气急、胸闷或咳嗽等症状。

2. 哮喘急性发作

哮喘急性发作是指喘息、气急、咳嗽、胸闷、呼吸困难等症状突然发生，或原有症状急剧加重，以呼气流量降低为特征。常因接触变应原等刺激物或治疗不当等所致。

3. 重症哮喘

重症哮喘是指哮喘严重急性发作，经常规治疗，症状不能改善并继续恶化，或伴发严重并发症者。

（二）病情严重程度分级

根据中华医学会呼吸病学分会修订的《支气管哮喘防治指南》，哮喘急性发作时病情严重程度可分4级：轻度、中度、重度和危重。

二、临床表现

发作性伴有哮鸣音的呼气性呼吸困难或发作性咳嗽、胸闷。严重者被迫采取坐位或呈端坐呼吸，干咳或咳大量白色泡沫痰，甚至出现发绀等，有时咳嗽是唯一的症状（咳嗽变异型哮喘）。有的青少年患者则以运动时出现胸闷、咳嗽及呼吸困难为唯一的临床表现（运动性哮喘）。哮喘症状可在数分钟内发作，经数小时至数日，用支气管舒张剂缓解或自行缓解。某些患者在缓解数小时后可再次发作。夜间及凌晨发作和加重常是哮喘的特征之一。

三、检查

1. 血液常规检查

部分患者发作时可有嗜酸性粒细胞增多，但多数不明显，如并发感染，可有白细胞增多，分类嗜中性粒细胞比例增高。

2. 痰液检查涂片

可见较多嗜酸性粒细胞，如合并呼吸道细菌感染，痰涂片革兰染色、细胞培养及药物敏感试验有助于病原菌的诊断及指导治疗。

3. 肺功能检查

缓解期肺通气功能多数在正常范围。在哮喘发作时，由于呼气流速受限，呼气流速指标均显著下降，表现为第 1 秒用力呼气容积（FEV_1），第 1 秒用力呼气容积占用力肺活量百分率（$FEV_1/FVC\%$）、最大呼气中期流速（MMER）、呼出 50% 与 75% 肺活量时的最大呼气流量（MEF 50% 与 MEF 75%），以及呼气峰值流量（PEFR）、最高呼气流量（PEF）均减少。肺容量指标可有用力肺活量减少、残气量增加、功能残气量和肺总量增加，残气占肺总量百分比增高。经过治疗后可逐渐恢复。病变迁延、反复发作者，其通气功能可逐渐下降。

4. 血气分析

哮喘严重发作时，由于气道阻塞且通气分布不均，通气／血流比值失衡，可致肺泡－动脉血氧分压差（$A-aDO_2$）增大；可有缺氧、PaO_2 和 SaO_2 降低，由于过度通气可使 $PaCO_2$ 下降，pH 上升，表现为呼气性碱中毒。如重症哮喘，病情进一步发展，气道阻塞严重，可有缺氧及 CO_2 潴留，$PaCO_2$ 上升，表现为呼气性酸中毒。如缺氧明显，可合并代谢性酸中毒。

5. 胸部 X 线检查

早期在哮喘发作时可见两肺透亮度增加，呈过度充气状态；在缓解期多无明显异常。如并发呼吸道感染，可见肺纹理增加及炎症性浸润阴影。同时要注意肺不张、气胸或纵隔气肿等并发症的存在。

6. 特异性变应原的检测

哮喘患者大多伴有过敏体质，对众多的变应原和刺激物敏感。测定变应性指标，结合病史，有助于对患者的病因诊断和脱离致敏因素的接触。但应防止发生变态反应。

四、诊断

对于有典型症状和体征的患者，除其他疾病引起的喘息、气急、胸闷和咳嗽外，可作出临床诊断；

对不典型病例，应做支气管舒张或激发试验，阳性者可确诊。

五、治疗

治疗目标是有效控制急性发作症状并维持最轻的症状，防止哮喘加重；尽可能维持肺功能，防止发生不可逆的气流受限；防止哮喘死亡，降低病死率。

哮喘急性发作时应立即进行治疗，否则将产生严重并发症而危及生命。重度哮喘患者吸入糖皮质激素（二丙酸倍氯米松或相当剂量的其他吸入激素 > 1 000 μg），联合吸入长效 β_2 受体激动剂，需要时可再增加 1 种或 1 种以上下列药物：缓释茶碱、白三烯调节剂、口服长效 β_2 受体激动剂、口服糖皮质激素。同时进行氧疗、辅助通气，抗生素治疗，维持水电解质平衡、纠正酸中毒及并发症处理。

六、护理

（一）护理目标

（1）及早发现哮喘先兆，保障最佳治疗时机，终止发作。

（2）尽快解除呼吸道阻塞，纠正缺氧，挽救患者生命。

（3）减轻患者身体、心理的不适及痛苦。

（4）提高患者的活动能力，提高生活质量。

（5）健康指导，提高自护能力，减少复发，维护肺功能。

（二）护理措施

1. 院前急救护理

（1）做好出诊前的评估。接到出诊联系电话时，询问患者的基本情况，作出预测评估及相应的准备。除备常规急救药外，需备短效的糖皮质激素及 β_2 受体激动剂（气雾剂）、氨茶碱等。做好机械通气的准备，救护车上的呼吸机调好参数，准备吸氧面罩。

（2）到达现场后，迅速评估病情及周围环境，判断是否有诱发因素。简单询问相关病史，评估病情。立即监测生命体征、意识状态的情况，发生呼吸、心搏骤停时立即配合医师进行心肺复苏，建立人工气道，进行机械辅助通气。尽快解除呼吸道阻塞，及时纠正缺氧是抢救患者的关键。给予氧气吸入，面罩或者用高频呼吸机通气吸氧。遵医嘱立即帮助患者吸入糖皮质激素和 β_2 受体激动剂定量气雾剂，氨茶碱缓慢静脉滴注，肾上腺素 0.25 ~ 0.5 mg 皮下注射，30 min 后可重复 1 次。迅速建立静脉通道。固定好吸氧管、输液管，保持通畅。重症哮喘病情危急，严重缺氧导致极其恐惧、烦躁，护士要鼓励患者，端坐体位做好固定，扣紧安全带，锁定担架平车与救护车定位把手，并在旁扶持。运送途中，密切监护患者的呼吸频率及节律、血氧饱和度、血压、心率、意识的变化，观察用药反应。

2. 院内急救护理

（1）到达医院后，帮助患者取坐位或半卧位，放移动托板，使其身体伏于其上，利于通气和减少疲劳。立即连接吸氧装置，调好氧流量。检查静脉通道是否通畅。备吸痰器、气管插管、呼吸机、抢救药物、除颤器。连接监护仪，监测呼吸、心电、血压等生命体征。观察患者的意识、呼吸频率、哮鸣音高低变化。一般哮喘发作时，两肺布满高调哮鸣音，但危重哮喘患者，因呼吸肌疲劳和小气道广泛痉挛，使肺内气体流速减慢，哮鸣音微弱，出现"沉默胸"，提示病情危重。护士对病情变化要有预见性，发现异常，及时报告医师处理。

（2）迅速收集病史、以往药物服用情况，评估哮喘程度。如果哮喘发作经数小时积极治疗后病情仍不能控制，或急剧进展，即为重症哮喘，此时病情不稳定，可危及生命，需要加强监护、治疗。

（3）确保气道通畅、维护有效排痰、保持呼吸道通畅是急重症哮喘的护理重点。

哮喘发作时，支气管黏膜充血水肿，腺体分泌亢进，合并感染更重，产生大量痰液。而此时患者因呼吸急促、喘息，呼吸道水分丢失，致使痰液黏稠，不易咳出，大量黏痰形成痰栓，阻塞气管、支气管，导致严重气道阻塞，加上气道痉挛，气道内压力明显增加，加重喘息及感染。因此，必须注意补充水分，湿化气道，积极排痰，保持呼吸道通畅。

按时协助患者翻身、叩背，加强体位引流；雾化吸入，湿化气道，稀释痰液，防止痰栓形成。采用小雾量、短时间、间歇雾化方式，湿化时密切观察患者呼吸状态，发现喘息加重、血氧饱和度下降等异常，立即停止雾化。床边备吸痰器，防止痰液松解后大量涌出导致窒息。吸痰时动作轻柔、准确，吸力和深度适当，尽量减少刺激并达到有效吸引。每次吸痰时间不超过 15 s，该过程中注意观察患者的面色、呼吸、血氧饱和度、血压及心率的变化。严格无菌操作，避免交叉感染。

　　3. 吸氧治疗的护理

　　（1）给氧方式、浓度和流量应根据病情及血气分析结果予以调节。一般给予鼻导管吸氧，氧流量4 ~ 6 L/min；有二氧化碳潴留时，氧流量 2 ~ 4 L/min；出现低氧血症时改用面罩吸氧，氧流量 6 ~ 10 L/min。经过吸氧和药物治疗病情不缓解，低氧血症和二氧化碳潴留加剧时进行气管插管呼吸机辅助通气。此时应做好呼吸机和气道管理，防止医源性感染，及时有效地吸痰和湿化气道。气管插管患者吸痰前后均应吸入纯氧 3 ~ 5 min。

　　（2）吸氧治疗时，观察呼吸窘迫有无缓解，意识状况及末梢皮肤黏膜颜色、湿度等，定时监测血气分析。高浓度吸氧（＞60%）持续 6 h 以上时应注意有无烦躁、情绪激动、呼吸困难加重等中毒症状。

　　4. 药物护理

　　终止哮喘持续发作的药物根据其作用机制可分为具有抗感染作用和缓解症状作用两大类。给药途径包括吸入、静脉和口服。

　　（1）吸入给药的护理。吸入的药物局部抗感染作用强，直接作用于呼吸道，所需剂量较小，全身性不良反应较少。剂型有气雾剂、干粉和溶液。护士指导患者正确吸入药物。先嘱患者将气呼尽，然后开始深吸气，同时喷出药液，吸气后屏气数秒，再慢慢呼出。吸入给药有口咽部局部的不良反应，包括声音嘶哑、咽部不适和念珠菌感染，吸药后，让患者及时用清水含漱口咽部。密切观察用药效果和不良反应，严格掌握吸入剂量。

　　（2）静脉给药的护理。经静脉用药有糖皮质激素、茶碱类及 β_2 受体激动剂。护士要熟练掌握常用静脉注射平喘药物的药理学、药代动力学、药物的不良反应、使用方法及注意事项，严格执行医嘱的用药剂量、浓度和给药速度，合理安排输液顺序。保持静脉通路畅通，药液无外渗，确保药液在规定时间内输入。观察治疗反应，监测呼吸频率、节律、血氧饱和度、心率、心律和哮喘症状的变化等。应用拟肾上腺素和茶碱类药物时应注意观察有无心律失常、心动过速、血压升高、肌肉震颤、抽搐、恶心、呕吐等不良反应，严格控制输入速度，及时反馈病情变化，供医师及时调整医嘱，保持药物剂量适当；应用大剂量糖皮质激素类药物时，应观察是否有消化道出血或水钠潴留、低钾性碱中毒等表现，发现后及时通知医师处理。

　　（3）口服给药。重度哮喘吸入大剂量激素治疗无效的患者应早期口服糖皮质激素，一般使用半衰期较短的糖皮质激素，如泼尼松、泼尼松龙或甲基泼尼松龙等。每次服药护士应协助，看患者服下，防止漏服或服用时间不恰当。正确的服用方法是每日或隔日清晨顿服，以减少外源性激素对脑垂体－肾上腺轴的抑制作用。

　　5. 并发症的观察和护理

　　危重哮喘患者主要并发症是气胸、皮下气肿、纵隔气肿、心律失常、心功能不全等，发生时间主要在发病48 h 内，尤其是前 24 h，在入院早期，要特别注意观察，尤应注意应用呼吸机治疗者及入院前有肺气肿和（或）肺心病的重症哮喘患者。

　　（1）气胸是发生率最高的并发症。气胸发生的征象是清醒患者突感呼吸困难加重、胸痛、烦躁不安、血氧饱和度降低。由于胸膜腔内压增加，使用呼吸机时机器报警。护士此时要注意观察有无气管移位，血流动力学是否稳定等，并立即报告医师处理。

　　（2）皮下气肿一般发生在颈胸部，重者可累及到腹部。表现为颈胸部肿胀，触诊有握雪感或捻发感。单纯皮下气肿一般对患者影响较轻，但是皮下气肿多来自气胸或纵隔气肿，如处理不及时，可危及生命。

　　（3）纵隔气肿是最严重的并发症，可直接影响到循环系统，导致血压下降、心律失常，甚至心搏骤停，短时间内导致患者死亡。发现皮下气肿，同时有血压、心律的明显改变，应考虑到纵隔气肿的可能，立即报告医师急救处理。

（4）心律失常患者存在的低氧及高碳酸血症、氨茶碱过量、电解质紊乱、胸部并发症等，均可导致各种期前收缩、快速心房颤动、室上速等心律失常。发现新出现的心律失常或原有心律失常加重，要针对性地观察是否存在上述原因，做出相应的护理并报告医师处理。

6. 出入量管理

急重症哮喘发作时因张口呼吸、大量出汗等原因容易导致脱水、痰液黏稠不易咳出，必须严格出入量管理，为治疗提供准确依据。监测尿量，必要时留置导尿，准确记录 24 h 出入量及每小时尿量，观察出汗情况、皮肤弹性，若尿量少于 30 mL/h，应通知医师处理。意识清醒者，鼓励饮水。对口服不足及意识不清者，经静脉补充水分，一般每日补液 2 500 ~ 3 000 mL，根据患者的心功能状态调整滴速，避免诱发心力衰竭、急性肺水肿。在补充水分的同时，应严密监测血清电解质，及时补充纠正，保持酸碱平衡。

7. 基础护理

哮喘发作时，患者生活不能自理，护士要做好各项基础护理，尽量维护患者的舒适感。

（1）保持病室空气新鲜流通，温度 18 ~ 22℃、湿度 50% ~ 60% 为宜，避免寒冷、潮湿、异味。注意保暖，避免受凉、感冒。室内不摆放花草，整理床铺时防止尘埃飞扬。护理操作尽量集中进行，保障患者休息。

（2）帮助患者取舒适的半卧位和坐位，适当用靠垫等维持，减轻患者体力。每日 3 次进行常规口腔、鼻腔清洁护理，有利于呼吸道通畅，预防感染并发症。口唇干燥时涂液状石蜡。

（3）保持床铺清洁、干燥、平整。对意识障碍者加强皮肤护理，保持皮肤清洁、干燥，及时擦干汗液，更换衣服，每 2 h 翻身 1 次，避免局部皮肤长期受压。协助床上排泄，提供安全空间，尊重患者，及时清理污物并清洗会阴。

8. 安全护理

为意识不清、烦躁的患者提供保护性措施，使用床档，防止坠床摔伤。哮喘发作时，患者常采取强迫坐位，给予舒适的支撑物，如移动餐桌、升降架等。哮喘缓解后，协助患者侧卧位休息。

9. 饮食护理

给予高热量、高维生素、易消化的流质食物，病情好转后改半流质、普通饮食。避免生冷、辛辣、刺激性食物及容易引起过敏的食物，如鱼、虾等。

10. 心理护理

严重缺氧时患者异常痛苦，有窒息和濒死感，患者均存在不同程度的焦虑、烦躁或恐惧，后者诱发或加重哮喘，形成恶性循环。护士应主动与患者沟通，提供细致护理，给患者精神安慰及心理支持，说明良好的情绪能促进哮喘缓解，帮助患者控制情绪。

11. 健康教育

为了有效控制哮喘发作、防止病情恶化，必须提高患者的自我护理能力，并且鼓励亲属参与教育计划，使其准确了解患者的需求，能提供更合适的帮助。患者经历自我护理成功的体验后会增加控制哮喘的信心，改善生活质量，提高治疗依从性。具体内容主要有：哮喘相关知识，包括支气管哮喘的诱因、前驱症状、发作时的简单处理、用药等；自我护理技能的培养，包括气雾剂的使用、正确使用峰流速仪监测、合理安排日常生活和定期复查等。

（1）指导环境控制。识别致敏原和刺激物，如宠物、花粉、油漆、皮毛、灰尘、吸烟、刺激性气体等，尽量减少与之接触。居室或工作学习的场所要保持清洁，常通风。

（2）呼吸训练。指导患者正确的腹式呼吸法、轻咳排痰法及缩唇式呼吸等，保证哮喘发作时能有效地呼吸。

（3）病情监护指导。指导患者自我检测病情，每日用袖珍式峰流速仪监测最大呼出气流速，并进行评定和记录。急性发作前的征兆有使用短效 β 受体激动剂次数增加、早晨呼气峰流速下降、夜间苏醒次数增加或不能入睡、夜间症状严重等。一旦有上述征象，应及时复诊。嘱患者随身携带止喘气雾剂，一出现哮喘先兆时立即吸入，同时保持平静。通过指导患者及照护者掌握哮喘急性发作的先兆和处理常识，把握好急性加重前的治疗时间窗，一旦发生时能采取正确的方式进行自救和就医，避免病情恶化，争取抢救时间。

（4）指导患者严格遵医嘱服药。指导患者在医师指导下坚持长期、规则、按时服药，向患者及照护者讲明各种药物的不良反应及服用时注意事项，指导其加强病情观察。如疗效不佳或出现严重不良反应，立即与医师联系，不能随意更改药物种类、增减剂量或擅自停药。

（5）指导患者适当锻炼，保持情绪稳定。在缓解期可做医疗体操、呼吸训练、打太极拳等，戒烟，减少对气道的刺激。避免情绪激动、精神紧张和过度疲劳，保持愉快情绪。

（6）指导个人卫生和营养。细菌和病毒感染是哮喘发作的常见诱因。哮喘患者应注意与流感者隔离，定期注射流感疫苗，预防呼吸道感染。保持良好的营养状态，增强抗感染的能力。胃肠道反流可诱发哮喘发作，睡前3h禁饮食、抬高枕头可预防。

（王晓洁）

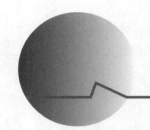

第六章 感染科疾病护理

第一节 细菌性痢疾

一、概述

细菌性痢疾简称菌痢，是由痢疾杆菌（志贺菌属）引起的急性肠道传染病，又称志贺菌病。主要表现为腹痛、腹泻、里急后重和黏液脓血便，伴有发热及全身毒血症状。严重者可有感染性休克和（或）中毒性脑病，预后凶险。

痢疾杆菌属肠杆菌科志贺菌属，革兰染色阴性，无鞭毛及荚膜、有菌毛，可产生内毒素，是引起全身毒血症的主要因素。痢疾杆菌产生的外毒素（志贺毒素）具有神经毒、选择性细胞毒和肠毒样作用，引起更严重的临床表现。本菌存在于患者及带菌者的粪便中，在体外生存力较强，温度越低，保存时间越长，但对理化因素的抵抗力较低，日光直接照射 30 min，56 ~ 60℃ 10 min，煮沸 2 min 即被杀死。对各种化学消毒剂很敏感。

（一）流行病学特点

（1）传染源：为急、慢性患者及带菌者。非典型和慢性患者及带菌者流行病学意义重大。

（2）传播途径：经消化道传播。病原菌污染食物、水、生活用品，经口感染；亦可通过苍蝇污染食物而传播。集体食堂的食物或水源被污染可引起食物型暴发流行或水型暴发流行。

（3）人群易感性：人群普遍易感。学龄前儿童和青壮年多见。病后可获得一定免疫力，但短暂而不稳定，易复发和重复感染。

（4）流行特征：夏秋季节、卫生条件较差地区多发病，儿童发病率高。

（二）病因

痢疾杆菌进入消化道，大部分被胃酸杀死，少量未被杀死的细菌侵入肠黏膜上皮细胞和固有层中繁殖，引起肠黏膜的炎症反应和固有层小血管循环障碍，从而引起上皮细胞的变性、坏死，坏死的上皮细胞脱落，形成浅表溃疡，分泌黏液和脓性分泌物。痢疾杆菌外毒素引起肠黏膜细胞坏死，可能与病初的水样腹泻及神经系统症状有关；而内毒素可增高肠壁通透性，增加毒素吸收，引起发热和毒血症状。中毒性痢疾的发病与内毒素的作用导致各种血管活性物质释放，引起急性微循环障碍有关。由于内毒素损伤血管壁，引起 DIC 及血栓形成，加重微循环障碍，引起重要内脏器官功能衰竭、感染性休克、脑组织病变。

二、临床表现

潜伏期 1 ~ 2 d，根据病程长短和临床表现分为急性和慢性两型。

（一）急性菌痢

根据毒血症状及肠道症状轻重分为 3 型。

1. 普通型（典型）

起病急，高热伴畏寒、寒战，伴头痛、乏力、食欲缺乏等全身不适。继之出现阵发性腹痛、腹泻和里急后重。大便次数增多，每日十数次至数十次，量少，失水不多见，大便开始为稀便，可迅速转变为黏液脓血便。有左下腹压痛及肠鸣音亢进。发热一般于 2 ～ 3 d 后自退。腹泻常持续 1 ～ 2 周缓解或自愈，少数患者转为慢性。

2. 轻型（非典型）

全身毒血症状和肠道症状较轻，不发热或低热，腹痛轻微，每日腹泻数次，糊状或稀便，有黏液但无脓血，无明显里急后重。3 ～ 7 d 可痊愈，也可转为慢性。

3. 中毒型

多见于 2 ～ 7 岁体质较好的儿童。起病急骤，病势凶险，突发高热，体温达 40℃以上，有严重的全身毒血症状，精神萎靡，频发惊厥或抽搐，迅速发生循环和呼吸衰竭。肠道症状较轻，可无腹泻和脓血便。如做生理盐水灌肠或直肠拭子取标本镜检，可发现大量脓细胞和红细胞。病死率曾达 20% 以上。根据其主要临床表现可分为 3 型。

（1）休克型（周围循环衰竭型）：较多见，以感染性休克为主要表现，患者面色苍白、皮肤发花、四肢厥冷、发绀、血压下降、尿量减少等。

（2）脑型（呼吸衰竭型）：最为严重，病死率高。主要表现为脑水肿、颅内压增高，甚至导致脑疝，并出现中枢性呼吸衰竭。大多数此型患儿无肠道症状而突然发病，初期可有剧烈头痛、频繁喷射状呕吐；面色苍白、口唇发灰；频繁或持续性惊厥、昏迷；瞳孔大小不等，对光反应迟钝或消失。呼吸节律不齐，严重者可出现呼吸停止。

（3）混合型：预后最为凶险，如未能及时抢救则迅速发展为呼吸衰竭和循环衰竭。

（二）慢性菌痢

病程反复发作或迁延不愈达 2 个月以上，即为慢性菌痢。主要表现为长期反复出现的腹痛、腹泻，大便混有黏液、脓血，伴有乏力、营养不良和贫血等症状。大便培养可检出志贺菌，乙状结肠镜检查可有异常。

（三）并发症

主要有痢疾杆菌败血症、感染性休克、溶血性尿毒症综合征等。主要死亡原因是感染性休克及溶血性尿毒症综合征。

三、检查

（一）血液检查

急性菌痢外周血白细胞总数可轻至中度增高，以中性粒细胞数升高为主。慢性菌痢可有贫血。

（二）粪便检查

外观多为黏液脓血便，量少，无粪质。镜检可见大量脓细胞、白细胞、红细胞，如有巨噬细胞，则更有助于诊断。

（三）病原学检查

确诊依据为粪便培养出痢疾杆菌。早期、连续多次、抗菌治疗前、采新鲜粪便的脓血部分、选择适当培养基，可提高培养阳性率。

四、诊断

根据进食不洁食物史、接触史等流行病学资料，发热、腹痛、腹泻、黏液脓血便、里急后重等典型临床表现，粪便培养发现痢疾杆菌即可确诊。

五、治疗

（一）急性菌痢

1. 一般治疗

执行消化道隔离措施，至临床症状消失、粪便培养连续 2 次阴性方可解除隔离。注意饮食，补充水分，维持水、电解质及酸碱平衡。

2. 病原治疗

（1）喹诺酮类：是目前成人痢疾首选用药。常用诺氟沙星，成人每次 0.2 ~ 0.4 g，每日 4 次，疗程 5 ~ 7 d。因影响骨骺发育，故孕妇、儿童及哺乳期妇女慎用。

（2）复方磺胺甲噁唑（SMZ-TMP）：成人每次 2 片，每日 2 次。

（3）其他：可用甲硝唑、庆大霉素、阿米卡星等。

3. 对症治疗

高热可用退热药及物理降温，腹痛剧烈可用解痉药，如阿托品等。毒血症状严重者，可酌情小剂量应用肾上腺糖皮质激素。

（二）慢性菌痢

根据细菌培养及药敏试验合理选择有效抗菌药物。可联合应用 2 种不同类型的抗菌药物，疗程延长到 10 ~ 14 d，重复 1 ~ 3 个疗程。也可应用药物保留灌肠疗法，灌肠液内加用小量肾上腺糖皮质激素，以增加其渗透作用而提高疗效。

（三）中毒性菌痢

1. 病原治疗

应用有效的抗菌药物静脉滴注，如选用环丙沙星或氧氟沙星，或选用第三代头孢菌素如头孢噻肟。也可两类药物联合应用。病情好转后改口服用药。

2. 对症治疗

（1）高热伴躁动不安及反复惊厥者，可用亚冬眠疗法。

（2）休克型：应积极扩充血容量、纠正酸中毒和维持水与电解质平衡，解除微血管痉挛，改善重要脏器的血液灌注，注意保护重要脏器功能。

（3）脑型：可用 20% 甘露醇治疗脑水肿，及时应用血管扩张药以改善脑血管痉挛，积极防治呼吸衰竭。

六、护理

（一）护理评估

（1）健康史：重点评估患者有无不洁食物的摄入史或与痢疾患者的接触史。

（2）身体状况：重点评估患者有无腹痛、腹泻、里急后重、黏液脓血便等，腹泻的次数、量、性状，腹痛的部位、程度、性质等。观察患者的一般状态，监测体温、血压、意识状态。

（3）心理及社会因素：重点评估由于发病导致患者产生的紧张、焦虑、依赖等心理反应。

（4）辅助检查：重点评估粪便检查结果及药物敏感试验。

（二）护理目标

（1）排便正常，腹泻、脓血便消失。

（2）组织灌注良好，血压正常、脉搏有力。

（3）呼吸平稳，血氧饱和度恢复正常。

（三）护理措施

1. 腹泻的护理

（1）隔离措施：严格执行消化道隔离。

（2）卧床休息：急性期患者应卧床休息，减轻烦躁、焦虑等不良情绪。频繁腹泻伴发热、疲乏无力、严重脱水者应协助患者床边排便，以免增加体力消耗。

（3）病情监测：密切观察排便次数、量、性状及伴随症状，严密监测生命体征、脱水征、出入量，及时发现循环衰竭和呼吸衰竭的征兆，注意饮食情况、体重、治疗效果。

（4）保持水、电解质平衡：根据每日出入量情况及血液生化检查结果准确补充水及电解质，以免发生脱水及电解质紊乱。轻者可口服补液，严重者静脉补液。

（5）饮食护理：严重腹泻伴呕吐者可暂禁食，静脉补充所需营养，使肠道得到充分休息。能进食者，给予高热量、高蛋白、高维生素、少渣、少纤维素、易消化清淡流质或半流饮食，避免生冷、多渣、油腻或刺激性食物。少量多餐。病情好转后，逐渐过渡至正常饮食。

（6）皮肤护理：每次排便后清洗肛门及肛周，并涂以润滑剂，预防刺激。每日用温水或 1 : 5 000 高锰酸钾溶液坐浴，防止感染。排便后应彻底洗手，防止经手传播。伴明显里急后重者，嘱患者排便时不要过度用力，以免脱肛。发生脱肛时，可戴橡胶手套助其回纳。

（7）用药护理：遵医嘱使用有效抗菌药物，如诺氟沙星、复方磺胺甲硝唑等。注意观察胃肠道反应、肾毒性、过敏、粒细胞减少等不良反应。早期禁用止泻药，促进毒素排出。

（8）标本采集：采集含有脓血、黏液部分的新鲜粪便，及时送检，以提高阳性率。

2. 纠正微循环障碍

（1）病情监测：每 0.5 ～ 1 h 测量生命体征，观察意识、尿量、皮肤黏膜变化，及时发现休克征象，通知医师，配合抢救。

（2）休息及体位：绝对卧床休息，取平卧或休克体位（头部和下肢均抬高 30°），小儿去枕平卧，头偏向一侧。

（3）保暖：调高室温，减少暴露，加盖棉被，放置热水袋，喝热饮。

（4）保持呼吸道通畅：通畅呼吸道，吸氧，持续监测血氧饱和度。

（5）抗休克治疗的护理：迅速建立静脉通路，必要时开放两条通路。记录 24 h 出入量，有利于判断病情和调整补液速度。遵医嘱予扩容、纠正酸中毒等抗休克治疗。扩容时，应根据血压、尿量随时调整输液速度。在快速扩容阶段，应观察脉率、呼吸次数，注意有无呼吸困难、吐泡沫痰及肺底湿啰音，防止肺水肿发生。应用血管活性药物，维持适当的浓度和速度。注意观察药物的疗效和不良反应。特别应注意区分阿托品化和阿托品中毒。

抗休克治疗有效的指征：患者面色转红、发绀消失、肢端转暖、血压渐上升，收缩压维持在 10.7 kPa（80 mmHg）以上、脉压 > 4.0 kPa（30 mmHg），脉搏每分钟 < 100 次，充盈有力；尿量 > 30 mL/h。

（四）护理评价

（1）排便是否正常，伴随症状有无消失。

（2）血压、脉搏、尿量是否恢复正常。

（3）呼吸是否平稳，血氧饱和度是否正常。

（五）健康指导

指导患者和家属掌握消化道隔离的知识和隔离要点。恢复期患者注意休息，调整饮食、饮水卫生，不进食生、冷、硬、不洁和不易消化食物，遵医嘱按时、按量、按疗程坚持服药，争取急性期彻底治愈，以防转变为慢性菌痢。慢性菌痢患者注意避免因进食生冷食物、暴饮暴食、过度紧张和劳累、受凉、情绪波动等诱发急性发作。养成良好的个人卫生习惯，餐前、便后洗手，保证良好的饮食、饮水卫生习惯。避免从事餐饮服务行业的工作。

（李红永）

第二节　病毒性肝炎

一、概述

病毒性肝炎是由多种肝炎病毒引起的以肝脏病变为主的一种传染病。临床上以食欲减退、恶心、腹上区不适、肝区痛、乏力为主要表现。部分患者可有黄疸、发热和肝大，伴有肝功能损害。有些患者可慢性化，甚至发展成肝硬化，少数可发展为肝癌。

病毒性肝炎的病原学分型，目前已被公认的主要有甲、乙、丙、丁、戊 5 种肝炎病毒，分别写作 HAV、HBV、HCV、HDV、HEV，除乙型肝炎病毒为 DNA 病毒外，其余均为 RNA 病毒。

二、临床表现

1. 急性肝炎

分为急性黄疸型肝炎和急性无黄疸型肝炎，潜伏期在 15 ~ 45 d，平均 25 d，总病程 2 ~ 4 个月。

（1）黄疸前期：有畏寒、发热、乏力、食欲缺乏、恶心、厌油、腹部不适、肝区痛、尿色逐渐加深，本期持续平均 5 ~ 7 d。

（2）黄疸期：热退，巩膜、皮肤黄染，黄疸出现而自觉症状有所好转，肝大伴压痛、叩击痛，部分患者轻度脾大，本期 2 ~ 6 周。

（3）恢复期：黄疸逐渐消退，症状减轻以至消失，肝脾恢复正常，肝功能逐渐恢复，本期持续 2 周至 4 个月，平均 1 个月。

2. 慢性肝炎

既往有乙型、丙型、丁型肝炎或 HBsAg 携带史或急性肝炎病程超过 6 个月，而目前仍有肝炎症状、体征及肝功能异常者，可以诊断为慢性肝炎。常见症状为乏力、全身不适、食欲减退、肝区不适或疼痛、腹胀、低热，体征为面色晦暗、巩膜黄染，可有蜘蛛痣或肝掌、肝大、质地中等或充实感，有叩痛，脾大严重者，可有黄疸加深、腹腔积液、下肢水肿、出血倾向及肝性脑病，根据肝损害程度，临床可分为轻、中、重度。

（1）轻度：病情较轻，症状不明显或虽有症状体征，但生化指标仅 1 ~ 2 项轻度异常者。

（2）中度：症状、体征，居于轻度和重度之间者。肝功能有异常改变。

（3）重度：有明显或持续的肝炎症状，如乏力、食欲缺乏、腹胀、便溏等，可伴有肝病面容、肝掌、蜘蛛痣或肝脾大，而排除其他原因且无门脉高压症者。实验室检查血清，谷丙转氨酶反复或持续升高；白蛋白降低或 A/G 比例异常，丙种球蛋白明显升高，凡白蛋白 ≤ 32 g/L，胆红素 > 85.5 μmol/L，凝血酶原活动度 40% ~ 60%，3 项检测中有 1 项者，即可诊断为慢性肝炎重度。

3. 重型肝炎

（1）急性重型肝炎：起病急，进展快，黄疸深，肝变小。起病后 10 d 内，迅速出现神经精神症状，出血倾向明显，并可出现肝臭、腹腔积液、肝肾综合征、凝血酶原活动度低于 40% 而排除其他原因者，胆固醇低，肝功能明显异常。

（2）亚急性重型肝炎：在起病 10 d 以后，仍有极度乏力、食欲缺乏、重度黄疸（胆红素 > 171 μmol/L）、腹胀并腹腔积液形成，多有明显出血现象，一般肝缩小不突出，肝性脑病多见于后期肝功能严重损害：血清 ALT 升高或升高不明显，而总胆红素明显升高，即：胆酶分离、A/G 比例倒置、丙种球蛋白升高、凝血酶原时间延长、凝血酶原活动度 < 40%。

（3）慢性重型肝炎：有慢性肝炎肝硬化或有乙型肝炎表面抗原携带史，影像学、腹腔镜检查或肝穿刺支持慢性肝炎表现者，并出现亚急性重症肝炎的临床表现和实验室改变为慢性重型肝炎。

4. 淤胆型肝炎

起病类似急性黄疸型肝炎，但自觉症状常较轻，有明显肝大、皮肤瘙痒、大便色浅，血清碱性磷酸酶、γ-转肽酶、胆固醇均有明显增高，黄疸深，胆红素升高以直接增高为主，转氨酶上升幅度小，凝血酶原时间和凝血酶原活动度正常。较轻的临床症状和深度黄疸不相平行为其特点。

5. 肝炎后肝硬化

早期肝硬化必须依靠病理诊断、超声和 CT 检查等，腹腔镜检查最有参考价值。临床诊断肝硬化，指慢性肝炎患者有门脉高压表现，如腹壁及食管静脉曲张，腹腔积液，肝缩小，脾大，门静脉、脾静脉内径增宽，且排除其他原因能引起门脉高压者，依肝炎活动程度分为活动性和静止性肝硬化。

三、检查

1. 肝功能检测

（1）血清酶学检测：丙氨酸氨基转移酶（ALT）在肝细胞中的浓度比血清高 1 000 ~ 3 000 倍，只要有 1% 肝细胞坏死，就可使血清浓度升高 1 倍，急性肝炎阳性率达 80% ~ 100%。门冬氨酸氨基转移酶（AST）在心肌中浓度最高，故在判定对肝功能的影响时，首先应排除心脏疾病的影响。AST 80% 在肝细胞线粒体内，一般情况下，肝损伤以 ALT 升高为主，若血清 AST 明显增高，常表示肝细胞严重坏死。线粒体中 AST 释放入血，血清转氨酶增高的程度大致与病变严重程度相平行，但重症肝炎时，可出现胆红素不断增高，而转氨酶反而下降，即胆酶分离，提示肝细胞坏死严重。

（2）血清蛋白检测：临床上常把血清蛋白作为肝脏蛋白代谢的生化指标，慢性肝炎肝硬化时，常有血清白蛋白下降，球蛋白水平升高，且以 γ-球蛋白升高为主。

（3）血清胆红素检测：肝脏在胆红素代谢中有摄取转运、结合排泄的功能，肝功损伤致胆红素水平升高，除淤胆型肝炎外，胆红素水平与肝损伤严重程度成正比。

（4）凝血酶原时间（PT）检测：能敏感反映肝脏合成凝血因子 Ⅱ、Ⅶ、Ⅸ、Ⅹ 的情况，肝病时 PT 长短与肝损伤程度呈正相关。

2. 肝炎病毒标志检测

（1）甲型肝炎：急性肝炎患者，血清抗-HAV IgM 阳性可确诊为 HAV 近期感染，抗-HAV IgG 阳性提示既往感染且已有免疫力。

（2）乙型肝炎：① HBsAg 与抗-HBs，HBsAg 阳性示 HBV 目前处于感染阶段，抗-HBs 为免疫保护性抗体阳性，示已产生对 HBV 的免疫力，慢性 HBsAg 携带者的诊断依据为无任何临床症状和体征、肝功能正常、HBsAg 持续阳性 6 个月以上者；② HBeAg 与抗-HBe，HBeAg 阳性为 HBV 活跃复制及传染性强的指标，被检血清从 HBeAg 阳性转变为抗-HBe 阳性，表示疾病有缓解，感染性减弱；③ HBcAg 与抗-HBc，HBcAg 阳性提示存在完整的 HBV 颗粒直接反应，HBV 活跃复制由于检测方法复杂，临床少用。抗-HBc 为 HBV 感染的标志，抗-HBc IgM 阳性提示处于感染早期，体内有病毒复制。在慢性轻度乙型肝炎和 HBsAg 携带者中，HBsAg、HBeAg 和抗-HBc 这 3 项均阳性，说明具有高度传染性，指标难以阴转。

分子生物学标记：用分子杂交或 PCR 法检测，血清中 HBV DNA 阳性，直接反应 HBV 活跃复制具有传染性。

（3）丙型肝炎：由于血中抗原量太少无法测出，故只能检测抗体，抗-HCV 为 HCV 感染标记，不是保护性抗体。用套式反转录 PCR 法检测，血清 HCV-RNA 阳性，示病毒活跃复制，具有传染性。

（4）丁型肝炎：HDV 为缺陷病毒，依赖 HBsAg 才能复制，可表现为 HDV-HBV 同时感染，HDAg 仅在血中出现数天，随之出现 IgM 型抗-HD、慢性 HDV 感染抗-HD IgG 持续升高，自血清中检出 HDV-RNA 则是更直接、更特异的诊断方法。

（5）戊型肝炎：急性肝炎患者，血清中检出抗-HEV IgM 抗体，恢复期血清中 IgG 抗体滴度很低，抗-HEV IgG 在血清中持续时间短于 1 年，故抗-HEV IgM、抗-HEV IgG 均可作为 HEV 近期感染指标。

3. 肝穿活组织检查

肝穿活组织检查是诊断各型病毒性肝炎的主要指标，也是诊断早期肝硬化的确切证据，但因为系创伤性检查，尚不能普及，也不作为首选。

4. 超声及电子计算机断层扫描（CT）

超声检查应用非常广泛，为慢性肝炎、肝炎肝硬化的诊断指标，已明确并可帮助肝硬化与肝癌及黄疸的鉴别。CT检查对上述诊断也有重要价值。

四、诊断

根据以上症状、体征、实验室检查可作出诊断。

五、治疗

（一）一般治疗

急性肝炎及慢性肝炎活动期，需住院治疗，卧床休息，合理营养，保证热量、蛋白质、维生素供给，严禁饮酒，恢复期应逐渐增加活动。慢性肝炎静止期，可做力所能及的工作，重型肝炎要绝对卧床，尽量减少饮食中蛋白质，保证热量、维生素，可输入人血白蛋白或新鲜血浆，维持水及电解质平衡。

（二）抗病毒治疗

急性肝炎一般不用抗病毒治疗。仅在急性丙型肝炎时提倡早期应用干扰素防止慢性化，而慢性病毒性肝炎需要抗病毒治疗。①干扰素：重组DNA白细胞干扰素（IFN-α）可抑制HBV的复制。隔日肌内注射，连续6个月，仅为30%～50%患者获得较持久的效果。丙型肝炎的首选药物为干扰素，可与利巴韦林联合应用。②拉米夫定：是一种合成的二脱氧胞嘧啶核苷类药物，具有抗HBV的作用。口服拉米夫定，血清HBV-DNA水平可明显下降，服药12周HBV-DNA转阴率达90%以上。长期用药可降低ALT，改善肝脏炎症，但HBeAg阴转率仅为16%～18%，治疗6个月以上，可发生HBV的变异，但仍可继续服用本药，不良反应轻者可继续服用1～4年。③泛昔洛韦：是一种鸟苷类药物，它的半衰期长，在细胞内浓度高，可以抑制HBV-DNA的复制。本药不良反应轻，可与拉米夫定、干扰素等合用以提高疗效。④其他抗病毒药物：如阿昔洛韦、阿德福韦、膦甲酸钠等均有一定抑制HBV效果。

（三）免疫调节剂

常用的有：①胸腺素 α_1，有双向免疫调节作用，可重建原发、继发性免疫缺陷患者的免疫功能；②胸腺素，参与机体的细胞发生免疫反应，诱导T淋巴细胞的分化成熟，放大T细胞对抗原的反应，调节T细胞各亚群的平衡；③免疫核糖核酸，在体内能诱生干扰素而增强机体免疫功能。

（四）导向治疗

新的免疫治疗（如DNA疫苗免疫复合物治疗等）、基因治疗（反义核酸治疗转基因治疗）正在研究中。

（五）护肝药物

护肝药物：①促肝细胞生长素，可促进肝细胞再生，对肝细胞损伤有保护作用，并能调节机体免疫功能和抗纤维化作用；②水飞蓟宾，有保护和稳定肝细胞膜作用；③甘草酸二铵，具有较强的抗感染、保护细胞膜及改善肝功能的作用，适用于伴有谷丙转氨酶升高的慢性迁延性肝炎及慢性活动性肝炎；④腺苷蛋氨酸，补充外源性的腺苷蛋氨酸有促进黄疸消退和肝功能恢复的作用。

六、护理

（一）护理措施

（1）甲、戊型肝炎进行消化道隔离；急性乙型肝炎进行血液（体液）隔离至HBsAg转阴；慢性乙型和丙型肝炎患者应分别按病毒携带者管理。

（2）向患者及其家属说明休息是肝炎治疗的重要措施。重型肝炎、急性肝炎、慢性活动期应卧床休息；慢性肝炎病情好转后，体力活动以不感疲劳为度。

（3）急性期患者饮食宜清淡，蛋白质以营养价值高的动物蛋白为主，1.0～1.5 g/（kg·d）；慢性肝炎患者宜高蛋白、高热量、高维生素、易消化饮食，蛋白质1.5～2 g/（kg·d）；重症肝炎患者宜低脂、低盐、易消化饮食，有肝性脑病先兆者，应限制蛋白质摄入，蛋白质摄入 < 0.5 g/（kg·d）；合并腹腔积液、少尿者，钠摄入限制在 0.5 g/d。

（4）各型肝炎患者均应戒烟和禁饮酒。

（5）皮肤瘙痒者及时修剪指甲，避免搔抓，防止皮肤破损。

（6）应向患者解释注射干扰素后可出现发热、头痛、全身酸痛等"流感样综合征"，体温常随药物剂量增大而增高，不良反应随治疗次数增加而逐渐减轻。发热时多饮水、休息，必要时按医嘱对症处理。

（7）密切观察有无皮肤瘀点瘀斑、牙龈出血、便血等出血倾向；观察有无性格改变、计算力减退、嗜睡、烦躁等肝性脑病的早期表现。如有异常，及时报告医师。

（8）让患者家属了解肝病患者易生气、易急躁的特点，对患者要多加宽容理解；护理人员多与患者热情、友好交谈沟通，缓解患者焦虑、悲观、抑郁等心理问题；向患者说明保持豁达、乐观的心情对于肝脏疾病的重要性。

（二）健康教育

（1）宣传各类型病毒性肝炎的发病及传播知识，重视预防接种的重要性。

（2）对于急性肝炎患者，要强调彻底治疗的重要性及早期隔离的必要性。

（3）慢性患者、病毒携带者及其家属需采取适当的家庭隔离措施，对家中密切接触者鼓励尽早进行预防接种。

（4）应用抗病毒药物者，必须在医师的指导、监督下进行，不得擅自加量或停药，并应定期检查肝功能和血常规。

（5）慢性肝炎患者出院后避免过度劳累、酗酒、不合理用药等，避免反复发作，并定期监测肝功能。

（6）对于乙肝病毒携带者，禁止献血和从事饮食、水管、托幼等工作。

（李红永）

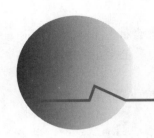

第七章　妇科疾病护理

第一节　外阴炎

一、概述

外阴炎是由于病原体侵犯或受到各种不良刺激引起的外阴发炎，可独立存在，更多时候与阴道炎、泌尿系疾病、肛门直肠疾病或全身性疾病并发，或为某些外阴疾病病变过程中的表现之一。

（一）非特异性外阴炎

由于外阴部暴露于外，又与尿道、肛门、阴道邻近，经常受到阴道分泌物、月经血、产后恶露、尿液、粪便的刺激，若不注意卫生，则可引起外阴不同程度的炎症。如尿瘘患者的尿液、粪瘘患者的粪便、糖尿病患者的糖尿等长期浸渍也易引起外阴炎。此外，穿紧身化纤内裤，月经垫通透性差，局部经常潮湿，均可引起非特异性外阴炎。

（二）前庭大腺炎

前庭大腺炎包括前庭大腺脓肿和前庭大腺囊肿，多发生在生育年龄妇女。在性交、流产、分娩或其他情况污染外阴时，病原体侵入而引起炎症。主要病原体为葡萄球菌、链球菌、大肠埃希菌、淋病奈瑟菌及沙眼衣原体等。

二、临床表现

（一）非特异性外阴炎

非特异性外阴炎临床表现为外阴皮肤瘙痒、疼痛、红肿、灼热感，于性交、活动、排尿、排便时加重。病情严重时形成外阴溃疡而致行走不便。妇科检查可见外阴局部充血、肿胀、糜烂，常有抓痕，严重者形成溃疡或湿疹。慢性炎症者，外阴局部皮肤或黏膜增厚、粗糙、皲裂等。治疗包括病因治疗和局部清洁治疗。

（二）前庭大腺炎

急性炎症发作时，细菌先侵犯腺管，腺管口因炎症肿胀、阻塞，渗出物不能外流，积存而形成脓肿。当急性炎症消退后，腺管口粘连、闭塞，分泌物不能排出，脓液逐渐转为清液而形成前庭大腺囊肿。

前庭大腺脓肿多发生于一侧。初起时局部肿胀、疼痛、灼烧感，行走不便，妇科检查见局部皮肤红肿、发热及压痛明显。当脓肿形成时，可出现鸡蛋大小肿块，表面皮肤发红、变薄，可触及波动感，周围组织水肿。

三、检查

（一）局部分泌物检查

寻找病原体或做细菌培养和药物敏感试验。

（二）血、尿常规化验

了解感染程度，有无尿糖等。

四、诊断

根据临床表现及检查可作出诊断。

五、治疗

（1）积极有效地治疗原发病。

（2）局部治疗：保持外阴清洁、干燥，避免不良刺激。选用不同的液体药剂坐浴，外阴涂用抗生素软膏、抗真菌制剂等。

（3）有发热及白细胞计数增加者，可适当使用抗生素。

六、护理

（一）护理评估

1. 健康史

询问患者的年龄、生活卫生习惯、有无不洁性生活史、病程长短及既往治疗过程等，了解患者有无流产、分娩、外阴阴道手术后感染史，有无糖尿病患病史及尿瘘、粪瘘病史。

2. 身体状况

（1）全身表现：前庭大腺炎急性期可有发热、白细胞增多等表现。

（2）局部表现：了解患者外阴皮肤瘙痒、疼痛、红肿、灼热感、行走不便的程度，是否在活动、排便时加重。妇科检查时应注意：外阴局部有无糜烂、溃疡和湿疹形成；皮肤和黏膜有无增厚、粗糙、皲裂；前庭大腺区有无囊状隆起、压痛和波动感。

3. 心理状况

患者常羞于就医，使病情加重或转为慢性。炎症的局部症状影响活动、性生活而导致焦虑情绪。

（二）护理问题

1. 精神困扰

与知识缺乏、产生悲观情绪或羞辱感有关。

2. 皮肤完整性受损

与分泌物增多、炎症刺激导致抓挠或用药不当有关。

3. 疼痛

与急性前庭大腺感染形成脓肿有关。

（三）护理措施

1. 一般护理

急性期应卧床休息，减少活动，禁止性生活，避免辛辣食物，保持外阴清洁、干燥。

2. 病情监测

观察外阴皮肤颜色、肿胀及疼痛程度、分泌物的量及其形状变化。及时给予局部擦洗、热敷、理疗等护理措施，减轻患者痛苦，增加患者的舒适感。

3. 心理护理

认真听取患者的诉说，耐心解释外阴炎发生的诱因及预防、治疗措施，为患者严格保密，以解除其忧虑，使其主动积极地配合医护工作。

4．治疗护理

（1）非特异性外阴炎：协助医师寻找病因并针对病因进行治疗。教会患者坐浴的方法，包括浴液的配制、温度、坐浴的时间及注意事项。取高锰酸钾结晶加温开水配成浓度为 1 ∶ 5 000 的约 40℃的溶液，肉眼观为淡玫瑰红色。每次坐浴 20 min，每日 2 次。注意配制的溶液浓度不宜过浓，以免烧伤皮肤。坐浴时要使会阴部浸没于溶液中，月经期停止坐浴。

（2）前庭大腺炎：急性期卧床休息，局部热敷和坐浴，同时用抗生素治疗。脓肿形成后，应协助医师行切开引流及造口术，做好术后护理。每日局部换药，并观察伤口有无红肿及引流物的性状，外阴用 1 ∶ 5 000 氯己定或碘伏棉球擦洗，每日 2 次。

5．健康教育

教育患者注意个人卫生，勤换内裤，保持外阴清洁、干燥，注意经期、孕期、分娩期及产褥期卫生。勿饮酒，少进辛辣食物。局部严禁搔抓，勿用刺激性药物或肥皂擦洗。外阴溃破者要预防继发感染，使用柔软、无菌会阴垫，以减少摩擦和混合感染的机会。

（谢小兰）

第二节　滴虫阴道炎

一、概述

滴虫阴道炎是由阴道毛滴虫引起的常见的阴道炎。阴道毛滴虫呈梨形，体积为多核白细胞的 2 ~ 3 倍，其顶端有 4 根鞭毛，体侧有波动膜，后端尖并有轴柱凸出，无色、透明、如水滴样。鞭毛随波动膜的波动而活动。滴虫适宜在温度为 25 ~ 40℃、pH 为 5.2 ~ 6.6 的潮湿环境中生长。阴道毛滴虫滋养体生命力较强，能在 3 ~ 5℃生存 21 d，在 46℃生存 20 ~ 60 min，在半干燥环境中约生存 10 h。在 pH 为 5.0 以下或 7.5 以上的环境中则不生长。滴虫阴道炎患者的阴道 pH 一般在 5.0 ~ 6.6，多数 > 6.0。月经前、后阴道 pH 发生变化，月经后阴道 pH 接近中性，故隐藏在腺体及阴道皱襞中的阴道毛滴虫于月经前、后常得以繁殖，引起炎症的发作。其次，妊娠期、产后等阴道环境的改变，适于阴道毛滴虫生长繁殖而发生滴虫阴道炎。阴道毛滴虫能消耗或吞噬阴道上皮细胞内的糖原，阻碍乳酸生成，以降低阴道酸度而有利于繁殖。阴道毛滴虫不仅寄生于阴道，还可侵入尿道或尿道旁腺，甚至膀胱、肾盂，以及男方的包皮皱褶、尿道或前列腺中。

传染方式：①经性生活直接传播；②经公共浴池、浴盆、浴巾、游泳池、坐式便器、衣物等间接传播；③医源性传播，通过污染的器械或敷料传播。

二、临床表现

多数患者无症状，妇女有不适的感觉可能持续 1 周或几个月，然后会因月经或妊娠而明显好转，阴道黏膜发炎，呈鲜红色，上覆斑片状假膜，常伴泡沫样分泌物，自觉不同程度瘙痒，少数有灼热感。

白带增多，偶可发生尿频、尿急、尿痛、血尿，或腹痛、腹泻、黏液便，或齿槽溢脓、龋齿。常引起尿道炎，可致膀胱炎、前庭大腺炎。

三、检查

在分泌物中查到阴道毛滴虫即可确诊。

1．悬滴法

取阴道后穹隆处白带混于玻片上的生理盐水中，立即用低倍显微镜检查，如能查到阴道毛滴虫即可诊断。此法准确率可达 60% ~ 70%。

2．培养法

对多次悬滴法未能发现阴道毛滴虫的可疑患者，可进行分泌物培养，其准确率可达 98%。

四、诊断

将取自后穹隆的阴道分泌物经盐水混悬后，不必染色，用普通显微镜检查，可立即作出诊断。能够观察到鞭毛的快速伸展运动和卵圆形原虫的冲刺活动，培养比直接镜检更敏感。

滴虫性阴道炎也常用巴氏染色涂片作出诊断。应做有关化验以排除淋病、衣原体病及其他性传播疾病。

五、治疗

1. 全身治疗

（1）甲硝唑：成人每日 3 次，儿童酌减。肠道滴虫病治疗疗程 3 ~ 5 d。滴虫性尿道炎、阴道炎、口腔炎用药 7 ~ 10 d。孕妇、哺乳期妇女禁用。

（2）替硝唑：用于泌尿生殖道及口腔感染，首剂加倍，每日 1 次，用药 5 ~ 6 d。

（3）曲古霉素：每日 3 次，共用药 5 ~ 7 d。

2. 局部治疗

（1）滴虫性阴道炎：先用肥皂棉球擦洗阴道壁，并用 0.02% 高锰酸钾溶液或温开水冲洗阴道，再用 1% 乳酸或 0.5% 醋酸洗后擦干。

乙酰胂胺、卡巴胂或甲硝唑，任选一种塞入阴道后穹隆或喷洒阴道内，每晚或隔夜 1 次，7 ~ 10 d 为 1 疗程，可连用 2 ~ 3 个疗程。

（2）口腔清洁：用盐水漱口，保持口腔清洁卫生，睡前不进食甜味食品等。

六、护理

（一）护理评估

1. 健康史

询问患者有无不洁性生活史，了解月经后有无症状的加重，既往的诊疗经过及效果，是否为复发患者。

2. 身体状况

（1）白带增多、外阴瘙痒：滴虫阴道炎的主要症状是白带增多、外阴瘙痒。分泌物的主要特点是出现大量灰黄色、稀薄、泡沫状的白带，若合并其他细菌混合感染，则分泌物呈脓性，可有臭味。瘙痒部位主要为外阴及阴道口，可有灼热、疼痛、性交痛等症状。

（2）泌尿系统感染：阴道毛滴虫可感染泌尿系统，出现尿频、尿急、尿痛甚至血尿。评估患者有无泌尿系统感染的症状。

（3）不孕症：阴道毛滴虫能吞噬精子，并改变阴道内酸性环境，影响精子在阴道内存活而造成不孕。

（4）妇科检查：阴道黏膜充血，有散在的红色斑点，内有大量的灰黄色、稀薄、泡沫状的白带。子宫颈呈草莓样改变。

3. 心理状况

患者常羞于就医而延误治疗，因炎症影响活动、性生活而导致焦虑，部分未能坚持疗程的患者因疾病反复发作而产生忧郁情绪。

（二）护理问题

1. 知识缺乏

缺乏对疾病传染途径的认识和对阴道炎治疗知识的了解。

2. 有泌尿系统感染的危险

与外阴不洁、局部抵抗力下降有关。

3. 黏膜完整性受损

与阴道分泌物刺激、抓挠有关。

4. 舒适的改变

与瘙痒、疼痛、分泌物的异味有关。

（三）护理措施

1. 一般护理

注意个人卫生，勤换内裤，保持外阴清洁、干燥，尽量避免抓挠外阴部，防止皮肤破损。

2. 病情监测

（1）观察用药反应：甲硝唑、替硝唑服药后偶见胃肠道反应（如食欲减退、恶心、呕吐等）及头痛、皮疹、白细胞减少等，一旦发现，立即停药。甲硝唑、替硝唑可抑制乙醇在体内氧化而产生有毒中间代谢产物，故甲硝唑用药期间及停药 24 h 内、替硝唑用药期间及停药 72 h 内禁止饮酒。甲硝唑、替硝唑是一种细胞诱变剂，有导致胎儿畸形的作用，妊娠期禁用，尤其是妊娠 20 周内，哺乳期慎用。

（2）监测治疗效果：及时了解患者白带的量和性状的变化，外阴瘙痒、灼痛症状是否减轻，有无诱因继续存在和并发症出现，据此分析治疗效果，以便于调整治疗、护理方案。

（3）督促患者按疗程治疗：向患者解释按疗程、正规、彻底治疗的必要性、重要性，告知患者各种药物的用药方法，观察患者是否按医嘱实施治疗措施，及时提供必要的技术指导，患者自己用药有困难的，指导其家属协助用药或由医务人员帮助使用。

3. 心理护理

（1）加强与患者的沟通，用通俗易懂的语言向患者解释滴虫阴道炎的发病原因、诱因及预防、治疗措施，增强患者的自我防护意识。

（2）减轻患者因疾病带来的烦恼，消除忧郁、焦虑等心理障碍，增强其战胜疾病的信心。

（3）消除患者的麻痹心理，使其重视自我检测，按时来医院复查，嘱其家属多关心、鼓励患者，尽量满足患者治疗上的要求。鼓励患者坚持治疗，以便早日彻底治愈。

4. 治疗护理

（1）增强阴道酸性环境：用酸性溶液如 1% 乳酸液或 0.5% 醋酸溶液进行阴道坐浴或灌洗，每日 1 ~ 2 次，7 ~ 10 d 为 1 个疗程。教会患者配制冲洗液的方法，坐浴水温在 35 ~ 37℃为宜，在月经期间停止阴道灌洗、坐浴及阴道用药。

（2）阴道用药：灌洗或坐浴后，用甲硝唑 200 mg 放入阴道深处，每日 1 ~ 2 次，7 ~ 10 d 为 1 个疗程。

（3）全身用药：因滴虫阴道炎同时有尿道、尿道旁腺、前庭大腺滴虫感染，治愈此病需全身用药，主要治疗药物为甲硝唑和替硝唑，口服药物的治愈率为 90% ~ 95%。甲硝唑 400 mg，每日 3 次口服，7 d 为 1 个疗程。或甲硝唑 2 g 单次口服，或替硝唑 2 g 单次口服。

5. 健康教育

（1）加强卫生教育：消灭传染源，切断传染途径。改进公共卫生设备，如提倡淋浴，公厕改为蹲式；注意个人卫生，勿互穿内裤、内衣，勿互用便盆；禁止滴虫阴道炎的患者进入游泳池，浴盆、浴巾要消毒；指导妇女在特殊生理期（月经期、妊娠期）预防感染等。

（2）避免交叉感染和重复感染：滴虫阴道炎为性传播疾病，性伴侣应同时治疗，治疗期间应禁止性生活。内裤、坐浴及洗涤用物应煮沸消毒 5 ~ 10 min，以消灭病原体，防止交叉和重复感染。

（3）治愈标准：治疗后检查阴道毛滴虫为阴性时，仍应于每次月经干净后复查白带，连续 3 次均为阴性方为治愈。

（4）告知患者取分泌物前 24 ~ 48 h 内禁止性生活、阴道灌洗和局部用药，分泌物取出后应及时送检，以免影响检查结果。

（谢小兰）

第三节 外阴阴道假丝酵母菌病

一、概述

外阴阴道假丝酵母菌病是一种常见的外阴、阴道炎症，也称外阴阴道念珠菌病，80%～90%的病原体为白假丝酵母菌。白假丝酵母菌为双相菌，有酵母相和菌丝相：酵母相为芽生孢子，在无症状寄居及传播中起作用；菌丝相为芽生孢子伸长成假菌丝，侵袭组织能力加强。白假丝酵母菌对热的抵抗力不强，加热至60℃即可死亡，但对于干燥、日光、紫外线及化学制剂的抵抗力较强。

白假丝酵母菌为条件致病菌，适宜在酸性环境中生长，正常阴道内菌量极少，呈酵母相，并不引起症状。阴道内糖原增加、酸度增高、局部细胞免疫力下降，适合白假丝酵母菌的繁殖并转为菌丝相而引起炎症，故该病多见于孕妇、糖尿病患者及接受大量雌激素治疗者。此外，长期应用抗生素，改变了阴道内微生物之间的相互制约关系；服用皮质甾体激素或免疫缺陷综合征患者，其机体的抵抗力降低；穿紧身化纤内裤、肥胖者可使会阴局部的温度及湿度增加，也易使白假丝酵母菌得以繁殖而引起感染。

白假丝酵母菌除寄生于阴道外，还可寄生于人的口腔、肠道等部位，这3个部位的白假丝酵母菌可互相传染，当局部环境条件适合时易发病。此外，少部分患者可通过性交直接传染或接触感染的衣物间接传染。

二、临床表现

症状主要为外阴瘙痒（甚至奇痒）、灼痛，严重时导致患者坐卧不宁，异常痛苦，影响工作及睡眠，还可伴有尿频、尿痛及性交痛。急性期白带增多，白带特征是白色稠厚、呈凝乳或豆渣样。

三、检查

取分泌物悬滴镜检，在分泌物中查到白假丝酵母菌的假菌丝或芽生孢子即可确诊。必要时也可采取培养法。根据患者病情，需进行血糖或尿糖等项目的检查。

四、诊断

根据临床表现及检查可作出诊断。

五、治疗

若有糖尿病，应积极治疗，及时停用广谱抗生素、雌激素及皮质类固醇激素。勤洗内裤，用过的内裤、盆、毛巾均用开水烫洗。局部用药可选阴道给药，每晚1次，连用3次，对不能耐受局部用药的未婚妇女及不愿采用局部用药者，可选用口服药物。

六、护理

（一）护理评估
1. 健康史
询问患者是否有诱发外阴阴道假丝酵母菌病的相关因素存在；了解患者白带是否异常及与月经周期或妊娠是否有关；了解患者曾进行过何种检查、治疗及效果等。
2. 身体状况
（1）症状：症状同临床表现，注意评估白带的性状、特点，了解有无外阴瘙痒及程度和伴随的症状。
（2）妇科检查：检查可见外阴皮肤抓痕，小阴唇内侧及阴道黏膜附有白色膜状物，擦除后露出红肿黏膜面，急性期还可见到糜烂及浅表溃疡。

3. 心理状况

患者患病后常因外阴局部不适而影响工作、睡眠、性生活等，产生焦虑情绪，因疾病容易复发而产生自卑情绪。

（二）护理问题

1. 焦虑

与易复发及治疗效果不理想有关。

2. 黏膜完整性受损

与阴道分泌物刺激引起局部瘙痒、抓挠有关。

3. 睡眠形态紊乱

与局部瘙痒、不适有关。

（三）护理措施

治疗原则是消除诱因，改变阴道酸碱度，选择局部或全身应用抗真菌药物。

（1）用药方法。①局部用药：用 2%～4% 碳酸氢钠溶液灌洗阴道或坐浴，改变阴道酸碱度，每日 1 次，10 d 为 1 个疗程。再选用咪康唑栓剂、克霉唑栓剂或片剂、制霉菌素栓剂或片剂等药物放于阴道内。每晚 1 片或 1 粒，7～10 d 为 1 个疗程。②全身用药：若局部用药效果差或病情较顽固者，可选用伊曲康唑、氟康唑、酮康唑等口服。

（2）消除诱因：配合医师积极治疗糖尿病，及时停用广谱抗生素、皮质甾体激素。勤换内裤，保持外阴清洁、干燥。

（3）妊娠合并感染者，为避免胎儿感染，应坚持局部治疗，甚至延续至妊娠 8 个月。禁止口服唑类药物。

（4）鼓励患者坚持用药，不随意中断疗程。性伴侣应进行假丝酵母菌的检查和治疗。

（四）健康教育

（1）治愈标准：治疗后白带检查阴性时，仍应于每次月经来潮前复查白带，连续 3 次阴性为治愈。

（2）建议患者合理使用抗生素、雌激素，避免诱发外阴阴道假丝酵母菌病。

（谢小兰）

第四节　外阴癌

一、概述

外阴癌是女性外阴恶性肿瘤中最常见（约占 90%）的一种，占女性生殖系统肿瘤的 3%～5%，常见于 60 岁以上妇女。以外阴鳞状细胞癌最常见，其他有恶性黑色素瘤、基底细胞癌、前庭大腺癌等。约 2/3 的外阴癌发生在大阴唇，其余的 1/3 发生在小阴唇、阴蒂、会阴、阴道等部位。因早期缺乏典型表现，常不能得到及时治疗。

（一）病因

外阴癌的病因尚不完全清楚。外阴癌患者常并发外阴色素减退疾病，其中仅 5%～10% 的外阴不典型增生者发展成外阴癌。外阴的慢性长期刺激，如外阴尖锐湿疣、外阴瘙痒、慢性前庭大腺炎、慢性溃疡等也可能发展成外阴癌。外阴癌可与宫颈癌、阴道癌合并存在。目前认为，外阴癌的发生与单纯疱疹病毒Ⅱ型、人乳头状瘤病毒、巨细胞病毒感染等有关，不良生活习惯，如吸烟亦和外阴癌发病率有关。

（二）病理

原发性外阴癌 95% 为鳞状细胞癌。只有少数发生在前庭大腺或汗腺的腺癌。外阴癌的癌前病变称为外阴上皮内瘤样病变（VIN），包括外阴上皮不典型增生及原位癌。外阴上皮内瘤样变分为 3 级，即轻度外阴不典型增生（VINⅠ级）、中度外阴不典型增生（VINⅡ级）、重度外阴不典型增生及原位癌（VINⅢ级）。病变初期多为圆形硬结，少数为乳头状或菜花样赘生物，病变继续发展，可形成火山口状质硬的溃疡或菜花状肿块。

（三）转移途径

外阴癌具有转移早、发展快的特点，转移途径以淋巴转移、直接浸润为主，血运转移常发生在晚期。淋巴转移最初转移到腹股沟浅淋巴结，再至股深淋巴结，并经此进入盆腔淋巴结，最后转移至腹主动脉旁淋巴结，可继续向上至锁骨上淋巴结。浅淋巴结被癌灶侵犯后才转移至深淋巴结。癌组织可沿皮肤黏膜直接向周围及深部组织浸润生长，晚期时可累及肛门、直肠和膀胱等。

二、临床表现

（一）症状

主要为久治不愈的外阴瘙痒和不同形态的肿物，如结节状、菜花状、溃疡状。搔抓后破溃、出血。晚期癌肿向深部浸润，可出现明显的疼痛。当血管被浸润时，可有大出血的危险。肿瘤侵犯直肠或尿道时产生尿频、尿急、尿痛、血尿、便秘、便血等症状。

（二）体征

癌灶可生长在外阴任何部位，大阴唇最多见。早期起病时局部见丘疹、结节或溃疡，晚期见不规则肿块。组织脆而易脱落、溃烂、感染，流出脓性或血性分泌物，继发感染后有红、肿、痛等表现。若癌灶已转移至腹股沟淋巴结，可扪及一侧或双侧腹股沟增大、质硬、固定的淋巴结。

三、检查

（一）妇科检查

外阴局部，特别是大阴唇处有单个或多个融合或分散的灰白色、粉红色丘疹或斑点，也可能是硬结、溃疡或菜花样的赘生物。观察双侧腹股沟有无增大、质硬而固定的淋巴结。

（二）特殊检查

通过外阴活体组织病理检查以明确诊断。

四、诊断

根据临床表现及检查可作出诊断。

五、治疗

外阴癌的治疗原则以手术治疗为主，辅以放射治疗与化学药物治疗。

（一）手术治疗

手术治疗是外阴癌的主要治疗方法，手术的范围取决于临床分期、病变的部位、肿瘤细胞的分化程度、浸润的深度、患者的身体状况，以及年龄等。一般采取外阴癌根治术及双侧腹股沟深浅淋巴结清扫术。如病理检查发现腹股沟深浅淋巴结有转移，应行盆腔淋巴结清扫；病灶较小、偏于一侧、确定为0期的患者，可只行患侧腹股沟淋巴结清扫。

（二）放射治疗

适用于不能手术的患者、晚期患者或术后局部残留癌灶及复发癌的患者。

（三）化学药物治疗

可作为较晚期或复发癌的综合治疗手段。

六、护理

一般护理同妇科手术患者，外阴癌患者特殊的护理措施如下。

（一）术前准备

外阴需要植皮者，应在充分了解手术方式的基础上对植皮部位进行剃毛、消毒后用无菌治疗巾包裹；将患者术后用的棉垫、绷带、各种引流管（瓶）进行消毒备用。

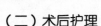

（二）术后护理

术后取平卧外展屈膝体位，并在腘窝垫一软垫；严密观察切口有无渗血，皮肤有无红、肿、热、痛等感染征象，以及皮肤湿度、温度、颜色等移植皮瓣的愈合情况；保持引流通畅，注意观察引流物的量、色、性状等；按医嘱给予抗生素，外阴切口术后 5 d 开始间断拆线，腹股沟切口术后 7 d 拆线；每日行会阴擦洗，保持局部清洁、干燥；术后 2 d 起，会阴部、腹股沟部可用红外线照射，每日 2 次，每次 20 min，促进切口愈合；指导患者合理进食，鼓励患者上半身及上肢活动，预防压力性损伤及血栓；术后第 5 日，给予缓泻剂口服，使粪便软化。

（三）放疗患者的皮肤护理

放射线治疗者常在照射后 8 ~ 10 d 出现皮肤的反应。护理人员随时观察照射皮肤的颜色、结构及完整性，根据损伤的程度进行护理。轻度损伤表现为皮肤红斑，然后转化为干性脱屑，此期在保护皮肤的基础上可继续照射；中度损伤表现为水泡、溃烂和组织皮层丧失，此时应停止放疗，待其痊愈，注意保持皮肤清洁、干燥，避免感染，勿刺破水泡，可涂 1% 甲紫或用无菌凡士林纱布换药；重度表现为局部皮肤溃疡，应停止照射，并注意观察皮肤的颜色，避免局部刺激，除保持局部清洁干燥外，可用生肌散或抗生素软膏换药。

（四）出院指导

告知患者应于外阴癌根治术后 3 个月到医院复诊，以全面评估其术后恢复情况，医师与患者一起商讨治疗及随访计划。

外阴癌放疗以后 2 年内复发的患者约占 80%，5 年内约占 90%，故随访时间应在放疗后 6 个月内每月 1 次，6 ~ 12 个月每 2 个月 1 次；第 2 年每 3 个月 1 次，第 3 ~ 4 年每半年 1 次，第 5 年及以后每年 1 次。随访内容包括放疗的效果、不良反应及有无肿瘤复发的征象等。

（谢小兰）

第五节　细菌性阴道炎

一、概述

细菌性阴道炎为阴道内正常菌群失调所致的一种混合感染，但是临床上及病理特征无炎症表现。正常阴道内以乳酸杆菌占优势，细菌性阴道炎时阴道内能产生过氧化氢的乳酸杆菌减少，导致其他细菌大量繁殖，主要有加德纳菌、动弯杆菌和其他厌氧菌，部分合并有支原体的感染，其中以厌氧菌居多。厌氧菌繁殖时产生大量的胺类物质，碱化阴道，使阴道分泌物增多。

二、临床表现

细菌性阴道炎临床典型表现为白带呈灰白色、均质、稀薄、有恶臭味，阴道黏膜无充血，治疗以全身或局部抗厌氧菌治疗为主，同时用酸性液冲洗阴道，可改善阴道内环境，巩固和提高疗效。

三、检查

1. 胺臭味实验

取阴道分泌物放于玻片上，加入 10% 氢氧化钾溶液 1 ~ 2 滴，产生一种烂鱼肉样鱼腥臭味为阳性。

2. 线索细胞

取阴道侧壁分泌物与生理盐水混匀后置于高倍光镜下，见到 20% 以上的线索细胞即可考虑细菌性阴道病的诊断。线索细胞即阴道脱落的表层细胞，在细胞边缘黏附大量颗粒状物，即加德纳菌，细胞边缘不清。

3. 阴道分泌物

pH 测定：pH ≥ 4.5。

四、诊断

无症状者易被忽视，以下 4 项中符合 3 项者即可诊断 BV，其中线索细胞阳性必备。

（1）阴道分泌物为均匀一致的稀薄白带。

（2）阴道 pH ≥ 4.5（由于厌氧菌产氨所致）。

（3）氨试验阳性，取少量阴道分泌物于玻璃片上，加入 10% 氢氧化钾液 1 ~ 2 滴，若产生一种烂鱼样腥臭味即为阳性。

（4）线索细胞阳性，悬滴法在高倍显微镜下见到 20% 以上的阴道脱落的表层细胞，表面黏附大量颗粒状物（即加德纳菌等），使细胞边缘不清。

五、治疗

（一）全身用药

甲硝唑 500 mg，每日 2 次，共用 7 d，有效率可达 98.8%；克林霉素 300 mg，每日 2 次，共用 7 d，有效率达 94%。

（二）局部用药

甲硝唑 200 mg，置于阴道内，共用 7 d；2% 克林霉素膏剂 300 mg，涂擦阴道，共用 7 d。疗效较口服略差。

六、护理

（一）护理评估

1. 健康史

询问患者白带增多、外阴瘙痒的时间，搜集诱发阴道炎的相关因素，了解患者阴道炎的病史，曾进行过的检查、治疗经过及疗效。

2. 身体状况

（1）10% ~ 40% 患者无临床症状，有症状者主要表现为阴道分泌物增多，有鱼腥臭味，可伴有轻度的外阴瘙痒和烧灼感。分泌物有鱼腥臭味是由于厌氧菌繁殖产生的胺类物质所致。

（2）体征：检查见阴道黏膜无充血的炎症表现，分泌物特点为灰白色、均匀一致、稀薄、有臭味，常黏附于阴道壁，但黏度低，容易将分泌物从阴道壁拭去。

3. 心理状况

患者常羞于就医或不重视治疗而延误病情。因炎症影响活动、性生活而导致焦虑情绪。部分未能坚持疗程的患者因疾病反复发作、久治不愈而产生忧郁。

（二）护理问题

1. 舒适的改变

与阴道炎引起的白带增多及外阴瘙痒、灼痛有关。

2. 缺乏知识

与不了解阴道炎的防治与预后有关。

3. 焦虑

与治疗效果不佳、反复发作、担心影响生育有关。

（三）护理措施

全身或局部选用抗厌氧菌药物，主要有甲硝唑、克林霉素。甲硝唑抑制厌氧菌生长，不影响乳酸菌生长，是较理想的治疗药物。其余同本章第二节滴虫阴道炎。

（谢小兰）

第六节　老年性阴道炎

一、概述

老年性阴道炎常见于绝经后妇女。绝经后妇女卵巢功能衰退，雌激素水平降低，阴道壁萎缩，黏膜变薄，上皮细胞内糖原含量减少，阴道内 pH 增高，局部抵抗力降低，致病菌容易入侵繁殖引起炎症。此外，手术切除双侧卵巢、卵巢功能早衰、盆腔放疗后、长期闭经、长期哺乳等均可引起本病发生。

二、临床表现

（1）阴道分泌物增多、稀薄、呈淡黄色，严重者呈脓血性白带，有臭味。

（2）外阴瘙痒或灼热感。

（3）阴道黏膜萎缩，可伴有性交痛。有时有小便失禁。

（4）感染还可侵犯尿道而出现尿频、尿急、尿痛等泌尿系统的刺激症状。

（5）妇科检查可见阴道黏膜呈萎缩性改变，皱襞消失，上皮菲薄并变平滑，阴道黏膜充血，有小出血点，有时有表浅溃疡，溃疡面可与对侧粘连，检查时粘连可因分开而引起出血。粘连严重时造成阴道狭窄甚至闭锁，炎性分泌物引流不畅时形成阴道积脓或宫腔积脓。

三、检查

白带常规化验可见大量基底层细胞及白细胞而无滴虫和假丝酵母菌；出现血性白带的患者，需常规做子宫颈刮片，必要时行分段诊刮术以排除子宫恶性肿瘤。

四、诊断

根据临床表现，诊断一般不难，但应排除其他疾病才能诊断。应取阴道分泌物检查滴虫及念珠菌，排除特异性阴道炎。对有血性白带者，应与子宫恶性肿瘤鉴别，妇科检查时注意子宫大小及形态、出血来源，须常规做宫颈刮片，必要时行分段诊刮术。对阴道壁肉芽组织及溃疡需与阴道癌相鉴别，可行局部组织活检。形成慢性炎症后，可发生两种结果：一种是阴道黏膜下结缔组织纤维化，阴道失去弹性，最后形成阴道狭窄和瘢痕；另一种是阴道壁粘连，形成阴道闭锁，甚至在闭锁以上形成阴道积脓。此种情况虽属少见，但病情严重。

五、治疗

治疗原则为补充雌激素、增强阴道抵抗力及抑制细菌生长。

1. 补充雌激素、增强阴道抵抗力

针对病因给予雌激素制剂，可局部用药，也可全身给药。妊马雌酮软膏局部涂抹，每日 2 次，或雌三醇乳膏，第 1 周内局部，每日使用 1 次，然后根据缓解情况逐渐减低至维持量（如每周用 2 次）。

2. 抑制细菌生长

用 1% 乳酸或 0.5% 醋酸液冲洗阴道，每日 1 次，增加阴道酸度，抑制细菌生长繁殖。阴道冲洗后，局部应用抗生素治疗。

六、护理

（一）护理评估

1. 健康史

询问患者的年龄、月经史及孕产史、绝经时间，了解有无卵巢手术切除史或放射治疗史，此次患病时间及诊疗经过。

2. 身体状况

（1）白带增多、外阴瘙痒、灼热感：为老年性阴道炎的主要症状。阴道分泌物稀薄，呈淡黄色，感染严重时呈脓血性白带，有臭味，偶有点滴状出血，可伴尿频、尿痛、尿失禁等症状。评估白带症状、气味、量，了解有无外阴瘙痒、灼热及膀胱刺激征症状等。

（2）妇科检查：阴道呈老年性改变，上皮萎缩、菲薄、皱襞消失。阴道黏膜潮红，有散在的出血点和溃疡。炎症和溃疡可引起阴道粘连、闭锁。

3. 心理状况

患者可因年龄增大、害羞、未及时就诊而延误病情。因有白带带血的症状，担心是恶性肿瘤而恐惧。

（二）护理问题

1. 知识缺乏

缺乏围绝经期、绝经期妇女保健知识。

2. 有感染的危险

与局部分泌物增多、溃疡有关。

3. 舒适的改变

与阴道瘙痒、白带增多有关。

（三）护理措施

1. 一般护理

指导患者勤换内裤，注意保持会阴清洁。

2. 病情监测

（1）观察用药反应：患者在用甲硝唑、雌激素类药物后可能会出现胃肠反应等不良反应，发现后应立即报告医师。

（2）监测治疗效果：了解患者发病时的症状、体征是否减轻或消失及诱因是否消除、有无并发症出现，分析治疗效果，以便及时调整治疗护理方案。

（3）指导患者正确用药：指导患者正确用药，如洗液的浓度、温度及局部放药的方法。用药前注意洗净双手及会阴，以减少感染的机会。自己用药有困难者，指导其家属协助用药或由医务人员帮助使用。

3. 心理护理

针对老年妇女思想保守、不愿就医的情况，做好宣传教育工作，解释疾病有关问题，消除患者的麻痹心理，有异常及时就医。给予适当的关心、安慰，解除患者就医的思想顾虑，并嘱其家属多关心患者，尽量满足患者治疗上的要求。鼓励患者坚持治疗，争取早日康复。

4. 健康教育

（1）加强围绝经期、老年期妇女的健康保健，使其掌握老年性阴道炎与预防知识。

（2）指导老年人加强营养，锻炼身体，注意个人卫生，穿宽大舒适的棉质内裤，以减少刺激。有外阴不适时应及时就诊。

（谢小兰）

第七节　急性盆腔炎

一、概述

急性盆腔炎发展可引起弥漫性腹膜炎、败血症、感染性休克，严重者可危及生命。其主要病因如下。

1. 产后或流产后感染

分娩后或流产后产道损伤、组织残留于子宫腔内，或手术时无菌操作不严格，均可发生急性盆腔炎。

2. 子宫腔内手术操作后感染

如刮宫术、输卵管通液术、子宫输卵管造影术、子宫镜检查等，由于手术消毒不严格引起感染或术前适应证选择不当引起炎症发作并扩散。

3. 经期卫生不良

使用不洁的月经垫、经期性交等，均可引起病原体侵入而导致炎症。

4. 性卫生不良

不洁性生活史、早年性交、多个性伴侣、性交过频者可致性传播疾病的病原体入侵，引起炎症。

5. 邻近器官炎症蔓延

阑尾炎、腹膜炎等导致炎症蔓延。

6. 慢性盆腔炎

慢性盆腔炎急性发作。

二、临床表现

可因炎症轻重及范围大小而有不同的临床表现。发病时下腹痛伴发热，若病情严重，可有寒战、高热、头痛、食欲缺乏。月经期发病可出现经量增多、经期延长，非月经期发病可有白带增多。若有腹膜炎，则出现消化系统症状，如恶心、呕吐、腹胀、腹泻等。若有脓肿形成，可有下腹包块及局部压迫刺激症状；包块位于前方可出现膀胱刺激症状，如排尿困难、尿频，若引起膀胱肌炎还可有尿痛等；包块位于后方可有直肠刺激症状，若在腹膜外可致腹泻、里急后重感和排便困难。根据感染的病原体不同，临床表现也有差异。

淋病奈瑟菌感染起病急，多在 48 h 内出现高热、腹膜刺激征及阴道脓性分泌物。非淋病奈瑟菌性盆腔炎起病较缓慢，高热及腹膜刺激征不明显，常伴有脓肿形成。若为厌氧菌感染，则容易有多次复发，脓肿形成，患者的年龄偏大，往往大于 30 岁。沙眼衣原体感染病程较长，高热不明显，长期持续低热、主要表现为轻微下腹痛，久治不愈，阴道不规则出血。患者呈急性病容，体温升高，心率加快，腹胀，下腹部有压痛、反跳痛及肌紧张，肠鸣音减弱或消失。盆腔检查：阴道可能充血，并有大量脓性分泌物，将宫颈表面的分泌物拭净，若见脓性分泌物从宫颈口外流，说明宫颈黏膜或宫腔有急性炎症。穹隆有明显触痛，须注意是否饱满；宫颈充血、水肿、举痛明显；宫体稍大，有压痛，活动受限；子宫两侧压痛明显，若为单纯输卵管炎，可触及增粗的输卵管，有明显压痛；若为输卵管积脓或输卵管卵巢脓肿，则可触及包块，且压痛明显；宫旁结缔组织炎时，可扪及宫旁一侧或两侧有片状增厚，或两侧宫骶韧带高度水肿、增粗，压痛明显；若有脓肿形成且位置较低时，可扪及后穹隆或侧穹隆有肿块且有波动感，三合诊常能协助进一步了解盆腔情况。

三、检查

1. 血、尿常规检查

了解患者一般情况，提示炎症程度。

2. 子宫颈分泌物、盆腔脓液培养及药物敏感试验

寻找病原体，为临床合理选择抗生素提供依据。

3. B 超检查

了解盆腔情况，确定炎性包块、脓肿、囊肿的部位、大小和性质。

四、诊断

根据病史、症状和体征可作出初步诊断。此外，还需进行必要的化验，如血常规、尿常规、宫颈管分泌物及后穹隆穿刺物检查。

五、治疗

（一）支持疗法

卧床休息，半卧位有利于脓液积聚于直肠子宫陷窝而使炎症局限。给予高热量、高蛋白、高维生素流食或半流食，补充液体。注意纠正电解质紊乱及酸碱失衡，必要时少量输血。高热时采用物理降温。尽量避免不必要的妇科检查，以免引起炎症扩散，若有腹胀，应行胃肠减压。

（二）药物治疗

近年新的抗生素不断问世，厌氧菌培养技术的进步及药物敏感试验的配合，临床得以合理使用药物，兼顾需氧菌及厌氧菌的控制，使急性盆腔炎的疗效显著。盆腔炎急性期经积极治疗，绝大多数能彻底治愈。对附件脓肿的治疗过去几乎以手术治疗为主，近年的临床治疗效果表明，若治疗及时，用药得当，73% 附件脓肿能得到控制，直至包块完全消失而免于手术（尤其是脓肿直径 < 8 cm 者），可见急性盆腔炎的药物治疗占有重要位置。抗生素的选用根据药敏试验较为合理，但在化验结果获得之前，需根据病史、临床特点推测为何种病原体，并参考发病后用过何种抗生素等选择用药。由于急性盆腔炎的病原体多为需氧菌、厌氧菌及衣原体的混合感染，需氧菌及厌氧菌又有革兰阴性及革兰阳性之分，因此，在抗生素的选择上多采用联合用药。

（三）手术治疗

1. 药物治疗无效

盆腔脓肿形成经药物治疗 48 ～ 72 h，体温持续不降，患者中毒症状加重或包块增大者，应及时手术，以免发生脓肿破裂。

2. 输卵管积脓或输卵管卵巢脓肿

经药物治疗病情有好转，继续控制炎症数日，肿块仍未消失，但已局限化，应行手术切除，以免日后再次急性发作仍需手术。

3. 脓肿破裂

突然腹痛加剧、寒战、高热、恶心、呕吐、腹胀，检查腹部拒按或有中毒性休克表现，均应怀疑为脓肿破裂，需立即剖腹探查。手术可根据情况选择经腹手术或腹腔镜手术。手术范围应根据病变范围、患者年龄、一般状态等条件全面考虑。原则以切除病灶为主。年轻妇女应尽量保留卵巢功能，以采用保守性手术为主；年龄大、双侧附件受累或附件脓肿屡次发作者，行全子宫及双附件切除术；对极度衰弱危重患者的手术范围须按具体情况决定。若为盆腔脓肿或盆腔结缔组织脓肿（腹膜外脓肿），可根据脓肿位置经阴道或下腹部切开排脓引流，若脓肿位置低、突向阴道后穹窿时，可经阴道切开排脓，同时注入抗生素；若脓肿位置较高，且较表浅，例如盆腔腹膜外脓肿向上延伸超出盆腔者，于髂凹处可扪及包块时，可在腹股沟韧带上方行腹膜外切开引流排脓。

六、护理

（一）护理评估

1. 健康史

询问患者疾病发生发展的过程、治疗经过及效果，是否为产后、流产后或其他子宫腔手术后感染。了解患者的月经史、婚育史及孕产史等。

2. 身体状况

（1）症状：发病时下腹痛伴发热，重者可有寒战、高热、头痛、食欲缺乏。

（2）体征：患者呈急性病容、体温升高、心率加快和下腹部有压痛、反跳痛及肌紧张，并有肠鸣音减弱或消失。妇科检查可见阴道充血，并有大量脓性分泌物从子宫颈口外流；穹窿有明显触痛、子宫颈充血、水肿、举痛明显；子宫体增大、有压痛、活动受限；子宫两侧压痛明显，若有脓肿形成，则可触及包块且压痛明显。

3. 心理状况

因病情严重、担心预后，患者往往有恐惧、无助感。

（二）护理问题

1. 焦虑

与病情较重、担心治疗效果、影响以后健康有关。

2. 疼痛

与急性炎症引起下腹部腹膜炎有关。

3. 知识缺乏

与缺乏个人卫生知识和有效的保健措施有关。

4. 睡眠形态紊乱

与腹痛、发热等身体不适有关。

（三）护理措施

1. 一般护理

（1）提供良好的环境，嘱患者在急性期卧床休息，取半卧位，有利于炎症的局限和吸收。

（2）供给高热量、高蛋白质、高维生素流质饮食或半流质饮食，及时补充丢失的液体。疼痛明显者给予镇静、止痛药物缓解患者的不适，高热时采用物理降温的方法，如有腹胀，应行胃肠减压，出汗多时及时更衣，更换床单，保持清洁舒适。

（3）做好床边消毒隔离，保持外阴清洁，患者的会阴垫、便盆、被褥等用后应立即消毒，出院患者做好终末消毒。

2. 病情监测

（1）监测患者生命体征，定时测体温、血压、脉搏，做好记录。如有异常，及时报告医师，并配合处理。

（2）注意观察会阴和手术切口有无感染及脓性分泌物，脓肿切开引流时应注意引流管是否通畅和引流物的性状和量。

（3）做好患者的病情观察和用药反应的记录。尽量避免不必要的妇科检查，以免引起炎症扩散。

3. 心理护理

（1）关心患者疾苦，耐心倾听患者诉说，提供患者表达不适的机会，通过交流，建立良好的护患关系，尽可能满足患者的要求，解除其思想顾虑，增强其对治疗的信心。

（2）与患者及其家属共同探讨适合于个人的治疗方案，取得患者家属的理解和帮助，减轻患者的焦虑、忧郁情绪等心理压力。

4. 治疗护理

（1）急性期按医嘱合理给予抗生素联合用药，注意纠正电解质和酸碱平衡紊乱，必要时少量输血。

（2）正确采集血、尿、分泌物等检验标本，及时送检并收集化验结果。

（3）盆腔脓肿等需要手术治疗的患者，做好术前准备、术中配合，并为手术患者提供手术前、后常规护理。

5. 健康教育

（1）嘱患者加强营养，积极锻炼身体，注意劳逸结合，增强免疫力。

（2）做好月经期、妊娠期及产褥期的卫生宣教；指导患者注意性生活卫生，减少性传播疾病，经期禁止性交。

（谢小兰）

第八节　慢性盆腔炎

一、概述

慢性盆腔炎常为急性盆腔炎未能及时彻底治疗或患者体质较差、病程迁延所致，但也可无急性盆腔炎病史。慢性盆腔炎病情较顽固，经久不愈，当机体抵抗力较差时，可有急性发作。严重影响妇女心身健康，影响她们的生活及工作，也会给家庭与社会造成负担。

1. 慢性输卵管炎与输卵管积水

慢性输卵管炎多为双侧性，输卵管呈轻度或中度肿大，伞端可部分或完全闭锁，并与周围组织粘连。输卵管炎症较轻时，伞端及峡部粘连闭锁，浆液性渗出物积聚，形成输卵管积水。有时输卵管积脓变为慢性，脓液渐被吸收，浆液性液体继续自管壁渗出充满管腔，也可形成输卵管积水。积水的输卵管表面光滑，管壁甚薄，形似腊肠或呈曲颈的蒸馏瓶状，可游离或与周围组织有膜样粘连。

2. 输卵管卵巢炎及输卵管卵巢囊肿

输卵管发炎时波及卵巢，输卵管与卵巢相互粘连，形成炎性肿块或输卵管伞端与卵巢粘连并贯通，液体渗出，形成输卵管卵巢囊肿，也可由输卵管卵巢囊肿的脓液被吸收后由渗出物替代而形成。

3. 慢性盆腔结缔组织炎

炎症蔓延至宫骶韧带处，使纤维组织增生、变硬。若蔓延范围广泛，可使子宫固定，子宫颈旁组织也增厚，形成"冰冻骨盆"。

二、临床表现

（一）症状

1. 慢性盆腔痛

慢性炎症形成的瘢痕粘连，以及盆腔充血，常引起下腹部坠胀、疼痛及腰骶部酸痛。常在劳累、长时间站立、性交后及月经前后加剧。重者影响工作。

2. 不孕及异位妊娠

输卵管粘连阻塞可致不孕和异位妊娠。急性盆腔炎后不孕发生率为 20% ～ 30%，并随着病情的发展，不孕率呈现上升趋势。

3. 月经异常

子宫内膜炎常有白带增多、月经紊乱、经血量多、痛经，性感不快；盆腔淤血可致经量增多；卵巢功能损害时可致月经失调。

4. 全身症状

多不明显，有时仅有低热，易感疲倦。由于病程时间较长，部分患者可出现神经衰弱症状，如精神不振、周身不适、失眠等。当患者抵抗力差时，易有急性或亚急性发作。

（二）体征

一般体征：子宫多后倾、活动受限或粘连固定；或输卵管增粗、压痛；或触及囊性包块；或子宫旁片状增厚、压痛等。

（1）若为子宫内膜炎，子宫增大、压痛；若为输卵管炎，则在子宫一侧或两侧触到呈索条状的增粗输卵管，并有轻度压痛。

（2）若为输卵管积水或输卵管卵巢囊肿，则在盆腔一侧或两侧触及囊性肿物，活动多受限。

（3）若为盆腔结缔组织炎，子宫常呈后倾后屈，活动受限或粘连固定，子宫一侧或两侧有片状增厚、压痛，宫骶韧带常增粗、变硬，有触痛。

三、检查

1. B超检查

可以查出两侧附件增宽、增厚，或有炎性肿物的情况。

2. 子宫输卵管碘油造影

可以显示输卵管阻塞的情况，包括阻塞的部位和程度，有利于对症治疗。

3. 组织病理学检查

镜下可见被检组织大量炎性增生。

4. 其他检查

血常规检查、阴道分泌物检查、肿瘤标志物检查、聚合酶链反应检测。另外，阴道镜、腹腔镜检查也有利于诊断慢性盆腔炎。

四、诊断

慢性盆腔炎的诊断根据病史、症状和妇科相关检查，一般即可作出诊断。但是有时患者自觉症状较多，而无明显盆腔炎病史及阳性体征，应该更加慎重诊断慢性盆腔炎。

五、治疗

（一）一般治疗

增强治疗的信心，增加营养，锻炼身体，注意劳逸结合，提高机体抵抗力。避免再次感染或者感染范围扩散。

（二）物理疗法

温热能促进盆腔局部血液循环，改善组织营养状态，提高新陈代谢，以利于炎症吸收和消退。同时配合相关的药物治疗，可促进机体对药物的吸收和利用。常用的有短波、超短波、微波、激光、离子透入（可加入各种药物，如青霉素、链霉素）等。

（三）抗菌药物治疗

长期或反复多种抗菌药物的联合治疗有时并无显著疗效，但是对于年轻需保留生育功能者，或在急性发作时可以应用，最好同时采用抗衣原体或支原体的药物。

（四）其他药物治疗

应用抗菌药物的同时，也可采用糜蛋白酶或玻璃酸酶（透明质酸酶），肌内注射，隔日1次，7~10次为1个疗程，以利于粘连分解和炎症的吸收。个别患者局部或全身出现变态反应时应停药。在某些情况下，抗生素与地塞米松可同时应用，口服地塞米松，每日3次，停药前注意做到地塞米松逐渐减量。

（五）手术治疗

适用于一些慢性盆腔炎患者，由于长期的炎症刺激，导致器官周围粘连，抗感染药物已经不容易进入，致使病情反复发作时，可采用手术治疗。

六、护理

（一）护理评估

1. 健康史

询问患者疾病发生、发展过程、经过和效果，了解有无急性盆腔炎的病史及其他病史，询问患者月经史、婚育史，了解人工流产、放环、取环、分娩经过及处理。

2. 身体状况

（1）症状。

1）患者全身症状多不明显，有时出现低热、乏力。由于病程时间较长，部分患者可有神经衰弱症状，如精神不振、周身不适、失眠等。当患者抵抗力下降时，易有急性或亚急性发作。

2）慢性炎症形成的瘢痕粘连，以及盆腔充血，常引起下腹部坠胀、隐痛及腰骶部酸痛，常在劳累、月经前后、性交后加重。

3）慢性炎症导致盆腔淤血，患者可出现经量增多；卵巢功能损害时可致月经失调；输卵管粘连堵塞时可致不孕。

（2）体征：子宫后倾、后屈且活动受限或粘连固定。输卵管炎症时子宫一侧或两侧触及呈索条状的增粗输卵管，伴有轻度压痛。输卵管积水或输卵管卵巢囊肿时，盆腔一侧或两侧可触及囊性肿物，活动受限。盆腔结缔组织炎时，子宫一侧或两侧有片状增厚、压痛，宫骶韧带常增粗、变硬，有触痛。

3. 心理状况

患者因病程长，治疗效果差，而出现烦躁、焦虑、失望、失眠等，严重者影响生活和工作。影响生育功能者可导致夫妻关系紧张，患者往往感到紧张、恐惧、无助。

（二）护理问题

1. 焦虑

与治疗效果不佳、病程漫长有关。

2. 疼痛

与慢性炎症刺激引起下腹隐痛、坠胀痛有关。

3. 睡眠形态紊乱

与疼痛和心理障碍、环境改变有关。

（三）护理措施

1. 一般护理

（1）患者因腹痛睡眠欠佳，可帮助患者在睡眠前按摩或用热水泡脚，提供良好的休息环境，保持室内安静，关闭所有的照明设施，消除干扰，让患者安心入睡。

（2）腹痛、腰痛时卧床休息，防止受凉，必要时给患者镇静止痛药，缓解患者的病情。

（3）对急性发作者应加强护理，如嘱患者取半卧位，高热者采用物理降温，保持清洁舒适。尽量满足患者治疗上的要求，鼓励患者坚持治疗。

2. 病情监测

对接受局部治疗的患者应注意观察阴道分泌物的量、性状、颜色的变化，发现异常出血或感染的表现时，应立即报告医师并协助处理。

3. 心理护理

关心患者的疾苦，耐心倾听患者的诉说，提供患者表达不适的机会，尽可能满足患者的要求。告知患者疾病的过程和防治措施，消除思想顾虑，减轻心理负担，树立战胜疾病的信心，与患者及其家属共同探讨适合于个人的治疗方案，取得患者家属的理解和帮助，积极配合治疗，争取早日康复。对不重视本病的患者应进行相关知识的宣传。

4. 治疗护理

采用综合性方案控制炎症，包括中药治疗、物理治疗、药物治疗和手术治疗，同时注意增强局部和全身的抵抗力。中药治疗以清热利湿、活血化瘀为主；物理治疗能促进盆腔局部血液循环，改善组织营养状态，提高新陈代谢，以利于炎症吸收和消退；药物治疗主要应用抗生素及松解粘连药物，以利于粘连分解和炎症吸收；手术治疗以彻底治愈为原则，避免遗留病灶有再复发的机会，手术方式包括附件切除术或全子宫切除术加双侧附件切除术。对年轻妇女应尽量保留卵巢功能。

5. 健康教育

（1）嘱患者保持良好的个人卫生习惯，节制性生活，防止反复感染及加重病情。

（2）指导患者安排好日常的生活，适当锻炼身体，注意劳逸结合，避免过度劳累等诱因，加强营养，保持心情愉快，建议患者身体不适随时就医。

（3）推荐锻炼身体的方法，鼓励患者参加适合自己的体育锻炼，如散步、打太极拳及各种球类运动，以增强体质，提高机体免疫力。

（谢小兰）

第九节　子宫颈炎症

一、概述

子宫颈炎症是妇科最常见的疾病之一，发病率高，半数以上的已婚妇女患病，有急性子宫颈炎症和慢性子宫颈炎症两种。急性子宫颈炎症常与急性子宫内膜炎或急性阴道炎同时发生。临床上以慢性子宫颈炎症多见，本节仅叙述慢性子宫颈炎症。

慢性子宫颈炎症多见于分娩、流产或手术损伤子宫颈后，病原体侵入，引起感染，临床上多无急性过程的表现，病原体主要为葡萄球菌、链球菌、大肠埃希菌及厌氧菌。目前，沙眼衣原体及淋病奈瑟菌感染引起的慢性子宫颈炎症日益增多。病原体侵入子宫颈黏膜，并在此处隐藏，由于子宫颈黏膜皱襞多，感染不易彻底清除，长期刺激而引起慢性炎症。此外，卫生不良或雌激素水平缺乏，局部抵抗力差，也易发生慢性子宫颈炎症。

子宫颈炎症根据病理组织形态结合临床可有以下几种类型。

1. 子宫颈柱状上皮异位

子宫颈柱状上皮异位是慢性单层柱状上皮炎最常见的一种病理改变。子宫颈外口处的子宫颈阴道部呈细颗粒状的红色区，称为子宫颈柱状上皮异位。子宫颈柱状上皮异位不是真正的糜烂（即真性的剥脱），而是原发在子宫颈管内衬黏膜的单层柱状上皮外移。子宫颈阴道部鳞状上皮部分或全部被单层柱状上皮取代，可见到下方的子宫颈血管间质，但仍有完整的组织结构，故是一种假性糜烂。

2. 子宫颈肥大

由于慢性炎症的长期刺激，子宫颈组织充血、水肿，腺体和间质增生，使子宫颈呈不同程度的肥大，但表面多光滑。最终由于纤维结缔组织增生，使子宫颈硬度增加。

3. 子宫颈息肉

慢性炎症长期刺激使子宫颈管局部黏膜增生，子宫有排除异物的倾向，使增生的黏膜逐渐自基底部向子宫颈外口突出而形成息肉，一个或多个，大小不等，直径约 1 cm，色红、呈舌形、质软而脆，易出血，蒂细长。由于炎症存在，除去息肉后仍可复发。

4. 子宫颈腺体囊肿

子宫颈腺体囊肿又名纳氏囊肿，是在子宫颈柱状上皮异位愈合过程中，新生的鳞状上皮覆盖子宫颈管口或伸入腺管，将腺管口阻塞。腺管周围的结缔组织增生或瘢痕形成，压迫腺管，使腺管变窄甚至阻塞，腺体分泌物引流受阻、潴留，形成囊肿。子宫颈表面呈现数个半透明状小囊泡，内含无色黏液，若伴感染，囊泡呈白色或淡黄色。

5. 子宫颈黏膜炎

子宫颈黏膜炎又称子宫颈管炎。病变局限于子宫颈管黏膜及黏膜下组织，子宫颈阴道部外观很光滑，仅见子宫颈外口有脓性分泌物堵塞，有时子宫颈管黏膜增生向外口突出，可见子宫颈口充血发红。由于炎症细胞浸润及结缔组织增生，可致子宫颈肥大。

二、临床表现

主要临床表现为白带增多。

由于病原菌的不同，白带可为乳白色黏液样，或形成淡黄色、脓性或血性白带，以乳白色黏液样白带最常见。

除白带增多外，患者可能伴有腰部酸痛、性交出血等症状，但多数轻症患者可无这些症状。

三、检查

子宫颈炎症在外观上有时可与子宫颈上皮内瘤样病变、早期子宫颈癌，以及一些特异性炎症，如子宫颈结核、淋病、梅毒等相似，难以鉴别，须经肉眼观察、细胞学检查，或进一步做阴道镜、活检等来确诊。其中子宫颈刮片细胞学检查因操作简单、损伤小，以及对子宫颈炎症和子宫颈癌早期病变有较高的诊断符合率而成为常用的诊断手段。

四、诊断

根据临床表现及检查可作出诊断。

五、治疗

进行治疗前先行子宫颈刮片检查、碘试验或子宫颈组织切片检查，排除早期子宫颈癌。慢性子宫颈炎症以局部治疗为主，可采用物理治疗、药物治疗及手术治疗，以物理治疗最常用。

（一）物理治疗

物理治疗用于治疗中、重度慢性子宫颈炎症，有一次性治愈率高、复发率低的特点，临床上广为应用，其原理主要是用物理的方法将子宫颈柱状上皮异位面破坏，结痂脱落后，新的鳞状上皮覆盖创面，为期 3 ~ 4 周，病变较深者，需 6 ~ 8 周，子宫颈恢复光滑外观。过去常用的方法是电熨法，近年新的治疗仪器不断问世，陆续用于临床的有激光治疗、冷冻治疗、红外线凝结疗法及微波疗法等方法。随着科学发展，高频电波刀、高能聚焦超声等新技术以其独特的优势加入物理治疗的行列。

（二）药物治疗

局部药物治疗适用于糜烂面小和炎症浸润较浅的病例。过去局部涂硝酸银或铬酸腐蚀，现已少用。目前临床上多用康妇特栓剂，简便易行，疗效满意，每日放入阴道 1 粒，连续 7 ~ 10 d。中药临床应用也有一定疗效。对子宫颈管内有脓性分泌物的患者，局部用药效果差，需全身治疗。治疗前取子宫颈管分泌物做培养及药敏试验，同时查找淋病奈瑟菌及沙眼衣原体，根据检测结果采用相应的抗感染药物。

（三）手术治疗

有子宫颈息肉者行息肉摘除术。对重度子宫颈柱状上皮异位、子宫颈肥大、子宫颈外翻、子宫颈息肉（子宫颈管内大息肉或多发息肉），可考虑行子宫颈锥切术，由于传统术式出血多，已少用。现多采用高频电波刀的电圈切除术（LEEP 术），该手术出血少，效果好，并可提供完整的无碳化标本用于病理检查。

六、护理

（一）护理评估

1. 健康史

（1）病因评估：询问患者的年龄、月经史、婚育史及计划生育史，了解有无因阴道分娩、妇科手术造成子宫颈受损的病史。了解急性、慢性子宫颈炎症的病史、发生时间、病程及诊疗情况。

（2）病史评估：了解婚产史、子宫颈损伤史、妇科手术史等及个人卫生情况。

2. 身体状况

（1）症状：主要症状是白带增多，白带的性状依据病原体的种类、炎症的程度而不同，可呈乳白色黏液状，或呈淡黄色脓性或血性白带。当炎症沿子宫颈韧带扩散到盆腔时，可有腰骶部疼痛、盆腔部下坠痛等。子宫颈黏稠脓性分泌物不利于精子穿过，可造成不孕。

（2）体征：妇科检查时可见子宫颈有不同程度的糜烂、肥大，有时质较硬，有时可见息肉、裂伤、外翻及子宫颈腺囊肿。

3. 分度和分型

（1）分度：子宫颈柱状上皮异位根据糜烂面积大小可分为 3 度。①轻度：糜烂面积小于整个子宫颈面积的 1/3；②中度：糜烂面积占整个子宫颈面积的 1/3 ～ 2/3；③重度：糜烂面积占整个子宫颈面积的 2/3 以上。

（2）分型：根据子宫颈柱状上皮异位的深浅程度可分为 3 型。①单纯性糜烂：在炎症初期，糜烂面仅为单层柱状上皮所覆盖，表面平坦；②颗粒型糜烂：炎症继续发展，由于腺上皮过度增生并伴有间质增生，糜烂面凹凸不平，呈颗粒状；③乳头型糜烂：当间质增生显著，糜烂面凹凸不平现象更加明显，呈乳头状。

4. 心理状况

慢性子宫颈炎症病程长，尤其是基层的患者因得不到正确的健康指导和诊治，使病情迁延不愈，反复发作，延误治疗，常给患者带来一定的经济负担和心理压力，精神负担较重，表现为焦虑、忧郁、失眠等，特别是一些年龄较大的患者，因接触性出血，担心是子宫颈癌而感到恐惧。也有部分患者因知识缺乏，不予重视。

（二）护理问题

1. 组织完整性损失

与慢性子宫颈炎症、阴道分泌物刺激有关。

2. 焦虑

与知识缺乏、病程长、害怕癌变有关。

3. 舒适的改变

与白带增多、下腹部及腰骶部不适有关。

（三）护理措施

1. 一般护理

嘱患者注意个人卫生，每日更换内裤，保持外阴清洁。

2. 病情监测

对接受局部治疗的患者注意观察阴道分泌物的量、性状、颜色的变化，发现异常出血或感染的表现时，应立即报告医师并协助处理。

3. 心理护理

对病程长、迁延不愈者，应予以关心和耐心解释，告知疾病的过程和防治措施，消除患者思想顾虑，减轻心理负担，树立其战胜疾病的信心，积极配合治疗，争取早日康复。对不重视本病的患者应进行相关知识的宣传。

4. 健康教育

（1）告知患者物理治疗的注意事项：接受物理治疗的患者，应选择月经干净后 3 ～ 7 d 内进行。有急性生殖器炎症者，暂时列为禁忌。术后应每日清洗外阴两次，保持外阴清洁，禁止性交和盆浴 2 个月。患者在子宫颈创面痂皮脱落前，阴道有大量黄水流出，在术后 1 ～ 2 周脱痂时可有少量血水或少许流血，如出血量多，需急诊处理。局部用止血粉或压迫止血，必要时加用抗生素。一般于两次月经干净后 3 ～ 7 d 复查，未痊愈者可择期再做第二次治疗。

（2）卫生宣教：指导妇女注意个人卫生，尤其是经期、孕产期卫生和性卫生，做好计划生育宣传，指导育龄妇女选择合适的避孕措施，避免人工流产、放环、取环等子宫腔手术造成子宫颈损伤和感染，对于中期引产和分娩引起的子宫颈裂伤者，发现后应及时缝合。

（3）使妇女了解积极治疗慢性子宫颈炎症对预防子宫颈癌的重要意义。指导妇女定期做妇科检查，发现子宫颈炎症予以积极治疗，治疗前常规行子宫颈刮片细胞学检查，以排除癌变可能。

（谢小兰）

第十节　功能失调性子宫出血

一、概述

功能失调性子宫出血（DUB）简称功血，是由于调节生殖的神经内分泌机制异常引起的异常子宫出血，而全身及内外生殖器官无明显器质性病变存在。常表现为月经周期长短不一、经期延长、经量过多或不规则阴道流血。按发病机制可分为无排卵性和排卵性功血两类，70% ~ 80% 的患者属于无排卵性功血。功血可发生于月经初潮至绝经间的任何年龄，50% 患者发生于绝经前期，30% 发生于育龄期，20% 发生于青春期。

（一）无排卵性功血

无排卵性功血多见于青春期和围绝经期妇女，育龄期少见。各期功血发病机制不同。

1. 青春期

青春期中枢神经系统下丘脑－垂体－卵巢轴正常功能的建立需经过一段时间，如果此时受到机体内部和外界因素，如过度劳累、应激、刺激、精神过度紧张、恐惧、忧伤、环境、气候骤变或肥胖等因素的影响，就可能引起功血。

2. 围绝经期

妇女卵巢功能不断衰退，剩余卵泡对促性腺激素的反应性降低，卵泡未能发育成熟，雌激素分泌量波动，不能形成排卵前高峰，故不排卵。

3. 育龄期

可因内、外环境中某种刺激，如劳累、应激、流产、手术或疾病等引起短暂阶段的无排卵。也可因肥胖、多囊卵巢综合征、高催乳素血症等长期存在的因素引起持续无排卵。

各种因素造成的无排卵，均可导致子宫内膜受单一的雌激素刺激、无黄体酮对抗而发生雌激素突破性出血或撤退性出血。

（二）排卵性功血

较无排卵性宫血少见，多发生于育龄期妇女。卵巢虽然有排卵功能，但黄体功能异常，可分为黄体功能不足和子宫内膜不规则脱落两种类型。

1. 黄体功能不足

由于神经内分泌调节功能紊乱，卵泡期促滤泡生成素（FSH）缺乏，卵泡发育缓慢，使雌激素分泌减少，从而对垂体及下丘脑正反馈不足；黄体生成素（LH）峰值不高，使黄体发育不全，孕激素分泌减少，使子宫内膜分泌反应不足。此外，生理性因素，如初潮、分娩后及绝经过渡期，也可能因下丘脑－垂体－卵巢轴功能紊乱，导致黄体功能不足。

2. 子宫内膜不规则脱落

在月经周期中，患者有排卵，黄体发育良好，但由于下丘脑－垂体－卵巢轴调节功能紊乱或黄体机制异常，引起子宫内膜萎缩过程延长，导致子宫内膜不能如期完整脱落。

二、临床表现

（一）无排卵性功血

常见的症状是子宫不规则出血，特点是患者的月经周期紊乱，月经周期长短不一，出血量时多时少，可少至点滴淋漓，多至大量出血，不易自止。少数表现为类似正常月经的周期性出血，但量较多。出血期不伴有下腹疼痛或其他不适，出血多或时间长的患者常伴贫血，大量出血可导致休克。

（二）排卵性功血

1. 黄体功能不足

表现为月经周期缩短，月经频发。有时月经周期虽在正常范围内，但是卵泡期延长，黄体期缩短，故不易受孕或孕早期流产发生率高。

2. 子宫内膜不规则脱落

表现为月经周期正常，但经期延长，可达 9 ~ 10 d，且出血量多。

3. 围排卵期出血

出血期少于 7 d，出血停止后数日又出血，量少，多数持续 1 ~ 3 d，时有时无。出血原因不明，可能与排卵后激素水平波动有关。

三、检查

1. 妇科检查

盆腔检查排除器质性病灶，常无异常发现。

2. 诊断性刮宫

目的是止血，明确子宫内膜病理诊断。于月经前 3 ~ 7 d 或月经来潮后 6 h 内刮宫，以确定排卵或黄体功能。为确定是否子宫内膜不规则脱落，应在月经期第 5 ~ 6 日进行诊刮。不规则流血者可随时进行刮宫。诊刮时应注意宫腔大小、形态、宫壁是否光滑，刮出物的性质和量。

3. 宫腔镜检查

在宫腔镜直视下选择病变区进行活检，较盲取内膜的诊断价值高。可排除宫腔内病变，如子宫内膜息肉、子宫黏膜下肌瘤、子宫内膜癌等。

4. 基础体温测定

测定排卵的简易可行方法。无排卵性功血者基础体温无上升改变，呈单相曲线，提示无排卵。排卵性功血者则表现为基础体温呈双相，但排卵后体温上升缓慢者，或上升幅度偏低，升高时间仅维持 9 ~ 10 d 即下降者提示黄体功能不全。若黄体萎缩不全致子宫内膜脱落不全者，则基础体温呈双相，但下降缓慢。

5. 宫颈黏液结晶检查

经前出现羊齿植物叶状结晶，提示无排卵。

6. 阴道脱落细胞涂片检查

判断雌激素影响程度。一般表现为中、高度雌激素影响。

7. 激素测定

为确定有无排卵，可测定血清黄体酮或尿孕二酮，若呈卵泡期水平，为无排卵。为排除其他内分泌疾病，可测定血催乳激素水平及甲状腺功能。

四、诊断

根据临床表现及检查可作出诊断。

五、治疗

（一）无排卵性功血

出血期间应迅速有效地止血并纠正贫血，血止后尽可能明确病因，并根据病因进行治疗，选择合适方案控制月经周期或诱导排卵，预防复发及远期并发症。

1. 支持治疗

加强营养，改善全身状况。贫血者补充铁剂、维生素 C 和蛋白质。贫血严重者需输血。

2. 药物治疗

内分泌治疗效果较好，但应根据不同年龄采取不同方法。治疗青春期少女和生育期妇女应以止血、调整周期、促使卵巢功能恢复和排卵为原则；围绝经期妇女止血后则以调整周期、减少经量、防止子宫内膜病变为原则。通常遵医嘱采用性激素止血和调整月经周期。

止血：少量出血者使用最低有效量性激素减少药物不良反应；对大量出血患者，要求在性激素治疗

6～8 h 内见效，24～48 h 内出血基本停止，若 96 h 以上仍不止血，应考虑有器质性病变存在。常用药物有孕激素、雌激素、雄激素、抗前列腺素及其他止血药，如卡巴克络、酚磺乙胺等。

调整月经周期：青春期及生育期无排卵性功血患者，需恢复正常的内分泌功能，以建立正常月经周期；对围绝经期妇女起到控制出血、预防子宫内膜增生症的作用。一般连续用药 3 个周期。常用的调整月经周期的方法有 3 种：雌、孕激素序贯疗法，雌、孕激素合并使用，后半周期疗法。

（1）雌、孕激素序贯疗法：即人工周期，此法适用于青春期功血或育龄期功血内源性雌激素水平较低者，通过模拟自然月经周期中卵巢的内分泌变化将雌、孕激素序贯应用，使子宫内膜发生相应变化，引起周期性脱落。一般连续应用 3 个周期，用药 2～3 个周期后，患者常能自发排卵。

（2）雌、孕激素合并应用：雌激素使子宫内膜再生修复，孕激素可以限制雌激素引起的内膜增生程度。适用于育龄期功血或围绝经期患者及内源性雌激素水平较高者。连用 3 个周期，撤药后出血，血量减少。

（3）后半周期疗法：适用于青春期或绝经过渡期功血患者。可于月经周期后半期（撤药性出血的第 16～25 日）服用甲羟黄体酮或肌内注射黄体酮，连用 10 d 为 1 个周期，共 3 个周期为 1 个疗程。

（4）促进排卵：适用于青春期功血和育龄期功血尤其是不孕患者。促排卵治疗可从根本上防止功能失调性子宫出血复发。常用的药物有氯米芬、人绒毛膜促性腺激素、人绝经期促性腺激素和促性腺激素释放激素激动剂。

3. 手术治疗

（1）刮宫术：最常用，既能明确诊断，又能迅速止血。围绝经期出血患者激素治疗前宜常规刮宫，最好在子宫镜下行分段诊断性刮宫，以排除子宫腔内细微器质性病变。青春期功血患者出血少者可先服用 3 d 抗生素后进行，如出血多，应立即进行。

（2）子宫内膜切除术：很少用以治疗功血，适用于经量多的围绝经期妇女和经激素治疗无效且无生育要求的生育期妇女。优点是创伤小，可减少月经量，部分患者可达到闭经效果；缺点是组织受热效应破坏，影响病理诊断。

（3）子宫切除术：对药物治疗效果不佳或无效，并了解了所有治疗功血的可行方法后，可由患者和家属知情选择接受子宫切除。

（二）排卵性功血

1. 黄体功能不足

治疗原则为促进卵泡发育，刺激黄体功能及黄体功能替代。分别应用氯米芬、绒促性素和黄体酮。氯米芬可促进卵泡发育，诱发排卵，促使正常黄体形成。绒促性素可促进及支持黄体功能。黄体酮补充黄体分泌黄体酮的不足，用药后使月经周期正常，出血量减少。

2. 子宫内膜不规则脱落

治疗原则为调节下丘脑－垂体－卵巢轴的反馈功能，使黄体及时萎缩，常用药物有孕激素和绒促性素。孕激素作用是通过调节下丘脑－垂体－卵巢轴的反馈功能，使黄体萎缩，内膜及时完整脱落。

六、护理

（一）一般护理

观察并记录患者的生命体征、出血量，嘱患者保留出血期间使用的会阴垫及内裤，以便准确地估计出血量。出血量较多者，应卧床休息，贫血严重者，遵医嘱做好输血、止血措施。

（二）补充营养

成人体内每 100 mL 血中大约含 50 mg 铁，行经期妇女，每日从食物中吸收铁 0.7～2.0 mg，经血多者应额外补充铁。向患者推荐含铁较多的食物，如猪肝、豆角、蛋黄、胡萝卜、葡萄干等。按照患者的饮食习惯，制订适合个人的饮食计划，保证患者获得足够的铁、维生素 C 和蛋白质等营养。

（三）预防感染

监测患者体温、脉搏、子宫体压痛、白细胞计数和分类，保持局部清洁，做好会阴护理。如有感染征象，及时与医师联系并遵医嘱应用抗生素治疗。

（四）遵医嘱使用性激素

（1）按时按量服用性激素，保持药物在血中的浓度稳定，不得随意停服和漏服，以免因性激素使用不当引起子宫出血。

（2）指导患者在治疗期间严格遵医嘱正确用药，如出现不规则阴道流血，应及时就诊。

（3）药物减量必须按规定在出血停止后才能开始，每 3 d 减量 1 次，每次减量不得超过原剂量的 1/3，直至维持量。

（五）心理护理

（1）鼓励患者表达内心感受，耐心倾听患者的诉说，了解患者的疑虑。

（2）向患者解释病情及提供相关信息，帮助患者澄清问题，摆脱焦虑。也可交替使用放松技术，如看电视、听广播、看书等分散患者的注意力。

（谢小兰）

第十一节　子宫颈癌

一、概述

子宫颈癌是妇科最常见的恶性肿瘤，高发年龄为 50 ～ 55 岁，近年发病有年轻化的趋势。近 40 年来，由于宫颈细胞学筛查的普遍应用及长期广泛开展防癌的宣传及普查、普治工作，使子宫颈癌和癌前病变得以早期发现和治疗，子宫颈癌发病率和病死率明显下降。

（一）病因

子宫颈癌的病因目前尚未完全明了。大量临床和流行病学资料表明可能与下列因素有关：性活跃、初次性生活 < 16 岁、早年分娩、多产等与子宫颈癌的发生密切相关；与有阴茎癌、前列腺癌或其性伴侣曾患子宫颈癌的高危男子性接触的妇女也易患子宫颈癌；高危型人乳头病毒（HPV）感染是子宫颈癌的主要危险因素。90% 以上的子宫颈癌伴有高危型 HPV 感染。此外，单纯疱疹病毒 II 型及人巨细胞病毒等也可能与子宫颈癌的发病有一定关系。子宫颈癌发病率还与地理因素、种族和经济状况等有关。吸烟可增加感染 HPV 效应。

（二）病理

子宫颈癌的病变多发生在宫颈外的原始鳞 – 柱状交接部与生理性鳞 – 柱状交接部间所形成的移行带区。在移行带区形成过程中，未成熟的化生鳞状上皮代谢活跃，在一些物质，如精子、精液组蛋白、人乳头瘤病毒等的刺激下，可发生细胞分化不良、细胞核异常、排列紊乱、有丝分裂增加，形成宫颈上皮内瘤样病变（CIN），其中包括宫颈不典型增生及宫颈原位癌。

1. 巨检

宫颈上皮内瘤样病变、镜下早期浸润癌及极早期宫颈浸润癌，肉眼观察外观无明显异常，或类似一般宫颈柱状上皮异位。随着病程的发展，表现为以下 4 种类型。

（1）外生型：此型最常见，又称菜花型。癌组织向外生长，最初呈乳头状或息肉样隆起，继而发展为向阴道内突出的菜花样赘生物，组织脆，触之易出血。常累及阴道。

（2）内生型：又称浸润型。癌组织向宫颈深部组织浸润，宫颈表面光滑或仅有表浅溃疡，宫颈肥大、变硬，呈桶状。常累及宫旁组织。

（3）溃疡型：无论外生型还是内生型，病变进一步发展，合并感染坏死，脱落后可形成凹陷性溃疡，严重者宫颈为空洞所代替，形如火山口状。

（4）颈管型：癌灶发生在子宫颈管内，常侵入宫颈管及子宫峡部供血层，并转移到盆腔的淋巴结。不同于内生型，该型是由特殊的浸润型生长扩散到宫颈管。

2. 显微镜检查

按组织发生学划分。子宫颈癌主要有鳞状细胞浸润癌和腺癌两大类，前者占80%～85%，后者占15%～20%。鳞癌与腺癌在外观上无明显差异，两者均可发生在宫颈阴道部或颈管内。按癌组织发展的程度，子宫颈癌可分为以下3个阶段。

（1）宫颈不典型增生：根据发展的不同阶段，不典型增生分轻、中、重3度，重度时与原位癌不易区别。镜下见底层细胞增生，从正常的仅1～2层底细胞增至多层，细胞排列紊乱，细胞核增大、深染，染色质分布不均，有核异质改变。

（2）宫颈原位癌：宫颈原位癌又称上皮内癌。癌变局限于子宫颈上皮内层，上皮全层极性消失，细胞显著异型、核大、深染，染色质部分不均，有核分裂象。但上皮基底膜仍完整，病变可累及腺体，但无间质浸润。

（3）宫颈浸润癌：癌细胞进一步增生，破坏上皮细胞基底膜，并侵入间质内。

（三）转移途径

以直接蔓延和淋巴转移为主，血行转移极少见。

1. 直接蔓延

最常见，癌组织局部浸润，向邻近器官及组织扩散，向下累及阴道壁及穹隆，向上由宫颈管累及宫腔，癌灶向两侧可扩散至主韧带及子宫颈旁、阴道旁组织，甚至延伸至骨盆壁；晚期癌灶向前、后蔓延，可侵犯膀胱或直肠，形成膀胱阴道瘘或直肠阴道瘘。癌灶压迫或侵及输尿管，可引起输尿管阻塞或肾积水。

2. 淋巴转移

癌组织局部浸润后侵入淋巴管，形成癌栓，随淋巴液引流，进入局部淋巴结，经淋巴管引流扩散。最初受累的淋巴结有宫旁、宫颈旁或输尿管旁、闭孔、髂内、髂外；继而累及髂前、髂总、腹主动脉旁淋巴结和腹股沟深浅淋巴结。晚期癌还可出现左锁骨上淋巴结转移。

3. 血行转移

极少见，多发生在晚期。癌组织破坏小血管后，可经体循环转移到肺、肝或骨骼等。

二、临床表现

（一）症状

早期患者无明显症状、体征，随病情发展可有以下表现。

1. 阴道流血

早期多为接触性出血，表现为性生活后或妇科检查后少量出血，晚期为不规则阴道流血。出血量根据病灶大小、侵及间质内血管情况而不同，早期出血量少，晚期病灶大则出血量较多，一旦侵蚀较大血管，可能引起致命性大出血。年轻患者也可表现为经期延长，周期缩短，经量增多等；老年患者常为绝经后不规则阴道流血。一般外生型癌出血较早，量多；内生型癌出血较晚。子宫颈癌合并妊娠者常因阴道流血而就医。

2. 阴道排液

多发生在阴道流血之后，白色或血性，稀薄如水样或米泔样，有腥臭味。晚期患者癌组织坏死伴感染时，则出现大量米汤样或脓性恶臭白带。

3. 晚期症状

根据癌灶累及范围，出现不同的继发性症状。当病变累及盆腔、腰骶神经、闭孔神经、坐骨神经时，患者出现严重持续性坐骨神经痛或腰骶部痛。当盆腔病变广泛时，患者因静脉和淋巴回流受阻，导致下肢肿痛、肾盂积水、输尿管阻塞。癌症末期患者表现为贫血、恶病质等全身衰竭症状。

（二）体征

宫颈上皮内瘤样病变、原位癌、镜下早期浸润癌及极早期宫颈浸润癌患者可无明显病灶，宫颈光滑或仅为慢性宫颈炎表现。随着宫颈浸润癌的生长发展，外生型癌可见宫颈表面有呈乳头状或息肉状凸起的赘生物向外生长，继而向阴道凸起，形成菜花状赘生物；合并感染时，表面有灰白色渗出物，质脆、易出血。内生型则表现为宫颈肥大、质硬、宫颈管膨大如桶状，宫颈表面光滑或有表浅溃疡。晚期癌组织坏死脱落，宫颈表面形成凹陷性溃疡或空洞，伴恶臭。阴道壁受累时，可见赘生物生长或阴道壁变硬。宫旁组织受累时，双合诊、三合诊检查可扪及宫颈旁组织增厚、结节状、质硬或形成冰冻盆腔。

三、检查

（一）子宫颈刮片细胞学检查

用于子宫颈癌筛查的主要方法。应在宫颈移行带区取材并染色、镜检。宫颈涂片用巴氏染色，结果分为 5 级。Ⅰ级为正常阴道细胞涂片；Ⅱ级一般为良性改变或炎症引起；Ⅲ级为发现可疑癌细胞；Ⅳ级为发现高度可疑癌细胞；Ⅴ级为发现形态可疑的多量癌细胞。贝塞斯达系统（The Bethesda System, TBS）是近年来提出的描述性细胞病理学诊断的报告方式。巴氏Ⅱ级涂片需要按炎症处理后，再重复涂片进一步检查；巴氏Ⅲ级及以上、TBS 分类中有上皮细胞异常时，均应重复刮片检查并行宫颈活组织检查，以明确诊断。

（二）宫颈碘试验

将碘液涂抹宫颈及阴道穹隆部，观察着色情况，可识别宫颈病变的危险区，检测 CIN。若发现碘不着色区，需进行宫颈活组织检查，以提高诊断正确率。

（三）阴道镜检查

凡宫颈刮片细胞学检查巴氏Ⅲ级及以上者，TBS 分类为鳞状上皮内瘤变，均应在阴道镜观察下，选择可疑癌变部位进行宫颈活组织检查，以提高诊断正确率。

（四）宫颈和宫颈管活体组织检查

宫颈和宫颈管活体组织检查是确诊子宫颈癌和子宫颈癌前期病变的最可靠依据。宫颈有明显病灶时，可直接在癌灶部位取材。宫颈无明显癌变可疑区时，选择宫颈鳞–柱状细胞交接部 3、6、9 和 12 点钟位取 4 处活体组织送检，或在碘试验、阴道镜下取材做病理检查，所取组织应包括间质及邻近正常组织。宫颈刮片阳性、宫颈光滑或宫颈活检为阴性时，需用小刮匙搔刮宫颈管，刮出物送病理检查。

（五）宫颈锥切术

宫颈刮片检查多次阳性而宫颈活检阴性者，或宫颈活检为原位癌需要确诊者。可采用冷刀切除、冷凝电刀切除或环形电切除，切除组织送病理切片检查。

四、诊断

根据临床表现及检查可做出诊断。

五、治疗

子宫颈癌患者的治疗原则以手术和放疗为主、化疗为辅的综合治疗。根据患者临床分期、年龄、生育要求、全身情况、医疗技术水平及设备条件等综合分析后确定适当的个体化治疗方案。

（一）手术治疗

适用于Ⅰa～Ⅱa期患者无严重内外科并发症，无手术禁忌证者，根据病情选择不同术式，年轻患者若卵巢正常，可保留。

（二）放射治疗

适用于各期患者，包括腔内照射和体外照射。对早期患者主张以腔内照射为主，体外照射为辅。晚期患者以体外照射为主，腔内照射为辅。放射治疗的优点是危险少、疗效高；缺点是个别患者对放疗不敏感，并可引起膀胱炎、放射性直肠炎等并发症。

（三）手术及放射综合疗法

局部病灶较大者，可先做放疗，待癌灶缩小后再行手术。手术治疗后，淋巴结或宫旁组织有转移或切除残端有癌细胞残留者，可术后放疗消灭残存癌灶，减少复发。

（四）化学药物治疗

主要适用于晚期或复发转移的子宫颈癌患者。近年也用于术前静脉或动脉灌注化疗，以缩小肿瘤病灶，也用于放疗的辅助治疗。常采用以铂类为基础的联合化疗方案。

对子宫颈癌合并妊娠者，应根据妊娠月份及肿瘤发展情况确定其治疗方案。对确定为原位癌者，应严密随访，直至妊娠足月时行剖宫产术结束分娩，产后需继续随访。对确诊为宫颈浸润癌者，应立即终止妊娠，并接受相应治疗。

六、护理

一般护理同妇科手术患者，子宫颈癌患者需特殊注意。

（一）提供预防保健知识

大力宣传与子宫颈癌发病有关的高危因素，早期发现及诊治 CIN，以阻止宫颈浸润癌的发生。30 岁以上妇女每 1 ~ 2 年应普查 1 次，对确诊为 CIN Ⅰ 级者，可按炎症处理，每 3 ~ 6 个月随访刮片检查结果，必要时再次活检；确诊为 CIN Ⅱ 级者，应选用冷冻、电熨等宫颈炎的物理治疗法，术后每 3 ~ 6 个月随访 1 次；确诊为 CIN Ⅲ 级者，一般主张子宫全切术，对尚未生育及有生育要求的患者，可行宫颈锥形切除术，术后定期随访。已婚妇女，尤其是绝经前后有月经异常或有接触性出血者，及时就医，警惕生殖道癌的可能。

（二）术前准备

手术前 3 d 使用消毒剂消毒宫颈及阴道。菜花型癌患者有活动性出血可能，需用消毒纱条填塞阴道压迫止血，并认真交接班，按时、如数取出或更换纱条。手术前夜给予清洁灌肠，以保证肠道呈空虚、清洁状态。

（三）术后护理

子宫颈癌根治术涉及范围广，患者术后反应大，密切观察并记录患者意识状态、生命体征及出入液量。保持导尿管、腹腔各种引流管及阴道引流通畅，认真观察引流液颜色、性状及量。根据医嘱通常于术后 48 ~ 72 h 拔除引流管，术后 7 ~ 14 d 拔除尿管。拔除尿管前 3 d 间断放尿以训练膀胱功能。指导患者在拔尿管后尽早排尿，如不能正常排尿，应及时处理，必要时给予重新留置尿管。指导卧床患者在床上进行肢体活动，避免因长期卧床导致并发症的发生。鼓励患者逐渐增加活动量，包括参与生活自理。术后需接受放疗、化疗的患者按相关内容进行护理。

（四）出院指导

对出院患者要讲明随访的重要性，并核实通信地址，确保无误。首次随访为出院后 1 个月，2 年内每 3 个月随访 1 次；3 ~ 5 年内每 6 个月随访 1 次；第 6 年开始，每年随访 1 次，如发现异常，应及时就诊。护士应根据患者身体状况对有关术后生活方式进行指导，包括根据机体康复情况逐渐增加活动量和活动强度，适当参加社会交往活动或恢复日常工作。性生活的恢复需依术后复查结果而定。

（谢小兰）

第十二节 妊娠滋养细胞疾病

妊娠滋养细胞疾病（GTD）是一组来源于胎盘绒毛滋养细胞的疾病。根据滋养细胞增生程度、有无绒毛结构、侵蚀能力及其生物学特性不同可分为葡萄胎、侵蚀性葡萄胎和绒毛膜癌。葡萄胎是一种良性滋养层细胞疾病，侵蚀性葡萄胎和绒毛膜癌又统称为妊娠滋养细胞肿瘤（GTT）。侵蚀性葡萄胎属于低度恶性滋养细胞肿瘤，绒毛膜癌为高度恶性滋养细胞肿瘤。滋养细胞疾病绝大部分继发于妊娠，极少数来源于卵巢或睾丸生殖细胞，称为非妊娠滋养细胞疾病。

一、良性滋养细胞疾病

（一）概述

葡萄胎是一种滋养细胞的良性病变，主要为组成胎盘的绒毛滋养细胞增生，绒毛间质水肿变性，各个绒毛的乳头变为大小不一的水泡，相互间由细蒂相连成串，形如葡萄状，故称葡萄胎，也称水泡状胎块（HM）。

葡萄胎可分为两类。①完全性葡萄胎：表现为水泡状组织充满宫腔，形如葡萄，没有胎儿及其附属物；②部分性葡萄胎表现为有胚胎，胎盘绒毛部分水泡状变性，并有滋养细胞增生。葡萄胎多数为完全性葡萄胎。

1. 病因

葡萄胎原因不明，它可发生在任何年龄的生育期妇女，年龄 > 35 岁及 < 20 岁妊娠妇女的发病率显著升高，可能与该年龄段容易发生异常受精有关。部分性葡萄胎与年龄无关，曾患葡萄胎的女性再次患病的可能性是第 1 次患病概率的 40 倍。有过一次或两次葡萄胎妊娠者，再次发生率分别为 1% 和 15% ~ 25%。另外，营养因素、感染因素、孕卵异常、细胞遗传异常、社会经济因素等可能与发病有关。流行病学调查资料显示，发生率有明显的地域差异，亚洲和拉丁美洲国家发病率高，东南亚地区发病率比欧美国家高。

2. 病理

葡萄胎病变局限于子宫腔内，病变不侵入肌层，也不发生远处转移。水泡大小直径数毫米至数厘米不等，水泡壁薄、透亮，内含黏性液体。完全性葡萄胎大体检查水泡状物形如串串葡萄，泡壁薄，水泡间隙充满血液及凝血块。子宫膨大，宫腔充满水泡，无胎儿及其附属物可见。部分性葡萄胎时，可见胚胎或胎儿组织，胎儿多已死亡；合并足月儿极少，常伴发育迟缓或多发性畸形。镜下见部分绒毛变为水泡，轮廓不规则，滋养细胞增生程度较轻，间质内可见胎源性血管。

（二）临床表现

1. 完全性葡萄胎

由于诊断技术的进展，越来越多的患者在尚未出现症状或仅有少量阴道流血时已做出诊断并得以治疗，所以症状典型的葡萄胎已越来越少见。完全性葡萄胎的典型症状如下。

（1）停经后阴道流血：为最常见的症状，多数患者在停经 8 ~ 12 周后出现不规则阴道流血，时断时续，量多少不定，常可反复发作大量出血导致贫血、感染、休克甚至死亡。有时在血中可发现水泡状物。

（2）子宫异常增大、变软：约 1/3 患者的子宫大小与停经月份相符，子宫小于停经月份的只占少数，其原因可能与绒毛水泡退行性变停止发展有关。由于滋养细胞增生及水泡状变化，或因宫腔内积血，半数以上患者的子宫体积大于停经月份，质地极软，并伴血清人绒毛膜促性腺激素（HCG）水平异常升高。

（3）妊娠呕吐及妊娠期高血压疾病征象：出现较正常妊娠时间早，持续时间长，严重呕吐未及时纠正可导致水电解质紊乱。可在妊娠 20 周前出现高血压、蛋白尿和水肿，症状严重且持续时间长，易发展为子痫前期。

（4）卵巢黄素化囊肿：由于滋养细胞过度增生，产生大量的 HCG，刺激卵巢卵泡内膜细胞，产生过度黄素化反应，形成黄素化囊肿。妇科查体，患者常为双侧性，也可单侧卵巢囊性增大，囊壁薄，表面光滑，一般无症状，偶可发生扭转。黄素化囊肿随 HCG 水平的下降而消退，在水泡状胎块清除后 2 ~ 4 个月自行消退。

（5）腹痛：阵发性下腹隐痛，由于葡萄胎增长迅速，子宫急速膨大时可引起下腹胀痛，一般不剧烈，可忍受，多发生在阴道流血前，也是葡萄胎流产的表现。如黄素化囊肿急性扭转或破裂时则为急性腹痛。

（6）甲状腺功能亢进征象：约 7% 的患者出现心动过速、皮肤潮热和震颤等甲状腺功能亢进症状，

T_3、T_4 水平升高，突眼少见。

2. 部分性葡萄胎

大多数症状与完全性葡萄胎相同，但程度较轻。子宫大小与停经月份相符或小于停经月份，一般无腹痛，妊娠呕吐也较轻，常无妊娠期高血压疾病征象，一般不伴卵巢黄素化囊肿。不易与不全流产或过期流产相鉴别，刮宫后经组织学检查方能确诊。

（三）检查

1. 人绒毛膜促性腺激素（HCG）测定

患者的血、尿 HCG 处于高值范围且持续不降或超出正常妊娠水平。

2. 超声检查

此为诊断葡萄胎的重要方法。完全性葡萄胎的典型超声影像学表现为增大的子宫内无妊娠囊或胎心搏动，宫腔内充满不均质密集状或短条状回声，呈"落雪状"，若水泡较大则呈"蜂窝状"。常可测到一侧或双侧卵巢囊肿。部分性葡萄胎宫腔内见水泡状胎块引起的超声图像改变及胎儿或羊膜腔，胎儿常合并畸形。

3. 产科检查

腹部检查扪不到胎体，子宫大于停经月份，质软。

4. 多普勒胎心测定

只能听到子宫血流杂音，无胎心音。

（四）诊断

根据临床表现及检查可作出诊断。

（五）治疗

葡萄胎的治疗原则是确诊后及时清除子宫腔内容物。如黄素化囊肿扭转且卵巢血运发生障碍，应手术切除患侧卵巢。年龄 > 40 岁、水泡小、病理报告滋养细胞高度增生或出现可疑的转移灶、伴有不典型增生、无条件随访的患者可采用预防性化疗。

（六）护理

1. 心理护理

引导患者说出内心感受，评估患者对疾病的心理承受能力、接受清宫术的准备，多与患者沟通，确定其主要的心理问题，解除焦虑。向患者及家属讲解有关葡萄胎的病因、性质、治疗、预后等疾病知识，以取得配合，告诉患者治愈 2 年后可正常生育。

2. 病情观察

观察和评估腹痛及阴道流血情况，保留会阴垫，以评估出血量及流出物的性质。观察阴道排出物有无水泡状组织并送病理检查，监测生命体征，发现阴道大量流血或清宫术中大出血时立即通知医师。

3. 术前准备及术中护理

术前做好输血、输液准备，备好抢救药品及物品，建立静脉输液通路。在刮宫前遵医嘱静脉滴注缩宫素。清宫过程中注意观察患者面色及生命体征变化。葡萄胎清宫不易一次吸刮干净，一般于 1 周后再次刮宫。选取靠近宫壁的葡萄状组织送病理检查。对合并妊娠期高血压疾病者做好相应的护理。

4. 健康教育

刮宫术后禁止性生活 1 个月，保持外阴清洁，以防感染。告知患者进高蛋白、高维生素、易消化饮食，适当运动，注意休息，提高机体的免疫功能；让患者和家属了解监测 HCG 的意义。对于年龄 > 40 岁、刮宫后 HCG 水平不进行性下降、黄素化囊肿直径 > 6 cm、子宫较相应的妊娠月份明显大、子宫短时间内迅速增大、滋养细胞高度增生或伴有不典型增生、出现可疑转移灶、无条件随访者可采用预防性化疗。

5. 随访指导

葡萄胎的恶变率为 10% ~ 25%，应重视刮宫术后的定期随访。随访内容包括：①随访时间，葡萄胎清空后定量测定 HCG 每周 1 次，直至连续 3 次阴性，然后每月检查 1 次，持续 6 个月，此后可每 6

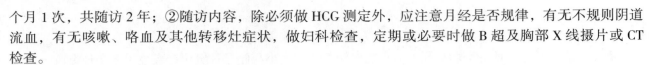

个月 1 次，共随访 2 年；②随访内容，除必须做 HCG 测定外，应注意月经是否规律，有无不规则阴道流血，有无咳嗽、咯血及其他转移灶症状，做妇科检查，定期或必要时做 B 超及胸部 X 线摄片或 CT 检查。

6. 避孕

葡萄胎患者随访期间必须严格避孕 1 年。首选避孕套，也可选择口服避孕药，避免选用宫内节育器，以免穿孔或混淆子宫出血的原因。

二、妊娠滋养细胞肿瘤

（一）概述

妊娠滋养细胞肿瘤（GTT）是滋养细胞的恶性病变，包括侵蚀性葡萄胎、绒毛膜癌和胎盘部位滋养细胞肿瘤。

妊娠滋养细胞肿瘤 60% 继发于葡萄胎，30% 继发于流产，10% 继发于足月妊娠或异位妊娠。继发于葡萄胎排空半年以内的妊娠滋养细胞肿瘤的组织学诊断多数为侵蚀性葡萄胎，而 1 年以上者多数为绒毛膜癌，半年至 1 年者，绒毛膜癌和侵蚀性葡萄胎均有可能，但一般来说，时间间隔越长，绒毛膜癌的可能性越大。继发于流产、足月妊娠、异位妊娠者组织学诊断则应为绒毛膜癌。

侵蚀性葡萄胎是指葡萄胎组织侵入子宫肌层引起组织破坏或转移至子宫以外，恶性程度不高，一般仅造成局部侵犯，仅 4% 的患者发生远处转移。预后较好。

绒毛膜癌是一种高度恶性肿瘤，主要经血行转移至全身，破坏组织或器官，引起出血、坏死。最常见的转移部位是肺，其次是阴道和脑。患者多为育龄妇女，也有少数发生于绝经后。在化疗药问世以前，病死率高达 90% 以上。随着诊断技术和化学治疗的进展，患者的预后已得到极大改善。

侵蚀性葡萄胎大体检查可见子宫肌壁内有大小不等、深浅不一的水泡状组织。当侵蚀病灶接近子宫浆膜层时，子宫表面可见紫蓝色结节，侵蚀较深时可穿透子宫浆膜层或阔韧带。显微镜下可见侵入子宫肌层的水泡状组织的形态和葡萄胎相似，可见绒毛结构和滋养细胞增生和分化不良，绒毛结构也可退化，仅见绒毛阴影。

绝大多数绒毛膜癌原发于子宫体，也有少数原发于输卵管、宫颈阔韧带等部位。肿瘤常位于子宫肌层内，可突入宫腔或穿破浆膜。单个或多个，无固定形态，与周围组织分界清，质地软而脆，剖视可见癌组织呈暗红色，常伴出血、坏死。镜下表现为滋养细胞不形成绒毛或水泡状结构，极度不规则增生，周围大片出血、坏死。肿瘤中不含间质和自身血管，瘤细胞靠侵蚀母体血管而获得营养物质。

（二）临床表现

1. 无转移滋养细胞肿瘤

（1）不规则阴道流血：葡萄胎清除后、流产或足月产后出现不规则阴道流血，量多少不定，也可表现为一段时间的正常月经后再停经，然后出现阴道流血。长期流血者可继发贫血。

（2）子宫复旧不全或不均匀增大：常在葡萄胎排出后 4 ~ 6 周子宫未恢复到正常大小，质地偏软，也可因肌层病灶部位、大小而表现为子宫不均匀性增大。

（3）卵巢黄素化囊肿：在葡萄胎排空、流产或足月产后，两侧或一侧卵巢黄素化囊肿可持续存在。

（4）腹痛：一般无腹痛，若肿瘤组织穿破子宫时，可引起急性腹痛和腹腔内出血症状。黄素化囊肿发生扭转或破裂时也可出现急性腹痛。

（5）假孕症状：生殖道质地变软，外阴色素加深，阴道、宫颈黏膜着色。乳房增大，乳头、乳晕着色，甚至有初乳样分泌。

2. 转移性滋养细胞肿瘤

大多为绒毛膜癌，症状和体征视转移部位而异。转移发生早而广泛，主要经血行播散，最常见的也较早见的转移部位是肺（80%），其次是阴道（30%）、盆腔（20%）、肝（10%）、脑（10%）。脑转移较少见，但致死率高。局部出血为各转移部位共同特点。

（1）肺转移：主要症状为咳嗽、血痰或反复咯血、胸痛及呼吸困难。当转移灶较小时可无症状。常急性发作，少数情况出现肺动脉高压和急性肺功能衰竭。

（2）阴道、宫颈转移：转移灶常位于阴道前壁及穹隆，局部表现为蓝色结节，破溃后可大出血。

（3）肝转移：表现为腹上区或肝区疼痛，多伴肺转移，预后不良。病灶穿破肝包膜时出现腹腔内出血，可导致死亡。

（4）脑转移：为主要死亡原因，致死率极高。常继发于肺转移之后。按病情进展可分为 3 期。①瘤栓期：表现为暂时性失语、失明、突然跌倒等；②脑瘤期：瘤组织增生，侵入脑组织，形成脑瘤，表现为头痛、喷射性呕吐、偏瘫、抽搐甚至昏迷；③脑疝期：瘤组织增大及周围组织出血、水肿，表现为颅内压升高，脑疝形成，压迫生命中枢而死亡。

（三）检查

1. 血和尿人绒毛膜促性腺激素（HCG）的测定

患者多于葡萄胎排空后 9 周以上，或流产、足月产、异位妊娠 4 周以上，血、尿 HCG 测定持续高水平或一度下降又上升，排除妊娠物残留或再次妊娠，结合临床表现，可诊断为滋养细胞肿瘤。

2. 胸部 X 线摄片

此为诊断肺转移的主要检查方法。患者如有咳嗽、咯血等症状，应进行胸部 X 线摄片，典型表现为棉球状或团块状阴影。转移灶以右侧肺及中下部较多见。

3. 超声检查

子宫正常大或不同程度增大，肌层内可见高回声团，边界清，但无包膜；或肌层内有回声不均区域或团块，边界不清且无包膜；也可表现为整个子宫呈弥漫性高回声，内部伴不规则低回声或无回声。彩色多普勒超声主要显示丰富的血流信号和低阻力型血流频谱。

4. 妇科检查

子宫增大，质软，发生阴道宫颈转移时局部可见紫蓝色结节。

5. CT 和磁共振检查

磁共振主要用于脑和盆腔病灶诊断。CT 检查对发现肺部转移小病灶及脑、肝等部位的转移灶具有较高诊断价值。

6. 组织学诊断

凡在送检的子宫肌层或子宫外转移灶的组织切片仅见到成片的滋养细胞浸润及坏死出血未见绒毛结构，诊断为绒毛膜癌。若见到绒毛或退化的绒毛阴影，则诊断为侵蚀性葡萄胎。若原发灶和转移灶诊断不一致，只要在任一组织切片中见有绒毛结构即可诊断为侵蚀性葡萄胎。

（四）诊断

根据临床表现及检查可作出诊断。

（五）治疗

妊娠滋养细胞肿瘤患者的治疗原则以化疗为主，手术和放疗为辅。年轻未生育者保留生育能力，尽可能不切除子宫，需手术治疗者，一般主张先化疗再手术，病情控制后再手术。对肝、脑有转移的重症患者，加用放射治疗。

（六）护理

1. 心理护理

对住院患者做好环境、病友及医护人员的介绍，以减轻患者的陌生感。主动与患者交谈，鼓励患者宣泄痛苦，耐心讲解疾病有关治疗进展和预后。向患者提供有关化学药物治疗及护理信息，以减少其恐惧及无助感。详细解释患者所担心的各种疑虑，减轻患者的心理压力，鼓励其接受现实。列举治疗成功的病例，帮助患者树立战胜疾病的信心。

2. 病情观察

严密观察腹痛及阴道流血情况，记录出血量，出血多时密切观察患者的生命体征，剧烈腹痛并伴有腹腔内出血征象者，立即通知医师并及时做好手术准备。配合医师做好抢救工作。认真观察转移灶症状，发现异常，立即通知医师并配合处理。

3. 做好治疗配合

接受化疗者按化疗护理。手术治疗者按妇科手术前后护理常规实施护理。

4. 减轻不适

对疼痛、化疗不良反应等问题积极采取措施，减轻症状，尽可能满足患者的合理要求。

5. 有转移灶者，按相应的症状护理

（1）阴道转移患者的护理：①密切观察阴道有无破溃出血，禁做不必要的检查和窥阴器检查，尽量卧床休息；②准备好各种抢救器械和物品，配血备用；③若发生溃破大出血，立即通知医师并配合抢救。用长纱条填塞阴道压迫止血。严密观察阴道出血情况及生命体征，填塞的纱条必须于 24 ~ 48 h 内取出，若出血未止可再用无菌纱条重新填塞。取出时必须做好输液、输血及抢救的准备工作。按医嘱应用抗生素预防感染。

（2）肺转移患者的护理：①卧床休息，减轻患者消耗，有呼吸困难者给予半卧位并吸氧；②按医嘱给予镇静药及化疗药；③大量咯血时有窒息、休克甚至死亡的危险，如发现，应立即让患者取头低侧卧位，轻击背部，排出积血，保持呼吸道通畅。配合医师进行止血、抗休克治疗。

（3）脑转移的护理：①观察患者生命体征、意识，有无颅内压升高的症状，记录出入液量，观察有无电解质紊乱的症状；②按医嘱给予静脉补液、吸氧、化疗等，严格控制补液总量和补液速度，以防颅内压升高；③让患者尽量卧床休息，起床时应有人陪伴，采取必要的护理措施预防跌倒、咬伤、吸入性肺炎、角膜炎、压力性损伤等发生；④做好血、尿 HCG 测定、CT、腰椎穿刺等项目的检查配合；⑤昏迷、偏瘫者按相应的护理常规实施护理。

6. 健康教育

指导患者进高蛋白、高维生素、易消化的饮食，鼓励患者进食，以增强机体抵抗力。注意休息，不过分劳累，阴道转移者应卧床休息，以免引起溃破大出血。适当活动。保持外阴清洁，以防感染。出院后严密随访，第 1 次在出院后 3 个月，然后每 6 个月 1 次至 3 年，此后每年 1 次直至 5 年，以后可每 2 年 1 次。随访内容同葡萄胎。随访期间严格避孕，一般于化疗停止 ≥ 12 个月才能妊娠。

（谢小兰）

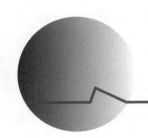

第八章　产科疾病护理

第一节　产后盆底功能的评估

一、产后盆底功能评估的必要性

盆底功能障碍性疾病是严重影响女性日常生活的常见疾病，尽管该疾病不具有致命性，但对女性患者的生活质量有较大的影响。妊娠和分娩对盆底组织的损伤是盆底功能障碍性疾病发病重要因素之一。研究表明，妊娠期体重增加过多、妊娠期激素水平的改变、分娩次数增加、第二产程时间过长、胎儿的体重过重及胎儿头围偏大、会阴裂伤等均是盆底功能损伤的影响因素。妊娠、分娩对女性盆底肌肉的损伤一方面是机械因素导致的盆底肌肉直接损害；另外，阴部的神经受损促使去神经损害或神经萎缩，导致盆底肌肉间接损害。因此，产后选择恰当时机对产后盆底功能进行全面评估，有利于及早对盆底功能障碍性疾病采取预防性干预及治疗。

二、产后盆底功能初次评估的时机

根据产后妇女生理特点，通常将妇女产后 1 年时间分为产褥期（分娩至产后 42 d 内）和产褥后恢复期（产后 43 d 至产后 1 年）。产褥期是指从胎盘娩出至产妇全身各器官除乳腺外恢复至正常未妊娠状态所需的一段时期，通常为 6 周，但此期盆底组织并未恢复到生育前的状态及功能，需要规范的康复训练和指导。产后 42 d 时，母婴常规到相应的医疗保健机构由专业人员进行全面检查，既往检查的侧重点在子宫的复旧情况和母乳喂养情况，而对盆底功能恢复情况关注较少，可以以产后 42 d 检查为切入点，对产妇的盆底功能进行初次评估。产后 42 d 产妇全身各器官基本恢复到孕前状态，产妇逐渐适应社会和家庭角色的转换，情绪趋于稳定，饮食起居平稳过渡，无论从生理还是心理上都是盆底康复的最佳时机。在这个时间点进行评估，产妇依从性好，后期有充足的产假时间进行早期盆底康复治疗，可促进产妇盆底功能恢复，降低女性盆底功能障碍性疾病的发生。

三、产后盆底功能评估规划

妊娠和分娩造成的盆底损伤既有急性改变又有慢性改变，有些严重的产科损伤在产后很快出现，有些在产后较长时间慢慢出现，因此建议每位产妇应该在产后 42 d、产后半年和产后 1 年分别评估，以便及时发现后期出现的盆底慢性损伤。对进行产后盆底康复的产妇在康复治疗过程中，应进行康复前评估和康复后评估以观察盆底康复的效果。

四、产后盆底功能评估方案

1. 盆底功能临床评估

根据产妇的病史、症状、专科检查进行临床评估。

（1）病史采集：主要包括产妇基本信息、妊娠期体重、增重、生育史、分娩情况、新生儿情况、妊娠期和产后是否存在盆底功能障碍。

（2）症状调查：产妇提供的病史可以初步判断产妇是否具有盆底功能障碍，根据产妇基本情况选择相应国际标准调查问卷由专人进行一对一调查，可以更加详细地反映盆底相关症状。常用调查问卷包括国际标准盆底功能障碍问卷、性生活质量问卷、国际尿失禁问卷表简表等。

（3）专科检查：包括妇科检查、膀胱功能检查、神经系统检查、影像学检查。

1）妇科检查：是了解盆腔脏器和盆底功能的重要手段，通常进行会阴情况、阴道松弛度、盆底肌力、盆底肌疼痛、盆腔器官脱垂 POP-Q 评估。

会阴情况评估：外阴发育是否正常、会阴体长度、阴裂长度；嘱受试者做 Valsalva 动作（屏气用力），观察患者是否有尿道下移、是否有尿液自尿道口喷出、是否有阴道前后壁的膨出、是否有子宫的脱垂、是否有粪便或气体从肛门喷出、会阴体活动度情况。

阴道松弛的评估：安静状态下，受检者自主排空膀胱，取膀胱截石位，双下肢分开，检查者右手戴无菌橡胶手套，将示指和中指放在阴道后穹隆，后退 1.5 cm 处 6 点位置进行评估。

阴道松弛分度：正常是指阴道横径能并列容纳 2 指以下；轻度松弛是指阴道横径能并列容纳 2 ~ 3 指；中度松弛是指阴道横径能并列容纳 3 ~ 4 指；重度松弛是指阴道横径能并列容纳 4 指以上，或合并有会阴 II 度旧裂或阴道前后壁中度以上膨出者。

盆底肌力评估：肌力是指肌肉收缩产生的最大力量。手法肌力测试是常用的方法，在安静状态下，受检者自主排空膀胱后取截石位，双下肢分开，检查者站在受检者两腿间，右手戴无菌橡胶手套后将示指和中指放在阴道后穹隆后退 1.5 cm 处 6 点位置和阴道外口内 1 ~ 2 cm 处（分别检测盆底深层和浅层肌肉群的肌力），左手放置于受检者腹部以检测在收缩盆底肌时是否腹肌缩紧，并告知尽量避免腹部肌肉收缩，同时指导其做缩肛动作，以收缩持续时间和连续完成次数来分级。

采用由 Laycock 所发展的 Oxford 盆底肌力评分系统，根据法国国家卫生诊断认证局（ANNAES）认证的测试标准。0 级：手指感觉不到肌肉收缩动作，但不能区分完全无收缩还是患者不懂收缩。1 级：能感觉到肌肉轻微收缩（蠕动），但不能持续。2 级：能明显地感觉到肌肉收缩，但仅能持续 2 s。并能完成 2 次。3 级：肌肉收缩能使手指向上向前运动，持续时间可达 3 s。能完成 3 次。4 级：肌肉收缩有力，能抵抗手指的压力，持续时间可达 4 s。能完成 4 次。5 级：肌肉收缩有力，能持续对抗手指压力达 5 s 或以上。能完成 5 次或以上。

盆底肌力手检评估，方便、易操作，常用于门诊检查，可通过这种评估方法初步判断患者的盆底肌力，但由于易受检查者主观因素的影响，往往不够精确，因此建议只作为盆底功能障碍性疾病的筛查手段。

盆底肌疼痛评估：手法评估盆腔筋膜疼痛及痉挛情况：闭孔内肌、梨状肌、肛提肌、耻尾肌、坐尾肌、耻骨阴道肌、耻骨直肠肌、球海绵体肌、会阴中心腱、切口、耻骨联合等评估点。采用数值等级规模疼痛数字评分量表评定疼痛的严重程度，以 0 ~ 10 代表不同程度的疼痛。0 为无痛；1 ~ 3 为轻度疼痛（疼痛不影响睡眠）；4 ~ 6 为中度疼痛；7 ~ 9 为重度疼痛（不能入睡或者睡眠中痛醒）；10 为剧痛。

当患者有盆底肌疼痛时，应对骨盆上方的腹部和脊柱、骨盆下方的下肢进行检查，观察是否有脊柱侧弯、腹直肌分离、腹部肌力不对称、膝关节内转、两腿长度不对称、扁平足等症状。

盆腔器官脱垂 POP-Q 评估：安静环境下，受试者自主排空膀胱，取膀胱截石位，消毒外阴和尿道外口，嘱受试者做 Valsalva 动作（屏气用力）进行 POP-Q 定量测定。目前国内外多采用 Bump 提出的盆腔器官脱垂定量分度法。此方法应在向下用力屏气时利用阴道前壁、阴道顶端、阴道后壁上的各 2 个解剖指示点与处女膜的关系来界定盆腔器官的脱垂程度。

2）膀胱功能检查：可通过残余尿测定、压力刺激试验、膀胱颈抬高试验、棉签试验、尿流动力学检查等来评估膀胱功能。

3）神经系统检查：神经系统应重点检查骶中枢对膀胱尿道的支配功能，包括运动强度、深肌腱反射及末梢神经的感觉。

4）影像学检查：目前对于盆底形态及功能检查的影像学方法主要有磁共振（MRI）及超声检查，MRI 在诊断盆腔器官脱垂及肌肉损伤方面具有重要的意义，但不能实时动态观察盆底肌肉的情况。盆底超声具有动态、方便快捷、经济、无创、可重复检查等明显优势，可以对盆腔器官及第二水平支持结构形态、功能两方面进行观察和评估，为临床提供客观的诊断依据，将成为观察盆底疾病的主要影像学诊断手段。

2. 盆底电生理评估

女性盆底功能障碍性疾病发病过程中，盆底电生理特性改变是盆底组织损伤比较早的阶段，盆底电生理特性改变可以通过现代科技手段检测到，盆底电生理检查能及时发现盆底组织损伤情况。盆底电生理指标改变与症状出现严重程度和时间成正比，可用于盆底功能的诊断、程度评价、预后分析和治疗效果评价。

盆底电诊断是指通过探测、记录和分析盆底神经及其肌肉生物电活动来诊断疾病的一种方法。通过使用腔内（阴道、直肠）表面电极、专用仪器描记盆底肌动态肌电图，将肌肉活动信号用具体数字和图像的形式显示，以了解盆底肌整体功能，以及各类肌纤维的功能。

常用盆底电生理指标：有最大收缩肌电位、盆底肌肉肌力、肌肉疲劳度、A3 反射、阴道动态压力，这些是非常有价值的盆底基础电生理指标。

最大收缩肌电位：患者做缩肛运动时，通过阴道腔内表面电极专用仪器测量到的盆底肌最大电位值。

肌力测定：盆底肌肉Ⅰ类肌纤维：阴道收缩保持于阴道最大收缩强度在 40% 以上维持的最长时间，收缩持续 0 s 肌力为 0 级，持续 1 s 肌力为Ⅰ级，依次类推，持续 5 s 或 > 5 s 肌力为Ⅴ级；正常肌力为Ⅴ级（图 8-1）。盆底肌肉Ⅱ类肌纤维：代表阴道快速收缩时的最大阴道收缩强度在 60% 以上所重复的次数，收缩持续 0 次肌力为 0 级，持续 1 次肌力为Ⅰ级，依次类推，持续 5 次或 > 5 次肌力为Ⅴ级；正常肌力为Ⅴ级（图 8-2）。

肌肉疲劳度：在计算机上代表肌力的曲线起点的最高点至 6 s 时终点的最高点之间的肌力下降比率（百分率）即为疲劳度。正常为 0，负值为异常。

A3 反射：A3 反射曲线，在波幅为 40% 的Ⅰ类肌纤维模块基础上有个 60% ～ 70% 的Ⅱa 类纤维模块，嘱患者按照模块收缩盆底Ⅰ类肌，在此过程中嘱患者咳嗽，观察盆底肌肉收缩曲线有无出现峰值，以及出现峰值的时间（图 8-3）。A3 反射正常时，盆底肌肉收缩出现峰值及峰值出现的时间早于咳嗽时腹压峰值出现时间。A3 反射异常表明患者控尿功能异常。

阴道动态压力：阴道动态压力是指患者主动收缩时产生的阴道内压力值，将电子压力器即带有气囊的阴道压力探头套上避孕套，压力调零后置于受检者阴道中部，向球囊内推进 20 mL 适量气体，使球囊与阴道壁充分接触，嘱患者应用最大力量收缩盆底肌肉，经压力转化器测得阴道最大收缩压力值即为阴道动态压力。正常在 80 ～ 150 cmH$_2$O。阴道动态压力下降：临床表现为盆底肌肉控尿能力异常、性功能障碍可能。

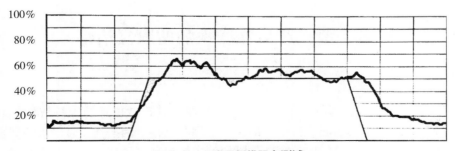

图 8-1 Ⅰ类肌纤维肌力测试

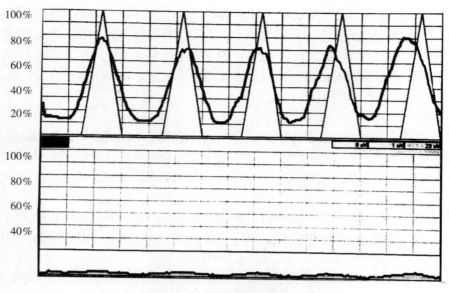

图 8-2　Ⅱ类肌纤维肌力测试

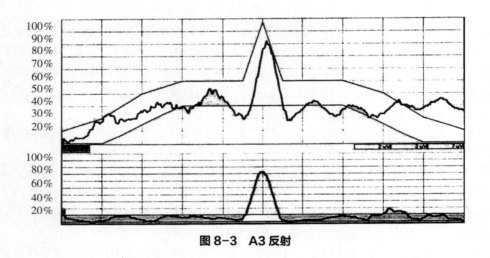

图 8-3　A3 反射

五、小结

产后女性盆底功能可以通过临床症状和电生理检查进行全面系统评估，抓住产后 42 d 检查的契机，由专业人员进行规范的检查和评估，可实现对产后盆底功能障碍性疾病的早诊断、早干预。

（姚前前）

第二节　产后盆底疾病的康复治疗

一、概述

女性盆腔器官主要有尿道、膀胱、子宫、阴道和直肠，其正常位置的维持依赖于盆底肌肉群、筋膜、韧带及其神经构成的复杂的盆底支持系统的互相作用和支持。因损伤、衰老等原因造成女性盆底组织结构发生病理改变，最终会导致相应器官功能障碍，主要包括尿失禁、盆腔器官脱垂、大便失禁、性功能障碍及慢性盆腔疼痛，统称为女性盆底功能障碍性疾病。

无论是在发达国家还是发展中国家，女性盆底功能障碍（Female Peivic Floor Dysfunction，FPFD）都是严重存在的健康问题。Hunskaar 等对法国、德国、西班牙、英国 29 500 名成年家庭女性进行问卷调查，压力性尿失禁的患病率分别为 44%、41%、23%、42%；在我国，随着人口老龄化、高龄产妇的增加，FPFD 患病率明显增加。2006 年，朱兰等对中国 19 024 名女性进行调查后发现尿失禁患病率为 30.9%，其中压力性尿失禁患病率为 18.9%，混合性尿失禁患病率在 9.4%，2011 年苏园园等对 11 921 名广东中山地区妇女调查后发现盆腔脏器脱垂、尿失禁、慢性盆腔疼痛、性功能障碍和粪失禁的检出率分别为 48.3%、8.7%、1.0%、0.8% 和 0.03%。目前 FPFD 发病机制尚未完全阐明，研究表明，引起盆底功能障碍性疾病的原因有很多，包括遗传因素、生活方式、年龄、妊娠、分娩、绝经、慢性咳嗽、盆腔肿瘤压迫、盆腔手术史等，其中妊娠和分娩被认为是影响和导致女性盆底功能障碍的首要原因，约有 40% 的妇女在产后会出现盆底肌肉不同程度的损伤，导致 FPFD 的发生，对妇女身心健康造成严重影响。

二、妊娠和分娩对女性盆底功能的影响

妊娠和分娩是女性盆底功能障碍性疾病的独立危险因素，这和妊娠期人体生理性变化及分娩过程对盆底组织的直接损伤密切相关。

女性正常未妊娠时，腹腔压力和盆腔脏器的重力方向指向骶骨，而妊娠时孕妇腰、腹部逐渐向前突出，头部与肩部向后仰，腰部向前挺，形成典型孕妇姿势，由于躯体重力轴线前移，腹腔压力和盆腔脏器的重力直接指向盆底肌肉，孕妇体重增加、子宫增大，都可直接对盆底肌肉产生慢性持续性机械压迫；孕期不断变大的子宫会对右边的髂静脉产生很大压力，影响血液回流的速度，使盆底组织缺氧、缺血、代谢失去平衡，此过程不仅伤害了盆底的肌肉，更严重的还会对盆底的神经造成一定伤害，导致神经传导过程延长，从而降低了盆底组织的收缩能力；妊娠期体内性激素水平的变化影响胶原蛋白代谢，胎盘分泌的松弛素使骨盆韧带松弛，导致盆底支持结构减弱，这些原因均使产后发生盆底功能障碍性疾病的风险增加。研究发现，妊娠时并发压力性尿失禁的孕妇，其产后 3 个月、6 个月、1 年后压力性尿失禁发生概率增大 2 倍、2.3 倍、5 倍，进一步证明妊娠是导致产后盆底障碍性疾病发生的一个独立危险因素。

分娩过程中，骨、软产道被动扩张，盆底肌组织受压拉伸，胎儿娩出时会阴侧切的直接机械损伤，加上阴部神经受损及去神经损害等对盆底肌的间接损害，均可致盆底肌肌力下降，且受损程度随着阴道分娩次数增加而升高。经 MRI 和 B 超检查均发现，20% ~ 36% 的初产妇在阴道分娩后有肛提肌病变，与产后压力性尿失禁的发生密切相关。剖宫产少了分娩过程对盆底肌的损害，阴部神经受损发生率减低，故选择性剖宫产在短期内对盆底的影响相比于阴道分娩者降低，但不管哪种分娩方式，对盆底功能的远期恢复并无明显保护作用，2013 年巴西开展了一项横断面研究，主要评估初产妇行剖宫产后两年内尿失禁和盆底功能障碍的患病率，研究发现，剖宫产不会对尿失禁起到保护作用，分娩方式与产后 2 年内发生尿失禁和盆底功能障碍无关。

越来越多的流行病学研究显示，妊娠和产后是女性盆底功能障碍性疾病高发时期。Farrell 等对 593 名产后 6 个月的初产妇进行尿失禁调查，发现 10% 的剖宫产产妇发生尿失禁，22% 的阴道分娩产妇产后发生尿失禁，33% 的产钳助产产妇发生尿失禁。朱兰等对中国 10 098 名初产妇尿失禁的队列研究发现，中国初产妇妊娠期尿失禁主要发生在妊娠晚期，发病高峰为妊娠 32 周，妊娠期发病率为 26.7%，产后 6 周内尿失禁发病率为 9.5%，产后 6 个月发病率为 6.8%。

产后身体各项功能开始向孕前水平迅速复原，盆底解剖结构和盆底肌肌力具有一定程度的自我康复趋势，然而，妊娠与分娩对盆底肌的损害远远超过了人体自身修复能力，在产后 3 个月若单纯通过人体自身修复作用使盆底肌肌力完全恢复至正常水平几乎不可能。研究表明，产后 42 d 开始进行盆底康复治疗的产妇较未经治疗者盆底压力分级和综合肌力明显好转，压力性尿失禁（stress incontinence）发生率明显降低，故产后 42 d 门诊复查时若发现产妇盆底肌肌力明显降低、盆底功能障碍，应尽早建议其行盆底功能康复治疗，以减少 FPFD 的发生。

三、产后盆底疾病的恢复治疗方法

产后盆底疾病非手术治疗包括生活方式干预、盆底康复治疗、子宫托治疗、药物治疗等，其中效果较为肯定、临床广泛应用的治疗是盆底康复治疗。盆底康复治疗是一种简便、安全、有效的治疗方法，在整体理论的指导下，对盆底支持结构进行加强训练及功能恢复，主要方法包括盆底肌主动锻炼（Kegel 训练）、盆底康复器（阴道哑铃）辅助训练、手法按摩、仿生物电刺激、生物反馈治疗。

1. 盆底肌主动锻炼（凯格尔训练）

盆底肌主动锻炼是由 Amonld Kegel 在 1948 年提出，指患者自主收缩肛门、阴道，进行和控制肛提肌群收缩训练，通过长期训练，达到增加盆底肌收缩力、改善盆底功能、预防和治疗盆底功能障碍性疾病的目的。动作要领：收缩时只收缩肛门、阴道，尽量使腹部、臀部，以及大腿内侧肌群不收缩。具体实施方法：Ⅰ 类肌训练，进行提肛运动，每次持续 5 s，松弛休息 5 s，反复进行此运动每天 50 ～ 100 次，对 Ⅰ 类肌力弱的患者起初进行锻炼时可以每次持续 3 s，松弛休息 3 s，逐渐过渡到每次持续 5 s，松弛休息 5 s；Ⅱ 类肌训练，进行提肛运动每次持续 1 s，松弛休息 1 s，反复进行此运动每天 100 ～ 150 次。

2. 盆底康复器（阴道哑铃）辅助训练

盆底康复器又称阴道哑铃，由带有金属内芯的医用材料塑料球囊组成，尾部有 1 根细线，常分为 5 个重量级，放置在阴道内，利用哑铃自身重量的下坠作用迫使阴道肌肉收缩，达到会阴肌肉锻炼的目的。阴道哑铃具备使用方便、简易、安全等特点，可进行家庭康复锻炼。动作要领：将球体置入阴道内，尾部细线留于阴道外，配合凯格尔运动进行锻炼。具体实施方法：根据患者自身盆底肌力情况选择合适型号的哑铃开始训练，原则为由轻到重，慢慢延长其在阴道内的保留时间，当使用者运动、打喷嚏、爬楼梯等腹压增加的情况下不脱出，且其在阴道内可保留至少 10 min 时，可更换重一级的哑铃进行训练。

3. 手法按摩

通过手法按摩可以唤醒产妇盆底肌肉的本体感觉，放松肌肉，缓解盆底肌肉的痉挛和疼痛，增加盆底肌的敏感度。动作要领：医务人员戴无菌手套，涂润滑油，先按摩盆底浅层肌再按摩盆底深层肌，最后按摩盆底肌肉的扳机点，以拇指指腹的力量按摩会阴中心腱外侧、两侧大小阴唇，示指和中指置于阴道内肛提肌，沿骶骨至肛门处来回进行按摩。

4. 仿生物电刺激

仿生物电刺激是一种较早用于临床治疗盆底肌肉损伤及萎缩的方法，通过阴道探头电极传递不同强度的电流，刺激盆底肌肉和神经，仿生物电刺激参数设定包括频率、脉冲宽度、电流强度、时间范围等。由于电刺激存在个体差异，因此刺激参数目前没有统一标准，以患者感觉肌肉强力收缩而不疼痛或肌肉有跳动感而无疼痛为准，但电流强度可不超过 40 mA，每次治疗前重新调整参数。

5. 生物反馈治疗

生物反馈治疗是一种主动盆底训练方法，通过生物反馈治疗头采集盆底表面肌电信号活动，反映于体外仪器上，进行盆底肌电图的描记，把肌肉活动信息转化为听觉和视觉信号，通过语音提示或图像显示，使患者了解盆底肌的活动状态，学会正确而有意识地收缩盆底肌，科学地进行盆底肌训练，并逐步形成条件反射的一种治疗方法。

盆底康复治疗的原理即通过综合运用这些治疗手段提高神经肌肉兴奋性，唤醒部分因受损而功能暂停的神经细胞，促进神经细胞功能恢复，使盆底肌肉收缩强度和弹性增强，促进妊娠和分娩造成的肌肉损伤恢复，同时可建立神经反射，反射性地抑制膀胱兴奋，增强括约肌收缩，加强控尿而达到产后盆底肌功能重建，治疗盆底功能障碍性疾病的目的。

四、产后盆腔肌筋膜疼痛的康复治疗

近年来，随着盆底组织生理学、盆底动力学和盆底电生理学逐渐成为研究的热点，盆底康复治疗（PFR），尤其是电刺激 - 生物反馈 - 盆底肌锻炼联合治疗被认为是预防和治疗 FPFD 的最有效、最安

全和最有前景的非手术治疗方法，尤其是产后早期 PFR 可以唤醒盆底肌肉和神经，使阴道更好地恢复到产前的大小和敏感状态，从而可以提高盆底肌力，降低产后盆底功能障碍性疾病的发生。

盆底康复治疗重点在于应根据产妇具体情况制订个体化治疗方案。

盆腔肌筋膜疼痛（MFPP）指腰、骶、臀、腿部的筋膜疼痛及肌肉僵硬，且存在激痛点，常可发生在产妇分娩后 1 ~ 2 个月。急性疼痛通常是组织损伤的一种表现，是一种受到伤害的警告或防御信号，目前对产后 MFPP 的发病原因及治疗方法研究文献较少，尚未完全引起妇产科医师的重视，易漏诊。国外 Bedaiwy 等研究发现，产后盆腔肌筋膜疼痛发病率约为 13.2%，其中 75% 患者疼痛评分 ≥ 7 分。国内淮安市妇幼保健院程芳等研究发现，产后盆腔肌筋膜疼痛发生率约为 21.38%，严重影响产妇生活质量。可见，应对产妇盆腔肌疼痛部位和疼痛程度进行全面检查，及时进行康复治疗。

（1）疼痛点评估部位：盆腔检查时行手法评估闭孔内肌、梨状肌、肛提肌、球海绵体肌、会阴体、切口、耻骨联合等部位，明确触痛点，评估盆腔肌筋膜疼痛及痉挛情况。

（2）疼痛程度评估：可采用数值等级规模（NRS）疼痛数字评分量表，评定疼痛的严重程度，以 0 ~ 10 代表不同程度的疼痛。0 为无痛；1 ~ 3 为轻度疼痛（疼痛不影响睡眠）；4 ~ 6 为中度疼痛；7 ~ 9 为重度疼痛（不能入睡或者睡眠中痛醒）；10 为剧痛。

（3）盆腔肌筋膜疼痛诊断标准（参照美国标准）。

主要标准：①主诉区域性疼痛；②主诉疼痛或触发点牵涉痛的预期分散分布区域的感觉异常；③受累肌筋膜触诊的紧张带；④紧张带的某一点呈剧烈点状触痛；⑤测量时存在某种程度的运动受限。

次要标准：①压痛点反复出现主诉的临床疼痛或感觉异常；②横向抓触或针刺入带状区域触发点诱发局部抽搐反应；③伸展肌肉或注射触痛点可缓解疼痛。

满足 5 个主要标准和至少 1 个次要标准，可确诊为肌筋膜疼痛。

（4）针对性治疗方案：通过手法按摩和神经肌肉刺激治疗仪电刺激进行康复治疗。首先采用手法按摩和解痉的电刺激治疗，以促进盆底肌肉放松，然后进行镇痛的电刺激治疗。

手法按摩：①按摩腰部、臀部、腹部、大腿内收肌、阴阜，以达到盆腹部位整体放松的目的；②先按摩会阴浅层肌，再按摩会阴深层肌，最后针对疼痛点进行按摩，以产妇感觉舒适的力度为宜，逐步缓解阴道痉挛。时间每次 20 min，每周 2 ~ 3 次。

解痉电刺激：应用法国 PHENIXUSB 系列，选择频率 1 Hz，脉宽 300 μs 电流，时间每次 20 min，每周 2 ~ 3 次；或者与手法按摩组合治疗，先用解痉电刺激 10 min，再手法按摩 20 min。

镇痛电刺激：应用法国 PHENIX USB 系列，采用 TENS 电流，频率 80/120/80 Hz，脉宽 120/80/120 μs，时间 10 min；内啡肽电流，频率 1/4/1 Hz，脉宽 270/230/270 μs，时间 10 min，每周 2 ~ 3 次。

具体实施方案：手法按摩具体操作是以大拇指指腹的力量按摩会阴中心腱外侧、两侧大小阴唇，示指和中指置于阴道内肛提肌，沿骶骨至肛门处来回进行按摩；电刺激实施方案是根据患者临床症状和疼痛点分别放置皮肤表面电极和内置盆底肌肉治疗头，给予电刺激治疗，TENS 电流强度以产妇感觉少许麻刺感的最小电流强度即可，内啡肽刺激电流强度尽量调到最大，但前提是产妇不感觉疼痛。由于皮肤和黏膜对电刺激的阈值不同，因此，操作过程中皮肤电极和阴道黏膜电极必须分开调节。1 个疗程 12 次，每周 2 ~ 3 次。

五、小结

盆底康复治疗是一种简便、安全、有效的治疗方法，是在整体理论的指导下，对盆底支持结构进行的训练，以促进盆底血液循环，加强产后盆底肌力量及功能恢复，防治 FPFD 的发生，对提高女性生活质量具有重要意义。

（姚前前）

第三节　产后疾病的康复护理

一、失眠

睡眠是产妇产后恢复身体的一种重要方式。睡得好，身体才会恢复得更好。然而，刚完成分娩的产妇在心理和生理的双重压力下，经常会陷入失眠的窘境，备受产后失眠的困扰。

产后失眠是一件非常痛苦的事情。产妇的身体本来就很虚弱，又得不到足够的休息，再加上婴儿哭闹，很容易产生消沉、低落的负面情绪，严重者还会发生产后抑郁。所以，出现了产后失眠的症状，一定要及早重视起来。

治疗护理与康复如下。

（1）保持心情放松：尤其是在睡前可以舒缓一下情绪。让产妇在睡前 30 min，可以做一些能让其心情愉悦的事情，如看看书，听听音乐，敷一敷面膜等。

（2）睡前不要吃太多：产妇在睡前 2 h 内最好不要吃太多东西，也不要喝太多水，以免频繁上厕所而影响睡眠质量。更不要吃油腻辛辣的食物，这些食物会给产妇的睡眠带来不利的影响。

（3）适度运动：运动可以有效地促进睡眠，提高睡眠质量。吃完晚饭 1 h 后，适当地进行运动，既不会让人太过兴奋，又能助眠。对产妇来说，每日 30 min 的运动量是最佳的，可帮助产妇在不至于疲劳的情况下轻松入睡。

（4）调整作息：与婴儿的睡眠保持一致。在婴儿睡觉的时候，产妇应抓紧时间休息。即使是 30 min 的小睡，也能让产妇恢复充沛的精力。

二、产后痔疮

女性在妊娠期间，随着子宫的不断增大，静脉的流通受到阻碍，血液回流不畅，痔疮随之产生。产后痔疮会给产妇带来很大的痛苦，长期不治还有可能造成病菌入侵血液，引发阴部、乳腺、盆腔及附件炎症。因此，千万不可忽视产后痔疮，一定要做好护理，尽早治疗。

预防产后痔疮的最好方法是产后多喝水，尽早下床活动。由于产后肠道津液水分不足，产妇很容易便秘，而早下床活动和多喝水能增加肠道的水分，促进肠道蠕动，预防痔疮的发生。

治疗护理与康复如下。

（1）饮食上要合理搭配，注意忌口：产妇要少吃辛辣油腻的食物和精细食物，这些食物会导致大便干结而量少，使粪便在肠道中停留时间较长，很容易引发痔疮。应当多吃一些粗纤维食物，以及芹菜、白菜等富含纤维素的食物，以促进肠道蠕动，使排便变得轻松。也应多吃一些蜂蜜，以防止大便干燥。

（2）要勤换内裤，勤洗澡：每次大便后都要清洗肛门，保持肛门清洁。不要用粗糙的手纸、废纸等擦拭肛门，以免造成感染。

（3）每日定时排便，每次最好控制在 5 min 之内：不要强忍大便，也不要用力排便，更不要在排便时看手机、报纸，尽量保持大便通畅。

三、产后子宫脱垂

子宫脱垂多是由急产造成的。产程从子宫正规阵缩到胎儿娩出少于 3 h，就会由于骨盆底组织和阴道肌肉没有经过渐进的扩张过程，而被突然的强大胎头压迫撕破，又未能及时修补，进而造成子宫脱垂。滞产也容易造成上述情况，形成子宫脱垂。

子宫脱垂因程度不同，有轻、中、重度之分。轻度子宫脱垂（Ⅰ度）者大多数没有什么感觉，有的只是在长期站立或重体力劳动后感到腰酸下坠。中度子宫脱垂（Ⅱ度）者会有部分子宫颈或子宫体露在阴道外。重度子宫脱垂（Ⅲ度）者的整个子宫颈与子宫体全部暴露于阴道口外。

产妇如发生子宫脱垂，可能会感到下腹、外阴及阴道有向下坠胀感，并伴有腰酸背痛，若久立、活动量大，这种感受会更加明显，倘若病情继续加重，严重者将影响活动。如果属于早期子宫脱垂或症状较轻者，可取平卧位或稍坐一会儿，即可使阴部恢复常态；重症子宫脱垂则不易恢复，即使用手帮助回纳，但若起立，仍可向外脱出。如果子宫脱垂的同时还伴有膀胱膨胀，往往会有尿频、排尿困难或尿失禁等。倘若子宫脱垂兼有直肠膨出，还可出现排便困难。

子宫脱垂的预防如下。①不要生育过多、过密，以免影响母体健康；②产后如有组织破裂，必须及时修补；③产后 24 h，应开始做俯卧体操，每日 2 ~ 3 次，每次 15 min，这样可使子宫位置尽快复原到正前倾位；④积极治疗易使腹压增加的慢性疾病，如便秘、咳嗽等；⑤充分休息，产后生殖器恢复正常需要 42 d，在此期间应充分休息，避免过早参加体力劳动，如挑重担，肩背、手提重物，以及长时间下蹲等活动。

治疗护理与康复如下。

轻度子宫脱垂患者，着重体育疗法与用补气升提药物等。

1. 体育疗法

（1）缩肛运动：用盆底肌肉收缩法将肛门向上收缩，就如同大便完了收缩肛门那样。每日练习数次，每次收缩 10 ~ 20 下。

（2）臀部抬高运动：平卧床上，两脚踏床，紧贴臀部，两手臂平放在身体两侧，然后用腰部力量将臀部抬高与放下。每日 2 次，每次 20 下左右，并逐步增加次数。

（3）下蹲运动：两手扶在桌上或床边，两足并拢，做下蹲与起立动作，每日 1 ~ 2 回，每回 5 ~ 15 次。但要注意，平时要防止空蹲，如需蹲下，最好放一个凳子。

2. 补气升提药物及针灸治疗

可予以补中益气汤，或针灸百会、关元、中极、三阴交等穴位。

四、产后外阴发炎

外阴部常因局部皮肤损伤和产后调养失宜，引起细菌感染而发炎。

急性外阴发炎时，严重的可引起发热、腹股沟淋巴结肿大、压痛等。如果急性期发作较轻，未能引起重视，可能转为慢性，造成局部皮肤粗糙、外阴瘙痒，影响工作、学习和生活。

治疗护理与康复如下。

（1）产后经常保持外阴皮肤清洁，大小便后用纸擦净，应由前向后擦，大便后最好用水冲洗外阴。每日用 1 : 5 000 的高锰酸钾液冲洗 1 次。

（2）恶露未净时应勤换卫生棉垫，勤换内裤，若局部有创伤、擦损，可用金霉素油膏（或眼膏）、红霉油膏涂擦局部。

（3）如果发现外阴部有红色小点凸起，可在局部涂些 20% 碘酊，注意只能涂在凸起的部位，不要涂在旁边的皮肤上。少数人对碘酊过敏，不能涂擦。假如为脓点，可用消毒针头挑破，用消毒棉擦去脓液，再涂上抗生素油膏。

（4）如果外阴部出现红、肿、热、痛的症状，局部可用热敷，用蒲公英、野菊花各 50 g，黄檗 30 g，大黄 10 g，煎水，洗涤外阴。也可口服磺胺、螺旋霉素等抗生素。

（5）如果局部化脓，除上述处理外，可用蒲公英 30 g，大黄 15 g，煅石膏 30 g，熬水坐浴。

（6）如果患慢性外阴炎，局部瘙痒时，可用 1 : 5 000 的高锰酸钾溶液坐浴。最好不要用热水烫洗，因反复烫洗，能使局部皮肤受到损伤，之后越来越痒。

（7）患外阴炎者应忌食辛辣食物、醪糟（米酒）等刺激性食物，宜吃清淡食物。

五、产后恶露不下

如果分娩后恶露停蓄胞宫不下，或所下甚少，可引起腹痛、发热等症，称为恶露不下。

治疗护理与康复如下。

（1）注意观察恶露的性状，恶露一般可持续 20 d 左右，若恶露始终是红色或紫红色，有较多淤血块，其量不减，甚至增多，时间超过 20 d 或所下极少，均属于病理情况，应引起注意。

（2）若分娩时产妇感受寒邪，从而引起恶露被寒气所凝滞，产生下腹疼痛，按之更甚，痛处可触及肿块，恶露极少。可采用按摩法：产妇取半坐卧式，用手从心下擦至脐，在脐部轻轻揉按数遍，再从脐向下按摩至耻骨联合上缘，再揉按数遍，如此反复按摩 10 ~ 15 次，每日 2 次；可以热熨，从艾叶、陈皮、柚子皮、生姜、小茴香、桂皮、花椒、葱、川芎、红花、乳香等中药中，任选 2 ~ 3 味适量，炒热或蒸热，用纱布包扎，外熨痛处。多吃醪糟蛋、鲤鱼，卧室保暖，防止风寒外袭。

（3）若分娩后产妇情绪不好，或因操劳过度，或因悲伤过度，而致恶露不下，可采用热熨。选用陈皮、生姜、花椒、乳香、小茴香等 1 ~ 2 味，炒热包熨下腹；也可用薄荷 6 g、生姜 2 片泡开水当茶饮。另外，产妇一定要保持精神愉快，避免各种影响情绪的因素。

六、产后肛裂

肛裂一般表现为大便时疼痛，便中和便后带血，但出血量不大。产妇发生肛裂的原因较多：妇女妊娠后由于胎儿逐渐生长发育，子宫体也随之扩大，向下压迫盆腔，使血液在盆腔静脉丛内淤积，血液回流受阻，造成肛门周围组织水肿，抵抗力下降；加之有的产妇活动量很少，胃肠蠕动缓慢，粪便在肠内停留时间过长，水分吸收过多，粪便干硬，排便时容易造成肛裂；还有的妇女产后吃鸡蛋过多，胃肠道内由产前的多渣食物突然变为少渣食物，出现便秘，大便困难，易发生肛裂。一般说来，产妇肛裂在产后半个月内发病率占一半以上。

治疗护理与康复如下。

（1）产后应保持肛门清洁，每次大便后用温水轻轻擦洗肛门，养成良好的卫生习惯。

（2）孕妇久坐可因腹中压力向下压迫，使肛门血管淤血，肛周组织水肿、脆弱，容易造成损伤，因此产妇不宜久坐。有空闲时可经常做提肛运动，即做连续有节奏的下蹲－站立－下蹲动作，每次做 1 ~ 2 min，每日做 2 ~ 3 次，以加强肛门括约肌收缩，促使局部的血液循环，防止淤血。

（3）少吃辛辣刺激的食物，以防加重肛周水肿等症。

（4）产妇在妊娠和分娩过程中，消耗掉大量的热量和营养，产后进行适当的营养补充是必要的，但要讲究正确的调节。一些农村地区，在坐月子期间以鸡蛋为主，不做别的食物来调节是不可取的。由于鸡蛋细腻，容易减少大便次数，引起便秘。因此，产妇在吃鸡蛋的同时，还应吃一些含维生素、纤维素高的蔬菜水果，以保持大便松软、适当的体积和水分，使大便容易排出；妊娠期间造成的胃肠道蠕动缓慢，在产后早期还未恢复，应在产后身体适应的情况下，适当下床活动，以避免粪便在肠内停留时间过久。必要时可进行腹部按摩，以增加肠蠕动的机会。还要养成每日排便的习惯，缩短间隔时间，以免大便过多地积聚和过多水分被吸收，造成便秘。

（5）便秘严重时，不要强行排便，应先由肛门注入适当的开塞露、甘油栓等润滑药物，以利大便顺利排出，避免造成肛门裂伤。

（6）发生肛裂后，每日要进行局部清洗坐浴，尤其在大便后，这样可防止伤口感染，促使伤口尽快愈合。对肛裂痛者，可采用 1% 普鲁卡因局部封闭，久治不愈者，应去医院进行手术治疗。

七、产后尿失禁

产后尿失禁为产后不能如意约束小便而自遗，常伴小便过频，甚至于白昼达数十次。多因难产时分娩时间过长，胎儿先露部位对盆底韧带及肌肉的过度扩张，胎儿压迫膀胱过久，致使膀胱被压处成瘘。手术产如产钳、臀位牵引损伤所致。如体力不佳，产后咳嗽及一切增加腹压的因素可影响盆底组织复旧，而发生张力性尿失禁。

产后尿失禁并不少见，其因生产过程中胎儿经过产道时骨盆底的肌肉群（或肛提肌）被拉伤或是支配它们的神经血管受伤而导致肛提肌松弛、萎缩。

分娩过程中，胎儿先露部通过产道，使盆底韧带和肌肉产生过度伸张作用，特别是初产妇及手术助产，如臀牵引术、产钳助产术、胎头吸引器助产术等，可直接损伤盆底软组织。产后体力劳动、持续性咳嗽、便秘等均为增加腹压的因素，可影响盆底组织恢复，使盆底组织松弛，导致尿道膨出，膀胱颈下降，尿道上段失去紧张度而变为漏斗形，尿道相对变短而宽，泌尿生殖膈及浅层肌肉损伤，如会阴深Ⅱ度裂伤可影响尿道外括约肌的功能，由于这些因素的作用，容易发生产后尿失禁。

小便频数或失禁发生在产后1周左右，初起多有排尿疼痛，尿时淋漓不断，尿中夹有血丝，继则小便自遗，苔薄白，脉沉细。

产后尿失禁是属于张力性尿失禁，当分娩时，胎儿先露部通过产道，使盆底韧带及肌肉产生过度伸张；特别是初产妇及手术者，如臀位牵引、产钳、胎头吸引器等，可直接损伤盆底软组织，影响复旧，可致尿道膨出，盆底软组织松弛，或有会阴切开、裂伤等。张力性尿失禁可随产次增多而加重，中医称"产后遗尿"。

治疗护理与康复如下。

轻度尿失禁不需要手术治疗，可以自己做肛提肌的运动，以加强尿道肌的力量。这种方法简单易学，而且没有任何不良反应，只要坚持锻炼，治愈率可达70%。肛提肌运动的具体方法：患者做收紧肛门的动作，每次收紧应不少于3 s，连续做10～15次，可采取站、坐、卧等各种体位，每日进行锻炼3次，坚持1个月后，就有明显疗效。

患者可在阴道中塞入海绵阴道塞或子宫托以抬高膀胱颈部，减轻膀胱内压，防止尿液溢出。但要注意的是，每晚要将阴道塞或子宫托取出，到第二日早晨再重新塞入，以防引起阴道壁的擦伤。

应用雌激素治疗尿失禁也有一定的效果，但雌激素不宜长期使用，并且一定要在医师指导下使用，切不可擅自涂药，以免发生阴道出血等不良反应。

对于严重的尿失禁患者，手术治疗比较理想。但该不该手术治疗，也要遵从医嘱。

中医治疗产后尿失禁一般选择在产后1周左右。如瘘孔较小而瘘孔周围有肉芽形成，可给予补中益气的中药治疗，以促进组织再生与修补。治疗期间必须绝对卧床休息，可在一定程度上减轻或消除患者的痛苦，甚至可能避免手术。

（1）药物法：可应用补气益肾升提的中药，如黄芪、当归、白芍、乌药、益智仁、补骨脂；再随证选用中药，如气虚型选用党参、白术、柴胡、升麻、金樱子，肾虚型选用桑螵蛸、菟丝子、熟地、巴戟天、覆盆子，产伤型选用黄芪、党参、白芍、白及、猪脬、川芎。

（2）外治法：①五倍子10 g，诃子8 g，龙骨12 g，共研末，每次用1 g填脐，纱布固定；②附子、干姜、赤石脂各等量，共研末，用水调糊，每次用枣大一块，敷脐部，纱布固定；③山茱萸10 g，龙骨15 g，小茴香6 g，肉桂9 g，烤干共研末，每次用1 g，蜂蜜调为膏，外盖纱布，胶布包，每日1次，10～15 min为1个疗程；④益智仁、炮姜、炙甘草、肉桂各30 g，共研细末，每次用5 g，加葱白（带根须）一段，共捣成饼状，敷脐部，其上用暖水袋热敷30～60 min，24 h使用1次；以上②③④用于肾阳虚者；⑤带白根1寸的葱6根，再加15 g的硫黄，以及生姜2片，共同放在一起捣成糊，每晚睡前敷于肚脐，第二日清晨取下，该法可治尿失禁，不过如果尿失禁较为严重，需要多次才能治愈。

（3）食疗法：①益智仁研末，用米汤调服，每次6 g，每日2次，有补肾缩尿作用；②韭菜150 g（洗净切段），入油锅炒，然后将鲜虾250 g放入再炒片刻，加盐、胡椒粉，用于肾阳不足之尿失禁；③新鲜荠菜240 g（洗净），加水3碗煎至1碗水时，放入鸡蛋1个拌匀煮熟，加盐，饮汤食菜和蛋，每日1～2次，用于小便淋漓不净，甚至小便失禁者；④鸡肠2～3副（剪开洗净），切小段，用花生油炒至熟时，加米酒1～2匙、食盐少许，作菜食，用于小便频数，甚至失禁者。

（4）盆底肌运动疗法：仰卧在床，双脚屈膝微开7～8 cm，收紧肛门、会阴及尿道5 s，然后放松，心里默数5下再重做，每次运动10次左右，同时有规律地抬高臀部离开床面，然后放下，每次也做10次左右。起初收紧2～3 s即可，逐渐增至5 s，此动作也可站立或坐立时进行。

（5）腹肌运动疗法：①仰卧屈膝，双手放在大腿上，深吸一口气，呼出时收缩腹肌，将头及肩抬起，维持5 s后放松；②双臂放在身体两侧，举起腿与躯干垂直，然后慢慢放下，另一条腿做同样动作，如此轮流交替举腿5次，每日1～2次；③双腿放平，双手托枕部，利用腹肌收缩的力量使身体慢慢坐起来，反复多次，促进子宫收缩及回位；④俯卧在床，将枕头置于腹下，保持这种姿势15 min，俯卧时注意勿压迫双侧乳房；⑤仰卧屈曲右膝，伸直左腿，收缩臀部及下肢肌肉，默数 5 下，然后放松，再做左脚。

八、产后盆底肌肉松懈

妊娠和分娩是造成盆底肌松弛的原因之一。妊娠期间，随着胎儿逐渐长大，作用在盆底肌肉上的力量也随之增大，盆底肌的弹性极限受到挑战。分娩时，盆底肌肉又进一步受到胎儿的挤压和撕扯。另外，妊娠期间体重增加过多（如超过 20 kg），以及多次生育、胎儿巨大、分娩时出现难产、使用产钳等，都容易造成盆底肌受损。而盆底肌作为维持女性产道弹性与松紧度的主要组织，更关系着产后夫妻的性生活质量。

治疗护理与康复如下。

产后盆底肌肉康复的主要目标和基本原则是提高盆底肌肉收缩能力、预防和治疗盆底肌功能障碍（PFD）、改善性生活质量。1940 年，Arnold Kegal 医师提出了凯格尔训练法以加强盆底肌肉的力量，减少尿失禁的发生。在此基础上辅以生物反馈技术、电刺激等技术，大大提高了盆底康复治疗的治疗效果。

1. 盆底肌锻炼法

盆底肌肉锻炼（PFME），又称为凯格尔运动。方法为做缩紧肛门的动作，每次收紧不少于 3 s，然后放松，连续做 15 ~ 30 min，每日进行 2 ~ 3 次；或每日做 PFME 150 ~ 200 次，6 ~ 8 周为 1 个疗程。

盆底肌肉训练需兼顾 5 个方面：①强度，肌肉收缩可以产生的最大张力；②速率，最大张力和达到最大张力所需时间之比；③持续时间，肌肉收缩可以持续或重复的时间长度；④重复性，可以反复收缩达到一定张力的次数；⑤疲劳，维持肌肉收缩达到要求或预期张力产生疲劳。Ⅰ类纤维训练主要针对力度、持续时间和重复性这几个方面；Ⅱ类纤维训练主要针对力度、速率和疲劳这几个方面。

2. 盆底肌肉电刺激

电刺激能提高神经肌肉的兴奋性，唤醒部分因受压而功能暂停的神经细胞，促进神经细胞功能的恢复。电刺激是通过刺激尿道外括约肌收缩，通过神经回路进一步增强括约肌收缩，加强控尿。电刺激神经和肌肉，兴奋交感通路并抑制交感通路，抑制膀胱收缩能力，降低逼尿肌代谢水平，增加膀胱容量，加强储尿能力。电刺激治疗是手术后促进神经功能康复的积极手段，能被动锻炼肌力，预防肌肉萎缩，使神经功能恢复。盆底电刺激是通过松弛盆底肌来缓解因肌痉挛引起的疼痛，直接诱导治疗性的反应或者调节下尿路功能的异常。

3. 盆底生物反馈治疗

生物反馈治疗是通过肌电图、压力曲线或其他形式把肌肉活动的信息转化成听觉和视觉信号反馈给患者，指导患者进行正确、自主的盆底肌肉训练，并形成条件反射。盆底康复能有效控制不良的盆底肌肉收缩，并对这种收缩活动进行改进和纠正。生物反馈方法包括肌肉生物反馈、膀胱生物反馈、A3 反射、场景反射。

4. 产后盆底康复注意事项

在生育过程中，盆腔及盆腔内脏器受到的影响及变化是最大的，在生产之后，女性的盆底肌肉会出现松弛等改变，如果不积极康复，对于日后的健康生活有不利的影响。

分娩结束后，盆底功能可能会遭受一定的创伤，盆底康复可以通过专业医师的指导，并利用一些仪器或者是锻炼来进行恢复，产后产妇只要注意保持良好的心态，并以持之以恒的精神进行康复训练，就会很快恢复。但此阶段还需要注意以下几方面。

（1）对于那些刚刚分娩的产妇，可以借助仪器感应学会收缩、放松盆底肌肉，尽量识别并有意识地控制盆底肌，掌握正确的盆底肌肉收缩方法。

（2）在分娩结束后，可以适当地进行盆底肌锻炼，以帮助身体更好地恢复。如果存在尿失禁、盆腔脏器脱垂，就需要借助盆底康复治疗来训练盆底肌肉，改善盆底功能，让其更加紧致。

（3）产妇产后超过42 d，在子宫恢复良好、无感染的情况下，即可及时进行盆底肌肉的检测，以明确损伤的程度。

（4）产后盆底康复要循序渐进、适时适量、持之以恒，切不可操之过急，以免对身体造成伤害。

九、产后盆腔静脉曲张

盆腔静脉曲张是指盆腔内长期淤血、血管壁弹性消失、血流不畅、静脉怒张弯曲的一种病变。此病好发于产妇和体质较差的妇女。

造成盆腔淤血的原因很多，最主要是由于妊娠期子宫胀大，压迫盆腔血管，血液回流受阻，引起淤血；或产后将息失宜，盆腔血管复旧不良。另外，产后久蹲、久站、久坐、长期便秘等也是主要原因。

由于盆腔淤血，可引起下腹疼痛、恶露及白带增多，并出现频尿、尿急等现象。

治疗护理与康复如下。

（1）产后要注意卧床休息，随时变换体位，避免长时间地下蹲、站立、坐的姿势。

（2）保持大便通畅，若有便秘发生，应早晚服蜂蜜1匙，多吃新鲜蔬菜、水果。

（3）经医院确诊为盆腔淤血后，可按摩下腹部，用手掌在下腹部进行正反方向圆形按摩，并同时在尾骶部进行上下来回按摩，一日2次，每次10～15遍。

（4）用活血化瘀、芳香理气药热熨，可选川芎、乳香、广香、小茴香、路路通、红花等各15 g，炒热盛布袋中，熨下腹部、腰脊和尾骶周围。

（5）缩肛运动：将肛门向上收缩，如大便结束时收缩5～6次，每日做10～20次。

（6）平卧床上，两脚踏床，紧靠臀部，两手臂平放在身体的两侧，然后腰部用力，将臀部抬高、放下，每日做2次，每次20遍，以后可逐渐增加。

（7）手扶桌边或床边，两足并拢做下蹲、起立运动，每日2次，每次做5～10遍。

（8）症状较严重者，除做以上运动外，还可采用膝胸卧位，即胸部紧贴床，臀部抬高，大腿必须与小腿呈直角，每日2次，每次15 min左右，这种运动可使症状很快缓解。

（9）卧床休息时，最好多采取侧卧位。

（10）在可能的情况下，卧床可采取头低脚高位。

（姚前前）

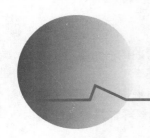

第九章　新生儿科疾病护理

第一节　正常足月儿和早产儿的特点

正常足月儿是指出生时胎龄满 37 ~ 42 周、体重 2 500 g 以上、无畸形和疾病的活产婴儿。早产儿又称未成熟儿，指胎龄不足 37 周的活产婴儿，常与母亲妊娠早期疾病、外伤、生殖器畸形、过度劳累有关；多胎、胎儿畸形，以及胎盘异常也是引起早产的原因。胎龄可按母亲末次月经推算，此法可能不准确，因此还可用 Dubowitz 评分法和 Ballard 评分法等，根据初生婴儿外表体征和神经发育成熟度来评定。

一、正常足月儿与早产儿外观特点

正常足月儿与早产儿在外观上各具特点，见表 9-1。

表 9-1　足月儿与早产儿外观特点鉴别

部位	早产儿	足月儿
皮肤	发亮、水肿、毳毛多	肤色红润，皮下脂肪丰满，毳毛少
头发	乱如绒线头	头发分条清楚
耳壳	软、缺乏软骨，可折叠，耳舟不清楚	软骨发育良好，耳舟成形，直挺
指甲	未达指尖	达到或超过指尖
乳腺	无结节或结节 < 4 mm	结节 > 4 mm，平均 7 mm
跖纹	足底纹理少	足纹遍及整个足底
外生殖器	男婴睾丸未降，阴囊少皱裂；女婴大阴唇未发育，不能遮盖小阴唇	男婴睾丸已降，阴囊皱裂形成；女婴大阴唇发育，可覆盖小阴唇及阴蒂

注　早产儿因呼吸中枢相对不成熟，呼吸常不规则，甚至有呼吸暂停（呼吸停止在 20 s 以上，伴心率减慢，每分钟 < 100 次，并出现青紫）；因肺表面活性物质少，易发生肺透明膜病，气道和肺泡容易遭受气压伤和氧中毒，引起支气管肺发育不良。

二、正常足月儿与早产儿生理特点

1. 呼吸系统

胚胎 3 ~ 5 周时出现肺芽，24 周时已形成终末囊泡（以后的肺泡管），其周围间质中的毛细血管网迅速增生，开始具有气体交换功能，一般在 26 周大多数胎儿可能在宫外存活。胎儿肺内充满液体，足月时 30 ~ 35 mL/kg，出生时经产道挤压，1/3 肺液由口、鼻排出，其余由肺间质内毛细血管和淋巴管吸收，如吸收延迟，则出现湿肺症状。肺表面活性物质由 II 型肺泡上皮产生，28 周时出现于羊水内，但量少，直至 35 周时迅速增加，其作用为减少肺泡表面张力，有利于肺泡内保存气体，使肺泡不易萎陷。

胎儿娩出后在声、光、寒冷、触觉、痛觉等刺激下，开始第 1 次吸气，接着啼哭，肺泡张开。足月儿生后第 1 小时内呼吸率每分钟可达 60 ~ 80 次，有三凹征、周围性发绀、呻吟和肺部啰音；1 h 后呼吸频率降至每分钟 40 次，除周围性发绀可存在数小时外，其余皆应消失。

2. 循环系统

原始心管在胚胎 4 周时形成，并开始有搏动，8 ~ 12 周基本发育完成。出生后血液循环途径和动力学发生重大改变。足月新生儿在睡眠时平均心率为 120 次 / 分，醒时可增至 140 ~ 160 次 / 分，且波动较大，范围为 90 ~ 160 次 / 分；早产儿安静时心率较快，平均为 120 ~ 140 次 / 分。足月儿血压平均为 9.3/6.7 kPa（70/50 mmHg），早产儿较低。

3. 消化系统

消化器官如食管、胃及肠管在胚胎 4 ~ 11 周已形成，12 周时即有吞咽动作，娩出后咽下的空气经 2 h 可达回肠，3 ~ 6 h 达结肠。出生 2 周内，下食管括约肌压力低，胃底发育差，呈水平位，幽门括约肌较发达，故新生儿易有溢奶，早产儿更多见。新生儿肠管壁较薄、通透性高，有利于吸收母乳中的免疫球蛋白，但也使肠腔内毒素和消化不全产物容易进入血液循环，引起中毒症状。足月儿除胰淀粉酶不足外，其余消化酶均已可满足消化蛋白质和脂肪之用；早产儿则各种消化酶均不足，胆酸分泌较少，不能将脂肪乳化，故对脂肪的消化吸收较差，在缺氧缺血、喂养不当情况下，容易发生坏死性小肠结肠炎。

新生儿生后 24 h 内排出胎便，呈墨绿色，由肠黏膜脱落上皮细胞、羊水及消化液等组成，3 ~ 4 d 内排完；早产儿由于胎粪形成较少和肠蠕动乏力，胎便排出常延迟。新生儿肝巩膜血管膜部转移酶活力低，是新生儿生理性黄疸的主要原因；早产儿肝功能更不成熟，生理性黄疸程度也较足月儿为重，且持续时间长，同时肝内糖原贮存少，肝合成蛋白质亦不足，常易发生低血糖或低蛋白血症。

4. 泌尿系统

肾在胚胎 10 ~ 12 周即有排尿功能；14 周时肾小管有主动转运功能；35 周时肾发育完成，但内部结构仍不成熟。出生后，一般在 24 h 内排尿，1 周内每日排尿可达 20 次。婴儿出生时肾小球滤过率低，浓缩功能差，不能迅速有效地处理过多的水和溶质，容易出现水肿或脱水症状。新生儿对钠的耐受限度较狭窄，高钠饮食可使细胞外液容量增加，发生钠潴留和水肿；早产儿则由于排钠分数高，肾小管对醛固酮反应低下，如不注意补钠，即易产生低钠血症。

新生儿肾脏虽能有效维持酸碱平衡，有一定酸化尿的能力，但其碳酸氢盐的肾阈值低，肾脏处理酸负荷能力不足，故易发生代谢性酸中毒。早产儿血中碳酸氢盐浓度极低，阴离子间隙较高，肾小管排酸能力有一定限制，在用普通牛奶人工喂养时，由于其蛋白质含量和酪蛋白比例均高，使内源性氢离子产生增加，超过肾小管排泄的能力，常会发生晚期代谢性酸中毒，患儿面色灰白、反应差、生长迟缓、体重不增，改用人乳或婴儿配方乳喂养，即降低蛋白质含量并改变酪蛋白和清蛋白的比例，可使症状改善。新生儿肾小管糖回吸收能力低下，早产儿尤甚，当输注葡萄糖速率过高时常有尿糖出现。

5. 血液系统

新生儿出生时脐血平均血红蛋白值为 170 g/L（140 ~ 200 g/L），生后数小时由于不显性失水及排出小便等，血红蛋白值上升，于第 1 周末恢复至脐血水平，以后逐渐下降，早产儿下降幅度大而迅速。血红蛋白中胎儿血红蛋白（HbF）占 70%，成人血红蛋白（HbA）占 30%。网织红细胞分数在生后 3 d 内为 0.04 ~ 0.06，4 ~ 7 d 后下降至 0.005 ~ 0.015。出生时足月新生儿白细胞计数为（15 ~ 20）× 10^9/L，3 ~ 10 d 降为（10 ~ 12）× 10^9/L；早产儿较低，为（6 ~ 8）× 10^9/L；分类计数中以中性粒细胞为主，4 ~ 7 d 后以淋巴细胞为主，但大多数早产儿在第 3 周末出现嗜酸性粒细胞增多，持续 2 周左右。血小板计数均在（150 ~ 250）× 10^9/L。足月儿血容量平均为 85 mL/kg（50 ~ 100 mL/kg），早产儿血容量范围在 89 ~ 105 mL/kg。

6. 神经系统

新生儿脑相对较大，重 300 ~ 400 g，占体重的 10% ~ 20%（成人仅 2%）。出生后头围生长速率每月为 1.1 cm，至生后 40 周左右逐渐减缓。脊髓末端在第三、第四腰椎下缘，故腰椎穿刺应在第四、第五腰椎间隙进针。

足月儿出生时已具备一些原始反射，如觅食反射、吸吮反射、握持反射、拥抱反射，新生儿有神经系统疾病时这些反射可能消失；正常情况下，出生后数月这些反射亦自然消失。早产儿神经系统成熟与胎龄有密切关系，胎龄越小，以上原始反射越难引出或反射不完整。

在新生儿期，年长儿的一些病理性神经反射如 Kernig 征、Babinski 征和 Chvostek 征均可呈阳性反应，而腹壁反射、提睾反射则不稳定，偶可出现阵发性踝阵挛。早产儿视网膜发育不良，出生后吸入高浓度氧气或用氧时间过长，受光照射和缺乏必需脂肪酸等均可影响其视网膜组织、干扰视网膜血管发育而产生视网膜病变，严重者可致失明。

7. 体温调节

新生儿体温调节功能差，皮下脂肪薄，体表面积相对较大，容易散热，早产儿尤甚；产热依靠棕色脂肪，其分布多在中心大动脉、肾动脉周围、肩胛间区、颈和腋窝等部位。早产儿棕色脂肪少，如保暖不当即易发生低体温，有时甚至体温不升。

胎儿体温高于母体 0.5℃，娩出后环境温度较宫内低，产房温度为 20 ~ 25℃时，新生儿体核（核心）温度每分钟下降 0.1℃；暴露在寒冷环境中的婴儿可产生代谢性酸中毒、低氧血症、低血糖症和寒冷损伤综合征等。如环境温度适中，体温可逐渐回升。中性温度又称适中温度，是指一种适宜的环境温度（如暖箱），能保持新生儿正常体温，使机体耗氧量最少、新陈代谢率最低、蒸发散热量少。中性温度与体重和出生日龄有密切关系；相对湿度应保持在 50% ~ 60%。室温过高时，早产儿因汗腺发育差，体温易升高；足月儿虽能通过皮肤蒸发、出汗散热，但如水分供给不足时即可发生脱水热。

8. 能量和体液代谢

新生儿能量需要量取决于维持基础代谢和生长的能量消耗，在适中环境温度下，基础能量消耗为 209 kJ/kg（50 kcal/kg），加上活动、特殊动力作用、大便丢失和生长需要等，每日一共需能量 418 ~ 502 kJ/kg（100 ~ 120 kcal/kg）。早产儿由于吸吮力较弱，食物耐受力差，常在出生后 1 周内不能达到上述需要量。

初生婴儿液体需要量与其体重和日龄有关，见表 9-2。足月儿每日钠需要量 1 ~ 2 mmol/kg，32 周以下早产儿 3 ~ 4 mmol/kg；新生儿生后 10 d 内血钾水平较高，一般不需补充，以后日需要量 1 ~ 2 mmol/kg。早产儿皮质醇和降钙素分泌较高，且终末器官对甲状旁腺素反应低下，常有低钙血症。

表 9-2　不同体重新生儿液体需要量（mL/kg）

出生体重（kg）	第 1 天	第 2 天	第 3 天
< 1.0	70 ~ 100	100 ~ 120	120 ~ 180
1.0 ~ 1.5	70 ~ 100	100 ~ 120	120 ~ 180
1.5 ~ 2.5	60 ~ 80	80 ~ 100	110 ~ 140
> 2.5	60 ~ 80	80 ~ 100	100 ~ 140

9. 免疫系统

新生儿的特异性和非特异性免疫功能均不够成熟。皮肤黏膜薄嫩，易被擦伤；脐部为开放伤口，细菌容易繁殖并进入血液；血清补体含量低，缺乏趋化因子，故白细胞吞噬作用差；T 细胞对特异性外来抗原应答差；免疫球蛋白 IgG 虽可能通过胎盘，但与胎龄增长有关，故早产儿体内含量低；IgA、IgM 不能通过胎盘，特别是分泌型 IgA 缺乏，使新生儿容易患感染性疾病，尤其是呼吸道和消化道感染。

10. 常见的几种特殊生理状态

（1）生理性黄疸：新生儿生理性黄疸是由于新生儿胆红素代谢特点引起的，是正常新生儿在生长过程中的一种生理现象，是由于体内胆红素浓度过高出现皮肤黏膜黄染的现象。患儿除面颊部皮肤和巩膜可见轻度黄染外，无其他异常临床症状、体征。大多在出生后 2 ~ 3 d 出现，4 ~ 5 d 时最严重，足月儿一般在 7 ~ 10 d 消退，早产儿一般在 2 ~ 4 周消退。

（2）上皮珠和"马牙"：在新生儿上腭中线部位有散在黄白色、米粒大小颗粒隆起，系上皮细胞堆积，称为上皮珠；有时在牙龈边缘也可见黄白色米粒大小颗粒或斑块，俗称"马牙"，为上皮细胞堆积或黏液腺分泌物积留所致。均属正常，于出生后数周或数月可自行消失，不宜挑刮，以免发生感染。

（3）乳腺肿大：男、女足月新生儿均可发生，出生后 3 ~ 5 d 出现，如蚕豆到鸽蛋大小，是因为母亲的黄体酮和催乳素经胎盘至胎儿，出生后母体雌激素影响中断所致，多于出生后 2 ~ 3 周后消退，不需处理，如强烈挤压，可致继发感染。

（4）假月经：部分女婴在生后 5 ~ 7 d 可见阴道流出少量血液，持续 1 ~ 3 d 自止，此系母亲雌激素在孕期进入胎儿体内，出生后突然中断所致，一般不必处理。如同时有新生儿出血症、阴道出血量多时，则按新生儿出血症处理。

三、新生儿护理

目前国内外均已将促进、保护和支持母乳喂养作为妇幼卫生工作的一项重要内容。创建爱婴医院、提倡母婴同室是促进母乳喂养的最佳方式。婴儿出生后立即安置在母亲身旁，进行皮肤接触和及早吸吮有利于产妇乳汁分泌，建立母婴相依感情，促进小儿精神发育。对母婴同室病房应加强环境管理、责任制护理和消毒隔离，并应加强围生期保健和卫生宣教。

1. 保暖

出生后立即采取保暖措施，方式可因地制宜，如采用辐射式保暖床、暖箱、热水袋等。早产儿应根据体重、日龄选择适中温度。保暖时注意事项：①新生儿头部占体表面积 20.8%，经头颅散热量大，低体温婴儿应戴绒布帽；②体温低或不稳定的婴儿不宜沐浴；③室温较低时，可在暖箱内放置隔热罩，以减少辐射失热，暖箱中的湿化装置容易滋生"水生菌"，故应每日换水，并加 1 : 10 000 硝酸银 2 mL；④使用热水袋时应注意避免烫伤；⑤放置母亲胸前保暖时，应注意避免产妇因疲劳熟睡而致新生儿口、鼻堵塞，窒息死亡。

2. 喂养

正常足月儿出生后 30 min 左右即可抱至母亲处给予吸吮，鼓励母亲按需哺乳。在无法由母亲喂养情况下则可给配方乳，首先试喂 10% 葡萄糖水 10 mL，吸吮及吞咽功能良好者可给配方乳，每 3 h 喂 1 次，乳量根据所需热量和婴儿耐受情况计算，遵循由少量渐增的原则。患病婴儿不宜胃肠道进食者，应静脉滴注葡萄糖液。

早产儿可以用母乳或乳库奶喂养，必要时也可以使用适合早产儿的配方乳。由于早产儿胃容量小，食管下端括约肌压力低，容易溢乳，开始先试喂 10% 葡萄糖注射液 1 ~ 2 mL/kg，以后每次给奶量 2 ~ 5 mL，如能耐受，则每次增加 1 ~ 2 mL，直至达到每日需要热量。体重 < 1 500 g 者哺乳间隔时间为 1 ~ 2 h，> 1 500 g 则 2 ~ 3 h 喂 1 次。吸吮能力差或不会吞咽的早产儿可用鼻胃管或鼻肠管喂养，每次进食前应抽吸胃内容物，如残留奶量大于前次喂奶量 1/3 以上者则减量或暂停 1 次；如持续有较大量残留奶则可改用鼻空肠导管；仍有困难者，改用全静脉或部分静脉高营养液。

新生儿出生后应立即肌内注射维生素 K_1 1 mg，早产儿连续使用 3 d。出生后 4 d 加维生素 C 50 ~ 100 mg/d；10 d 后加维生素 A 500 ~ 1 000 U/d 和维生素 D 400 ~ 1 000 U/d，早产儿用量偏大。4 周后添加铁剂，足月儿每日给元素铁 2 mg/kg；出生体重 < 1 500 g 的早产儿每日给 3 ~ 4 mg/kg。并应同时加用维生素 E 25 U 和叶酸 2.5 mg，每周 2 次。

3. 呼吸管理

保持呼吸道通畅，早产儿仰卧时可在肩下置软垫，避免颈部屈曲。如有发绀则间断供氧，以维持血氧分压在 6.7 ~ 10.6 kPa（50 ~ 80 mmHg）。呼吸暂停早产儿可采用拍打足底、托背呼吸、放置水囊床垫等法；无效时可给氨茶碱静脉滴注，负荷量为 5 mg/kg，维持量 2 mg/kg，每日 1～2 次，血浆浓度维持在 5～10 mg/L，也可用枸橼酸咖啡因静脉注射，负荷量为 20 mg/kg，维持量 5 mg/kg，每日 1～2 次，血浆浓度应为 5～20 mg/L。严重呼吸暂停时需用面罩或机械正压通气。

4. 皮肤黏膜护理

刚出生的婴儿可用消毒植物油轻拭皮肤皱褶处和臀部；24 h 后去除脐带夹；体温稳定后即可沐浴，每日 1 次，以减少皮肤菌群聚集。每日大便后用温水洗臀部，以免发生红臀。脐部残端应保持清洁干燥，脱落后如有黏液或少量渗血，可用碘伏涂抹、明胶海绵覆盖包扎；如有肉芽组织，可用硝酸银烧灼局部。口腔黏膜不宜擦洗，可喂温开水清洗口腔。

5. 预防接种

出生后 3 d 接种卡介苗；出生 1 d、1 个月和 6 个月时应各注射乙肝疫苗 1 次，每次 5～10 μg。

6. 新生儿筛查

有条件地区应逐步开展先天性甲状腺功能减低症、苯丙酮尿症等先天性代谢缺陷病的新生儿期筛查工作。

（林春秋）

第二节 新生儿高胆红素血症

一、概述

新生儿高胆红素血症又称新生儿黄疸，是由于胆红素在体内积聚而引起。可分为生理性黄疸及病理性黄疸。新生儿溶血病为临床最常见的病理性黄疸，其发病率为 11.9%，当血中未结合胆红素增高，通过血-脑脊液屏障，可引起胆红素脑病（核黄疸），严重时可致死亡，幸存者易留后遗症。可根据临床表现分为生理性黄疸与病理性黄疸，见表 9-3。

表 9-3　生理性黄疸与病理性黄疸的区别

区别点	生理性黄疸	病理性黄疸
黄疸出现的时间		出生后 24 h 内
黄疸持续时间及特点	2 周内消退	足月儿大于 2 周，早产儿大于 4 周；退而复现或进行性加重
血清胆红素	足月儿 < 205 μmol/L（12 mg/dL） 早产儿 < 257 μmol/L（15 mg/dL）	足月儿 > 205 μmol/L（12 mg/dL） 早产儿 > 257 μmol/L（15 mg/dL） 血清结合胆红素 > 26 μmol/L（1.5 mg/dL）
伴随症状	无	感染等，常与病因相关

注　当出现以上任何一种病理性黄疸的特征表现时，均应考虑为病理性黄疸。

二、临床表现

皮肤黏膜黄染、贫血、肝脾大等。新生儿红细胞破坏，可使胆红素释放入血，加重黄疸的程度；严重时可致贫血、肝脾功能亢进，从而造成贫血、肝脾大，详见图 9-1。

1. 判断生理性 / 病理性黄疸

首先根据黄疸发生发展的特点来区分属于生理性还是病理性；病理性黄疸常伴有其他症状，且与其病因相关。

2. 黄疸的程度

从黄染的部位和范围来估计血清胆红素，了解患儿病情进展，详见图 9-2 及表 9-4。

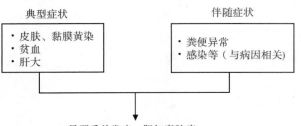

```
典型症状                              伴随症状
·皮肤、黏膜黄染          ·粪便异常
·贫血                    ·感染等（与病因相关)
·肝大
```

最严重并发症：胆红素脑病

最严重并发症：胆红素脑病

临床表现（严重并发症）

· 定义：当血中游离胆红素通过血脑屏障从而引起脑组织的病理性损害
· 主要表现为神经系统症状
· 血清胆红素 > 342 μmol/L（20 mg/dL），提示胆红素脑病的危险

→ 处理 →

· 严密观察生命体征及神经系统症状
· 当血清胆红素 > 342 μmol/L（20 mg/dL）时，配合换血疗法

胆红素脑病典型症状

警告期	痉挛期	恢复期	后遗症期
反应低下、吸吮无力、反射减弱、肌张力减低等，偶有尖叫和呕吐，持续12～24 h	抽搐、角弓反张；重者肌张力增高，呼吸暂停；此期多持续12～48 h	吃奶反应好转，抽搐次数减少，角弓反张逐渐消失，肌张力恢复，此期约持续2周	核黄疸四联症 （1）手足徐动，手足不自主、不协调的运动 （2）眼球运动障碍，表现为眼球运动困难，常呈"娃娃眼"或"落日眼" （3）听觉障碍表现 （4）牙釉质发育不全

图 9-1　新生儿黄疸临床症状

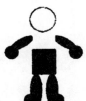 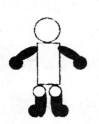 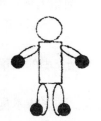 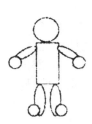

头面部　　　躯干上半部　　躯干下半部及大腿　　手臂及膝关节以下　　手及脚

```
光疗指征：足月儿血清胆红素 > 205 μmol/L（12 mg/dL）
         早产儿血清胆红素 > 257 μmol/L（15 mg/dL）
血清指征：血清胆红素 > 342 μmol/L（20 mg/dL）
         提示胆红素脑病的危险
```

医疗干预和指标 血清胆红素

图 9-2　皮肤黄染示意图

表 9-4　皮肤黄疸分布与血清胆红素浓度的关系

黄疸出现的部位	血清总胆红素值［μmol/L（mg/dL）］	血清直接胆红素值［μmol/L（mg/dL）］
头面部	100.9 ± 5.1（5.9 ± 0.3）	73.5 ～ 135.1（4.3 ～ 7.9）
躯干上半部	152.2 ± 29.1（8.9 ± 1.7）	92.3 ～ 208.6（5.4 ～ 12.2）
躯干下半部及大腿	201.8 ± 30.8（11.8 ± 1.8）	138.5 ～ 282.2（8.1 ～ 16.5）
手臂及膝关节以下	256.5 ± 29.1（15.0 ± 1.7）	189.8 ～ 312.9（11.1 ～ 18.3）
手及脚	> 256.5（> 15.0）	—

三、检查

1. 血液检查

总胆红素测定及直接胆红素测定、红细胞计数、网织红细胞计数。

2. 血型鉴定

检查母婴血型可协助诊断是否为新生儿溶血病。

3. 抗体测定

溶血病 3 项试验可确诊是否为新生儿溶血病。

四、诊断

凡婴儿生后第 1 日内出现黄疸，早产儿血清胆红素 > 10 mg/dL（> 171 μmol/L），足月儿血清胆红素 > 15 mg/dL（> 256 μmol/L）都应进行检查，当血清胆红素为 4 ～ 5 mg/dL（68 ～ 86 μmol/L）时，黄疸开始明显，随胆红素浓度的增加，肉眼可见的黄疸从头向足的方向发展。

五、治疗

首先应区分生理性黄疸或病理性黄疸，生理性黄疸一般无须治疗，2 周内可消退，病理性黄疸需要临床治疗及干预，应尽快找出病因，治疗原发病的同时，积极对症治疗。对症治疗包括光照疗法、换血治疗、纠正贫血及输注清蛋白、纠正酸中毒等。新生儿黄疸常见护理问题表现如下。

（一）症状相关

1. 排便异常

便秘或排绿糊便。与肝肠循环增加有关。

2. 活动无耐力

血红蛋白 ≤ 140 g/L。与红细胞大量破坏，引起贫血有关。

（二）治疗相关

1. 有受伤的危险

视网膜、会阴部损伤。与光疗中的眼罩、尿布脱落有关。

2. 皮肤完整性受损

光疗后出现皮疹、出血点。与光疗不良反应有关。

3. 体温过高

体温 ≥ 38℃。与光疗箱温度设置过高有关。

（三）并发症相关

潜在并发症：胆红素脑病，与血清胆红素通过血脑屏障有关。

六、护理

（一）护理评估

评估患儿与母亲的血型，以确定是否有新生儿溶血症可能；有无感染史、母乳喂养史、胆道闭锁等相关可能导致新生儿黄疸的常见病因。

（二）护理问题

1. 有受伤的危险

长期蓝光照射会损伤患儿视网膜、会阴部的功能。因此，在光疗中须做好眼部、会阴部位的保护。

（1）相关因素：光照疗法中眼罩、尿布脱落。

（2）护理诊断：有受伤的危险。

（3）护理措施：在光疗过程中未发生眼罩、尿布脱落，无光疗引起的视网膜、会阴部损伤。妥善固定眼罩，尿布覆盖保护会阴部；光疗过程中每小时巡视 1 次。

2. 有皮肤完整性受损的危险

由于蓝光照射对患儿皮肤的刺激,光疗后患儿皮肤可能出现皮疹、出血点等,一般无须干预,光疗停止后可自行消退。

（1）相关因素：光疗不良反应。

（2）护理诊断：皮肤完整性受损。

（3）护理目标：光疗后皮疹、出血点消退。

（4）护理措施：①评估皮疹、出血点发生的原因,若为疾病原因引起的出血点应及时与医师沟通;②皮疹、出血点为光疗后的常见并发症,一般光疗后可自行消退;光疗中每小时巡视光疗箱的温度,可减少皮疹的发生。

（三）护理措施

患儿静脉血红蛋白 ≥ 140 g/L,毛细血管血红蛋白 ≥ 145 g/L。

（1）保证环境安静,集中治疗护理操作,保证患儿充足睡眠。

（2）沐浴方式选用床边擦浴,以减少能量消耗。

（3）耐心喂养,保证患儿每次奶量的摄入。

（4）监测生命体征,了解患儿血红蛋白的动态变化;护理人员应评估导致血红蛋白破坏的原因（主要为感染、溶血、缺氧）;溶血性黄疸是导致新生儿黄疸患儿中贫血发生的首要病因,对于此类患儿,护理人员应及时配合确诊病因,遵医嘱给予静脉输注血液、丙种球蛋白、清蛋白。

（林春秋）

第三节　新生儿肺炎

一、概述

新生儿肺炎以弥漫性肺部病变及不典型的临床表现为其特点,可分为吸入性肺炎和感染性肺炎,临床以感染性肺炎较为常见。新生儿肺炎需及早诊断,延误治疗会引起呼吸窘迫甚至窒息。

1. 新生儿吸入性肺炎

新生儿由于吸入羊水、胎粪或乳汁后引起肺部化学性炎症反应和（或）继发感染统称新生儿吸入肺炎。

（1）羊水吸入肺炎：在明显的宫内缺氧所引起的胎儿窘迫,出现喘气时,由于羊水内的脱落上皮细胞阻塞末端气道而引起呼吸困难,继之出现肺部化学性炎症改变或继发感染。

（2）胎粪吸入性肺炎：具体如下。① > 42 周胎龄分娩者,羊水胎粪污染发生率超过 30%, < 34 周者极少有胎粪排入羊水。羊水胎粪污染曾被作为胎儿宫内窘迫的同义词,但其与 Apgar 评分、胎心异常、脐血 pH 等不十分相关,因此羊水胎粪污染伴胎心异常是胎儿窘迫和围生期出现并发症的标志。②胎儿正常的宫内呼吸活动不会导致胎粪的吸入,而在明显的宫内缺氧所引起的胎儿窘迫,出现喘气时,可使胎粪进入小气道或肺泡。临床有严重的羊水胎粪污染、胎心过快、脐动脉 pH 低等都提示有胎粪吸入的可能而需积极干预。③如宫内已有胎粪吸入或有羊水胎粪污染,而生后大气道胎粪未被及时清除,随着呼吸的建立,胎粪可进入远端气道,胎粪首先引起小气道机械性梗阻,当完全梗阻时,可出现肺不张;当胎粪部分阻塞呼吸道时,可产生活瓣样效应,气体易于吸入而不易呼出,出现肺气肿,进一步可发展为纵隔气肿或气胸等气漏。由于吸入的胎粪对小气道的刺激,可引起化学性炎症和肺间质水肿;化学性炎症时肺气肿可持续存在而肺萎陷更为明显。胎粪中引起表面活性物质灭活的成分有溶蛋白酶、游离脂肪酸、胆盐、胎毛等多种物质,可使肺表面活性物质灭活。④在窒息、低氧的基础上,胎粪吸入所致的肺不张、肺萎陷、化学性炎症损伤、肺表面活性物质的继发性灭活可进一步加重肺萎陷、通气不足和低氧,从而使肺血管不能适应生后的环境而下降,出现持续增高,即新生儿持续肺动脉高压。约 1/3 的患儿可并发此症。

（3）乳汁吸入性肺炎：早产儿或患支气管肺发育不良者最易发生胃内容物的反流吸入；存在吞咽障碍、食管闭锁或气管食管瘘、严重腭裂或兔唇者，每次喂养的量过多等也易发生乳汁吸入。吸入前由于局部刺激，引起会厌的保护性关闭，患儿出现呼吸暂停，临床表现为呼吸道梗阻症状；吸入后出现呼吸窘迫和相应的胸部 X 线摄片肺部浸润灶，临床表现与感染性肺炎常难以鉴别。由于肺水肿、出血等，使肺顺应性降低，也可继发细菌感染在乳汁吸入性肺炎，气管吸出物可见乳汁或见带脂质的巨噬细胞。

2. 新生儿感染性肺炎

产前及产时感染由羊水或血性传播，致病的微生物与宫内吸入污染羊水所致肺炎相仿，细菌感染以革兰阴性杆菌较多见，此外有 B 组链球菌、沙眼衣原体、解脲脲原体及巨细胞病毒（CMV）等病毒。产后感染以直接接触婴儿者患呼吸道感染时易传给新生儿；脐炎、皮肤感染和败血症时，病原体经血行传播至肺而致肺炎；医用暖箱、吸引器、雾化吸入器、气管插管等消毒不严格，医护人员无菌观念不强、洗手不勤，输入含有 CMV、HIV 等病毒的血制品等，均可致病。医源性感染的高危因素包括：①出生体重 < 1 500 g；②长期住院；③病房过于拥挤、消毒制度不严；④滥用抗生素；⑤使用呼吸机造成交叉感染；⑥多种侵入性操作，气管插管 72 h 以上或多次插管。病原体细菌以金黄色葡萄球菌、大肠埃希菌为多见。许多机会致病菌，如肺炎克雷伯菌、铜绿假单胞菌、枸橼酸杆菌、表皮葡萄球菌、不动杆菌在新生儿也可致病。我国近年来在肺炎和败血症新生儿中表皮葡萄球菌的阳性率不断增加。另外，厌氧菌、沙眼衣原体、深部真菌感染呈上升趋势，应引起重视。病毒以呼吸道合胞病毒、腺病毒感染多见，易发生流行，同时继发细菌感染。出生后亦可发生 CMV 感染，病情比宫内感染轻。另外，卡氏肺囊虫、解脲脲原体、衣原体也可致肺炎。

二、临床表现

1. 新生儿吸入性肺炎

（1）羊水吸入肺炎：复苏后即出现呼吸困难、发绀，可从口腔中流出液体或泡沫，肺部听诊有湿啰音，一般症状和体征持续时间超过 72 h。

（2）胎粪吸入性肺炎：症状的轻重与吸入的羊水性质（稀薄或黏稠）和量的多少有关。临床可从轻微呼吸困难到严重的呼吸窘迫。新生儿复苏后即出现呼吸浅快（＞ 60 次 / 分）、鼻煽、三凹征、呻吟和发绀，严重者可出现呼吸衰竭。胸廓隆起呈桶状，早期两肺有粗湿啰音，以后出现细湿啰音。上述症状和体征于生后 12 ~ 24 h 更为明显。并发气胸或纵隔气肿时，呼吸困难突然加重，呼吸音明显减低；并发持续肺动脉高压时，表现为持续严重发绀，对一般氧疗无反应；并发心功能不全时，心率增快，肝脏增大。临床呼吸困难常持续至出生后数日至数周。

（3）乳汁吸入性肺炎：哺乳后突然出现呼吸停止、发绀或呛咳，气道内有乳汁吸出；临床突然出现呼吸窘迫、三凹征、肺部湿啰音增多，且症状和体征持续时间超过 72 h；有引起吸入的原发病表现。注意并发症的临床表现，如继发感染、心功能不全等。

2. 新生儿感染性肺炎

肺炎时，由于气体交换面积减少和病原体的作用，可发生不同程度的缺氧和感染中毒症状，如低体温、反应差、昏迷、抽搐，以及呼吸、循环衰竭。可由毒素、炎症细胞因子、缺氧及代谢紊乱、免疫功能失调引起。缺氧的发生可由于下列因素引起：小气道因炎症、水肿而增厚，管腔变小甚至堵塞。如小支气管完全堵塞，则可引起肺不张。病原菌侵入肺泡后损伤肺泡，促发炎症介质与抗感染因子的产生，加重组织破坏，使促纤维因子增加，使肺纤维化。炎症使磷脂酰丝氨酸（PS）生成减少、灭活增加，可致微型肺不张，使肺泡通气下降。肺透明膜形成、肺泡壁炎症、细胞浸润及水肿，致肺泡膜增厚，引起换气性呼吸功能不全。当细胞缺氧时，组织对氧的摄取和利用不全，加上新生儿胎儿血红蛋白高，2，3-二磷酸甘油酸（2，3-DPG）低，易造成组织缺氧，以及酸碱平衡失调，胞质内酶系统受到损害，不能维持正常功能，引起多脏器炎性反应及功能障碍，导致多器官功能衰竭。

三、检查

1. 羊水吸入肺炎

胸部 X 线摄片检查可为密度较淡的斑片状阴影，可伴轻或中度肺气肿。

2. 胎粪吸入性肺炎

（1）胸部 X 线检查：X 线改变在生后 12 ~ 24 h 更为明显。典型表现为两肺散在密度增高的粗颗粒或片状、云絮状阴影，或伴节段性肺不张及肺气肿，可并发气胸和（或）纵隔积气；合并新生儿持续性肺动脉高压（PPHN）时支气管影减少，肺透过度增加；合并急性呼吸窘迫综合征（ARDS）时可见肺透明膜病的特征性 X 线改变。胸部 X 线摄片和临床表现的轻重程度可不成正比。

（2）血气分析：动脉血气显示有低氧血症、高碳酸血症和代谢性或混合性酸中毒。如低氧血症很明显，与肺部的病变或呼吸困难的程度不成比例时，注意有无并发持续肺动脉高压。

3. 乳汁吸入性肺炎

胸部 X 线摄片检查可见肺门阴影增宽，肺纹理增粗或出现斑片影，可伴肺气肿或肺不张。反复吸入者可发生间质性肺炎，甚至纤维化。

四、诊断

根据临床表现及检查可作出诊断。

五、治疗

尽快清除分泌物，保暖，必要时予以供氧，纠正酸中毒，应用抗生素等抗感染治疗。

六、护理

（一）活动与运动：呼吸道症状

肺部炎症、感染是导致呼吸道症状的主要原因。临床症状为咳嗽、咳痰，呼吸频率增快；听诊有湿啰音、痰鸣音，可伴随发热；胸部 X 线摄片有肺纹理改变、渗出、心缘模糊等；痰液、血培养能找出致病菌；严重时有呼吸困难、经皮氧饱和度下降（SpO_2）。

1. 相关因素

新生儿喂养不当造成的乳汁吸入、出生后羊水吸入、感染是引发肺部炎症的因素。

2. 护理诊断

（1）清理呼吸道无效：轻中度感染，以痰液增多为主的呼吸道症状。

（2）气体交换受损：重度感染或伴有呼吸或心力衰竭并发症时，以肺部气体交换功能降低为主要呼吸道症状。

3. 护理目标

轻中度感染患儿，痰液能及时清除，呼吸平稳，呼吸音略粗；重度感染患儿，在辅助通气下呼吸平稳，意识清，氧饱和度 ≥ 85%。

4. 护理措施

（1）评估生命体征，开放气道，给予舒适体位。遵医嘱给予吸痰，清除气道分泌物，评估痰液的色、质、量。

吸痰法具体步骤如下。①核对患儿信息和治疗信息；②准备用物，连接管道，接通电源，打开开关；检查导管是否老化、有裂缝，各连接部位是否牢固；检查负压情况；选择粗细、长短、质地适宜的吸痰管；③患儿取平卧位，头转向一侧；④听诊呼吸音，以确定肺部有无痰液及痰液分布部位，必要时予以拍背；⑤按年龄选用合适的吸痰管及负压值；⑥撕开吸痰管外包装，并保留消毒吸痰管的外包装，与吸引器的连接管相连；⑦打开氯化钠安瓶，用手戴上手套握住吸引管，从外包装抽出吸痰管，测量鼻尖与耳垂之间的距离来确定吸引管插入的长度；⑧用 0.9% 氯化钠注射液润滑吸引管的端部；⑨将吸引管插入外鼻孔，向上用力，直到吸引管通过鼻中隔，然后向下用力；⑩用拇指压住吸引管孔，一边旋转一边回抽进行吸痰。注意吸痰过程中应旋转而不是上下活动，每次吸引只能是 5 ~ 15 s（婴儿 5 s，年长儿 15 s）。每次吸痰后，吸痰管应用 0.9% 氯化钠注射液抽吸冲洗。在另一个鼻腔内重复上述步骤。最后吸引口腔。吸引完毕，脱去手套并包裹吸痰管放入弯盘。使用盐水冲洗连接管，直到清洁。关闭吸引器，用纸巾擦拭患儿口鼻部。洗手，听诊呼吸音。安置患儿，给予舒适体位并做好安慰。清理用物。洗手并记录痰液量、颜色、性质、呼吸音等情况。

（2）拍背、翻身，必要时遵医嘱给予胸部物理治疗、雾化吸入。

胸部物理治疗：①核对患儿信息及治疗信息；②听诊呼吸音并根据病变位置取合适体位；③协助患儿脱至贴身衣物；④振动和拍背，手掌呈空掌状，取平卧位，呼气时向下震动，咳嗽时暂停，再根据病变部位取适当卧位，施行侧胸廓震动和拍背交替进行；⑤咳嗽，促使肺部扩张，减少肺部并发症；⑥吸痰术，从吸出痰液的性质、量、听诊、患儿症状的改善、动脉血氧分压的增加等方面进行评价，包括是否有效咳嗽，以决定是否需要吸痰；⑦呼吸练习，用力呼气技术、噘嘴呼气，使用呼吸仪器，吹泡，扩胸运动，上肢外展及上举运动；⑧再次听诊呼吸音；⑨用物处理并评价记录，根据患儿情况给予家长必要的指导。

雾化吸入：①核对医嘱和药物治疗单；②准备：准备药物，核对患儿信息，查对药物，洗手，戴口罩；抽吸药液注入雾化器内，准备雾化装置；③携用物至患儿床旁，再次核对信息并协助患儿取安全、合适体位；④连接雾化装置，打开开关，待药液呈雾状喷出后，调节适宜的雾量，给患儿戴上面罩或口含嘴，指导患儿吸入；⑤注意观察患儿面色，以及有无呛咳；⑥雾化结束后，先摘去面罩或口含嘴，再关闭雾化装置开关；⑦雾化后评估，合理安置患儿，助患儿清洁面部，整理床单位，清理用物。

（3）对于呼吸困难的患儿，遵医嘱给予吸氧；对于重度感染的患儿，新生儿肺炎易引起呼吸衰竭、心力衰竭、气胸等严重并发症，应动态监测患儿的生命体征、血气分析结果，识别并发症的早期临床症状，做好急救准备。

（二）营养与代谢：发热

发热是感染性肺炎的常见症状。肺部炎症可致新生儿体温升高，同时新生儿体温中枢发育不完善，调节能力差，过多的包被可加重体温升高，并加重呼吸浅促。

1. 相关因素

肺部炎症、包被过多、新生儿体温中枢调节能力差。

2. 护理诊断

体温过高。

3. 护理目标

6 h 内维持体温稳定：36.5 ~ 37.5℃。

4. 护理措施

（1）每隔 4 h 测体温（T）、呼吸（P）、心率（R），观察患儿意识、反应、有无惊厥。

（2）设置合适的环境温度：松解包被；根据患儿体温，调节暖床或暖箱温度。

（3）给予物理降温，必要时遵医嘱予以退热药物；给患儿温水沐浴或擦浴，换衣，防着凉。

（4）耐心喂养，保证充足的营养摄入。

（5）遵医嘱及时抽取血培养以确定抗生素，并应用抗生素对症治疗。

（林春秋）

第四节　胎粪吸入综合征

一、概述

胎粪吸入综合征（MAS）是指胎儿在宫内或娩出过程中吸入被胎粪污染的羊水，发生气道阻塞、肺内炎症和一系列全身症状，出生后出现以呼吸窘迫为主，同时伴有其他脏器损伤的一组综合征，多见于足月儿和过期产儿。胎粪吸入综合征病因如下。

1. 胎粪的排出和吸入

胎儿在宫内或分娩过程中出现缺氧，其肠系膜血管痉挛，使肠蠕动增加和肛门括约肌松弛而排出胎粪。同时缺氧使胎儿出现喘息性呼吸，将混有胎粪的羊水吸入气管和肺内，出生后初始的呼吸更进一步加重胎粪的阻塞作用。

2. 不均匀气道通气

MAS 患儿初期肺组织形态学的主要改变是肺不张、肺气肿及正常肺泡同时存在。

3. 化学性炎症

多发生在生后 24 ～ 48 h，胎粪（主要是其中的胆盐）可刺激局部支气管和肺泡上皮引起化学性炎症，导致弥散和通气功能障碍，从而加重低氧血症和高碳酸血症。

4. 肺动脉高压

即新生儿持续肺动脉高压（PPHN）。重症病例由于严重缺氧和混合性酸中毒导致肺血管痉挛或肺血管肌层增生（长期低氧血症），使肺血管阻力增高，右心压力增加，使血液通过尚未解剖关闭的卵圆孔和（或）动脉导管，在心脏水平发生右向左分流，进一步加重低氧血症和混合性酸中毒，形成恶性循环。

此外，重症病例由于低氧血症和混合性酸中毒，多合并脑、心、肾等其他脏器损害。

二、临床表现

1. 羊水中混有胎粪是诊断 MAS 的先决条件

（1）分娩时可见羊水混胎粪。

（2）患儿皮肤、脐窝和指、趾甲床留有胎粪痕迹。

（3）口、鼻腔吸引物中含有胎粪。

（4）器官内吸引物中可见胎粪可确诊。

2. 呼吸系统表现

症状的轻重与吸入羊水的物理性状（混悬液或块状胎粪等）及量有关。吸入少量和混合均匀羊水者，可无症状或症状较轻，吸入大量混有黏稠胎粪羊水者，可致死胎或出生后不久死亡。一般常于出生后数小时出现呼吸急促（＞ 60 次 / 分）、发绀、鼻煽和吸气性三凹征等呼吸窘迫表现。少数患儿也可出现呼气性呻吟，胸廓前后径增加，早期两肺部有粗湿啰音，以后出现中、细湿啰音。如呼吸窘迫突然加重和一侧呼吸音明显减弱，应怀疑发生气胸。

3. PPHN 表现

严重 MAS 常伴有 PPHN，主要表现为严重发绀，其特点为：吸氧浓度 ＞ 60%，发绀仍不缓解，哭闹、不安或躁动时发绀加重，发绀程度与肺部体征不平衡（发绀重、肺部体征轻），胸骨左缘第 2 肋间可闻及收缩期杂音，严重者可出现休克和心力衰竭。

发绀也是严重肺部疾病及发绀型先天性心脏病的主要表现，临床上可做以下试验予以鉴别。①高氧试验：吸入纯氧 15 min，如 PaO_2 或经皮氧饱和度（$TcSO_2$）较之前明显增加，提示肺部疾病所致；②高氧 - 高通气试验：经气管插管纯氧抱球，以 60 ～ 80 次 / 分的频率通气 10 ～ 15 min，若 PaO_2 较通气前升高 ＞ 30 mmHg（4.0 kPa）或 $TcSO_2$ 升高 ＞ 8%，提示 PPHN 存在；③动脉导管前、后血氧分压差：测定动脉导管前（右桡或颞动脉）和动脉导管后（脐或下肢动脉）的 PaO_2 或 $TcSO_2$，如 PaO_2 差值 ＞ 15 mmHg（2.0 kPa）或 $TcSO_2$ 差值 ＞ 10%，表明存在动脉导管水平分流的 PPHN，但卵圆孔水平分流的 PPHN 则无明显差异。

严重 MAS 可并发新生儿缺血缺氧性脑病（HIE）、红细胞增多症、低血糖、低钙血症、多器官功能障碍及肺出血等。

三、检查

1. 胸部 X 线摄片检查

两肺有不规则斑片状或粗大结节阴影；肺气肿明显时纵隔下移，心影可缩小。

2. 血气分析

pH、PaO_2 降低，$PaCO_2$ 升高。

四、诊断

根据足月儿或过期产儿有羊水胎粪污染的证据，初生儿的指（趾）甲、脐带和皮肤被胎粪污染，出生后早期出现的呼吸困难，气管内吸出胎粪及有典型的胸部 X 线摄片表现时可作出诊断。如患儿胎龄小于 34 周或羊水清澈时，胎粪吸入则不太可能。

五、治疗

1. 产科处理和 MAS 的预防

对母亲有胎盘功能不全、先兆子痫、慢性心肺疾病和过期产等，应密切监护，分娩中见胎粪污染羊水时，应在胎肩和胸未娩出前以洗耳球或 DeLee 管清理鼻和口咽部胎粪；如新生儿有活力，可观察而不需气管插管吸引，如"无活力"，应气管插管吸引清除胎粪；对病情较重且出生后数小时内的 MAS 患儿，均应常规气管插管吸净胎粪，如胎粪黏稠，可用生理盐水冲洗后吸出，此方法可明显减轻 MAS 严重程度，并可预防 PPHN。

2. 新生儿治疗

（1）氧疗：根据缺氧程度选用鼻导管、面罩或头罩等吸氧方式，以维持 PaO_2 60 ~ 80 mmHg（7.9 ~ 10.6 kPa）或 $TcSO_2$ 90% ~ 95% 为宜。

（2）纠正酸中毒：在保持气道通畅和提供氧疗的条件下，剩余碱（BE）负值大于 6 时，需应用碱性药，其剂量可按公式计算：5% 碳酸氢钠毫升数 =（ – BE）× 体重 ×0.5，BE 负值小于 6 时，可通过改善循环加以纠正。

（3）维持正常循环：出现低体温，苍白、低血压等休克表现者，应用血浆、全血、5% 白蛋白或生理盐水等进行扩容，同时静脉滴注多巴胺和（或）多巴酚丁胺等。

（4）机械通气：有适应证者应进行机械通气，但送气压力和呼气末压力不宜过高，以免引起肺气漏。也不主张应用持续呼吸道正压。

（5）限制液体入量：严重者常伴有脑水肿，少数还伴有肺水肿或心力衰竭，故应适当限制液体入量。

（6）抗生素应用：对有继发细菌感染者，根据血和气管内吸引物细菌培养及药敏结果应用抗生素。

（7）肺表面活性物质治疗：MAS 的临床确切疗效尚有待证实。

（8）气胸治疗：应紧急胸腔穿刺抽气，然后根据胸腔内气体多少，以决定采用胸腔穿刺抽气体或者胸腔闭式引流。

（9）其他：注意保温，满足热卡需要，维持血糖和血钙正常等。

3. PPHN 治疗

（1）病因治疗。

（2）碱化血液：应用快频率（> 60 次 / 分）机械通气，维持 pH 在 7.45 ~ 7.55，$PaCO_2$ 30 ~ 35 mmHg（4.0 ~ 4.7 kPa），PaO_2 80 ~ 100 mmHg（10.6 ~ 13.3 kPa）或 $TcSO_2$ 95% ~ 98%。增高血 pH 可降低肺动脉压力，是临床经典而有效的治疗方法。静脉应用碳酸氢钠对降低肺动脉压可能有一定疗效。

（3）应用血管扩张剂：静脉注射妥拉苏林虽能降低肺动脉压，但同时也可引起体循环压相应或更严重下降，有可能增加右向左分流，故目前临床已很少应用。

（4）一氧化氮吸入（iNO）：由于 iNO 的局部作用，使肺动脉压力下降，而动脉血压不受影响。近年来的临床试验表明，对部分患儿有较好疗效，此外，在 PPHN 的治疗中，高频振荡通气及体外膜肺

（ECMO）也取得较好疗效。

六、护理

（一）有感染的风险

（1）相关因素：新生儿抵抗力弱，疾病、治疗均可导致感染的风险，胎粪吸入综合征患儿多表现为呼吸衰竭、气胸等临床症状。在治疗的过程中，患儿也需要面临气管插管、胸腔引流置管带来的感染的高风险；同时，脐部、口腔也是新生儿常见的感染途径。

（2）护理诊断：有感染的危险。

（3）护理目标：患儿体温维持稳定（36.5 ~ 37.5℃）；未发生导管相关性感染（VAP、PICC、胸引管相关感染）；未发生局部感染灶（脐炎、鹅口疮、局部伤口红肿热痛等）。

（4）护理措施：①对于有引流管或气管插管的患儿，严格执行无菌原则；②监测体温（T）、呼吸（P）、心率（R）、血压（BP）；观察局部、全身情况，有无局部感染灶；③做好口腔及脐部护理；④保持床单位整洁，每日沐浴或床边擦浴；⑤遵医嘱合理使用抗生素。

（二）有意外拔管的危险

气管插管、胸腔引流置管期间有意外拔管的风险，脱管后可造成呼吸衰竭、气胸等危象。

（1）相关因素：患儿烦躁，患儿未予以恰当约束，气管插管、胸腔引流置管管道未妥善固定。

（2）护理诊断：健康维护无效。

（3）护理目标：置管期间未发生意外拔管。

（4）护理措施：①有效固定呼吸机管道、胸腔引流管，对于口腔分泌物多的患儿及时吸痰、更换气管插管胶布，对于胸引管渗血渗液的患儿及时更换敷料；②评估患儿意识状态，进行有效约束，对于需要行约束的患儿，应事先与家长沟通并征得同意，必要时遵医嘱用镇静剂。

（三）活动与运动、呼吸道症状

患儿出生后由于胎粪、羊水等物质吸入，阻塞肺泡、支气管、气道，从而导致低氧血症、酸中毒的发生，具体表现为出生后 4 h 内即有呻吟、呼吸急促、鼻煽、发绀、三凹征、胸廓呈桶状，可闻及双肺音，严重者易发生呼吸衰竭；若患儿阻塞肺泡及细支气管内的物质未及时排出，可致肺泡破裂，进而导致气胸（图 9-3、图 9-4）。

1. 相关因素

胎粪、羊水吸入气道、患儿无力咳出。

2. 护理诊断

（1）清理呼吸道无效：患儿入院时可见口腔、鼻腔处有羊水呛入，或有以痰液增多为主的呼吸道症状的临床表现。

（2）低效型呼吸形态：由气胸引起的呼吸浅促、呼吸音消失的临床表现。

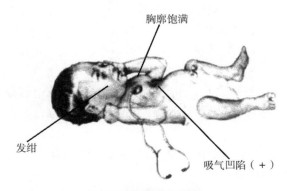

胸廓饱满

发绀

吸气凹陷（＋）

图 9-3　呼吸道临床表现

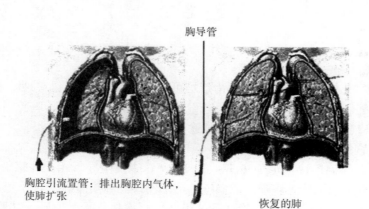

胸导管

胸腔引流置管：排出胸腔内气体，
使肺扩张

恢复的肺

图 9-4　气胸解剖图

3. 护理目标

氧饱和度 ≥ 85%，在辅助通气下，呼吸维持在 30 ~ 60 次 / 分；痰液能及时清除。

4. 护理措施

（1）开放气道、安置舒适体位：新生儿胎粪吸入综合征入院时多表现为大量胎粪、羊水阻塞，致呼吸困难，此时应及时清除呼吸道分泌物，洗胃。

（2）遵医嘱予以吸氧、球囊加压，或给予呼吸机应用。

吸氧：①确认患儿身份，根据年龄选择鼻导管型号、吸氧方式、氧流量；②安置吸氧装置；③安置舒适体位，清除患儿鼻腔分泌物；④调节氧气流量（鼻导管氧流量 1 ~ 2 L/min，面罩吸氧 4 ~ 12 L/min，头罩吸氧 > 5 L/min，早产儿建议使用测氧仪测量氧浓度，控制其在 25% ~ 40%）；⑤通过眼睑、耳垂后等处感觉氧气气流，检查有无漏气，同时观察湿化瓶中的氧气泡；⑥有效给氧，固定：单侧鼻导管用胶带、透明敷贴固定于颊面部；双侧鼻导管将导管环绕患儿耳部向下调整松紧度适当固定；面罩法将患儿鼻孔及口盖住，用松紧带在头上适当固定；头罩法将氧气管置于头罩上的孔下 1 ~ 2 cm，适当固定；暖箱法将氧气管置于暖箱靠近患儿头端一侧，适当固定；⑦协助患儿取舒适体位，整理床单位；⑧评估用氧效果：评估氧饱和度、面色、呼吸等情况是否有所改善。

球囊加压：①确认患儿身份，核对信息；②操作者站于患儿头部位置，与患儿纵轴垂直，将面罩与皮囊相连，罩住患儿口鼻部；用左手接住输出口，左手指按住减压阀，右手皮囊加压，感觉有阻力为不漏气；打开氧气开关，检查储气囊和氧气管是否漏气，湿化瓶内不加蒸馏水；③一手开放气道并使面罩与面部密切接触，另一手按压皮囊："CE 手法"，即拇指、示指呈 "C" 形按住面罩，中指、无名指、小拇指呈 "E" 形抬起下颚，不要压迫软组织，使气道开放；④两次按压确定气道通畅后评估脉搏，确定心率正常，呼吸无，即给予球囊加压呼吸；按压频率，新生儿 30 次 / 分，其余 10 ~ 12 次 / 分；按压强度依据潮气量计算法，一般为千克体重 × 潮气量（10 ~ 15 L/kg）；按压同时评估生命体征、面色、SaO_2、末梢循环；⑤安置患儿，整理床单位。

（3）观察心率、呼吸变化；应用呼吸机的患儿每小时记录通气量；评估呼吸性质、频率、形态、深度；评估呼吸困难的原因。

（4）对于确诊气胸或胸腔积液的患儿，及时配合胸腔穿刺引流；留置胸腔引流管。

（5）对于肺不张的患儿，取对侧卧位。如左肺不张，右侧卧位；右肺不张，左侧卧位。

（四）低体温

低体温是 MAS 患儿入院时的常见体征，新生儿体温中枢发育不完善、出生后未妥善保暖可导致低体温，而低体温又可加重呼吸衰竭。

1. 相关因素

保暖不当、新生儿体温中枢发育不完善。

2. 护理诊断

体温过低。

3. 护理目标

6 h 内患儿体温维持稳定：36.5 ～ 37.5℃。

4. 护理措施

（1）准备暖床，根据患儿体温调节暖床温度。

（2）每隔 4 h 测 1 次体温、脉搏、呼吸、血压，观察患儿意识、反应、有无呼吸暂停。

（林春秋）

第五节　新生儿呼吸窘迫综合征

一、概述

新生儿呼吸窘迫综合征（NRDS）又称新生儿肺透明膜病（HMD），是指新生儿出生不久后即出现进行性呼吸困难和呼吸衰竭等症状，多见于早产儿。NRDS 是以进行性呼吸困难和缺氧为主要临床表现的综合征，常并发多脏器功能衰竭。由于缺乏肺泡表面活性物质（PS）所引起。NRDS 可降低肺泡的表面张力，缺乏此表面活性物质，患儿在呼气时肺泡由大致小逐渐萎陷，从而导致气体交换减少，出现缺氧及酸中毒；同时由于肺泡壁毛细血管渗透性增高，纤维蛋白渗出并沉着，形成透明膜，进而阻碍通气。胎儿在 20 ～ 24 周时肺泡上皮已存在肺泡表面活性物质，胎龄 35 周后肺泡表面活性物质迅速增加，故本病在胎龄小于 35 周的早产儿中更多见。

新生儿肺透明膜病的病因及发病机制（图 9-5）。

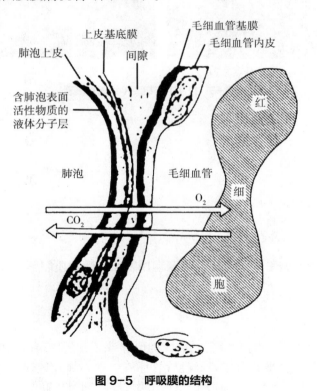

图 9-5　呼吸膜的结构

二、临床表现

患儿多为早产儿，刚出生时哭声可以正常，6 ～ 12 h 内出现呼吸困难，逐渐加重，伴呻吟。呼吸不规则，间有呼吸暂停。面色因缺氧变得灰白或青灰，发生右向左分流后青紫明显，供氧不能使之减轻。缺氧重者四肢肌张力低下。体征有鼻翼煽动，胸廓开始时隆起，以后肺不张加重，胸廓随之下陷，以腋下较明显。吸气时胸廓软组织凹陷，以肋缘下、胸骨下端最明显。肺呼吸音减低，吸气时可听到细湿啰音。本症为自限性疾病，能生存 3 d 以上者肺成熟度增加，恢复希望较大。但不少婴儿并发肺炎，使病情继续加重，至感染控制后方好转。病情严重的婴儿死亡大多在 3 d 以内，以出生后第 2 日病死率最高。

本症也有轻型，可能因表面活性物质缺乏不多所致，起病较晚，可迟至 24 ~ 48 h，呼吸困难较轻，无呻吟，发绀不明显，3 ~ 4 d 后即好转。

三、检查

1. 胸部 X 线检查

新生儿呼吸窘迫综合征的诊断依据随病情进展呈特征性表现，故宜在 8 ~ 12 h 重复摄片；早期呈肺野普遍性透亮度减低，继而呈毛玻璃状；晚期呈现网状或颗粒状，以及支气管充气征；最严重时呈"白肺"。NRDS 胸部 X 线摄片表现见图 9-6。

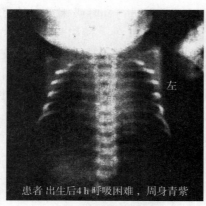
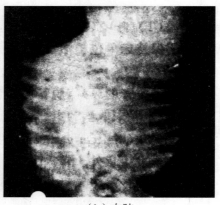

（a）毛玻璃样改变　　　　　　（b）白肺

图 9-6　NRDS 胸部 X 线摄片表现

2. 血气分析

pH 下降，$PaCO_2$ 升高，BE 明显下降。

四、诊断

根据临床表现及检查可作出诊断。

五、治疗

治疗以纠正缺氧、维持酸碱平衡为原则，临床常用表面活性物质制剂替代疗法，具有较好的疗效。

六、护理

（一）有感染的风险

（1）相关因素：新生儿抵抗力弱，疾病、治疗均可导致感染的风险。NRDS 患儿多表现为呼吸衰竭等临床症状。在治疗的过程中，患儿也需要面临气管插管、中心静脉置管带来的感染的高风险，长时间呼吸机应用的患儿有并发呼吸机相关性肺炎（VAP）的危险；同时，脐部、口腔也是新生儿常见的感染途径。

（2）护理诊断：有感染的危险。

（3）护理目标：患儿体温维持稳定，36.5 ~ 37.5℃；未发生导管相关性感染（VAP、PICC、胸引管相关感染）；未发生局部感染灶（脐炎、鹅口疮、局部伤口红肿热痛等）。

（4）护理措施：①对于有引流管或气管插管的患儿，严格执行无菌原则；②监测体温（T）、脉搏（P）、呼吸（R）、血压（BP）；观察局部、全身情况，注意有无局部感染灶；③做好口腔及脐部护理；④保持床单位整洁；每日沐浴或床边擦浴；⑤遵医嘱合理使用抗生素。

（二）有意外拔管的危险

气管插管置管期间有意外拔管的风险，脱管后可造成呼吸衰竭、气胸等危象。

（1）相关因素：患儿烦躁，患儿未予以恰当约束，气管插管管道未妥善固定。

（2）护理诊断：健康维护无效。

（3）护理目标：置管期间未发生意外拔管。

（4）护理措施：①有效固定呼吸机管道、胸腔引流管，对于口腔分泌物多的患儿及时吸痰、更换气管插管胶布，对于胸引管渗血渗液的患儿及时更换敷料；②评估患儿意识状态，进行有效约束，对于需要进行约束的患儿，应事先与家长沟通并征得同意，必要时遵医嘱用镇静剂。

（三）视网膜病变（ROP）

早产儿长期吸氧可致视网膜病变，故长期吸氧的早产儿需每班评估吸入氧浓度；住院期间、出院后及时为患儿做眼底检查，以确定是否有视网膜病变的损伤。

（1）相关因素：早产儿视网膜发育不完善、长期吸入高浓度氧。

（2）护理诊断：有受伤的风险。

（3）护理目标：住院期间未发生视网膜病变。

（4）护理措施：①对接受氧疗的早产儿每 12 h 测试吸入氧浓度，当患儿氧饱和度 ≥ 93% 且呼吸平稳时，应尽快停止或降低氧流量；②在住院期间完善眼底检查，出院前告知家长尽快复查眼底，以确定有无视网膜病变。

（四）活动与运动

呼吸道症状：多发于早产儿，由于缺少肺泡表面活性物质导致的肺部气体交换功能受损；大多于出生后 1 ~ 3 h，最迟 8 h 出现进行性呼吸困难表现，重者迅速发生，若抢救不及时，可于 48 h 内死亡。呼吸道症状具体表现为：进行性呼吸困难、呼气性呻吟及吸气性三凹征。呼吸频率 60 ~ 100 次 / 分或更快，呼吸节律不规则，间有暂停，两肺呼吸音减低，早期肺部啰音常不明显，以后可听到细湿啰音。肝脏可增大。详见图 9-7。

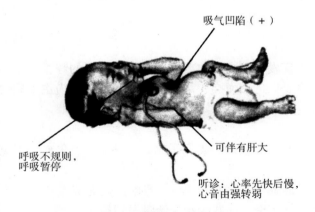

吸气凹陷（＋）

呼吸不规则，呼吸暂停

可伴有肝大

听诊：心率先快后慢，心音由强转弱

图 9-7　NRDS 临床症状及体征

1. 相关因素

缺少肺泡表面活性物质、出生时羊水吸入致气道阻塞。

2. 护理诊断

（1）清理呼吸道无效：患儿入院时可见口腔、鼻腔处有羊水呛入，或有以痰液增多为主的呼吸道症状的临床表现。

（2）气体交换受损：以肺部气体交换功能降低为主要呼吸道临床表现。

3. 护理目标

氧饱和度 ≥ 85%，在辅助通气下，呼吸维持在 30 ~ 60 次 / 分；痰液能及时清除。

4. 护理措施

（1）开放气道、安置舒适体位；入院时可伴有羊水吸入阻塞致呼吸困难，此时应及时清除呼吸道分泌物。

（2）遵医嘱予以吸氧、球囊加压，或给予呼吸机应用。

（3）观察心率、呼吸变化，呼吸机应用患儿每小时记录通气量，评估呼吸的性质、频率、形态、深度，以及呼吸困难的原因。

（4）配合行胸部 X 线摄片以确定诊断；尽快配合给予猪肺磷脂注射液。

（五）低体温、低血糖

低体温、低血糖是 NRDS 患儿的常见伴随症状，新生儿体温中枢发育不完善、出生未妥善保暖可导致低体温；此类患儿出生后呼吸困难严重，能量消耗大，如未给予静脉补液维持易发生低血糖；而低体温、低血糖又可加重呼吸衰竭。

1. 相关因素

保暖不当、新生儿体温中枢发育不完善、呼吸困难致能量消耗过多。

2. 护理诊断

体温过低、有血糖不稳定的危险。

3. 护理目标

6 h 内患儿体温维持稳定：36.5 ~ 37.5℃；血糖 ≥ 2.2 mmol/L（40 mg/dL）。

4. 护理措施

（1）准备暖床，根据患儿体温，调节暖床温度；每隔 4 h 测 1 次体温（T）、脉搏（P）、呼吸（R）血压（BP），观察患儿意识、反应、有无呼吸暂停。

（2）入院后立即开放静脉，保证静脉营养的输注；定时监测血糖，维持血糖 ≥ 2.2 mmol/L。

（林春秋）

第六节　新生儿窒息

一、概述

新生儿窒息是指胎儿因缺氧发生宫内窘迫或娩出过程中引起的呼吸、循环障碍，仅有心跳而无呼吸或未建立规律呼吸的缺氧状态。以低氧血症、高碳酸血症和酸中毒为主要病理生理改变，是新生儿伤残和死亡的重要原因之一。新生儿窒息的病因如下。

1. 出生前的原因

（1）母体疾病：如妊娠期高血压疾病、先兆子痫、子痫、急性失血、严重贫血、心脏病、急性传染病、肺结核等。

（2）子宫因素：如子宫过度膨胀、痉挛和出血，影响胎盘血液循环。

（3）胎盘因素：如胎盘功能不全、前置胎盘、胎盘早剥等。

（4）脐带因素：如脐带扭转、打结、绕颈、脱垂等。

2. 难产

如骨盆狭窄、头盆不称、胎位异常、羊膜早破、助产术不顺利或处理不当，以及应用麻醉、镇痛、催产药物不妥等。

3. 胎儿因素

如新生儿呼吸道阻塞、新生儿颅内出血、肺发育不成熟，以及严重的中枢神经系统、心血管系统畸形等。

二、临床表现

（1）胎儿娩出后，面部与全身皮肤青紫或苍白，口唇暗紫。
（2）呼吸浅表，不规律或无呼吸或仅有喘息样微弱呼吸。
（3）心跳规则，心率 80 ~ 120 次 / 分或心跳不规则，心率 < 80 次 / 分，且弱。
（4）对外界刺激有反应，肌肉张力好或对外界刺激无反应，肌肉张力松弛。
（5）喉反射存在或消失。

三、检查

1. 血气分析
低氧血症、二氧化碳潴留、酸中毒的表现：pH 降低，PCO_2 升高，PO_2 下降。
2. 血电解质
有无内环境紊乱，如低血钠、低血钙。
3. 肌酸激酶（CK）、肌酸激酶同工酶（CK-MB）
有无因为缺血缺氧致心肌受损。
4. 肝、肾功能
有无因为缺血缺氧致肝、肾功能受损。
5. B 超、CT 检查
头颅 B 超、CT 检查有助于颅内出血的诊断。

四、诊断

1. 轻度窒息
（1）新生儿面部与全身皮肤青紫。
（2）呼吸表浅或不规律。
（3）心跳规则，强而有力，心率 80 ~ 120 次 / 分。
（4）对外界刺激有反应，肌肉张力好。
（5）喉反射存在。
（6）具备以上表现为轻度窒息，阿普加（Apgar）评分 4 ~ 7 分。
2. 重度窒息
（1）皮肤苍白，口唇暗紫。
（2）无呼吸或仅有喘息样微弱呼吸。
（3）心跳不规则，心率 < 80 次 / 分，且弱。
（4）对外界刺激无反应，肌肉张力松弛。
（5）喉反射消失。
（6）具备以上表现为重度窒息，Apgar 评分 0 ~ 3 分。

五、治疗

早期有效的急救复苏、持续监测有无复苏后各器官脏器功能损害，是提高新生儿窒息救治率与生存质量的关键。

六、护理

（一）有出血的风险

窒息的患儿由于缺氧引起的各脏器功能受损，当肝功能受损时凝血因子减少，患儿长时间缺氧可致各脏器功能严重受损，严重时可致弥散性血管内凝血（DIC）的发生。血小板低于 50×10^9/L 时会有出血倾向，低于 20×10^9/L 时会有自发性出血；血小板相关性出血最常见的风险部位是皮肤黏膜，表现为躯干和四肢出现出血点、瘀点、瘀斑、采血后流血不止；风险高时可致消化道、各脏器出血，严重者发生颅内出血可导致死亡。

1. 相关因素

长时间缺氧致 DIC。详见图 9-8。

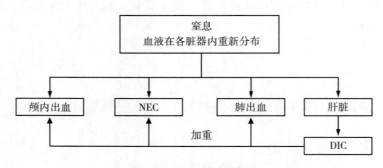

图 9-8　窒息后出血机制

2. 护理问题

潜在并发症：有出血倾向，有受伤的危险。

3. 护理目标

及时甄别出血危象，预防颅内出血等危象的发生。

4. 护理措施

（1）减少患儿搬动，避免外环境对患儿的刺激；保持床单位清洁。

（2）定期检测 DIC 各项指标，必要时遵医嘱输注血液制品。

（3）严密观察患儿生命体征，评估有无颅内出血、新生儿坏死性小肠结肠炎（NEC）、肺出血的临床表现，颅内出血可表现为患儿精神亢奋或抑制；NEC 早期常表现为腹胀、胃内出血等；肺出血可表现为呼吸困难，应及时与医师沟通，同时备齐急救用品。

（二）排泄

排尿形态的改变：重度窒息儿肾功能低下，可表现为少尿或无尿，易引起低钠血症。无尿、患儿意识不清、反应欠佳时提示患儿休克或循环衰竭的表现。

1. 相关因素

窒息致肾功能受损。

2. 护理问题

排尿障碍。

3. 护理目标

患儿排尿色清 ≥ 2 mL/（kg·h）。

4. 护理措施

（1）严密观察生命体征，监测血压，防止休克的发生；必要时遵医嘱调整补液速度，扩容。

（2）每隔 3 h 评估 1 次尿量、色、性质，每日记录出入量；必要时留置导尿管，做好留置导尿的常规护理。

（3）遵医嘱使用药物（多巴胺、呋塞米），做好药物相关护理。

（三）活动与运动：呼吸道症状

呼吸改变是新生儿窒息首要的临床表现；经过积极复苏者尚需注意气胸，继而加重缺氧可致肺出血。气胸临床表现为一侧胸部饱满，听诊一侧呼吸音消失，SpO_2 下降。

1．相关因素

胎粪、羊水吸入气道、患儿无力咳出、复苏时压力过大。

2．护理诊断

（1）清理呼吸道无效：患儿入院时可见口腔、鼻腔处有羊水呛入或有以痰液增多为主的呼吸道症状的临床表现。

（2）气体交换受损：以肺部气体交换功能降低为主要呼吸道症状临床表现。

（3）低效型呼吸形态：由于气胸引起的呼吸浅促、呼吸音消失的临床表现。

3．护理目标

氧饱和度≥85%，在辅助通气下，呼吸维持在30～60次/分；痰液能及时清除。

4．护理措施

（1）开放气道、安置舒适体位；评估窒息的原因，入院后立即清除气道分泌物。

（2）遵医嘱予以吸氧、球囊加压或给予呼吸机应用。

（3）观察心率、呼吸变化；呼吸机应用患儿每小时记录通气量；评估呼吸性质、频率、形态、深度；评估呼吸困难的原因。

（4）对于确诊气胸或胸腔积液的患儿，及时配合胸腔穿刺引流；留置胸腔引流管。

（四）低体温

低体温是新生儿窒息的常见体征，新生儿体温中枢发育不完善、出生后未妥善保暖可导致低体温，而低体温又可加重呼吸暂停。

1．相关因素

保暖不当、新生儿体温中枢发育不完善。

2．护理诊断

体温过低。

3．护理目标

6 h 内患儿体温维持稳定：36.5～37.5℃。

4．护理措施

（1）准备暖床，根据患儿体温调节暖床温度。

（2）每隔 4 h 测 1 次体温（T）、脉搏（P）、呼吸（R）血压（BP），观察患儿意识、反应、有无呼吸暂停。

（五）严重并发症

新生儿窒息可致各脏器功能的衰竭。缺氧缺血性脑病（HIE）是新生儿窒息后最常见的临床并发症。HIE 是指在围生期窒息而导致脑的缺氧缺血性损害，临床出现一系列脑病表现，治疗以支持疗法、控制惊厥、治疗脑水肿和改善脑损伤为主，是新生儿期后病残儿中最常见的病因之一。按照临床症状的严重程度，可将 HIE 分为轻、中、重度。详见表 9-5。

表 9-5　HIE 按病情程度分度

轻度	中度	重度
易激惹，肢体可出现颤动，肌张力正常或增高，拥抱反应和吸吮反射稍活跃	嗜睡，肌张力降低，拥抱反射和吸吮反射减弱	肌张力松软，拥抱反射和吸吮反射消失
一般无惊厥，呼吸规则，瞳孔无改变	常有惊厥，呼吸可能不规则，瞳孔可能缩小，症状在 3 d 内已很明显，约 1 周消失	反复发生惊厥，呼吸不规则，瞳孔不对称，对光反射消失
一般无后遗症	可能留有后遗症	存活者症状可能持续数周，留有后遗症者病死率高，多在 1 周内死亡

（林春秋）

第七节　新生儿坏死性小肠结肠炎

一、概述

新生儿坏死性小肠结肠炎（NEC）是一种严重威胁新生儿的胃肠道急症，发病率为 0.1% ~ 0.5%，多发于早产儿，且病死率高。NEC 病因如下。

1. 肠道供血不足

如新生儿窒息、肺透明膜病、脐动脉插管、红细胞增多症、低血压、休克等。

2. 饮食因素

如高渗乳汁或高渗药物溶液可损伤肠黏膜，食物中的营养物质有利于细菌生长和糖类发酵产生氢气。

3. 细菌感染

如大肠埃希菌、肺炎克雷伯菌、铜绿假单胞菌、沙门菌、梭状芽孢杆菌等过度繁殖，侵入肠黏膜，造成损伤，或引起败血症及感染中毒性休克加重肠道损伤。

二、临床表现

男婴多于女婴，以散发病例为主，无明显季节性，出生后胎粪正常，常在出生后 2 ~ 3 周内发病，以 2 ~ 10 d 为高峰，在新生儿腹泻流行时 NEC 也可呈小流行，流行时无性别、年龄和季节的差别。

1. 腹胀和肠鸣音减弱

患儿先有胃排空延迟、胃潴留，随后出现腹胀，轻者仅有腹胀，严重病例症状迅速加重，腹胀如鼓，肠鸣音减弱，甚至消失，早产儿 NEC 腹胀不典型，腹胀和肠鸣音减弱是 NEC 较早出现的症状，对高危患儿要随时观察腹胀和肠鸣音次数的变化。

2. 呕吐

患儿常出现呕吐，呕吐物可呈咖啡样或带胆汁，部分患儿无呕吐，但胃内可抽出含咖啡或胆汁样胃内容物。

3. 腹泻和血便

开始时为水样便，每日 5 次至 10 余次不等，1 ~ 2 d 后为血样便，可为鲜血、果酱样或黑便，有些病例可无腹泻和肉眼血便，仅有大便隐血阳性。

4. 全身症状

NEC 患儿常有反应差、精神萎靡、拒食，严重者面色苍白或青灰、四肢厥冷、休克、酸中毒、黄疸加重，早产儿易发生反复呼吸暂停、心率减慢、体温正常或有低热，或体温不升。

三、检查

1. 腹部 X 线平片

有肠壁积气、肠管扩张、肠腔多个液平面特征性表现时可确诊是否为 NEC。详见图 9-9。

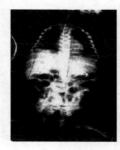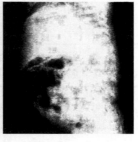

图 9-9　腹部 X 线平片

2. 血常规、C 反应蛋白检查

须结合临床症状考虑有无细菌感染。

3. 血培养

确诊感染细菌的种类。

4. 粪隐血试验（＋）、动态血红蛋白监测

提示有无消化道潜在或大量出血情况。

5. 血气分析、电解质、肝肾功能

对于长期禁食且全身感染患儿，了解其内环境是否稳定。

四、诊断

根据临床表现及检查可作出诊断。

五、治疗

病情进展可根据贝尔分期修正标准分为 3 期。Ⅰ期、Ⅱ期时以内科保守治疗为主，须密切观察腹胀情况，定时量腹围，及时纠正酸中毒；对于确诊患儿应禁食、胃肠减压并同时予以营养支持；积极预防休克、肠穿孔等并发症的发生。Ⅲ期必要时须采取手术干预。

六、护理

（一）体液不足的风险

患儿腹泻、呕吐为 NEC 患儿术前的典型症状，此阶段的患儿不能耐受经肠道喂养，若未给予足够的肠外营养支持，可发生休克、低血糖。

（1）相关因素：腹泻、呕吐、静脉补液不足。

（2）护理诊断：体液不足的危险、有血糖不稳定的危险。

（3）护理措施：①严密观察患儿生命体征变化，评估患儿的意识、皮肤弹性、口唇黏膜、囟门及眼眶凹陷；②开放静脉，遵医嘱给予扩容、肠外营养支持；③观察呕吐色、性质、量；观察腹泻色、性质、量；每日测体重、记录 24 h 尿量；④暖床可在床表面覆盖保鲜膜，以减少隐性失水；暖床或暖箱每班加水，保持湿度为 50% ~ 60%。

（二）有受伤的危险

腹胀为 NEC 患儿的首发临床症状。保守治疗或术前的患儿须行胃肠减压或清洁灌肠。在治疗过程中，可能存在肠黏膜受损的风险，当胃肠减压压力过大时可致胃肠黏膜出血；清洁灌肠操作不当，严重时可致肠穿孔。

（1）相关因素：胃肠减压、清洁灌肠压力过大。

（2）护理诊断：有受伤的危险。

（3）护理目标：新生儿胃肠减压压力为 60 ~ 100 mmHg；清洁灌肠须量出为入。

（4）护理措施：严格遵循新生儿护理常规。

胃肠减压护理：①确认患儿信息，并协助患儿摆放舒适体位；②插胃管，调节吸引装置负压，用固定装置将引流管固定于床单；③胃肠减压开始后 30 min 检查整个系统，确定在有效吸引中，再每 2 h 巡视 1 次；④告知患儿家长留置胃管减压期间的注意事项，禁止饮水和进食，保持口腔清洁，使患儿舒适，用清水清洁鼻腔，每日 2 次或需要时予以口腔护理；⑤协助患儿取舒适体位，整理床单位，清理用物。

新生儿清洁灌肠：①确认患儿身份，协助患儿摆正确体位，取左侧卧位，膝屈曲，臀部移至床沿，垫一次性中单于臀下，盖被保暖；如患儿肛门外括约肌失去控制能力，可取仰卧位，臀下垫便盆；②暴露肛门，灌肠筒挂于输液架上，液面距肛门 40 ~ 60 cm，弯盘置臀边，润滑肛管前端，排出肛管内空气和冷溶液，夹紧橡胶管，暴露肛门，协助患儿张口呼吸，放松腹部；③插入肛管，将肛管

轻轻插入直肠，固定肛管，松开夹子，使溶液缓缓注入；④拔出肛管，待溶液将滴注完时，夹住橡胶管，卫生纸包住肛管，拔出，放于弯盘内，擦净肛门，让患儿平卧，尽可能保留 5 ~ 10 min，以便粪便软化；⑤排便。

（三）有感染的风险

NEC 患儿术后伤口尚未闭合、造瘘袋维护不当、排便污染手术切口，可致术后感染。

（1）相关因素：手术伤口感染、造瘘口污染、抵抗力弱。

（2）护理诊断：有感染的危险。

（3）护理目标：患儿体温 ≤ 38℃；未发生手术伤口感染、造瘘口渗液等感染征象。

（4）护理措施：①手术后，护理人员应保持手术伤口、造瘘口清洁；及时更换伤口敷料；避免造瘘口粪便污染手术伤口；②重点监测：每隔 4 h 监测体温，观察有无手术伤口感染、造瘘口渗液等；③洗手：接触患者前后、操作前后、戴脱手套前后均需洗手，使用七步洗手法；④操作时严格遵守无菌消毒技术。

（四）营养与代谢

营养不良（风险）。NEC 患儿以肠道功能紊乱为主要临床症状，临床上常以腹胀为首发症状，重者可见肠型，并伴有肠鸣音减弱或消失。早期 NEC 肠道症状表现为呕吐胆汁样胃液，后转为咖啡渣样，且量逐渐增加，故患儿在肠功能恢复前需要长期禁食，从而加大了营养不良的风险，而营养不良又可增加感染危险。

1. 相关因素

呕吐、腹泻、肠道功能紊乱。

2. 护理诊断

（1）营养失调的危险：低于机体需要量。

（2）营养失调：低于机体需要量。

3. 护理目标

早产儿体重增长 ≥ 15 g/d；足月儿体重增长 18 ~ 20 g/d。

4. 护理措施

（1）持续营养状况评估：入院、每周或有营养失调可能时使用 STAMP 量表进行营养风险评估；每日测量患儿的体重，每周测头围；血清清蛋白、转铁蛋白等生化试验对一些患儿也是有帮助的；每日监测患儿的 24 h 出入量。此外，应评估患儿喂养史。

（2）支持性营养治疗：对 NEC 术前、术后患儿应及早安排 PICC 置管，早日建立长效静脉通路以保证肠道外营养（TPN）的使用；必要时遵医嘱予以丙种球蛋白、输血制品。

（3）患儿可进行肠内营养时，应耐心喂养，保证每顿奶量完成；每次喂养前须评估患儿腹部体征，了解有无喂养不耐受；经鼻饲管喂养，每次喂养前须评估有无潴留。

（4）定时训练吸吮吞咽功能，鼓励经口喂养。

（五）排泄

腹泻：NEC 可致腹泻，临床表现为排血便；腹泻可导致脱水、电解质紊乱或肛周黏膜破损，严重时可导致脓毒症、休克。

1. 相关因素

肠道炎症、坏死。

2. 护理诊断

腹泻。

3. 护理目标

排便每日 ≤ 3 次，肛周黏膜完整。

4. 护理措施

（1）观察大便的次数、颜色、性状、量；测血压，密切观察生命体征的变化及有无脱水现象；当有休克的早期表现时，应及时与医师沟通，配合扩容等急救处理。

（2）每日记录出入量，每日称体重；评估液体及饮食摄入量，评估肛周皮肤的完整性，保持肛周皮肤的清洁，预防红臀。

（3）评估腹泻的原因，如为术前肠道感染造成的腹泻，护理人员应立即让患儿禁食，防止奶液进入肠道而加重肠道感染，加重腹泻；如术后喂养不耐受导致的腹泻，应与医师沟通，遵医嘱给予喂养等。

（林春秋）

第八节　新生儿寒冷损伤综合征

一、概述

新生儿寒冷损伤综合征简称新生儿冷伤或新生儿硬肿症，主要由受寒及其他多种因素（如感染、窒息、早产）引起，其临床特征是低体温和各器官功能受损，严重者出现皮肤和皮下脂肪变硬和水肿。该疾病的危重症包括肺出血（并发严重感染后极易发生）、循环衰竭、呼吸衰竭。新生儿寒冷损伤综合征病因如下。

1. 某些疾病

严重感染、缺氧、心力衰竭和休克。

2. 早产儿和保温不当

（1）体温调节中枢不成熟。

（2）棕色脂肪少，产热少。

（3）皮下脂肪中饱和脂肪酸含量高，其熔点高，低体温时易于凝固，出现皮肤硬肿。

3. 多器官功能损害

（1）一般反应差，哭声弱，拒乳，心率及呼吸变慢，少尿或无尿。

（2）严重者出现休克、弥散性血管内凝血（DIC）、肾衰竭等多器官功能障碍。

二、临床表现

新生儿低体温时，皮肤温度常因末梢血管收缩，体温降至35℃以下，首先表现全身冰凉，反应低下，嗜睡、拒乳、少哭、少动。部分患儿可出现皮肤硬肿，始于四肢、大腿、臀部，严重时遍及全身。

早期可出现心动过速，严重时可有多脏器损害：呼吸减慢、呼吸暂停甚至肺出血，血压下降，甚至死亡。神经系统表现为昏迷、瞳孔扩大、对外界反应消失。尿量明显减少甚至无尿，急性肾衰竭，弥散性血管内凝血。电解质紊乱，免疫功能降低合并严重感染。

三、检查

1. 血常规

并发感染患儿可出现外周血白细胞增多等。

2. 动脉血气分析和血电解质

血气分析可检测患儿是否有呼吸衰竭、电解质紊乱等发生。

3. DIC筛查试验

出现血小板计数下降等。

四、诊断

（1）有环境温度过低或保温不当的病史，同时要考虑原发病和并发症的情况，以及热量摄入的情况。

（2）体格检查：体温过低，肛温低于35℃。呼吸、心率减慢，严重时休克。

（3）血气分析有低氧和酸中毒，部分患儿血小板减少，凝血酶原时间延长，血糖降低，电解质紊乱。

（4）心电图 T 波低平，ST 段下降。

（5）胸部 X 线摄片可有肺淤血、肺水肿和肺出血的表现。

五、治疗

新生儿寒冷损伤综合征对症治疗包括逐步复温、补液支持疗法、严密观察、预防 DIC 及颅内出血等临床并发症的发生。

六、护理

（一）有受伤的风险

皮肤硬肿、发凉、呈暗红色或青紫色，部分患儿可伴水肿等，此为新生儿寒冷损伤综合征典型的临床表现。硬肿常呈对称分布，其发生顺序依次为：下肢→大腿外侧→整个下肢→臀部→面颊→上肢→全身。硬肿面积可按头颈部 20%、双上肢 18%、前胸及腹部 14%、背部及腰骶部 14%、臀部 8% 及双下肢 26% 计算。严重硬肿可妨碍关节活动，长时间压迫可致压力性损伤；胸部受累可致呼吸困难。详见图 9-10。

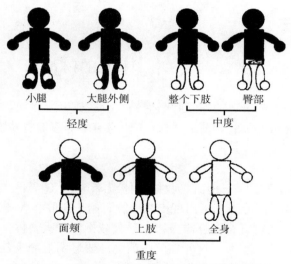

图 9-10　新生儿硬肿部位发展顺序及分度示意图

（1）相关因素：寒冷、硬肿、局部皮肤受压。

（2）护理诊断：有受伤的风险、皮肤完整性受损。

（3）护理目标：24 h 内体温维持稳定，在 36.5 ～ 37.5℃，未发生压力性损伤及局部皮肤破损。

（4）护理措施：①设置合适的环境温度：根据患儿体温，调节暖床或暖箱温度；对于新生儿硬肿症患儿，复温原则是逐步复温，循序渐进，需每小时监测体温，24 h 内恢复正常；②评估皮肤情况，每班 1 次；每隔 2 h 更换体位并保持皮肤干燥；保持床单位、衣裤平整、清洁、干燥。

（二）有出血的风险

寒冷损伤综合征新生儿长时间低体温可导致各脏器功能衰竭，后期可致凝血功能障碍，严重者可致肺出血、DIC。

（1）相关因素：寒冷、新生儿体温中枢发育不完善。

（2）护理问题：潜在并发症为出血。

（3）护理目标：预防肺出血、DIC 的发生。

（4）护理措施：①保持床单位平整、清洁、干燥；②检测 DIC 各项指标，必要时遵医嘱输注血液制品；③严密观察患儿生命体征，评估有无肺出血、DIC 的临床表现；肺出血可表现为呼吸困难，应及时与医师沟通，同时备齐急救用品；DIC 可表现为全身散在瘀点、瘀斑、流血不止，早期可表现为凝血功能亢进，护理人员对上述临床症状应提高警觉，防止肺出血、DIC 等并发症的发生。

（三）低体温

低体温是新生儿寒冷损伤综合征的典型症状，临床表现为患儿的体核体温 < 35℃（距肛门口 5 cm 处温度），严重者 < 30℃，可出现四肢甚或全身冰冷；另一方面，患儿在受寒的情况下，机体较平时产热更多以保护机体重要脏器，长时间可致能量丢失过多。

1. 相关因素

新生儿保暖不当，体温中枢发育不完善。

2. 护理诊断

体温过低、营养失调的危险。

3. 护理目标

24 h 内体温维持稳定，在 36.5 ～ 37.5℃，1 周内体重丢失 ≤ 10%。

4. 护理措施

（1）监测体温（T）、呼吸（P）、心率（R），观察患儿意识、反应、有无呼吸暂停等。

（2）设置合适的环境温度：对于新生儿硬肿症患儿，复温原则是逐步复温，循序渐进，需每小时监测体温，24 h 内恢复正常。

（3）及时给予肠外及肠内营养支持。对于存在消化道出血风险的患儿，应立即开放静脉，给予静脉营养；对于病情稳定的患儿，应耐心喂养，保证充足的饮食摄入。

（林春秋）

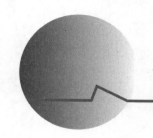

第十章 儿科疾病护理

第一节 小儿肺炎

一、概述

肺炎是指不同病原体或其他因素所致的肺部炎症。以发热、咳嗽、气促、呼吸困难和肺部固定湿啰音为共同的临床表现。肺炎是婴幼儿时期的常见病，就全球而言，肺炎占 5 岁以下小儿死亡总数的 1/4 ~ 1/3，占我国住院小儿死亡的第 1 位，是我国儿童保健重点防治的"四病"之一。肺炎一年四季均可发病，以冬、春季节多见。

（一）分类

1. 按病理分类

可分为大叶性肺炎、支气管肺炎、间质性肺炎等。

2. 按病因分类

感染性肺炎：病毒性肺炎、细菌性肺炎、真菌性肺炎、支原体肺炎、衣原体肺炎、原虫性肺炎等；非感染性肺炎：吸入性肺炎、过敏性肺炎等。

3. 按病程分类

急性肺炎：病程 < 1 个月；迁延性肺炎：病程 1 ~ 3 个月；慢性肺炎：病程 > 3 个月。

4. 按病情分类

轻症肺炎：主要是呼吸系统受累；重症肺炎：除呼吸系统受累外，其他系统也受累，且全身中毒症状明显。

5. 按临床表现典型与否分类

典型性肺炎；非典型性肺炎。

（二）病因与发病机制

引起肺炎的病原体有病毒、细菌等。病毒中最常见的为呼吸道合胞病毒，其次为腺病毒、流感病毒等；细菌中以肺炎链球菌多见，其他有葡萄球菌、链球菌、革兰阴性杆菌等。低出生体重、营养不良、维生素 D 缺乏性佝偻病、先天性心脏病等患儿易患本病，且病情严重，易迁延不愈。

病原体多由呼吸道入侵，也可经血行入肺，引起支气管、肺泡、肺间质炎症。支气管因黏膜水肿而管腔变窄；肺泡壁因充血水肿而增厚，肺泡腔内充满炎性渗出物，从而造成通气和换气功能障碍，导致低氧血症与高碳酸血症。由于缺氧，患儿呼吸与心率加快，出现鼻煽和三凹征。由于病原体毒素的作用，重症患儿常伴有毒血症，引起不同程度的感染中毒症状。缺氧、二氧化碳潴留及毒血症可导致循环系统、消化系统、神经系统的一系列症状及水、电解质与酸碱平衡紊乱，严重时可发生呼吸衰竭。

二、临床表现

1. 支气管肺炎

此为小儿最常见的肺炎，多见于 3 岁以下婴幼儿。

（1）轻症：仅表现为呼吸系统症状和相应的肺部体征。

症状：大多起病急，主要表现为发热、咳嗽、气促和全身症状。①发热：热型不定，多为不规则热，新生儿和重度营养不良儿可不发热，甚至体温不升；②咳嗽：较频，初为刺激性干咳，以后有痰，新生儿则表现为口吐白沫；③气促：多发生在发热、咳嗽之后；④全身症状：精神不振、食欲减退、烦躁不安、轻度腹泻或呕吐。

体征：呼吸加快，40 ~ 80 次 / 分。可有鼻翼煽动、点头呼吸、三凹征、唇周发绀。肺部可听到较固定的中、细湿啰音，病灶较大者可出现肺实变体征。

（2）重症：除呼吸系统症状和全身中毒症状外，常有循环、神经和消化系统受累的表现。

循环系统：常见心肌炎、心力衰竭。心肌炎表现为面色苍白、心动过速、心音低钝、心律失常、心电图显示 ST 段下移、T 波低平或倒置。心力衰竭表现为呼吸突然加快，> 60 次 / 分，极度烦躁不安、明显发绀、面色发灰，心率增快，> 180 次 / 分，心音低钝、有奔马律，颈静脉怒张，肝迅速增大，尿少或无尿，颜面或下肢水肿等。

神经系统：表现为烦躁或嗜睡，脑水肿时出现意识障碍、反复惊厥、前囟隆起、脑膜刺激征等。

消化系统：常有食欲缺乏、腹胀、呕吐、腹泻等；重症可引起中毒性肠麻痹和消化道出血，表现为严重腹胀、肠鸣音消失、便血等。

2. 几种不同病原体所致肺炎的特点

（1）呼吸道合胞病毒性肺炎：由呼吸道合胞病毒感染所致，多见于 2 岁以下，尤以 2 ~ 6 个月婴儿多见。喘憋为突出表现，2 ~ 3 d 后病情加重，出现呼吸困难和缺氧症。肺部听诊可闻及哮鸣音、呼气性喘鸣，肺基底部可听到细湿啰音。临床表现两种类型。①毛细支气管炎：有上述临床表现，但中毒症状不严重。肺部 X 线摄片常显示肺气肿和支气管周围炎，有时可见小点片状阴影或肺不张。②间质性肺炎：全身中毒症状较重，呼吸困难明显，肺部体征出现较早，胸部 X 线摄片呈线条状或单条状阴影增深，或互相交叉成网状阴影，多伴有小点状致密阴影。

（2）腺病毒肺炎：以腺病毒 3、7 两型为主要病原体。①本病多见于 6 个月至 2 岁幼儿；②起病急骤、全身中毒症状明显，呈稽留热，咳嗽较剧，可出现喘憋、呼吸困难、发绀等；③肺部体征出现较晚，常在发热 4 ~ 5 d 后出现湿啰音，以后因病变融合而呈现肺实变体征；④胸部 X 线摄片改变出现较肺部体征为早，可见大小不等的片状阴影或融合成大病灶，肺气肿多见，病灶吸收需数周至数月。

（3）葡萄球菌肺炎：包括金黄色葡萄球菌及白色葡萄球菌所致的肺炎。多见于新生儿及婴幼儿。临床起病急、病情重、发展快。多呈弛张热，婴幼儿可呈稽留热。中毒症状明显，面色苍白、咳嗽、呻吟、呼吸困难。肺部体征出现早，双肺可闻及中、细湿啰音，易并发脓胸、脓气胸。常合并循环、神经及消化系统功能障碍。

（4）肺炎支原体肺炎：由肺炎支原体引起，多见于年长儿，婴幼儿发病率也较高。以刺激性咳嗽为突出的表现，有的酷似百日咳样咳嗽，咳黏痰，甚至带血丝，常有发热，热程 1 ~ 3 周。而肺部体征常不明显，仅有呼吸音粗糙，少数闻及干、湿啰音。婴幼儿起病急，呼吸困难、喘憋和双肺哮鸣音较突出。部分患儿出现全身多系统的临床表现，如心肌炎、心包炎、溶血性贫血、脑膜炎等。肺部 X 线摄片分为 4 种改变：肺门阴影增粗；支气管肺炎改变；间质性肺炎改变；均一的实变影。

（5）流感嗜血杆菌肺炎：由流感嗜血杆菌引起。近年来，该病有上升趋势。多见于小于 4 岁的小儿，常并发于流感病毒或葡萄球菌感染者。起病较缓，病情较重，全身中毒症状明显，有发热、痉挛性咳嗽、呼吸困难、鼻煽、三凹征、发绀等，体检肺有湿啰音或肺实变体征。易并发脓胸、脑膜炎、败血症、心包炎、中耳炎等。胸部 X 线摄片表现多种多样。

（6）衣原体肺炎：①沙眼衣原体肺炎多见于 6 个月以下的婴儿，可于产时或产后感染，起病急，先有鼻塞、流涕，后出现气促、频繁咳嗽，有的酷似百日咳，但无回声，偶有呼吸暂停或呼气喘鸣，一般不发热，胸部 X 线摄片呈弥漫性间质性改变和过度充气；②肺炎衣原体肺炎多见于 5 岁以上小儿，发病隐匿，体温不高，咳嗽逐渐加重，两肺可闻及干、湿啰音，胸部 X 线摄片显示单侧肺下叶浸润，少数呈广泛单侧或双侧浸润。

三、检查

1. 外周血检查

①血细胞检查：病毒性肺炎白细胞总数大多正常或降低；细菌性肺炎白细胞总数及中性粒细胞增高，并有核左移；②四唑氮蓝试验（NBT）：细菌感染时 NBT 阳性细胞增多，正常为 10% 以下，若超过 10%，提示细菌感染，病毒感染时则不增加；③C 反应蛋白（CRP）：细菌感染时，血清 CRP 浓度增高，而非细菌感染时则升高不明显。

2. 病原学检查

可做病毒分离或细菌培养，以明确病原体。血清冷凝剂试验在 50% ~ 70% 的支原体肺炎患儿中可呈阳性。

3. 胸部 X 线检查

支气管肺炎早期肺纹理增粗，以后出现大小不等的斑片阴影，可融合成片，可伴有肺不张或肺气肿。

四、诊断

根据临床表现及检查可作出诊断。

五、治疗

主要为控制感染，改善通气功能，对症治疗，防治并发症。

1. 控制感染

根据不同病原体选用敏感抗生素控制感染；使用原则为早期、联合、足量、足疗程，重症患儿宜静脉给药；用药时间持续至体温正常后 5 ~ 7 d，临床症状消失后 3 d；抗病毒可选用利巴韦林等。

2. 对症治疗

止咳、平喘、保持呼吸道通畅；纠正水、电解质与酸碱平衡紊乱、改善低氧血症。

3. 肾上腺糖皮质激素的应用

中毒症状明显或严重喘憋、脑水肿、感染性休克、呼吸衰竭者，可应用肾上腺糖皮质激素，常用地塞米松，疗程 3 ~ 5 d。

4. 防治并发症

发生感染性休克、心力衰竭、中毒性肠麻痹、脑水肿等，应及时处理。脓胸和脓气胸者应及时进行穿刺引流。

六、护理

（一）基础护理

（1）保持病室环境舒适，空气流通，温湿度适宜，定时开窗通风，避免直吹或对流风。尽量使患儿安静，避免哭闹，以减少氧消耗。不同病原体肺炎患儿应分室居住，以防交叉感染。

（2）饮食宜给予易消化、营养丰富的流质、半流质饮食，多喂水。少量多餐，避免过饱而影响呼吸。喂哺时应耐心，哺母乳者应抱起喂，防止呛咳。重症不能进食时，给予静脉营养。保证液体的摄入量，以湿润呼吸道黏膜，防止分泌物干结，利于痰液排出；同时防止发热导致的脱水。

（3）置患儿于有利于肺扩张的体位并经常更换，或抱起患儿，以减少肺淤血和防止肺不张。

（4）正确留取标本，以指导临床用药。

（二）疾病护理

1. 保持呼吸道通畅

（1）及时清除口鼻分泌物，分泌物黏稠者应用超声雾化或蒸汽吸入；分泌物过多影响呼吸时，应用吸引器吸痰。

（2）帮助患儿转换体位，翻身拍背，其方法是五指并拢，稍向内合掌，由下向上、由外向内地轻拍患儿背部，以帮助痰液排出，防止坠积性肺炎。根据病情或病变部位进行体位引流。

（3）按医嘱给予祛痰药，指导和鼓励患儿进行有效的咳嗽。

2. 改善呼吸功能

（1）凡有缺氧症状，如呼吸困难、口唇发绀、烦躁、面色灰白等情况时应立即给氧。一般采用鼻导管给氧，氧流量为 0.5 ~ 1.0 L/min，氧浓度不超过 40%，氧气应湿化，以免损伤呼吸道黏膜。缺氧明显者可用面罩给氧，氧流量 2 ~ 4 L/min，氧浓度 50% ~ 60%。若出现呼吸衰竭，则使用机械通气正压给氧。

（2）按医嘱使用抗生素治疗肺部炎症、改善通气，并注意观察药物的疗效及不良反应。

3. 维持体温正常

发热者应注意体温的监测，警惕高热惊厥的发生，并采取相应的降温措施。

4. 密切观察病情

（1）若患儿出现烦躁不安、面色苍白、呼吸加快（> 60 次 / 分）、心率增快（> 160 次 / 分）、出现心音低钝或奔马律、肝短期内迅速增大等心力衰竭的表现，应及时报告医师，立即给予吸氧、减慢输液速度。若患儿突然口吐粉红色泡沫痰，应考虑肺水肿，可给患儿吸入经 20% ~ 30% 乙醇湿化的氧气，每次吸入时间不宜超过 20 min。

（2）密切观察意识、瞳孔等变化，若患儿出现烦躁、嗜睡、惊厥、昏迷、呼吸不规则等，提示颅内压增高，有脑水肿、中毒性脑病的可能，应立即报告医师并配合抢救。

（3）若患儿病情突然加重，烦躁不安，体温持续不降或退而复升，咳嗽和呼吸困难加重，面色发绀，患侧呼吸运动受限等，提示并发了脓胸或脓气胸，应及时配合医师进行胸腔穿刺或胸腔闭式引流。

（4）密切观察有无腹胀、肠鸣音减弱或消失、呕吐、有无便血等。若腹胀明显伴低钾血症者，按医嘱补钾。有中毒性肠麻痹时给予腹部热敷、肛管排气、禁食、胃肠减压等，以促进肠蠕动，消除腹胀，缓解呼吸困难。

（三）健康教育

（1）向家长介绍患儿病情，讲解疾病相关知识和护理要点。

（2）宣传肺炎预防的相关知识，如不随地吐痰、咳嗽时用手帕或纸巾捂嘴等良好个人卫生习惯，防止疾病传播。冬、春季节注意室内通风，尽量避免带小儿到公共场所。

（3）指导家长给患儿合理营养，提倡母乳喂养；加强体质锻炼，多进行户外活动；注意气候变化，及时增减衣服，避免着凉；按时预防接种和健康检查，积极防治原发病。

（林春秋）

第二节 小儿急性肾小球肾炎

一、概述

急性肾小球肾炎（AGN）简称急性肾炎，是一组由多种原因引起的以血尿为主、伴有水肿、少尿、高血压或肾功能不全的肾小球疾病。小儿以 A 组 β 受体性链球菌中的致肾炎株引起的免疫复合物肾炎最常见，称为急性链球菌感染后肾小球肾炎。其他如肺炎链球菌、金黄色葡萄球菌、柯萨奇病毒、麻疹病毒等，也可导致急性肾炎，均称非链球菌感染后肾小球肾炎。因上呼吸道感染，致肾炎株作为抗原刺激机体产生抗体，形成抗原抗体复合物，沉积于肾小球并激活补体，引起一系列免疫损伤和炎症，炎症损伤使肾小球毛细血管腔狭窄或闭塞，肾小球血流量减少，肾小球滤过率降低，体内水、钠潴留，临床上出现血尿、蛋白尿及管型尿。急性肾炎是儿科常见的一种疾病，多见于 5 ~ 14 岁儿童，男多于女，男女之比约为 2∶1。

二、临床表现

急性肾炎多见于儿童，通常于前驱感染后 1 ~ 3 周起病，潜伏期相当于致病抗原初次免疫后诱导机体产生免疫复合物所需的时间，呼吸道感染者的潜伏期较皮肤感染者短。本病起病较急，病情轻重不一，轻者呈亚临床型（仅有尿常规异常）；典型者呈急性肾炎综合征表现，重症者可发生急性肾衰竭。本病大多预后良好，常可在数月内临床自愈。

本病典型者具有以下表现。

1. 血尿、蛋白尿

几乎所有患者均有肾小球源性血尿，约 30% 患者可有肉眼血尿，常为起病首发症状和患者就诊原因。可伴有轻、中度蛋白尿，约 20% 患者呈肾病综合征范围的蛋白尿。尿沉渣除红细胞外，早期尚可见白细胞和上皮细胞增多，并可有颗粒管型和红细胞管型等。

2. 水肿

水肿常为起病的初发表现，典型表现为晨起眼睑水肿或伴有下肢轻度凹陷性水肿，少数严重者可波及全身。

3. 高血压

多数患者出现一过性轻、中度高血压，常与其水钠潴留有关，利尿治疗后血压可逐渐恢复正常。少数患者可出现严重高血压，甚至高血压脑病。

4. 肾功能异常

患者起病早期可因肾小球滤过率下降、水钠潴留而尿量减少，少数患者甚至少尿（< 400 mL/d）。肾功能可一过性受损，表现为轻度氮质血症。多于 1 ~ 2 周后尿量渐增，肾功能于利尿后数日可逐渐恢复正常。仅有极少数患者可表现为急性肾衰竭，需要与急进性肾炎相鉴别。

5. 充血性心力衰竭

常发生在急性期，水钠严重潴留和高血压为重要的诱因，需紧急处理。

三、检查

1. 尿液检查

尿蛋白（+ ~ +++），镜检可见大量红细胞，并可见透明管型、颗粒管型或红细胞管型。

2. 血液检查

常有轻度贫血（因水、钠潴留红细胞及血红蛋白被稀释所致）。血沉速度增快。免疫学检查可见抗链球菌溶血素"O"（ASO）滴度多数升高，血清总补体（CH50）及 C_3 在急性期降低，重症患儿可有暂时性氮质血症（血尿素氮和肌酐可升高）。

3. 影像学检查

肾脏 B 超可见双侧肾脏弥漫性增大，X 线检查可显示循环充血征象、心影轻度增大、胸膜腔积液等。

四、诊断

根据链球菌感染后 1 ~ 3 周、肾炎综合征表现、一过性血清 C_3 下降，可临床诊断本病。若肾小球滤过率进行性下降或病情于 2 个月尚未见全面好转者，应及时行肾活检确诊。

五、治疗

本病治疗以休息及对症治疗为主。急性肾衰竭者应予透析，待其自然恢复。本病为自限性疾病，不宜应用糖皮质激素及细胞毒药物。

1. 一般治疗

急性期应卧床休息，待肉眼血尿消失、水肿消退及血压恢复正常后逐步增加活动量。急性期应予低盐（每日 3 g 以下）饮食。肾功能正常者不需限制蛋白质入量，但氮质血症时应限制蛋白质摄入，并以优质动物蛋白为主。明显少尿的急性肾衰竭者需限制液体入量。

2. 治疗感染灶

若感染存在，予以相应治疗。

3. 对症治疗

包括利尿消肿、降血压、预防心脑并发症。休息、低盐和利尿后高血压控制仍不满意时，可加用降压药物。

4. 透析治疗

少数发生急性肾衰竭而有透析指征时，应及时透析治疗，帮助患者度过急性期。

六、护理

（一）护理评估

（1）询问患儿病史及起病原因：多数患儿发病前 1 ~ 3 周常有上呼吸道感染或皮肤感染。轻者可无临床症状，仅于尿检时发现异常；重者在短期内可出现循环充血、高血压脑病、急性肾衰竭等并发症而危及生命。

（2）评估患儿水肿特点：70% 患儿有水肿，常为最早出现的症状，先自眼睑水肿，数日内遍及全身，水肿为非凹陷性，同时出现尿少。

（3）评估患儿排尿次数及尿量、尿色：患儿起病时几乎都有血尿，轻者仅为镜下血尿，50% ~ 70% 的患儿有肉眼血尿，尿色呈洗肉水样或茶色尿，血尿持续 1 ~ 2 周转为镜下血尿。患儿尿量明显减少，严重者可无尿。

（4）评估患儿血压情况：血压轻度或中度增高，大多在 2 周后随尿量增多而恢复正常。

（5）评估患儿有无并发症发生：部分患儿在发病 2 周内可出现严重的并发症，应早期发现，及时治疗。

循环充血：由于水、钠潴留，血浆容量增加而出现循环充血。轻者仅有呼吸、心率增快，肝增大且充血；重者出现呼吸困难、端坐呼吸、频繁咳嗽、咳粉红色泡沫痰、两肺满布湿啰音、心脏扩大、有时还可出现奔马律、颈静脉怒张、静脉压增高、水肿加剧。

高血压脑病：血压急剧增高，超过脑血管代偿性收缩机制，使脑组织血液灌注急剧增多而致脑水肿。表现为剧烈头痛、烦躁不安、恶心、呕吐、复视或一过性失明，严重者出现惊厥昏迷。为急性肾炎的危重症状。

急性肾功能不全：尿量减少的同时，患儿可出现暂时性氮质血症、代谢性酸中毒和高血钾症。严重者可发生急性肾衰竭。

（二）护理问题

1. 体液过多

与水、钠潴留和肾小球滤过率下降有关。

2. 活动无耐力

与水肿、血压升高有关。

3. 潜在并发症

（1）高血压脑病：与血压骤然升高引起的脑血管痉挛及脑水肿有关。

（2）严重循环充血：与水、钠严重潴留有关。

（3）急性肾功能不全：与肾脏严重受损、肾小球滤过明显减少有关。

4．知识缺乏

与患儿及家长缺乏有关急性肾小球肾炎的相关知识有关。

（三）护理目标

（1）患儿尿量逐渐增加，水肿消退。

（2）患儿主诉舒适感增加，心率、血压正常，活动如常。

（3）患儿无高血压脑病，血压维持在正常范围。不发生严重循环充血及肾衰竭等情况或发生时得到及时发现与处理。

（4）患儿及家长掌握限制活动的意义及饮食调整方法，能配合治疗和护理。

（四）护理措施

1．休息、利尿，控制水及钠盐的摄入

休息：起病2周内患儿应卧床休息，待水肿消退、血压平稳、肉眼血尿消失后可轻微活动或户外散步；1～2个月内活动量宜加限制，3个月内避免剧烈活动，红细胞沉降率正常可上学；随着尿中红细胞逐步减少、尿常规恢复正常后恢复活动。

饮食护理：给予清淡、易消化、富含维生素、适量蛋白质及脂肪的饮食；尿少、水肿期限制钠盐的摄入，每日1～2 g；氮质血症时应限制蛋白质的摄入量，每日＜0.5 g/kg；待尿量增加、水肿消退、血压正常后就可恢复正常饮食，以保证儿童生长发育的需要；因低盐饮食口味欠佳，应变化烹调方式或充分利用其他调味品，以增加患儿食欲。

利尿降压：为了减轻体内水、钠潴留和循环充血，凡经限制水、钠入量后水肿、少尿仍很明显或有高血压、全身循环充血者遵医嘱给予利尿剂，观察应用利尿剂前后体重、尿量及水肿变化并做好记录。

2．严密观察病情变化

观察尿量、尿色。每日结合尿量评估患儿水肿增减情况，每日或隔日测体重，每周留尿标本送尿常规检查2次。准确记录24 h出入量，观察血压变化；每日定时测血压或做血压监测。若突然出现血压升高、剧烈头痛、一过性失明、惊厥等，应注意是否并发高血压脑病，应立即遵医嘱给予降压镇静，脑水肿时给予脱水剂。

观察循环系统病变：患儿如有呼吸困难、发绀、颈静脉怒张、心率增快等表现，考虑循环充血的发生。立即配合医师采用利尿、降压等方法处理，对严重病例要做好透析前的准备。

3．给予心理支持

（1）做好疾病知识教育，入院后由于患儿年龄小，往往对卧床休息难以配合，年长儿及家长除来自疾病和医疗上对活动和饮食严格限制的压力外，还由于需要休学等原因会产生紧张、焦虑等情绪。家长因担心患儿会转成慢性肾炎而焦虑、沮丧。给他们讲解疾病病因、病情发展、预后等，解除其顾虑，增强其战胜疾病的信心。

（2）护士应评估患儿及家长对急性肾小球肾炎的了解程度、目前的心理状态及对护理的要求，要经常巡视病房，问候患儿有何不适，使患儿心理上得到支持，从而减轻焦虑心理。

4．治疗护理

（1）经控制水盐入量仍水肿的患儿可用利尿药，常用的药物有氢氯噻嗪和呋塞米。应用此种药物主要应观察水、电解质紊乱的症状，常见的有低血容量、低钾血症、低钠血症等。应用利尿药物时，护士除应观察药物的作用外，还应对药物发挥作用的时间和不良反应详细观察，以便及时反馈给医师调整用药。

（2）经利尿后血压仍高者应给予降压药。常用药物有硝苯地平、卡托普利及硝普钠。应用降压药后应定时测量血压，评估降压效果，并观察有无不良反应。还应避免患儿突然起立，以防直立性低血压，静脉用药时，要严密观察血压，并且应用硝普钠时应新鲜配制，注意避光，准确控制液体滴注速度和浓度。

5．健康教育

（1）根据患儿及家长的理解能力，向其讲解本病的护理要点、治疗和预后。说明本病是自限性疾病，无特异疗法，主要是休息和对症治疗，彻底清除感染灶，预后良好。

（2）增强体质，避免或减少上呼吸道感染是预防的主要措施。

（3）出院后 1～2 个月适当限制活动，定期检查尿常规，随访时间一般为 6 个月。

（林春秋）

第三节　小儿原发性肾病综合征

一、概述

肾病综合征（NS）简称肾病，是由多种病因引起的肾小球基膜通透性增加，导致以水肿、大量蛋白尿、高脂血症、低蛋白血症为临床表现的一组综合征。根据病因和病理的不同，肾病可分为原发性、继发性和先天性 3 大类。小儿时期原发性肾病综合征多见，病因尚不明确，是儿科常见病，按其临床表现可分为单纯性肾病和肾炎性肾病两型，以单纯性肾病多见。继发性肾病综合征是继发于诊断明确的肾小球疾病、过敏性紫癜、结缔组织病、糖尿病或由肾毒物质等引起的肾病症状。先天性肾病综合征属常染色体隐性遗传，多于新生儿期或生后 3 个月内起病，预后差。本节主要叙述原发性肾病综合征。

二、临床表现

原发性肾病综合征临床上可分为两型，其表现有一定差别。

（1）Ⅰ型（原发性肾小球肾病）：①大量蛋白尿，尿蛋白定性检查 > +++，定量 > 3.5 g/24 h；②低蛋白血症，血清总蛋白和白蛋白明显降低；③高度水肿，以双下肢最明显，严重时全身水肿，出现胸腔积液、腹腔积液及心包积液；④血脂增高。同时，患者无贫血，无持续性高血压和持续性肾功能不全，无明显血尿。

（2）Ⅱ型（肾病型慢性肾炎）：除具有Ⅰ型的四大表现（即"三高一低"）外，还伴有明显贫血、血尿、持续性高血压和持续性肾功能不全。

三、检查

1. 尿液检查

查尿蛋白定性多为（+++～++++），24 h 尿蛋白定量 > 0.1 g/kg，可见蜡样管型、透明管型。肾炎性肾病可见红细胞。

2. 血液检查

红细胞沉降率明显增快；血浆总蛋白与白蛋白减少，白蛋白与球蛋白比例（A/G）倒置；胆固醇增高；单纯性肾病血清补体正常，肾炎性肾病补体降低。

3. 经皮肾穿刺组织病理检查

小儿原发性肾病约 80% 为微小病变，其他还有系膜增生性肾炎、局灶节段性肾小球硬化、膜增生性肾炎及膜性肾病等病理改变。

四、诊断

根据临床表现及检查可作出诊断。

五、治疗

（一）一般治疗

（1）低盐（2～4 g/d）、低脂、高蛋白 [1～1.5 g/（kg·d）]、高热能 [146.4～167.4 kJ/（kg·d）] 饮食。

（2）卧床休息，有继发感染者应使用抗生素。

（3）选用适当利尿剂，如氢氯噻嗪、呋塞米、螺内酯及氨苯蝶啶等。必要时也可给予血浆、人血清白蛋白、血浆代用品（如右旋糖酐 40）或甘露醇等。

（4）酌情给予肝素、潘生丁等抗凝药。

（5）适当补充钙剂。

（二）药物治疗

1. 糖皮质激素（简称激素）疗法

（1）口服法：开始即用足量，以诱导症状缓解。成人一般初始剂量为泼尼松 1 ~ 2 mg/（kg·d），分 3 次口服，根据病情也可采用每晨餐后一次顿服或间日疗法。连用 10 ~ 12 周后逐渐减量，减量不可过快，可按每周 5 mg 的速度递减，直至停药或以最小有效量维持。整个疗程一般需 6 ~ 12 个月。

（2）静脉短程冲击法：对于激素依赖者或常规服激素不敏感者，可考虑该用法。

（3）注意事项：①激素治疗 1 ~ 2 周出现利尿反应后，应及时补充钾、钠、钙离子，以防出现低钾血症、低钙血症、低钠血症；②如经足量激素治疗 2 周后尿蛋白无减少趋势，可认为对激素不敏感。

2. 细胞毒类免疫抑制疗法

（1）用法：在激素治疗开始后 1 ~ 2 周，症状有明显缓解时开始联合用药，一般不作为首选药物，仅用于减、撤激素后复发者，激素依赖者或对激素不敏感者。常用药物有环磷酰胺（CTX）、氮芥、噻替哌、苯丁酸氮芥等，可选用其中 1 种。剂量：CTX 成人一般为 200 mg，静脉滴注，每 1 ~ 2 d 1 次，或 100 ~ 200 mg/d，分次口服，总量 6 ~ 8 g。也可采用静脉冲击治疗：CTX 0.5 ~ 1.0/m^2，每月 1 次，共 6 ~ 8 个月，以后每 3 个月 1 次，共 3 次；氮芥从 1 ~ 2 mg/d 开始，每次增加 1 mg，直至每次 5 mg，以后维持在每次 5 mg，2 次 / 周，总量可达 1 ~ 2 mg/kg；噻替哌 10 mg，每日 1 次或每 2 d 1 次，静脉滴注，20 次为 1 个疗程。

（2）注意事项：①用药期间至少每周检查血白细胞数 2 次，当白细胞 < 4×10^9/ L 时，即应减量，< 3×10^9/ L 时暂停用药；②疗程结束时一般先停免疫抑制剂，后撤激素，以防白细胞突然减少；③定期复查肝功能，原有肝功能损害者慎用；④疗程不宜超过 8 周，如用环磷酰胺，应注意防止中毒性肝损伤及出血性膀胱炎等。

3. 环孢素 A

对难治性肾病综合征患者可选用此药。剂量：开始时 5 ~ 6 mg/（kg·d），然后调整环孢素 A 剂量，使其血浓度谷值在 100 ~ 200 mg/L，疗程 3 ~ 6 个月。用药期间，应每 1 ~ 2 周复查肝、肾功能，有肝、肾功能损害者慎用。

六、护理

（一）护理评估

1. 询问患者病史及起病原因

既往病史与本病发生无直接关系。多数患儿以感染或劳累为诱因。部分患儿有疫苗接种史。

2. 评估患儿水肿的特点

单纯性肾病以 3 ~ 7 岁男童居多。水肿最常见，呈全身凹陷性水肿，以颜面、下肢、阴囊明显，常有腹腔积液或胸腔积液。水肿部位随着重力作用而移动，久卧或清晨以眼睑、头枕或底部水肿为主。肾炎性肾病多见于 7 岁以上儿童，水肿一般不严重。

3. 评估患儿尿量、血压及肾功能的变化

单纯性肾病尿量减少，尿色变深，一般无明显血尿、高血压和肾功能改变，急性肾衰竭少见。肾炎性肾病除具备肾病 4 大特点外，还有血尿、高血压、肾功能不全和不同程度的氮质血症，病程多迁延反复。

4. 评估患儿有无并发症发生

（1）感染：由于免疫功能低下、蛋白质缺乏、营养不良及患儿多用皮质激素或免疫抑制剂治疗等，患儿容易合并各种感染，而感染又常使病情加重，常见的有上呼吸道感染、皮肤感染、腹膜炎等。

（2）电解质紊乱：大量应用利尿药、肾上腺皮质激素，以及长期饮食限制盐的摄入等，导致低钠血症、低钾血症；钙在血中与白蛋白结合，会随白蛋白从尿中丢失，以及肾病时维生素 D 的水平降低等，可使血钙降低，发生手足搐搦。

（3）高凝状态及血栓形成：肾病综合征的患儿血液常处于高凝状态，易形成动、静脉血栓，以肾静脉血栓常见，临床有腰腹部剧痛、血尿等。

（4）低血容量性休克：多见于起病或复发时，或应用利尿剂大量利尿后。表现为烦躁不安、四肢湿冷、皮肤发花、脉搏细速、心音低钝、血压下降等。

（5）生长延迟：常见于频繁复发或长期应用大剂量皮质激素治疗的患儿。

（6）急性肾衰竭：多因低血容量，严重的肾间质水肿或肾小管间质病变，双侧肾静脉血栓等所致。

（二）护理问题

1. 体液过多

与低蛋白血症导致的水、钠潴留有关。

2. 营养失调：低于机体需要量

与大量蛋白丢失、摄入量减少及肠道吸收障碍有关。

3. 有感染的危险

与抵抗力下降、激素应用等有关。

4. 潜在并发症

药物不良反应，肾上腺糖皮质激素的不良反应。

5. 有皮肤完整性受损的危险

与高度水肿、机体营养状况差有关。

6. 自我形象紊乱

与长期应用皮质激素有关。

7. 焦虑

与病程长、病情反复有关。

（三）护理目标

（1）患儿水肿程度减轻或消退，尿量增加，体液分布正常。

（2）患儿营养状态改善，尿中蛋白质丢失量减少、低蛋白血症得到纠正。

（3）患儿住院期间不发生皮肤损伤、感染及并发症。

（4）患儿与家长能叙述疾病的主要表现、治疗并坚持药物治疗。

（5）患儿住院期间活泼开朗，精神愉快。

（四）护理措施

1. 减轻水肿

严重水肿、高血压：需要卧床休息，避免过劳，应用利尿剂和降压药，以减轻心脏和肾脏负担，一般不需要严格限制活动。尿少时限制入量。

观察水肿变化：准确记录 24 h 出入量，每日记录腹围、体重，每周送检尿常规 2 ～ 3 次。

2. 饮食护理

明显水肿或高血压：短期限盐，不宜长期忌盐，水肿消退、尿量正常后不需要继续限盐，以免患儿食欲低下及发生低钠血症

大量蛋白尿时：蛋白质的摄入量控制在每日 2 g/kg 左右为宜，并给予优质蛋白，同时注意补充各种维生素。

3. 皮肤护理

保持皮肤清洁、干燥，及时更换内衣；保持病床的清洁、干燥，避免擦伤和受压；定时翻身；水肿严重时臀部及四肢受压部位可垫橡皮气圈；阴囊水肿可用棉垫或吊带托起，破溃处以消毒敷料覆盖，预防感染；严重水肿应避免肌内注射药物，因严重水肿药物不易吸收，可从注射部位外渗，引起局部潮

湿、糜烂、溃疡。

4. 预防感染

肾病患儿与感染性疾病患儿分室收治，尤其在使用激素和免疫抑制剂治疗期间，同时要避免受凉。严格执行无菌操作，检查体温，密切观察有无感染表现，如有发热、咳嗽等，应立即通知医师。肾病患儿避免接种疫苗，以免诱发感染。

5. 给予心理支持

减轻患儿及家长的焦虑。由于肾病病程长、易复发，应向首次发病的患儿及家长了解其对本病的认识程度。年长儿对激素治疗引起的外观改变会产生自卑、孤僻的心理。护士应注意评估年龄小的患儿是否有分离性焦虑，患儿家长是否存在对患儿高度水肿，以及对激素治疗不良反应的担心和焦虑等。给他们讲解疾病病因、病情发展、预后等，解除其顾虑，增强战胜疾病的信心。

6. 治疗护理

（1）激素治疗过程中应注意激素的效应及不良反应，如库欣综合征、高血压、应激性溃疡、骨质疏松等。

（2）应用利尿药期间应观察尿量，尿量过多时及时与医师联系，防止发生低钾血症、低钠血症。

（3）应用免疫抑制剂（如环磷酰胺）治疗时，注意白细胞下降、脱发、胃肠道反应及出血性膀胱炎等。用药期间注意多饮水。

（4）由于肾病患儿往往存在高凝状态和纤溶障碍，易并发血栓形成，需用抗凝剂和溶栓疗法，在使用中注意观察患儿的出血倾向及定时监测凝血时间。

7. 健康教育

（1）要评估患儿及家长的文化程度及理解能力，选择恰当的方式讲解激素治疗的重要性，并向家长介绍激素治疗的反应，并说明激素引起的体态改变在停药后可自行恢复，使其能按时按量服用。告知出院后定期来院复查，强调激素不可骤然停药，教会家长逐渐递减激素用量。

（2）讲解患儿活动及饮食要求，说明不能剧烈运动，饮食不能过分限制。介绍如何自己观察并发症的早期表现，以便能及早发现、及时处理。

（3）出院时指导家长做好家庭护理，按时服用激素，按医嘱缓慢减量后停药，以免造成复发。强调预防感染的重要性，病情缓解后患儿可上学，但应避免剧烈运动，激素停用 1 年后方可进行预防接种。

（林春秋）

第四节　小儿颅内高压综合征

一、概述

颅内高压综合征是由多种原因造成颅内容物的总容积增加，或由先天性畸形造成颅腔容积狭小时，颅内压力增高并超出其代偿范围，继而出现的一种常见的神经系统综合征，又称颅内压增高。颅内病变均可能导致颅内高压综合征，发病率较高，各年龄段均可发生。

（一）病因

（1）颅脑损伤，如脑挫裂伤、颅内血肿、手术创伤、广泛性颅骨骨折、颅脑火器伤、外伤性蛛网膜下腔出血等。

（2）颅内占位性病变，包括各种癌瘤、脓肿、血肿、肉芽肿、囊肿、脑寄生虫等。这是颅内压增高最常见的病因。

（3）脑血管疾病，常见疾病为脑梗死、高血压性脑出血、蛛网膜下腔出血、高血压脑病等。

（4）颅内炎症，如各种脑炎、脑膜炎、败血症等。

（5）脑缺氧，如多种疾病造成的呼吸道梗阻、窒息、心搏骤停、一氧化碳中毒及缺氧性脑病等。

（6）中毒及代谢失调，如肝性脑病、酸中毒、铅中毒、急性水中毒和低血糖等。

（7）假脑瘤综合征，又名良性颅内压增高。

（8）先天性异常，如导水管的发育畸形、颅底凹陷和先天性小脑扁桃体下疝畸形等，可以造成脑脊液回流受阻，从而继发脑积水和颅内压增高；狭颅症，由于颅腔狭小，限制了脑的正常发育，也常发生颅内压增高。

（二）病理机制

在正常情况下，密闭颅腔内的脑实质、脑脊液及脑血流量保持相对恒定，使颅内压维持在正常范围内。如脑组织、脑脊液或颅内血管床中任何一种内容物的体积增大时，其余内容物的容积则相应缩小或减少，以缓冲颅内压的增高。当代偿功能超过其所能代偿的限度时即可发生颅内压增高，严重时迫使部分脑组织嵌入孔隙，形成脑疝，导致中枢性呼吸衰竭甚至呼吸骤停，危及生命。

二、临床表现

颅内高压综合征是一逐渐发展的过程，其临床表现轻重不一。颅内高压综合征的典型表现包括颅内压增高本身所致的临床表现，以及引起颅内压增高的病因所致的神经系统缺陷。常见症状与体征如下。

1. 头痛

部位不定，进行性加重。

2. 呕吐

可为喷射性呕吐。

3. 视盘水肿

可伴火焰状出血与渗出。

4. 展神经麻痹伴复视

因展神经在颅底走行最长，高颅压时易受压迫而产生单侧或双侧麻痹及复视，无定位意义。

5. 癫痫样发作

高颅压后期及昏迷时可出现局限性或全身性抽搐。

6. 生命体征变化

（1）脉搏：急性高颅压时可产生缓脉，颅内压增高越快，缓脉越明显。

（2）呼吸：急性高颅压时，最初呼吸深而慢，至延髓衰竭时，转为呼吸浅、慢而不规则呼吸或叹息样呼吸，最后可突然停止。

（3）血压：高颅压增高越快，反射性地引起血压上升越高，至晚期延髓衰竭时血压下降，出现脑性休克。

（4）意识：因高颅压和脑水肿，使大脑皮质及脑干网状结构缺血、缺氧，可引起不同程度的意识障碍。慢性高颅压可先出现躁动不安，再出现嗜睡至昏迷。高颅压与意识障碍不一定成正比，视部位而定，如丘脑下部肿瘤或脑干挫伤，意识障碍可很重，颅内压不一定很高。

（5）瞳孔：早期忽大忽小或缩小，如一侧散大、光反应消失，说明形成了颞叶钩回疝。

7. 耳鸣、眩晕

高颅压可使迷路、前庭受刺激，以及内耳充血，部分患者可出现耳鸣和眩晕。

主要临床表现为"三主征"：头痛；恶心，呕吐；眼底视盘水肿。在婴幼儿，头痛症状常不明显，常出现头皮静脉怒张、头颅增大、囟门扩大、骨缝分开、前囟张力增高或隆起。头部叩诊呈"破壶音"（Macewen 征）。

三、检查

1. 血、尿、粪常规检查及必要的血液生化检查

如电解质、血氨、肝功能等。

2. 腰椎穿刺

术前应给予甘露醇等脱水剂，以细针缓慢放液。脑脊液除常规检查外，应做细胞学检查以排除

肿瘤。

3. 颅透照

适用于囟门未闭的婴儿，方法简便、无损伤且易行，可发现脑室扩大或硬膜下积液等。

4. 头颅 X 线摄片

颅内高压的头颅 X 线摄片表现为颅骨指压痕增多、蝶鞍扩大及前后床突骨质变薄或剥蚀（鞍上如有钙化，则提示颅咽管瘤），12 岁以内小儿有颅缝增宽等。

5. 颅部 B 超检查

适用于前囟未闭的婴幼儿，可发现脑室扩大、血管畸形及肿物等。

6. 脑 CT 检查

凡疑似颅内肿瘤或其他占位性病变所致颅内压增高的患儿，应及时进行此项检查，尽早发现病因，及时处理。

7. 其他

可按需要检查单光子发射计算机体层成像（SPECT）、磁共振成像、脑血管造影等。

四、诊断

典型的颅内高压综合征具有头痛、呕吐及视盘水肿等表现，其中尤以视盘水肿最为客观，依据这一体征，诊断不难。但在急性颅内压增高或慢性颅内压增高的早期，多无视盘水肿，患者可能仅有头痛和（或）呕吐。容易误诊为功能性疾病，产生严重后果。因此，应慎重对待每一例头痛和（或）呕吐患者，警惕颅内压增高的可能。

五、治疗

急性颅内压增高患儿均应有专人守护并做特护记录，严密监测血压、呼吸、脉搏、体温、瞳孔、肌张力及有无惊厥、意识状态改变等，并记录出入量。

（一）急诊处理

意识障碍或昏迷者需做气管插管保持气道通畅，以气囊通气或呼吸机控制呼吸，监测血气，维持 $PaCO_2$ 在 3.3 ~ 4.7 kPa、PaO_2 12 kPa 左右。快速静脉注入 20% 甘露醇 1 g/kg。血压下降者需补液。

有脑干受压体征和症状者应行颅骨钻孔减压术，也可做脑室内或脑膜下穿刺以降低和监测颅内压。

（二）穿刺放液或手术处理

硬膜下积液、积脓或积血、脑脓肿、脑内血肿、硬膜外血肿等导致的颅内压增高，均需借此降低颅内压。因脑脊液循环梗阻所致颅内高压者，则需进行脑脊液分流术。少数颅内压持续增高者尚需除去一块颅骨以减压。

（三）降低颅内压

可使用高渗脱水剂，首选 20% 甘露醇，每次（0.5 ~ 1）g/kg，6 ~ 8 h 重复 1 次。重症患儿可合并使用利尿剂，如呋塞米及大剂量短程地塞米松。为避免大剂量甘露醇引起脱水或静脉压下降，可同时使用白蛋白、血浆等保持胶体渗透压。

（四）病因治疗

去除病因，防止病变发展，如抗感染、纠正休克与缺氧、改善通气、消除颅内占位病变等。

（五）对症治疗

如抗惊厥，控制体温，保持水、电解质及酸碱平衡等。

六、护理

（一）护理评估

1. 头痛

可呈广泛性或局限性，早起时重，当咳嗽、用力大便或改变头位时头痛加重，持续时间不定。婴幼儿表现为烦躁不安、尖叫或拍打头部，新生儿表现为睁眼不睡或尖叫。

2. 呕吐

多不伴恶心，常为喷射性呕吐。开始早，起时重，以后可不定时，呕吐可减轻头痛。

3. 意识改变

颅内压增高影响脑干网状结构，产生意识改变，早期有性格变化、淡漠、迟钝、记忆力下降、嗜睡或不安、兴奋，以后可致昏迷。

4. 头部体征

头围对 1 岁以内小儿有诊断价值，头围增长过快多见于慢性颅内压增高。婴儿可见前囟紧张隆起，失去正常搏动，前囟迟闭可与头围增长过快并存，同时可有颅骨骨缝裂开，叩诊 Macewen 征阳性等。颅部听诊如有异常血管杂音，提示颅内血管异常。

5. 眼部体征

颅内压增高可导致展神经单或双侧麻痹，表现为复视；上丘受压可产生上视受累（落日眼）；第三脑室或视交叉受压产生双颞侧偏盲、一过性视觉模糊甚至失明等；眼底多有双侧视盘水肿，但婴儿期前囟未闭者不一定发生。

6. 生命体征改变

多发生在急性颅内压增高时，一般血压（收缩压为主）最先升高，继而脉率减少，呼吸节律慢而不规则。生命体征改变乃因脑干受压所致，若不能及时治疗，颅内压将继续上升，发生脑疝。

7. 脑疝

各类脑疝的早期表现为意识状况恶化、肌张力改变、呼吸节律更加不整、惊厥或瞳孔变化等。

（1）小脑幕切迹疝：表现为四肢张力增高；意识障碍加深；同侧瞳孔先缩小或忽大忽小，继而扩大，对光反射减弱或消失，有时出现该侧上睑下垂或眼球运动受限及对侧肢体麻痹。如不能及时处理，患儿昏迷加重，可呈去皮质强直至呼吸循环衰竭。

（2）枕骨大孔疝：早期小儿多有颈项强直，呈强迫头位，逐渐发展出现四肢强直性抽搐，可突然出现呼吸中枢衰竭或呼吸猝然停止，双瞳孔缩小后扩大，眼球固定，意识障碍甚至昏迷。

小儿颅内压增高的症状、体征按起病急缓与发病年龄的不同而异，急性颅内压增高者多见生命体征改变，而慢性者则多见前囟迟闭、头围过大，但急、慢性者均可有呕吐。婴儿多有前囟饱满，年长儿童常见眼底视盘水肿，而意识障碍则在任何年龄均可见到。

（二）护理问题

1. 潜在并发症：生命体征改变

与颅内压升高导致的脑疝形成有关。

2. 有窒息的危险

与惊厥、呕吐物吸入有关。

3. 有受伤的危险

与惊厥发作有关。

4. 疼痛

与颅内压增高引起的头痛有关。

（三）护理目标

（1）患儿生命体征维持在正常范围。

（2）患儿不发生窒息。

（3）患儿惊厥发作时有足够的安全保护措施，不发生意外损伤。

（4）患儿头痛减轻或消失，舒适感增加。

（四）护理措施

1. 密切观察病情变化，维持患儿生命体征平稳

（1）密切观察意识、瞳孔、生命体征、肢体活动等情况，出现异常时及时报告医师并协助抢救。

意识：意识是判断是否发生脑疝及严重程度的主要指征，通过护理人员的细心观察，判断患儿处于意识障碍的哪个阶段（嗜睡、朦胧、浅昏迷、深昏迷）。

瞳孔：仔细观察瞳孔是否等大、等圆，直接及间接对光反射是否灵敏，同时排除药物（阿托品、哌替啶）对瞳孔的影响。若出现一侧瞳孔进行性散大、对光反射迟钝或消失并伴有意识障碍，则提示小脑幕切迹疝。

生命体征：先测呼吸，再测血压、体温，以免患者躁动，影响其准确性，注意是否出现库欣综合征甚至呼吸骤停。

肢体活动：若出现偏瘫或原有偏瘫加重并伴有意识改变，则提示小脑幕切迹疝。

其他：剧烈头痛、频繁呕吐为急性颅内压增高的表现，伴有意识改变时，应警惕脑疝的发生。

（2）精确记录 24 h 出入水量，监测血生化指标，及时纠正水、电解质及酸碱平衡紊乱。

（3）降低颅内压：可使用高渗脱水剂，首选 20% 甘露醇。重症或脑疝患儿可合并使用利尿剂，如呋塞米，以提高血浆渗透压而达到迅速消除脑水肿、降低颅内压的效果；为避免大剂量甘露醇引起脱水或静脉压下降，可同时使用白蛋白、血浆等保持胶体渗透压。使用甘露醇的时间不宜过长，一般在 3 ~ 7 d 以内，并应监测水电解质及渗透压。大剂量短程使用地塞米松可以稳定血 – 脑脊液屏障，多用于重症。

（4）护理过程中，应注意避免引起颅内压增高的各种诱因。

1）保持病室安静，绝对卧床休息，抬高床头 15° ~ 30°，避免影响睡眠和情绪的不良刺激。

2）呕吐时头偏向一侧，随时清除呕吐物。

3）翻身时动作轻柔，避免颈部屈曲、扭转。

4）吸痰时，避免反复强烈刺激患者而导致剧烈咳嗽。

5）及时处理高热，以减轻或控制癫痫发作。

6）控制输液量和速度，每日的输液量不可在短时间内输完，应于 24 h 内均衡输入。

7）保持大、小便通畅，便秘时用润滑剂或低压灌肠通便，防止膀胱充盈过度。

8）躁动患者的约束不可过度。

2. 维持呼吸功能

高流量输氧、保持呼吸道通畅、提高血氧含量是患者康复的保证。

（1）吸氧：一般可采用高流量输氧，对于呼吸功能障碍、不能维持血氧含量，以及昏迷时间长或程度深的患者，应及时行气管切开或机械通气供氧，以保证脑组织有充分的氧气供应。

（2）吸痰：随时吸痰及呼吸道分泌物，保持气道通畅，为了防止缺氧，每次吸痰前加大氧流量或吸入纯氧，必要时先行气道雾化或湿化后再吸痰，以达到吸尽气道分泌物、痰液的目的。在患儿进食 1 h 内避免刺激患儿剧烈咳嗽，以免呕吐或食物反流导致窒息。

（3）给患儿喂食时应抬高床头 30°，进食 1 h 内尽量不搬动患儿，防止食物反流引起窒息。

（4）患儿发生惊厥，使用安定类药物时应静脉缓慢注射并注意观察有无呼吸抑制的发生。高热患儿采用冬眠疗法降温时，因大剂量氯丙嗪注射可促进气道分泌物增多，需注意及时清除呼吸道分泌物，以保持呼吸道通畅。

3. 疼痛的护理

（1）保持病室安静、整齐、清洁，减少噪声，室内光线柔和，工作人员操作轻柔。

（2）绝对卧床休息，患儿半卧位，抬高床头 15° ~ 30°。

（3）遵医嘱使用高渗脱水剂和利尿剂，以达到迅速消除脑水肿、降低颅内压和减轻疼痛的目的。

（4）遵医嘱给予止痛剂和镇静剂，仔细观察药物的反应并随时提供讯息给医师，以便调整剂量或改变药物种类，以达到有效控制疼痛的目的。

（5）对于年长患儿，可教他们在疼痛时想其他事情或数数、唱歌、听音乐、看电视等，以减轻疼痛。

（6）必要时配合医师做好腰椎穿刺及脑室穿刺引流，以减轻颅内压；做好术后护理，腰椎穿刺后去枕平卧 4 ~ 6 h，以免发生脑疝。

4. 侧脑室引流术后护理

（1）穿刺成功后，在无菌条件下连接脑室引流装置。

（2）妥善悬挂引流装置：引流管的最高处距侧脑室的距离应为 10 ～ 15 cm，以维持正常颅内压。

（3）禁忌引流过快：引流早期应密切观察引流量和速度，防止引流过量、过快，导致低颅内压性头痛、呕吐，而且在原有颅内压高的情况下骤然减压可导致硬脑膜下或硬脑膜外血肿、脑卒中、脑疝。

（4）控制引流脑脊液的量：年长儿的引流量 24 h 一般不超过 200 mL，婴幼儿 24 h 一般不超过 100 mL，引流同时应注意监测血清电解质，及时纠正水、电解质及酸碱平衡紊乱。

（5）保持引流通畅：引流管不可受压、扭曲、折叠，适当限制患者头部的运动。做各种治疗及护理操作时应注意保护引流管，避免牵拉，防止脱出。引流管内如无脑脊液流出，应查明原因，不可强行冲洗。确认为阻塞者，需更换引流管。

5. 防止感染

（1）每日在严格无菌操作下更换引流装置；夹闭引流管；接头处严格消毒并以无菌纱布包裹；穿刺伤口消毒后盖无菌敷料。

（2）保持穿刺部位的敷料清洁、干燥，如引流管脱落或敷料被脑脊液浸湿，必须在无菌操作下及时更换。

（3）保持室内清洁，病房每日消毒 1 次。

6. 密切观察并记录脑脊液的量和性状

正常脑脊液为无色透明，无沉淀，术后 1 ～ 2 d 内脑脊液可略带血色，以后转为橙色。

（1）若术后脑脊液中有大量鲜血或脑脊液颜色加深，常提示有脑室内出血，应紧急行手术止血的准备。

（2）脑室引流时间较长时易发生颅内感染，感染后的脑脊液混浊，呈毛玻璃状或有絮状物，患儿有颅内感染的征象，此时应引流感染性脑脊液送化验。

7. 拔管

持续脑脊液引流一般不超过 1 周，拔管前 1 d 可试行将引流瓶挂高到 20 ～ 25 cm，观察 2 d，注意有无颅内压增高症状的出现，无不适，则夹管 2 d，2 d 后正常可拔管。拔管前、后切口如有脑脊液漏出，应通知医师缝合，以免引起颅内感染。

（林春秋）

第五节　小儿惊厥

一、概述

惊厥是全身或局部骨骼肌群突然发生的不自主收缩，常伴意识障碍。是儿科较常见的急症，发生率很高。为成人的 5 ～ 10 倍，尤以婴幼儿多见。这种神经系统功能的暂时紊乱，主要是由于小儿大脑皮质功能发育尚未完全，各种较弱刺激也能在大脑引起强烈的兴奋与扩散，导致神经细胞突然发生大量异常反复放电活动而产生惊厥。

引起惊厥的病因很多，大致分为感染性及非感染性惊厥两大类。

（一）感染性（热性惊厥）

1. 颅内感染

细菌、病毒、原虫、寄生虫、真菌等引起的脑膜炎、脑炎、脑膜脑炎、脑脓肿等。

2. 颅外感染

（1）高热惊厥：年幼儿的任何突发高热、颅外感染均可能引起惊厥，其发病率为 2% ～ 8%，这是小儿惊厥最常见的原因。典型的高热惊厥具有以下特点：①多见于 6 个月至 3 岁小儿，6 岁后少见；②患儿体质较好；③惊厥多发生在病初体温骤升时，常见于上感；④惊厥呈全身性、次数少、时间短、恢复快，无异常神经症，一般预后好。30% ～ 50% 的患儿以后发热时亦易惊厥，一般到学龄期不再发生。

（2）中毒性脑病：其特点如下。①在急性感染性疾病过程中出现类似脑炎的表现；②任何年龄、各种体质的小儿均可发生；③多见于中毒性菌痢、伤寒、百日咳、败血症、肺炎等疾病的极期；④惊厥可呈局限性，次数多、时间长，常有意识障碍及神经系统体征，预后较差。

（3）其他：如破伤风、瑞氏综合征等。

（二）非感染性（无热惊厥）

1. 颅内疾病

各型癫痫；颅内占位病变，如肿瘤、囊肿、血肿等；颅脑损伤，如产伤、外伤等；颅脑畸形，如脑积水、脑血管畸形、神经皮肤综合征等；其他，如脑白质营养不良、脱髓鞘病等。

2. 颅外疾病

（1）中毒性：药物中毒，如中枢神经兴奋药、氨茶碱、异烟肼、阿司匹林等；植物中毒，如白果、苦杏仁、毒蕈、苍耳子等；农药中毒，如有机磷类；杀鼠药中毒，如磷化锌、安妥等；其他，如一氧化碳、氰化物等。

（2）水电解质紊乱：脱水热、水中毒、高血钠或低血钠、低血钙和低血镁等。

（3）肾源性：尿毒症、多种肾性高血压。

（4）缺氧缺血性脑病、窒息、溺水、心肺严重疾病等。

（5）代谢性疾病：低血糖症、半乳糖血症、果糖血症、苯丙酮尿症和糖尿病等。

二、临床表现

1. 惊厥

发作前少数可有先兆，如极度烦躁或不时"惊跳"，精神紧张；神情惊恐，四肢肌张力突然增加；呼吸突然急促、暂停或不规律；体温骤升，面色剧变；瞳孔大小不等，边缘不齐。典型表现为突然起病、意识丧失、头向后仰、眼球固定上翻或斜视、口吐白沫、牙关紧闭、面部或四肢肌肉呈阵挛或强直性抽搐，严重者可出现颈项强直、角弓反张，呼吸不整、青紫或大小便失禁。持续时间数秒至数分钟或更长。继而转入嗜睡或昏迷状态。在发作时或发作后不久检查，可见瞳孔散大、对光反射迟钝、病理反射阳性等体征，发作停止后不久意识恢复。

低钙血症抽搐时，患儿可意识清楚。若意识尚未恢复前再次抽搐或抽搐反复发作呈持续状态者，提示病情严重，可因脑水肿、呼吸衰竭而死亡。如抽搐部位局限且恒定，常有定位意义。

新生儿惊厥常表现为无定型多变的各种各样的异常动作，如呼吸暂停、不规则，两眼凝视，阵发性苍白或发绀。婴幼儿惊厥有时仅表现口角、眼角抽动，一侧肢体抽动或双侧肢体交替抽动。新生儿惊厥表现为全身性抽动者不多，常表现为呼吸节律不整或暂停，阵发性青紫或苍白，两眼凝视，眼球震颤，眨眼动作或吸吮、咀嚼动作等。

2. 惊厥持续状态

指惊厥持续 30 min 以上，或两次发作间歇期意识不能完全恢复者，为惊厥的危重型。惊厥时间过长可引起高热、缺氧性脑损害、脑水肿甚至脑疝。

3. 高热惊厥

常见于 6 个月至 4 岁小儿，惊厥多在发热早期发生，持续时间短暂，在一次发热疾病中很少连续发作多次，常在发热 12 h 内发生，发作后意识恢复快，无神经系统阳性体征，热退 1 周后脑电图恢复正常，属单纯性高热惊厥，预后良好。

复杂性高热惊厥发病年龄不定，常在 6 个月以前或 6 岁以后发生，起初为高热惊厥，发作数次后，在低热甚至无热时也发生惊厥，有时反复发作多次，1 次惊厥时间较长，超过 15 min，脑电图检查在惊厥发作 2 周后仍为异常，预后较差。转变为癫痫的可能性为 15% ～ 30%。

三、检查

1. 三大常规

血常规及大、小便常规。

2. 血生化检查

如血糖、血钙、血镁、血钠、血尿素氮、肌酐等。

3. 脑脊液检查

患儿精神萎靡、嗜睡，颅内感染不能除外时，均应做脑脊液检查，高热惊厥与中毒性脑病时脑脊液常规正常，颅内感染时脑脊液化验大多异常。

4. 脑电图检查

80% ~ 90% 的癫痫患儿经诱发试验和反复检查后的脑电图都有癫痫波形。

5. 脑 CT 检查

对蛛网膜下腔出血等颅内出血、各种占位性病变和颅内脑畸形等均很有价值。

6. 磁共振成像（MRI）

比 CT 更精确，尤其是对脑内细小病变。

四、诊断

根据临床表现及检查可作出诊断。

五、治疗

惊厥持续的时间过长易引起缺氧性脑损伤，故应尽快控制发作。儿科门诊、急诊室和病房都应备有止痉药物，医护人员要熟悉其剂量与用法，常用的止惊药如下。

1. 地西泮

每次 0.3 ~ 0.5 mg/kg，小婴儿 1 次剂量不得超过 5 mg，儿童不超过 10 mg，缓慢静脉注射，必要时 15 min 后可重复。也可保留灌肠，同样有效。

2. 10% 水合氯醛

每次 0.5 mL/kg，1 次最大量不超过 10 mL，加等量生理盐水保留灌肠的作用较快。必要时 30 ~ 60 min 后可重复，也可口服。

3. 苯巴比妥

每次 5 ~ 8 mg/kg，肌内注射后 20 min 达药效水平，常与其他止惊药联合应用。

六、护理

（一）护理评估

1. 病史

根据不同年龄询问病史非常重要。

（1）高热惊厥：大多为感染所致，但应注意非感染性惊厥有时也可发热，如持续性癫痫、白果中毒、胆红素脑病等。有发热时应详细询问传染病史。

（2）无热惊厥：大多为非感染性，但反应差的小儿在严重感染时可无发热。新生儿感染，尤其是早产儿常无发热，反呈体温不升，故对新生儿无热惊厥应询问有无缺氧、产伤、胎膜早破、产程延长史；婴儿应注意喂养史，有无新生儿窒息史，家中有无类似患者；年龄较大者应询问过去有无类似发作、有无误服毒物及颅脑外伤史。

2. 年龄

新生儿应考虑产伤、窒息、颅内出血、颅脑畸形等；6 个月以内应考虑有无婴儿手足搐搦症或中枢神经系统感染；6 个月至 3 岁则以高热惊厥、中枢神经系统感染的可能性大；3 岁以上的年长儿如为无热惊厥，则以癫痫为多。

3. 季节

传染病所致者发生在流行季节，夏、秋季应多考虑菌痢和肠道病毒感染，冬、春季应多考虑流行性脑膜炎（2～4月）等呼吸道传染病，乙型脑炎的季节性最强（7～9月），维生素D缺乏引起的低钙惊厥在冬、春季节多见，低血糖则在夏、秋季清晨多见。

4. 身心状况

（1）惊厥发作前可有先兆，但多数为突然发作，意识丧失，双眼凝视、斜视或上翻，头后仰，面肌及四肢呈强直性或阵挛性抽搐；可伴喉痉挛、呼吸暂停甚至青紫。惊厥后可昏睡，少数抽搐时意识清楚，如手足搐搦症，惊厥呈持续状态表示病情严重。高热惊厥多于惊厥后意识清楚，继而疲倦而睡觉。

（2）评估家庭状况及家长对本病的认识及心态。

（二）护理问题

1. 潜在并发症

（1）窒息：与呼吸道分泌物增加、抽搐时舌后坠及喉痉挛有关。

（2）生命体征改变：与反复惊厥致脑水肿有关。

2. 体温过高

与感染或癫痫持续状态有关。

3. 有受伤的危险

与抽搐有关。

4. 恐惧

与担忧疾病的预后有关。

（三）护理目标

（1）患儿生命体征维持正常。

（2）患儿发病期间不发生窒息。

（3）患儿体温逐渐降低并保持正常。

（4）患儿在抽搐时有足够的安全保护措施，不发生意外伤。

（5）患儿家长的情绪稳定，能掌握止痉、降温等应急措施。

（四）护理措施

1. 保持呼吸道通畅，防止窒息的发生

（1）惊厥患儿应取侧卧位，立即松解患儿颈部衣扣，清除口鼻咽分泌物，保持呼吸道通畅，防止分泌物吸入，引起窒息。

（2）备急救药物、气管插管和吸痰用物于床旁。

（3）抽搐时用舌钳夹住舌头，避免舌后坠堵塞呼吸道。

（4）避免诱发抽搐、喉痉挛的各种因素。

（5）根据医嘱迅速使用止惊药，必要时给予氧气吸入。

（6）喂奶、服药后轻拍背部，头偏向一侧，以防止呕吐、窒息。

2. 密切观察病情变化，保持患儿生命体征平稳

（1）注意随时观察呼吸、脉搏、血压、体温、瞳孔大小及对光反射等重要的生命体征，以便及时发现脑水肿的早期症状。

（2）对反复惊厥不止者，应及时通知医师，遵医嘱使用脱水剂，预防脑疝的发生。同时要注意有无休克与呼吸衰竭，以便及时协助抢救。

3. 高热的护理

（1）卧床休息，测量生命体征，每4h测量1次，体温突然升高或骤降时要随时测量并记录。

（2）保持室内空气新鲜，每日通风2次，每次半小时，室内温度控制在18～20℃，湿度控制在50%～60%。

（3）高热时可使用物理和（或）药物降温，并观察记录降温效果。物理降温可选用 30% ~ 50% 乙醇擦浴、冷盐水灌肠及冰敷降温，冰袋放置于颈旁、腋下及腹股沟等大血管处。药物降温遵医嘱。

（4）观察降温过程中有无虚脱表现，出现虚脱时应立即处理。

（5）降温后出汗较多，应及时更换汗湿的衣服及被褥，注意保暖。

（6）鼓励患儿多饮水或饮料。进食高热量、高蛋白、高维生素、易消化的流质或半流质饮食。

（7）做好口腔护理，每日 2 ~ 3 次，鼓励勤漱口，口唇干燥者涂液状石蜡或唇膏保护。

（8）遵医嘱静脉补液及使用抗生素，并注意观察抗生素的疗效及不良反应。

（9）指导患儿家长识别体温异常的早期表现。

4. 采取各种安全保护措施，避免患儿受伤

（1）专人守护，松开颈部的紧身衣物，并移开周围可能造成身体伤害的物品、家具。

（2）设置床栏围垫，防止坠床及碰伤。

（3）牙关未紧闭时，可用纱布包裹的压舌板或适当厚度的布类放在患儿上、下齿列之间，以防舌咬伤。但牙关紧闭时不要强力撬开，以免损伤牙齿。

（4）抽搐时不要过分约束患儿的肢体，以防骨折，可用双手轻轻抓住患儿的双手或头部，以减轻抽搐的加剧及对地板或床板的碰撞。

（5）保持安静，避免各种刺激，如强光、噪声等，治疗及护理操作应尽量集中进行，动作宜轻柔敏捷。

（6）加强皮肤护理，保持衣、被、床单清洁、干燥、平整，以防皮肤感染及压力性损伤的发生。

5. 心理护理

（1）关心体贴患儿，处置操作熟练、准确，取得信任，消除恐惧心理。

（2）对家长予以安慰，了解其对患儿病情掌握的程度及需要了解的知识，减轻心理压力及焦躁情绪。

（3）告知家长：单次的发热抽搐并不表示以后会有慢性癫痫；有发热抽搐倾向的患儿，通常会随着年龄增长而消失；偶尔、短暂的抽搐对患儿的发展并没有不良影响。

（4）说服患儿及家长主动配合各项检查及治疗，使诊疗工作得以顺利进行。

（5）指导家长掌握止惊的紧急措施（如针刺人中、合谷穴）及物理降温的方法。

（彭粤铭）

第六节 小儿癫痫

一、概述

癫痫是由于多种原因引起的一种脑部慢性疾患，其特征是脑内神经元群反复发作性过度放电引起突发性、暂时性脑功能失常，临床出现意识、运动、感觉、精神或自主神经功能障碍。癫痫发作的表现与放电的部位、范围及强度有关，因而表现十分复杂。每次发作均起病突然，持续短暂，恢复较快，但有时可呈持续状态。

小儿癫痫的患病率为 3‰ ~ 6‰，大多癫痫患者起病于儿童时期。近年来，由于小儿癫痫基础与临床研究的不断深入及有关知识的普及，大多患儿得到了正规治疗，约 80% 的患儿可获完全控制，其中大部分能正常生活和学习。

小儿癫痫根据病因可分为 3 类：①特发性（原发性）癫痫，是指脑部未能找到有关的结构变化和代谢异常的癫痫，而与遗传因素有较密切的关系；②症状性（继发性）癫痫，具有明确脑部病损或代谢障碍的癫痫；③隐源性癫痫，是指虽怀疑症状性癫痫但尚未找到病因者。引起癫痫的原因很多，可总结为以下几类。

1. 遗传因素

癫痫患儿的家系调查、孪生子研究、脑电图分析等均已证实遗传因素在癫痫的发病中起重要作用。近年来，有关癫痫基因的研究取得了一定进展，如已将良性家族性新生儿惊厥的基因定位于染色体 20q13.2-q13.3 和 8q 上，这两种基因均编码钾离子通道蛋白，其突变可能与该病的发生有关。

不同的癫痫遗传方式不一致，一般认为对癫痫的易感性属于多基因遗传；许多特发性癫痫综合征与单基因遗传有关。此外，许多单基因遗传病和染色体病常伴有症状性癫痫。

2. 脑部病变或代谢异常

先天性或后天性的脑损害均可能成为继发性癫痫的病因。①脑发育异常：如脑回畸形、胼胝体发育不全、灰质易位症、神经皮肤综合征、先天性脑积水、遗传代谢病或染色体病引起的脑发育障碍等；②脑血管疾病：如颅内出血、血管畸形、血管炎等；③感染：如病毒、细菌等引起的颅内感染；④外伤：产伤或生后外伤；⑤中毒、脑缺血缺氧或代谢异常；⑥颅内占位病变：如肿瘤、脓肿、囊肿、结核球、寄生虫等；⑦变性疾病：如脑灰质变性病等。

3. 诱发因素

大多特发性癫痫好发于某一特定的年龄阶段，女性患儿在青春期可使某些癫痫发作加频，有的癫痫常在睡眠中发作，这说明年龄、内分泌、睡眠等与癫痫发作有一定关系。此外，疲劳、缺睡、饥饿、便秘、饮酒、感情冲动、过度换气、过度饮水、变态反应及一过性代谢紊乱等均可诱发某些癫痫发作。只有在某种刺激（如光、声等）作用下才发作的癫痫称为反射性癫痫。

二、临床表现

（一）癫痫发作

1. 部分性发作

神经元过度放电起始于一侧大脑的某一部位，临床表现开始仅限于身体的一侧某部。

（1）简单部分性发作（没有意识障碍）：主要包括 4 类。①运动性发作：多表现为一侧某部位的抽动，如肢体、手、足、指、趾、口角、眼睑等处。也可表现为旋转性发作、姿势性发作或杰克逊发作等。杰克逊发作是指异常放电沿着大脑皮质运动区扩展，其所支配的肌肉按顺序抽动，例如发作先从一侧口角开始，依次波及手、臂、肩、躯干、下肢等。部分运动性发作后，抽动部位可以出现暂时性瘫痪，称为 Todd 麻痹。②感觉性发作：表现为发作性躯体感觉异常或特殊感觉异常。③自主神经症状发作：发作时可有各种自主神经症状，如上腹不适、呕吐、苍白、潮红、出汗、竖毛、瞳孔散大、肠鸣或尿失禁等，这些症状常伴随其他的发作形式，单独自主神经发作性癫痫少见。④精神症状性发作：可表现为幻觉、错觉、记忆障碍、认知障碍、情感障碍或语言障碍等，但精神症状性发作很少单独出现，多见于复杂部分性发作。

（2）复杂部分性发作：见于颞叶癫痫和部分额叶癫痫。该类发作与简单部分性发作的根本区别是有不同程度的意识障碍，可有简单部分性发作的各种表现，一般都有精神症状。同时常伴反复刻板的自动症，如吞咽、咀嚼、舔唇、拍手、摸索、自言自语等。

（3）部分性发作演变为全身性发作：由简单部分性或复杂部分性发作泛化为全身性发作，也可先由简单部分性发作发展为复杂部分性发作，然后继发全身性发作。

2. 全身性发作

全身性发作指发作一开始就是两侧半球同时放电，发作时常伴有意识障碍。

（1）失神发作：以意识障碍为主要症状。典型失神发作时起病突然，没有先兆，正在进行的活动停止，两眼凝视，持续数秒钟恢复，一般不超过 30 s，发作后常可继续原来的活动，对发作不能回忆。失神发作常发作频繁，每日数次至数十次，脑电图显示对称、同步、弥漫性双侧 3 Hz 的棘慢综合波。不典型失神发作时起止均较缓慢，且肌张力改变较典型失神明显；脑电图显示 1.5 ~ 2.5 Hz 的慢棘慢波，且背景活动异常。

（2）肌阵挛发作：表现为某部位的肌肉或肌群，甚至全身肌肉突然快速有力地收缩，引起肢体、面部、躯干或全身突然而快速的抽动。可单个发生，也可为连续发作。发作时脑电图为多棘慢波或棘慢、尖慢综合波。

（3）阵挛性发作：肢体或躯干呈节律性反复抽动，发作时脑电图为 10 Hz 或 10 Hz 以上的快活动及慢波，有时为棘慢波。

（4）强直性发作：表现为强烈的肌肉收缩，使身体固定于特殊体位，如头眼偏斜、双臂外旋、呼吸暂停、角弓反张等。发作时脑电图为低波幅快活动，或 9 ~ 10 Hz 的快节律，频率渐减而波幅渐高。

（5）强直 - 阵挛发作：又称大发作，主要表现为意识障碍和全身抽搐，典型者可分 3 期，即强直期、阵挛期和惊厥后期，但小儿发作常不典型。发作时意识突然丧失，全身肌肉强直收缩；也可尖叫一声突然跌倒、呼吸暂停、面色发绀、双眼上斜、瞳孔散大、四肢躯干强直，有时呈角弓反张状态；持续数秒至数十秒钟进入阵挛期，出现全身节律性抽动，口吐白沫，持续 1 ~ 5 min 后逐渐停止，患儿可有尿失禁；发作后入睡，醒后可有头痛、乏力等。脑电图在强直期表现为每秒 10 次或 10 次以上的快活动，频率渐慢，波幅渐高；阵挛期除高幅棘波外，间断出现慢波。发作间期可有棘慢波、多棘慢波或尖慢波。

（6）失张力发作：发作时肌张力突然丧失，表现为头下垂、双肩下垂、屈髋屈膝或跌倒。脑电图在发作时为多棘慢波或平坦低幅快活动。

（二）癫痫和癫痫综合征的临床特点

1. 中央 - 颞区棘波的小儿良性癫痫

这是小儿癫痫中最常见的类型之一，约占小儿癫痫的 20%。发病年龄在 2 ~ 14 岁，5 ~ 10 岁多见，男童多于女童。本病与遗传有关，常有癫痫家族史。发作与睡眠关系密切，约 75% 的患儿只在睡眠中发作，而且以入睡后不久或清晨要醒时发作多见。发作时，症状开始多局限于口面部，表现为一侧咽部、舌及颊部感觉异常，疼痛或麻木，舌强直收缩，喉头异常发声，唾液不能吞咽而外流。患儿意识清楚，但不能言语。同侧面部可有抽动，也可扩展到同侧上下肢阵挛性抽动。不少患儿泛化为全身性发作，意识丧失。大多患儿发作持续时间较短。发作频率不一，发作间期脑电图背景波正常，在中央 - 颞区出现负性、双向或多向的棘波或尖波，入睡后增加。本病神经系统影像学检查正常，不影响智力发育，预后良好，16 岁前大多停止发作。对发作频繁者，可给予托吡酯、卡马西平等药物治疗，易于控制。

2. 婴儿痉挛（West 综合征）

主要特点是婴儿期起病、频繁的强直痉挛发作、高峰失律脑电图和智力发育障碍。

患儿 4 ~ 7 个月发病者最多，发作时表现为两臂前举，头和躯干前屈，似点头状；少数患儿可呈头背后屈。有人把强直痉挛发作分为屈曲型、伸展型和混合型 3 种，其中以混合型最多见，单纯伸展型少见。患儿常成串发作，入睡不久或刚醒时容易连续发生，发作时有时伴喊叫或痛苦状，脑电图显示持续不对称、不同步的高幅慢波，杂以尖波、棘波或多棘波，即高峰失律脑电图。本病大多可找到病因，如遗传代谢病、脑发育异常、神经皮肤综合征或其他原因引起的脑损伤。常合并严重的智力和运动发育落后，易转为 Lennox-Gastaut 综合征或其他形式的发作。

3. Lennox-Gastaut 综合征

主要特点是多在学龄前起病，兼有多种形式的发作，发作间期脑电图可出现慢棘慢波，智力发育大多落后。

起病年龄在 1 ~ 7 岁，3 ~ 5 岁为高峰，男孩略多。常见发作形式为强直性、不典型失神、肌阵挛和失张力发作，也可有全身强直 - 阵挛发作，患儿可同时具有 2 种或 2 种以上发作形式，也可由一种形式转变为另一种形式。发作期间脑电图背景波不正常，且显示 1.5 ~ 2.5 Hz 的慢棘慢波。另外，在慢睡眠期可见到双侧同时出现的 10 Hz 快节律或多棘波。本病预后不良，不仅治疗困难，而且会导致精神运动发育落后。

（三）癫痫持续状态

癫痫持续状态指一次癫痫发作持续 30 min 以上，或反复多次发作 30 min 以上，发作间期意识不恢复者。惊厥性癫痫持续状态最常见，占小儿全部癫痫持续状态的 75% 以上，主要表现为持续性阵挛，易发生脑损伤。非惊厥性癫痫持续状态多见于 Lennox-Gastaut 综合征，表现为不典型失神发作，长时间意识混乱，可伴肌阵挛或失张力发作。有时复杂部分性癫痫也可呈持续状态，表现为精神错乱、自动症或行为异常等。癫痫患儿出现持续状态常可找到诱因，如突然停药、更换药物不当、感染、高热等。原无癫痫病史的患儿发生癫痫持续状态多与急性脑损伤有关，如颅内感染、中毒、外伤、急性脑病、脑血管意外等。高热惊厥也可出现持续状态。癫痫持续状态是小儿急症，需及时处理。

三、检查

脑电图是诊断癫痫重要的客观指标之一，如果出现棘波、尖波、棘慢波、尖慢波、多棘慢波或阵发性的高幅慢波，对癫痫的诊断有重要意义，但是癫痫患儿发作间期脑电图近 40% 正常，因此 1 次正常脑电图不能排除癫痫，必要时可做 24 h 长程脑电图或录像脑电图（Vidco-EEG）。CT 和 MRI 可发现脑结构异常，凡有局灶性症状体征、抗癫痫治疗效果不好或进行性恶化或有颅内压增高症状者，均应及时做 CT 或 MRI 检查，以明确病因。单光子发射断层扫描（SPECT）和正电子发射断层扫描（PET）可检测脑血流量和代谢率，有利于确定癫痫灶。根据需要，还可选做遗传代谢病筛查、基因分析、染色体检查、血生化检查、脑脊液检查等。

四、诊断

根据临床表现及检查可作出诊断。

五、治疗

对癫痫患儿的治疗应控制发作，提高患儿的生活质量。

（一）一般治疗

要使患儿家庭、学校和社会正确认识癫痫，帮助患儿树立信心，坚持正规治疗。合理安排患儿生活与学习，避免一切诱发因素，注意安全。

（二）病因治疗

对症状性癫痫的某些可治性病因，如颅内占位、代谢异常等应及时治疗。

（三）药物治疗

合理应用抗癫痫药物是治疗癫痫的主要手段。

1. 抗癫痫药物的使用原则

（1）早期治疗：癫痫诊断明确后应尽早给予抗癫痫药物，但对首次发作，如症状不重、平素健康、智力正常、查体及影像学检查无异常者，可暂不用药物，但需密切观察。

（2）根据发作类型选药：抗癫痫药物的选择主要根据发作类型，也要考虑到药物的不良反应等。一般全身性发作多首选丙戊酸钠，部分性发作多首选卡马西平。

（3）尽量采用单药治疗：以避免多药联合应用时的相互作用或增加毒性。但是临床上遇有难治性癫痫患儿，有时也联合用药，此时必须了解其作用机制和相互作用，以达增加疗效减少不良反应的目的。

（4）用药剂量要个体化：因药物代谢有个体差异，用药剂量和血药浓度之间的关系不完全一致；而且每例患儿对药物的敏感性也不同，因此主张用药先从小剂量开始，逐渐增加，直至达到有效血浓度或临床有效为止。

（5）服药要规律、疗程要长：每日给药次数应视药物的半衰期而定，要保证患儿规律服药，在服药 5 个半衰期后才能达稳态血浓度。一般在停止发作后还要继续服药 2 ~ 4 年。

（6）停药过程要慢：患儿停药前要有个缓慢减量的过程，一般要 1 年左右，如突然停药，易引起癫痫持续状态。

（7）定期复查：注意观察疗效和药物不良反应，特别是用药初期，应定期查血常规、尿常规、肝功等。有条件时应做血药浓度监测。

2. 常用抗癫痫药物

儿科常用的抗癫痫药物有丙戊酸钠、卡马西平、苯巴比妥、氯硝西泮、扑米酮、苯妥英钠等。

3. 抗癫痫新药

近年来有不少新型抗癫痫药上市，主要用于难治性癫痫的治疗。①托吡酯：有广谱的抗癫痫作用，服药从小剂量开始，维持量是每日 4 ~ 8 mg/kg，主要不良反应有嗜睡、烦躁、易惊、畏食等；②拉莫三嗪：主要用于肌阵挛发作、失张力发作、全身强直－阵挛发作等，从小剂量开始，维持量是每日 5 ~ 15 mg/kg，若与丙戊酸钠合用，则每日维持剂量是 1 ~ 5 mg/kg；③氨己烯酸：对婴儿痉挛等有较好效果，但近来发现可影响视野而限制了本药的应用；④其他：还有加巴喷丁、非氨酯、奥卡西平等。

（四）手术治疗

主要适应于药物治疗无效或效果不佳、频繁发作、影响患儿的日常生活者。主要手术方法有癫痫灶切除、胼胝体部分切开、立体定向手术等。部分性癫痫，定位明确，切除癫痫灶不引起神经功能缺陷者手术效果较好，如颞叶癫痫。

六、护理

（一）护理问题

1. 有窒息的危险

与喉痉挛、呼吸道分泌物增多有关。

2. 有受伤的危险

与突然意识丧失、抽搐有关。

3. 潜在并发症

脑水肿、酸中毒、呼吸及循环衰竭。

4. 知识缺乏

与缺乏信息来源有关。

（二）护理措施

1. 保持呼吸道通畅

发作时应平卧，松开衣领、裤带，防呼吸道受压，尤其是强直－阵挛发作时，头偏向一侧，使分泌物易从口角流出。如有舌后坠，用舌钳将舌拉出，防止呼吸道堵塞。必要时用吸引器清除痰液或行气管切开。给予持续低流量吸氧。

2. 防止受伤

了解患儿抽搐前有无前驱症状，嘱患儿在有前驱症状时立即平卧，或迅速让患儿就地平卧，防止摔伤；用牙垫或厚纱布包裹的压舌板置于上、下臼齿之间，防止舌咬伤；保护抽动的肢体，防止骨折或脱臼；拦起床挡，移开一切可导致患儿受伤的物品，抽搐的患儿需专人守护。

3. 密切观察病情变化

（1）严密观察抽搐患儿的意识状态、生命体征、瞳孔大小和对光反射、动脉血气变化。立即遵医嘱给予有效的抗癫痫药物，迅速控制抽搐发作，给予脱水剂甘露醇和利尿药呋塞米减轻脑水肿，判断用药效果。详细记录 24 h 出入水量。

（2）观察患儿的呼吸形态、有无发绀，监测动脉血气分析及结果。保持呼吸道通畅，持续低流量吸氧或给予碱性溶液以纠正酸中毒。

（3）严密观察患儿的生命体征，注意有无呼吸、循环衰竭的征象，备好各种抢救物品及药物，做好气管切开和人工辅助呼吸的准备。

（彭粤铭）

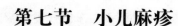

第七节　小儿麻疹

一、概述

麻疹是感染麻疹病毒引起的急性呼吸道传染病，具有很强的传染性，在人口密集而未普种疫苗的地区易发生流行。临床上以皮肤出现红色斑丘疹和颊黏膜上有麻疹黏膜斑（Koplik 斑）及全身斑丘疹为特征。

（一）病因

麻疹病毒属副黏病毒科，呈球形颗粒，直径为 100 ~ 250 nm，有 6 种结构蛋白。在前驱期和出疹期内，可在鼻分泌物、血和尿中分离到麻疹病毒。在人胚胎或猴肾组织中培养 5 ~ 10 d 时，细胞出现病理改变，可见多核巨细胞伴核内嗜酸性包涵体。麻疹病毒只有 1 个血清型，抗原性稳定。病毒不耐热，对日光和消毒剂均敏感，但在低温中能长期保存。

（二）流行病学特点

麻疹传染源主要是急性期患者和亚临床型带病毒者。患儿从接触麻疹后 7 d 至出疹后 5 d 均有传染性，病毒存在于眼结膜、鼻、口、咽和气管等分泌物中，通过打喷嚏、咳嗽和说话等由飞沫传播。本病传染性极强，易感者接触后 90% 以上均发病，过去在城市中每 2 ~ 3 年流行 1 次，1 ~ 5 岁小儿发病率最高。麻疹减毒活疫苗使用后，发病率已下降，但因免疫力不持久，故发病年龄后移。目前发病者在未接受疫苗的学龄前儿童、免疫失败的十几岁儿童和青年人中多见，甚至可形成社区内的流行。

婴儿可从胎盘得到母亲抗体，出生后 4 ~ 6 个月内有被动免疫力，以后逐渐消失；虽然绝大部分婴儿在 9 个月时血内的母亲抗体已测不出，但有些小儿仍可持续存在，甚至长达 15 个月，会影响疫苗接种。易感母亲的婴儿对麻疹无免疫力，可在分娩前后得病。

（三）发病机制

麻疹病毒侵入上呼吸道上皮细胞及局部淋巴结并在此繁殖，同时有少量病毒侵入血液；此后病毒在远处器官的单核巨噬细胞系统中复制活跃，在感染后第 5 ~ 7 日大量进入血液，此即为临床前驱期。在此时期，患儿全身组织，如呼吸道上皮细胞和淋巴组织内均可找到病毒，并出现在鼻、咽、尿及血液等分泌物和体液中，此时传染性最强。皮疹出现后，病毒复制即减少，到感染后第 16 日，仅尿中病毒尚能持续数日。出疹后第 2 日，血清内抗体几乎 100% 阳性，临床症状也开始明显改善。由于此时全身及局部免疫反应尚受抑制中，故部分患者常继发鼻窦炎、中耳炎和支气管肺炎。10% 的患儿脑脊液中淋巴细胞明显增多，50% 在病情高峰时有脑电图改变，但仅 0.1% 有脑炎的症状和体征，其出现常在急性起病数天后，此时血清中抗体已增高，且已找不到病毒，因此考虑为自身免疫性脑炎。

二、临床表现

（一）典型麻疹表现

1. 潜伏期

潜伏期一般为 10 ~ 14 d，也可短至 1 周左右。在潜伏期内可有轻度体温上升。

2. 前驱期

前驱期也称发疹前期，一般为 3 ~ 4 d。这一期的主要表现类似上呼吸道感染症状。

（1）发热：见于所有病例，多为中度以上发热。

（2）咳嗽、流涕、流泪、咽部充血等卡他症状：以眼症状突出，结膜炎、眼睑水肿、眼泪增多、畏光、下眼睑边缘有一条明显充血横线，对诊断麻疹极有帮助。

（3）麻疹黏膜斑：在发疹前 24 ~ 48 h 可于双侧近臼齿颊黏膜处出现细砂样灰白色小点，绕以红晕，称为麻疹黏膜斑，为本病早期特征，也可见于下唇内侧及牙龈黏膜，偶见于上腭，一般维持 16 ~ 18 h，有时 1 ~ 2 d，多于出疹后 1 ~ 2 d 内消失。

（4）偶见皮肤荨麻疹：隐约斑疹或猩红热样皮疹，在出现典型皮疹时消失。

（5）部分病例可有一些非特异症状，如全身不适、食欲减退、精神不振等。婴儿可有消化系统症状；幼儿常有呕吐、腹泻等症状。

3. 出疹期

患者多在发热后 3 ~ 4 d 出现皮疹。体温可突然升高至 40.0 ~ 40.5℃，皮疹开始为稀疏不规则的红色斑丘疹，疹间皮肤正常，始见于耳后、颈部、沿着发际边缘，24 h 内向下发展，遍及面部、躯干及上肢，第 3 日皮疹累及下肢及足部，病情严重者皮疹常融合，皮肤水肿，面部水肿、变形。大部分皮疹压之褪色，但亦有出现瘀点者。全身有淋巴结肿大和脾大，并持续几周，肠系膜淋巴结肿可引起腹痛、腹泻和呕吐。阑尾黏膜的麻疹病理改变可引起阑尾炎症状。疾病极期，特别是高热时常有谵妄、易激惹及嗜睡状态，多为一过性，热退后消失，与以后中枢神经系统并发症无关。此期肺部有湿啰音，胸部 X 线摄片检查可见肺纹理增多。

4. 恢复期

出疹 3 ~ 4 d 后皮疹开始消退，消退顺序与出疹时相同；在无并发症发生的情况下，食欲、精神等其他症状也随之好转。疹退后，皮肤留有糠麸状脱屑及棕色色素沉着，7 ~ 10 d 痊愈。

（二）非典型麻疹表现

1. 轻症麻疹

轻症麻疹多见于在潜伏期内接受过丙种球蛋白或成人血注射者，或小于 8 个月的体内尚有母亲抗体的婴儿。发热低，上呼吸道症状较轻，麻疹黏膜斑不明显，皮疹稀疏，病程约 1 周，无并发症。

2. 重症麻疹

重症麻疹发热高达 40℃ 以上，中毒症状重，伴惊厥、昏迷。皮疹融合、呈紫蓝色者，常有黏膜出血，如鼻出血、呕血、咯血、血尿、血小板减少等，称为黑麻疹，可能是 DIC 的一种形式；若皮疹少，色暗淡，常为循环不良表现。此型患儿病死率高。

3. 无疹型麻疹

注射过麻疹减毒活疫苗者可无典型黏膜斑和皮疹，甚至整个病程中无皮疹出现。此型诊断不易，只有依赖前驱症状和血清中麻疹抗体滴度增高才能确诊。

4. 异型麻疹

异型麻疹为接种灭活疫苗后引起。表现为高热、头痛、肌痛，无口腔黏膜斑；皮疹从四肢远端开始延及躯干、面部，呈多形性；常伴水肿及肺炎。国内不用麻疹灭活疫苗，故此类型少见。

5. 成人麻疹

由于麻疹疫苗的应用，成人麻疹发病率逐渐增加，与儿童麻疹不同处为：肝损坏发生率高；胃肠道症状多见，如恶心、呕吐、腹泻及腹痛；骨骼肌病，包括关节和背部痛；麻疹黏膜斑存在时间长，可达 7 d，眼部疼痛多见，但畏光少见。

三、检查

1. 周围血象

出疹期白细胞计数常降至（4 ~ 6）×10⁹/L，尤以中性粒细胞下降为多。

2. 分泌物涂片检查多核巨细胞

鼻、咽、眼分泌物及尿沉渣涂片，以瑞氏染色，显微镜下可见脱落的上皮多核巨细胞。在出疹前后 1 ~ 2 d 即可阳性，比麻疹黏膜斑出现早，对早期诊断有帮助。

3. 病毒学检查

应用荧光标记特异抗体检测鼻黏膜印片或尿沉渣，可在上皮细胞或白细胞内找到麻疹抗原，阳性有诊断价值。早期从鼻咽部及眼分泌物和血液白细胞中分离到麻疹病毒可肯定诊断。恢复期血清血凝抑制及补体结合抗体有 4 倍以上增高或发病 1 个月后抗体滴度大于 1 ∶ 60，均有助诊断。特异性 IgM 测定也有早期诊断价值。

四、诊断

根据麻疹接触史、前驱期出现 Koplik 斑、皮疹形态和出疹顺序、初诊与发热关系、退疹后皮肤脱屑及色素沉着等特点，诊断较容易。在出疹 1 ~ 2 d 时测出麻疹抗体可确诊。

五、治疗

无特殊治疗，治疗原则是加强护理、对症治疗、预防感染。

1. 一般治疗

卧床休息，室内保持适当的温度和湿度，有畏光症状时房间内光线要柔和；给予容易消化、富有营养的食物，补充足量水分；保持皮肤、黏膜清洁。

2. 对症治疗

高热时可用少量退热剂；烦躁时可适当给予苯巴比妥等镇静剂；剧咳时用镇咳祛痰剂；继发细菌感染可给抗生素。麻疹患儿对维生素 A 需要量大，世界卫生组织推荐，在维生素 A 缺乏区的麻疹患儿应补充维生素 A，小于 1 岁者每日给 10 万 U，年长儿给 20 万 U，共 2 d，有维生素 A 缺乏干眼症状者 1 ~ 4 周后应重复。

六、护理

（一）护理问题

1. 体温过高

与病毒感染有关。

2. 皮肤黏膜完整性受损

与病毒引起皮肤出疹及黏膜感染有关。

3. 营养失调：低于机体需要量

与食欲下降、高热消耗增加有关。

4. 潜在并发症

肺炎、喉炎、脑炎。

5. 有传播感染的危险

与呼吸道排出病毒有关。

（二）护理措施

1. 发热的护理

（1）绝对卧床休息，直至皮疹消退、体温正常。保持室内空气新鲜，室温维持在 18 ~ 22℃，湿度为 50% ~ 60%，避免直接吹风，防止受凉。

（2）处理麻疹高热时需兼顾透疹，不宜用药物及物理方法强行降温，尤其禁用冷敷及乙醇擦浴，因体温骤降可引起末梢循环障碍而使皮疹突然隐退。如体温升至 40℃以上时，可用小剂量退热药或温水擦浴，使体温稍降，以免惊厥。

2. 保证皮肤黏膜完整性

（1）皮肤护理：保持皮肤清洁，每日用温水擦浴。观察皮疹的变化，如出疹不畅，可用鲜芫荽煎服或外用。勤剪指甲，勿搔抓皮肤，避免患儿抓伤皮肤而引起继发感染。

（2）口、眼、耳、鼻部的护理：加强口腔护理，常用生理盐水漱口，也可用朵贝液含漱，每日 2 ~ 3 次。眼部因炎性分泌物多而形成眼痂，应避免强光刺激眼睛，并用生理盐水清洗双眼，再滴入抗生素眼药水或眼膏，一日数次，可加服鱼肝油或维生素 A 预防干眼症。防止眼泪及呕吐物流入耳道，引起中耳炎。及时清除鼻痂，可用生理盐水湿润后轻轻擦除，保持鼻腔通畅。

3. 保证营养的供给

（1）发热及出疹期：应给予清淡、易消化、营养丰富的饮食，如牛奶、豆浆、米粥等，少量多餐。

鼓励患儿多饮开水、热汤，以利于排毒、退热、透疹。

（2）恢复期：应逐渐增加高蛋白、高维生素饮食，如肉类、鸡蛋等。除生冷油腻外，无须忌口。

4. 预防并发症

麻疹并发症多且重，应密切观察病情，及时发现，早期治疗。如患儿出现持续高热、咳嗽加剧、鼻煽、透疹不畅、疹色紫暗、肺部啰音增多，为并发肺炎的表现；如患儿出现频咳、声嘶、吸气性呼吸困难、三凹征，为并发喉炎表现；如患儿出现嗜睡、惊厥、昏迷，为脑炎表现。如出现上述表现，应给予相应护理。

5. 预防感染的传播

（1）隔离患儿：对上呼吸道感染患儿应加强预检，一旦确诊，应早期隔离，一般患儿隔离至出诊后5 d，并发肺炎者延长至出疹后10 d。密切接触的易感儿，应隔离观察3周，若接触后接受过免疫制剂者则延长至4周。

（2）切断传播途径：室内应经常通风，每日用紫外线消毒患儿房间，患儿的衣物、玩具应在阳光下暴晒。医务人员接触患儿前后应洗手、更换隔离衣或在流动的空气中停留30 min。

（3）保护易感儿童：流行期易感儿应尽量避免去公共场所。在接触麻疹后5 d内立即注射免疫血清球蛋白，可预防发病，有效免疫期一般为8周。为提高易感者免疫力，对8个月以上未患过麻疹的小儿可接种麻疹疫苗，预防效果可达90%。

（彭粤铭）

第八节　小儿水痘

一、概述

水痘是一种传染性极强的儿童期出疹性疾病。临床特点是皮肤黏膜出现瘙痒性水疱疹，全身症状轻微。

（一）病因

病原体为水痘 – 带状疱疹病毒（VZV），即人类疱疹病毒3型。病毒核心为双股DNA，核衣壳是由162个壳微粒排列成立体对称的20面体，外有一层脂蛋白包膜。病毒呈球形，直径为150 ~ 200 nm。儿童初次感染时引起水痘，恢复后病毒可长期潜伏在脊髓后根神经节或脑神经的感觉神经节内，少数人在青春期或成年后，受冷、热、药物、创伤、恶性疾病或放射线等因素作用，病毒被激活，导致带状疱疹。一次感染水痘可获终身免疫，但免疫功能受损者或已接受过水痘疫苗者，也可有第2次感染，症状轻微。

（二）流行病学特点

本病多发生在冬末、初春季节，通过直接接触、空气传播。90%患儿年龄小于10岁，高峰为6 ~ 9岁，但可发生在任何年龄，包括新生儿期。水痘结痂后病毒消失，故传染期自出疹前24 h至病损结痂，需7 ~ 8 d。潜伏期为10 ~ 21 d，一般2周左右。

（三）发病机制

水痘病毒经口、鼻侵入人体，首先在上呼吸道内增生，然后进入血液，产生病毒血症，引起皮肤及黏膜损害而发病。如果病毒侵入血中为间歇性，临床表现为分批出现的皮疹。有免疫缺陷或免疫功能受抑制者可发生全身性播散性水痘。水痘疱疹病变仅限于皮肤的表皮层，疱疹基底有多核巨细胞，核内有嗜酸性包涵体，周围有清楚的晕圈与核膜分开。炎症也可累及真皮。因水痘死亡的患者在身体其他组织，如神经系统、胃、肠、唾液腺、血管内膜中均可见到水痘核内包涵体，脑内静脉周围有神经脱髓鞘和神经细胞坏死等病变。

二、临床表现

1. 典型水痘

皮疹出现前24 h可呈现前驱症状，如发热、不适、畏食等，亦可见猩红热样或麻疹样前驱疹，但很快消失。幼儿常无前驱期。皮疹特点：①分批出现红色斑疹或斑丘疹，迅速发展为清亮、卵圆形、泪滴状小水疱，周围有红晕，无脐眼，经24 h，水疱内容物变为浑浊，疱疹易破溃，疱疹持续3~4 d，然后从中心开始干缩，迅速结痂，在疾病高峰期可见到丘疹、新旧水疱和结痂同时存在；②皮疹分布呈向心性，集中在皮肤受压或易受刺激处，开始为躯干，以后至面部、头皮、四肢，远端较少，瘙痒感重；③黏膜皮肤可出现在口腔、结膜、生殖器等处，易破溃，形成浅溃疡。

2. 重症水痘

多发生在恶性病或免疫功能受损患儿，出疹1周后体温仍可高达40~41℃；皮损常呈离心性分布，四肢多，水疱疹有脐眼，偶为出血性，在第1周末可发生暴发性紫癜，伴有坏疽。

3. 先天性水痘

孕妇患水痘时可累及胎儿，在妊娠早期感染，可致多发性先天性畸形，如肢体萎缩、皮肤瘢痕、皮层萎缩、头小畸形；自主神经系统受累表现为括约肌控制困难、肠梗阻或霍纳综合征；眼异常包括白内障、小眼球、脉络膜视网膜炎。患儿常在1岁内死亡，存活者留有严重神经系统损伤。

三、检查

1. 血象

偶有轻度白细胞增多，大部分均正常。

2. 病毒分离

水痘疱疹液接种人胎羊膜组织培养可分离病毒，但阳性率不高，对诊断帮助不大。使用单抗–免疫荧光法检测病毒抗原，敏感性高于传统培养法。

3. 血清学检验

用抗膜抗原荧光试验、免疫黏附血凝试验或酶联免疫吸附试验等方法检测抗体，在出疹1~4 d后即出现，2~3周后滴度增加4倍以上即可确诊，方法敏感、可靠。

4. 新鲜水疱底部刮取物

可用于快速诊断，用瑞氏染色找到多核巨细胞和核内包涵体。

四、诊断

根据临床表现及检查可作出诊断。

五、治疗

无并发症的水痘不需特殊处理，仅需对症治疗，如剪短患儿指甲、戴连指手套，以防抓伤；勤换内衣，消毒水洗浴，减少继发感染；局部或全身使用止痒镇静剂；因有报道使用水杨酸制剂后瑞氏综合征发生率增加，故可用其他退热剂替代。

水痘肺炎或免疫功能受损者患水痘时可给阿昔洛韦静脉注射，8 h注射1次，每次500 mg/m²，于1 h内滴入，可预防肺炎或其他内脏受累；口服每次20 mg/kg，每日4次，共5 d；在潜伏期服用可减轻病情。继发细菌感染时给抗生素治疗。

六、护理

（一）护理问题

1. 皮肤完整性受损

与水痘–带状疱疹病毒引起的皮疹及继发感染有关。

2. 潜在并发症

肺炎、脑炎。

3. 有传播感染的危险

与呼吸道及疱疹液排出病毒有关。

（二）护理措施

1. 皮肤黏膜护理

保持室内温度适宜，衣被不宜过厚，以免加重皮疹瘙痒，引起不适。剪短患儿指甲，戴连指手套，避免抓破皮疹。保持皮肤清洁，有汗时及时擦干汗液，更换内衣。疱疹无破溃，可涂炉甘石洗剂或 5% 碳酸氢钠溶液，已破溃者、有继发感染者，局部用抗生素软膏或遵医嘱给予抗生素口服以控制感染。做好口腔护理，有黏膜疱疹者可用盐水漱口。

2. 用药护理与病情观察

（1）发热者忌用阿司匹林，以防诱发瑞氏综合征。避免使用肾上腺皮质激素类药物，包括软膏。若使用激素治疗其他疾病的患儿，一旦接触水痘患者，应立即肌内注射较大剂量的丙种球蛋白 0.4 ~ 0.6 mL/kg，以期减轻病情。如已发生水痘，肾上腺皮质激素类药物争取在短时间内递减，逐渐停药。

（2）水痘临床过程一般顺利，偶可发生播散性水痘，并发肺炎或脑炎，应注意观察，及早发现，并给予相应的治疗及护理。

3. 预防感染的传播

（1）隔离传染源：大多数无并发症患儿多在家中隔离治疗，隔离患儿至疱疹全部结痂或出诊后 7 d 止。尽量避免易感儿、孕妇与水痘患儿接触，托幼机构应做好晨间检查，防止扩散。

（2）保护易感儿：避免易感者接触，尤其是体弱、免疫缺陷者更应加以保护。易感患儿接触水痘后，应在 72 h 内给予水痘 - 带状疱疹免疫球蛋白（VZIG）125 ~ 625 U/kg 肌内注射或于恢复期予以血清肌内注射，可起到预防或减轻症状的作用。

（彭粤铭）

第九节　小儿白血病

一、概述

白血病是造血系统的恶性增生性疾病。其特点为造血组织中某一血细胞系统过度增生，进入血液，并浸润到各组织和器官，从而引起一系列临床症状。白血病是最常见的小儿恶性肿瘤，任何年龄均可发病，但多见于学龄前和学龄期儿童。小儿白血病中 90% 以上为急性白血病，尤以急性淋巴细胞白血病多见，慢性白血病仅占 5%。

（一）病因与发病机制

病因尚不完全清楚，可能与以下因素相关。

1. 病毒因素

人类白血病病毒的病因研究已日益受到重视。1986 年以来，发现属于 RNA 病毒的逆转录病毒（又称人类 T 细胞白血病病毒，HTLV）可引起人类 T 淋巴细胞白血病。

病毒引起白血病的发病机制未明，近年来实验研究提示可能与癌基因有关；人类和许多哺乳动物，以及禽类的染色体基因组中存在着癌基因，在正常情况时，其主要功能为控制细胞的生长和分化，而在某些致癌物质和病毒感染的作用下，癌基因可发生畸变，导致功能异常而引起细胞癌变。逆转录病毒的 RNA 中存在着病毒癌基因，它的结构与人类和许多哺乳动物的癌基因类似，这种病毒感染宿主的细胞后，病毒癌基因通过转导截断宿主癌基因或使其畸变，激活了癌基因的病变潜力，从而导致白血病的发生。癌基因学说为白血病的病因学研究开创了新的途径，但尚存在不少问题有待解决。

2. 物理和化学因素

电离辐射可引起白血病。胸腺肥大的小儿接受放射治疗后，白血病发生率较正常小儿高 10 倍；妊娠妇女照射腹部后，其新生儿的白血病发病率比未经照射者高 17.4 倍。电离辐射引起白血病的机制未明，可能因放射线激活隐藏体内的白血病病毒使癌基因畸变，或因抑制机体免疫功能而致发病。

苯及其衍生物、氯霉素、保泰松和细胞毒药物均可诱发急性白血病。化学物质与药物诱发白血病的机制也不明了。

3. 体质因素

白血病患者家族成员中可有多发性恶性肿瘤的发生；少数患儿可能患有其他遗传性疾病，如唐氏综合征、严重联合免疫缺陷病等，这些疾病患儿的白血病发病率比一般小儿明显增高。此外，同卵孪生儿中一个患急性白血病，另一个患白血病的概率为 20%，比双卵孪生儿的发病率高 12 倍。以上现象均提示白血病的发生与遗传素质有关。

（二）分类和分型

急性白血病的分类或分型对于诊断、治疗和提示预后都有一定意义。

根据增生的白细胞种类的不同，可分为急性淋巴细胞白血病（急淋）和急性非淋巴细胞白血病（急非淋）两大类，前者在小儿中的发病率较高。目前，常采用形态学（M）、免疫学（I）及细胞遗传学（C），即 MIC 综合分型，更有利于指导治疗和提示预后。

1. 急性淋巴细胞白血病

（1）形态学分型（FAB 分型）：根据淋巴母细胞形态学的不同，分为 3 种类型。①L1 型：以小细胞为主；核染色质均匀，核形规则，核仁很小，一个或无；胞质少，胞质空泡不明显；②L2 型：以大细胞为主，大小不一；核染色质不均匀，核形不规则，核仁一个或数个，较大；胞质量中等，空泡不定；③L3 型：以大细胞为主，细胞大小一致；核染色质呈细点状，均匀，核形规则，核仁一个或多个；胞质量中等，空泡明显。上述 3 型中以 L1 型多见，占 80% 以上；L3 型最少，占 4% 以下。

（2）免疫学分型：应用单克隆抗体检测淋巴细胞表面抗原标记，可了解淋巴细胞白血病细胞的来源和分化程度，对诊断、鉴别诊断、治疗和判断预后提供重要依据。一般可将急性淋巴细胞白血病分为 T、B 两大系列。

1）T 系急性淋巴细胞白血病（T-ALL）：具有阳性的 T 淋巴细胞标志，如 CD1、CD3、CD5、CD8 和末端脱氧核糖核酸转换酶（TdT）阳性。此型约占 12%，主要见于年龄较大的男性，常有纵隔肿块，预后较差。

2）B 系急性淋巴细胞白血病（B-ALL）：又分为 4 种亚型。①早期前 B 细胞型：约占 5%，其细胞为 L1 及 L2 型，患者都有肝脾大，约 1/3 有淋巴结肿大；②普通 B 细胞型：约占 60%，其细胞为 L1 及 L2 型，临床表现类似早期前 B 型，预后较好；③前 B 细胞型：约占 15%，其细胞主要为 L1 型，临床表现同早前 B 型；④成熟 B 细胞型：占 3%～4%，其细胞主要为 L3 型，预后较差。

3）伴有髓系标志的 ALL：本型具有淋巴系的形态学特征，以淋巴系特异抗原为主，但伴有个别、次要的髓系特异抗原标志，如 CD13、CD33、CD14 等阳性。

（3）细胞遗传学改变：急性淋巴细胞白血病的染色体畸变种类繁多。①染色体数目异常，如小于 45 条的低二倍体等；②染色体核型异常，如 12 号和 21 号染色体易位，即 t（12；21）等。

（4）临床分型：分型标准尚无统一意见，根据全国小儿血液病会议（1998 年）提出的标准可分为两种类型。

1）高危型急性淋巴细胞白血病（HR-ALL）：凡具备下述 1 项或多项者为 HR-ALL：①小于 12 个月的婴儿白血病；②诊断时已发生中枢神经系统白血病（CNSL）和（或）睾丸白血病（TL）者；③染色体核型为 t（4；11）或 t（9；22）异常者；④少于 45 条染色体的低二倍体者；⑤诊断时外周血白细胞计数 > 50×10^9/L 者；⑥泼尼松试验不良效应者（泼尼松每日 60 mg/m² 诱导 7 d，第 8 日外周血白血病细胞 > 1×10^9/L）；⑦标危型急性淋巴细胞白血病经诱导化疗 6 周不能完全缓解者。

2）标危型急性淋巴细胞白血病（SR-ALL）：不具备上述任何 1 项危险因素，或 B 系 ALL 有 t（12；

21）染色体核型者。

2. 急性非淋巴细胞白血病

（1）FAB 分型：①原粒细胞白血病未分化型（M1）；②原粒细胞白血病部分分化型（M2）；③颗粒增多的早幼粒细胞白血病（M3）；④粒 - 单核细胞白血病（M4）；⑤单核细胞白血病（M5）；⑥红白血病（M6）；⑦急性巨核细胞白血病（M7）。

（2）免疫学分型：急性非淋巴细胞 M1 ～ M5 型可有 CD33、CD13 等髓系标志中的 1 项或多项阳性；M6 可见血型糖蛋白 A 阳性；M7 可见血小板膜抗原 Ⅱ b/ Ⅲ a 阳性等。

（3）细胞遗传学改变：常见的核型改变有 t（9；22）、t（8；21）等。

3. 特殊类型白血病

如多毛细胞白血病、浆细胞白血病等，在儿科罕见。

二、临床表现

各型急性白血病的临床表现基本相同，主要表现如下。

（一）起病

大多较急，少数缓慢。早期症状有面色苍白、精神不振、乏力、食欲低下，鼻出血或牙龈出血等；少数患儿以发热和类似风湿热的骨关节痛为首发症状。

（二）发热

多数患儿起病时有发热，热型不定，可低热、不规则发热、持续高热或弛张热，一般不伴寒战。发热原因之一是白血病性发热，多为低热，且抗生素治疗无效；另一原因是感染，常见者为呼吸道炎症、牙龈炎、皮肤疖肿、肾盂肾炎、败血症等。

（三）贫血

出现较早，并随病情发展而加重，表现为苍白、虚弱无力、活动后气促等。贫血主要是由于骨髓造血干细胞受到抑制所致。

（四）出血

以皮肤和黏膜出血多见，表现为紫癜、瘀斑、鼻出血、牙龈出血、消化道出血和血尿。偶有颅内出血，为引起死亡的重要原因之一。出血主要原因是骨髓被白血病细胞浸润，巨核细胞受抑制，使血小板的生成减少。血小板质地改变、功能不足，也可加剧出血倾向。白血病细胞浸润肝，纤维蛋白原、凝血酶原和第 V 因子等生成不足，亦与出血的发生有关。感染和白血病细胞浸润使毛细血管受损，也可导致出血倾向。此外，当并发弥散性血管内凝血时，出血症状更加明显。在各类型白血病中，以 M3 型白血病的出血最为显著。

（五）白血病细胞浸润引起的症状和体征

1. 肝、脾、淋巴结肿大

白血病细胞浸润多发生于肝、脾而造成其肿大，这在急性淋巴细胞白血病患儿中尤其显著。肿大的肝、脾质软，表面光滑，可有压痛。全身浅表淋巴结轻度肿大，但多局限于颈部、颌下、腋下和腹股沟等处，其肿大程度以急性淋巴细胞白血病较为显著。有时因纵隔淋巴结肿大引起压迫症状而发生呛咳、呼吸困难和静脉回流受阻。

2. 骨和关节浸润

小儿骨髓多为红骨髓，已被白血病细胞侵犯，故患儿骨、关节疼痛较为常见。约 25% 患儿以四肢长骨、肩、膝、腕、踝等关节疼痛为首发症状，其中部分患儿呈游走性关节痛，局部红肿现象多不明显，并常伴有胸骨压痛。骨和关节痛多见于急性淋巴细胞白血病。骨痛的原因主要与骨髓腔内白血病细胞大量增生、压迫和破坏邻近骨质，以及骨膜浸润有关。骨骼 X 线摄片检查可见骨质疏松、溶解，骨骺端出现密度减低横带和骨膜下新骨形成等征象。

3. 中枢神经系统浸润

白血病细胞侵犯脑实质和（或）脑膜时即引起中枢神经系统白血病（CNSL）。由于近年联合化疗的进展，使患儿的寿命得以延长，但因多数化疗药物不能透过血－脑脊液屏障，故中枢神经系统便成为白血病细胞的"庇护所"，造成 CNSL 的发生率增高，这在急性淋巴细胞白血病患儿中尤其多见。浸润可发生于病程中任何时候，但多见于化疗，常见症状为颅内压增高，出现头痛、呕吐、嗜睡、视盘水肿等；浸润脑膜时可出现脑膜刺激征；浸润脑神经核或根时，可出现脑神经麻痹；脊髓浸润可引起横贯性损害而致瘫。此外，也可有惊厥、昏迷。检查脑脊液可以确诊：脑脊液色清或微浑浊，压力增高；细胞数 > 10×10^6/L，蛋白 > 0.45 g/L；将脑脊液离心沉淀做涂片检查时发现白血病细胞。

4. 睾丸浸润

白血病细胞侵犯睾丸时即引起睾丸白血病（TL），表现为局部肿大、触痛，阴囊皮肤可呈红黑色。由于化疗药物不易进入睾丸，在病情完全缓解时，该处白血病细胞仍存在，因而常成为导致白血病复发的另一重要原因。

5. 绿色瘤

绿色瘤是急性粒细胞白血病的一种特殊类型，白血病细胞浸润眶骨、颅骨、胸骨、肋骨或肝、肾、肌肉等，在局部呈块状隆起而形成绿色瘤。此瘤切面呈绿色，暴露于空气中时绿色迅速消退，这种绿色素的性质尚未明确，可能是光紫质或胆绿蛋白的衍生物。绿色瘤偶由急性单核细胞白血病局部浸润形成。

6. 其他器官浸润

少数患儿有皮肤浸润，表现为丘疹、斑疹、结节或肿块；心脏浸润可引起心脏扩大、传导阻滞、心包积液和心力衰竭等；消化系统浸润可引起食欲缺乏、腹痛、腹泻、出血等；肾脏浸润可引起肾肿大、蛋白尿、血尿、管型尿等；齿龈和口腔黏膜浸润可引起局部肿胀和口腔溃疡，这在急性单核细胞白血病中较为常见。

三、检查

实验室检查是确诊白血病和观察疗效的重要方法。

1. 血象

红细胞及血红蛋白均减少，大多为正细胞正血红蛋白性贫血。网织红细胞数大多较低，少数正常，偶在外周血中见到有核红细胞。白细胞数增高者约占 50%，其余正常或减少，但在整个病程中白细胞数可有增、减变化。白细胞分类示原始细胞和幼稚细胞占多数。血小板减少。

2. 骨髓象

骨髓检查是确立诊断和评定疗效的重要依据。典型的骨髓象为该类型白血病的原始及幼稚细胞极度增生；幼红细胞和巨核细胞减少。但有少数患儿的骨髓表现为增生低下，其预后和治疗均有特殊之处。

3. 组织化学染色

常用过氧化酶、酸性磷酸酶、碱性磷酸酶、苏丹黑、糖原、非特异性酯酶（萘酚酯 NASDA）等组织化学染色以协助鉴别细胞类型。

4. 溶菌酶检查

血清中的溶菌酶主要来源于破碎的单核细胞和中性粒细胞，测定血清与尿液中溶菌酶的含量可以协助鉴别白血病细胞类型。正常人血清含量为 4 ~ 20 mg/L；尿液中不含此酶。

四、诊断

根据临床表现及检查可作出诊断。

五、治疗

（一）支持疗法

1. 防治感染

在化疗阶段，保护性环境隔离对防止外源性感染具有较好效果。用抗生素预防细菌性感染，可减少感染性并发症。并发细菌性感染时，应根据不同致病菌和药敏试验结果选用有效的抗生素治疗。长期化疗常并发真菌感染，可选用抗真菌药物，如制霉菌素、氟康唑等治疗；并发疱疹病毒感染者可用阿昔洛韦治疗；怀疑并发卡氏囊虫肺炎者，应及早采用复方新诺明治疗。

2. 输血和成分输血

明显贫血者可输注红细胞；因血小板减少而致出血者，可输浓缩血小板；有条件时可酌情静脉输注丙种球蛋白。

3. 集落刺激因子

化疗期间如骨髓抑制明显者，可给予 G-CSF、GM-CSF 等集落刺激因子（CSF）。

4. 高尿酸血症的防治

在化疗早期，由于大量白细胞破坏分解而引起高尿酸血症，导致尿酸结石梗阻、少尿或急性肾衰竭，故应注意多喝水以利尿。为预防高尿酸血症，可口服别嘌呤醇。

5. 其他

在治疗过程中，要增加营养。有发热、出血时应卧床休息。要注意口腔卫生，防止感染和黏膜糜烂。并发弥散性血管内凝血（DIC）时，可用肝素治疗。

（二）化学药物治疗

目的是杀灭白血病细胞，解除白血病细胞浸润引起的症状，使病情缓解，以至治愈。急性白血病的化疗通常按下述次序分阶段进行。

1. 诱导治疗

诱导缓解治疗是患儿能否长期无病生存的关键。需联合数种化疗药物，最大限度地杀灭白血病细胞，从而尽快达到完全缓解。柔红霉素（DNR）和左旋门冬酰胺酶（L-ASP）是提高急性淋巴细胞白血病（ALL）完全缓解率和长期生存率的两种主要药物，故大多数 ALL 诱导缓解方案均为包含这两种药物的联合化疗，如 VDLP 等，而阿糖胞苷（Ara-C）则对治疗急性非淋巴细胞白血病至关重要。

2. 巩固治疗

强力的巩固治疗是在缓解状态下最大限度地杀灭微小残留白血病细胞（MRLC）的有力措施，可有效地防止早期复发，并使在尽可能少的 MRLC 状况下进行维持治疗，ALL 一般首选环磷酰胺（C）、阿糖胞苷（A）及 6- 巯基嘌呤（M），即 CAM 联合治疗方案；ANLL 常选用有效的原诱导方案 1～2 个疗程。

3. 预防髓外白血病

由于大多数药物不能进入中枢神经系统、睾丸等部位，如果不积极预防髓外白血病，则中枢神经系统白血病（CNSL）在 3 年化疗期间的发生率可高达 10% 左右；睾丸白血病（TL）的发生率在男童中也可达 5%～30%。CNSL 和 TL 均会导致骨髓复发、治疗失败。对 ALL 通常首选大剂量甲氨蝶呤+四氢叶酸钙（HDMTX + CF）方案，配合甲氨蝶呤（MTX）、阿糖胞苷（Ara-C）、地塞米松三联药物鞘内注射预防 CNSL。ANLL 选用三联药物鞘内注射。TL 除化疗外，单侧可行切除术，双侧睾丸放射治疗等。

4. 维持和加强治疗

为巩固疗效，达到长期缓解或治愈的目的，必须在上述疗程后进行维持治疗和加强治疗。对 ALL 一般主张用 6- 巯基嘌呤（6-MP）+ MTX 维持治疗，维持期间必须定期用原诱导缓解方案或其他方案强化，总疗程为 2.5～3.5 年；ANLL 常选用几个有效方案序贯治疗，总疗程 3 年。

六、护理

（一）护理问题

1. 体温过高

与大量白细胞浸润、坏死和（或）感染有关。

2. 活动无耐力

与贫血致组织缺氧有关。

3. 有感染的危险

与中性粒细胞减少、免疫功能下降有关。

4. 潜在并发症

出血、药物不良反应。

5. 疼痛

与白血病细胞浸润有关。

6. 营养失调：低于机体需要量

与疾病过程中消耗增加，抗肿瘤治疗致恶心、呕吐、食欲下降、摄入不足有关。

7. 预感性悲哀

与白血病久治不愈有关。

8. 有执行治疗方案无效的危险

与治疗方案复杂、时间长，患儿和（或）家长难以坚持有关。

（二）护理措施

1. 维持正常体温

监测体温，观察热型、热度；遵医嘱给予降温药或冰敷，但忌用乙醇擦浴，以免降低白细胞数和增加出血倾向；注意观察降温效果。

2. 休息

白血病患儿常有乏力、活动后气促等现象，需卧床休息，但一般不需绝对卧床。长期卧床者，应常更换体位，预防压力性损伤。

3. 防治感染

感染是导致白血病患儿死亡的主要原因之一。因此，防治感染尤为重要。白血病患儿免疫功能低下，化疗常致骨髓抑制，使成熟中性粒细胞减少或缺乏，机体免疫功能进一步下降，极易发生感染。具体措施如下。

（1）保护性隔离：白血病患儿的病室应阳光充足，空气新鲜，房间定时通风换气，每日消毒。且应与其他病种患儿分室居住，以免交叉感染。粒细胞数极低和免疫功能明显低下者应住单间，有条件者住空气层流室或无菌单人层流床。限制探视者人数和次数，禁止感染者探视。接触患儿前认真洗手，必要时以消毒液洗手。

（2）注意个人卫生：保持口腔清洁，进食前后以温开水或漱口液漱口；选用软毛牙刷或海绵，以免损伤口腔黏膜及牙龈，导致出血和继发感染，有黏膜真菌感染者，可用氟康唑或依曲康唑涂擦患处。保持大便通畅，便后用温开水或盐水清洁肛周，以防肛周脓肿；肛周溃烂者，每日药物坐浴。勤换内裤，每日沐浴，以利于汗液排泄，减少皮肤感染。

（3）进行护理操作时应严格执行无菌操作技术，遵守操作规程。

（4）避免有关接种：免疫功能低下者，避免用麻疹、风疹、水痘、流行性腮腺炎等减毒活疫苗和脊髓灰质炎糖丸预防接种，以防发病。

（5）注意有无感染先兆：监测体温变化，观察有无牙龈肿痛，咽红、咽痛，皮肤有无破损、红肿，肛周、外阴有无异常。如发现感染迹象，及时遵医嘱应用抗生素。监测血象结果，中性粒细胞很低者，遵医嘱皮下注射集落刺激因子，使中性粒细胞合成增加，增强机体抵抗力。

4. 防治出血

出血是白血病患儿又一主要死亡原因，要预防出血。患儿不要进行剧烈的运动，避免发生磕碰，不要吃过于粗糙的食物。

5. 正确输血

白血病患儿常有贫血、出血，在治疗过程中，常需输血（成分血）。输注时应严格遵守输血制度，观察疗效及有无输血反应。

6. 应用化疗药物的护理

（1）熟悉化疗药物的药理作用和特性，正确给药。①化疗药物多为静脉给药，因有较强的刺激性，故应注意保护血管，并尽量选择大血管，确认静脉通畅后方可注药，以免药液渗漏导致局部疼痛、红肿，甚至坏死，如发现渗漏，立即停止输液，并做局部处理；②光照可使某些药物（VP16，VM26）分解，静脉滴注时应避光；③某些药（如 ASP）可致变态反应，用药前应询问用药史及过敏史，用药过程中应注意观察有无变态反应；④鞘内注射时，浓度不宜过大，推药速度宜慢，术后应平卧 4 ~ 6 h，以减少不良反应的发生；⑤配药及使用过程中护士要注意自我保护。

（2）密切观察及处理化疗药物的不良反应。①绝大多数化疗药物均可导致骨髓抑制而引起患儿感染，应监测血象，及时防治感染，观察有无出血倾向和贫血；②恶心、呕吐严重者，用药前 30 min 给其止吐药；③可能致脱发者，应先告知家长及年长儿，脱发后可戴假发、帽子或围巾；④环磷酰胺可致出血性膀胱炎，应保证液量摄入，并尽量在白天完成，以免影响休息；⑤糖皮质激素应用可出现满月脸及情绪改变等，应告知家长及年长儿停药后会消失，勿嘲笑或讥讽患儿；⑥加强口腔护理，有溃疡者，宜给清淡、易消化的流质或半流质饮食；疼痛明显者，进食前可给局部麻醉药或敷以溃疡膜、溃疡糊剂。

7. 减轻疼痛

提高诊疗技术，尽量减少因治疗、护理而带来的痛苦。及时发现镇痛需要，运用适当的非药物性止痛技术或遵医嘱用止痛药，以减轻疼痛，并评价止痛效果。

8. 加强营养，注意饮食卫生

给予高蛋白、高维生素、高热量的饮食。鼓励患儿进食，不能进食者，可静脉补充。食物应清洁、卫生，水果应洗净、去皮，食具应消毒。

9. 提供情感支持和心理疏导

（1）热情帮助、关心患儿，让年长儿和家长认识本病及了解国内外的治疗进展。如目前已认为白血病不再是不治之症；如急淋完全缓解率可达 95% 以上，5 年无病生存率可达 70% 左右；急非淋的初治完全缓解率也已达 75% 左右，5 年无病生存率达 40% ~ 60%。让年长患儿认识珍惜生命的重要意义，帮他们树立战胜疾病的信心。

（2）进行各项操作前，告知家长及年长儿其意义、操作过程、如何配合及可能出现的不适，以减轻或消除其恐惧心理。阐述化疗是白血病治疗的重要手段。让家长了解所用的化疗方案、药物剂量及可能出现的不良反应。明确定期化验（血常规、骨髓、肝功能、肾功能、脑脊液等）的必要性及患儿所处的治疗阶段。详细记录每次治疗情况，使治疗方案具有连续性。

（3）定期召开家长座谈会或病友联谊会，为新、老患儿家长提供相互交流的机会，让患儿、家长相互交流成功配合治疗的经验和教训，以及如何采取积极的应对措施以渡过难关等，从而提高家长及患儿对疾病的应对能力，增强其治愈的信心。

（彭粤铭）

第十节　小儿先天性心脏病

一、概述

先天性心脏病（简称先心病）是在胎儿心脏发育阶段，任何因素使心脏、血管某一部分发育停顿或异常造成的先天性畸形，为小儿时期最常见的心脏病。根据我国资料统计，先心病发病率约占全部活产婴儿的 0.7% ~ 0.8%。先心病发生原因不明，部分可能与染色体异常、遗传、胎内感染及环境等因素有关。

先心病一般可以分为非发绀型与发绀型 2 类。

1. 非发绀型先心病

在左、右心腔或主、肺动脉间有异常通道，左侧压力高于右侧，引起左向右分流，如心房间隔缺损、心室间隔缺损、动脉导管未闭、心内膜垫缺损等。其他包括心瓣膜及大血管狭窄，使心脏排血阻力增加，如肺动脉瓣、主动脉瓣狭窄，主动脉缩窄、左右心室流出道狭窄等。

2. 发绀型先心病

右心腔或肺动脉内压力异常增高，血流通过异常通道流入左心腔或主动脉。一般出生后不久即有发绀，如法洛四联症，其他多为复杂畸形，如右室双出口、三尖瓣闭锁、永存动脉干、大血管错位、完全型肺静脉畸形引流、单心室等。

二、临床表现

轻者可无特殊症状，在体检时偶然发现。重者自出生后即可有症状，如活动或哭闹后出现短暂发绀或持续性发绀，婴儿期喂养困难，吸吮数口就停歇，气促，易呕吐和大量出汗，易患呼吸道感染，反复出现心力衰竭。发绀者往往发育迟缓，有蹲踞现象。可有杵状指（趾），眼结膜充血。缺氧严重者常在哺乳、哭闹或大便时突然晕厥。绝大多数患儿检查胸部可听到心脏杂音。

三、检查

1. 胸部 X 线摄片检查

胸部 X 线摄片检查可有肺纹理增加或减少、心脏增大。但是肺纹理正常，心脏大小正常，并不能排除先天性心脏病。

2. 超声检查

超声检查对心脏各腔室和血管大小进行定量测定，用以诊断心脏解剖上的异常及其严重程度，是目前最常用的先天性心脏病的诊断方法之一。

3. 心电图检查

心电图检查能反映心脏位置，心房、心室有无肥厚及心脏传导系统的情况。

4. 心脏导管检查

心脏导管检查是先天性心脏病进一步明确诊断和决定手术前的重要检查方法之一。通过心脏导管检查，了解心腔及大血管不同部位的血氧含量和压力变化，明确有无分流及分流的部位。

5. 心血管造影

通过导管检查仍不能明确诊断而又需考虑手术治疗的患者，可作心血管造影。将含碘对比剂通过心导管在机械的高压下，迅速地注入心脏或大血管，同时进行连续快速摄片，或拍摄电影，观察对比剂所示心房、心室及大血管的形态、大小、位置，以及有无异常通道或狭窄、闭锁不全等。

6. 色素稀释曲线测定

色素稀释曲线测定将各种染料，如伊文思蓝、美蓝等，通过心导管注入循环系统的不同部位，然后测定指示剂在动脉或静脉血中稀释过程形成的浓度曲线变化，根据此曲线变化可判断分流的方向和位置，进一步计算出心排血量和肺血容量等。根据以上的病史、体检及特殊检查得出的阳性体征，加以综合分析判断，以明确先天性心脏病的诊断。

四、诊断

一般通过症状、体征、心电图和超声心动图等即可作出诊断，并能估计其血流动力学改变、病变程度及范围，以制订治疗方案。对合并多种畸形、复杂疑难的先天性心脏病，专科医师会根据情况，有选择地采取三维 CT 检查、心导管检查或心血管造影等检查手段，了解其病变程度、类型及范围，综合分析，作出明确的诊断，并指导制订治疗方案。

五、治疗

1. 一般治疗

仅有少数类型的先天性心脏病可以自然恢复，有的则随着年龄的增大，并发症会渐渐增多，病情也逐渐加重。

选择何种治疗方法，以及选择正确的手术时机，主要取决于先天性心脏畸形的范围及程度。简单而轻微的畸形，如房间隔缺损、单纯肺动脉瓣狭窄，如缺损直径小，则对血流动力学无明显影响，可以终身不需任何治疗。严重的先天性心脏病，如完全性大动脉转位或左心发育不良综合征，在出生后必须立即手术，否则患儿将无法生存。

2. 保守观察的先天性心脏病

（1）直径较小、无肺动脉高压倾向的继发孔房间隔缺损者，可观察到 3 ~ 5 岁再手术。

（2）直径 < 4 mm 的膜部室间隔缺损，对心功能影响轻，并且有自动闭合的可能，所以也可以观察到 3 ~ 5 岁，如室缺仍未能闭合，则应考虑手术治疗。由于小室缺有诱发细菌性心内膜炎的可能，而外科手术安全性已非常高，所以不主张较长时间等待。

（3）跨瓣压差 < 40 mmHg 的主动脉瓣、< 60 mmHg 的肺动脉瓣狭窄，这些病例采用保守治疗的前提是，必须在有较高先心外科治疗水平的医院检查心脏超声 2 次以上，另外，在观察期间需定期进行随访观察和必要的检查，以免造成误诊而贻误治疗时机。

3. 选择合适的手术时机

选择手术时机需考虑的主要因素：①先心病自身的病理特征及对血流动力学的影响程度，一般来讲，畸形越复杂，对血流动力学影响越大，越应尽早手术治疗；②继发性病理改变的进展情况。左向右分流类先心病，应争取在发生肺血管阻塞性改变之前进行手术矫治。发绀性、梗阻性先心病应争取在发生严重心肌肥厚、纤维变性前手术。

4. 手术治疗

先心病的外科手术方法。主要根据心脏畸形的种类和病理生理改变的程度等综合因素来确定，手术方法可分为根治手术、姑息手术、心脏移植 3 类。

（1）根治手术：可以使患者的心脏解剖回到正常人的结构。

（2）姑息手术：仅能起到改善症状的作用而不能起到根治效果，主要用于尚无根治方法的复杂先心病，如改良 Glenn、Fontan 手术，或者作为 1 种预备手术，促使原来未发育完善的结构生长发育，为根治手术创造条件，如体 – 肺分流术等。

（3）心脏移植：主要用于终末性心脏病及无法用手术方法治疗的复杂先心病。

六、护理

在先天性心脏病患儿的护理过程中要指导其家长带患儿定期到医院进行就诊检查，使患儿能够安全到达适合手术的年龄，进行手术治疗。

（一）一般护理

（1）要制订适合患儿的活动量及生活制度，对于轻型、无症状的儿童，可以进行和正常儿童一样的活动。有症状的患儿应该限制活动，同时避免剧烈的哭闹和激动，因为容易增加心脏的负担。对于重型患儿应当让其卧床休息，进行妥善的生活照顾。

（2）要注意预防感染，因为感染往往可以导致患儿疾病加重或者反复，所以要积极地避免。服装增减需冷热适中，防止着凉，一旦有感染，要积极进行治疗。

（3）营养要合理，要给予患儿高蛋白、高热量、高维生素的饮食，以增强体质，适当限制食盐的摄入，多给予蔬菜类、粗纤维的食物，以保证大便的通畅，避免因为便秘而加重心脏负担。

（4）重型先心病患儿可能会出现喂养困难，喂养时要细心、耐心、少食多餐，避免呛奶和呼吸困难，同时在家庭生活中家长要及时观察病情变化，要注意观察患儿的活动能力、面色情况、呼吸是否平稳，还可以数心率、监测患儿的尿量，以及水肿的情况。

（5）对于发绀型先天性心脏病患儿要注意让其多喝水，以防止血栓形成，如果先天性心脏病合并贫血，应及时纠正，可以补充富含铁的食物。

（二）手术护理

1. 术前护理

（1）术前指导：配合医师与患儿家长进行沟通，介绍疾病相关知识及手术的必要性、介入治疗的优点、可能的风险，以取得理解。对于年龄较大的患儿，护理人员在征得其监护人同意的前提下，用浅显的语言或图片形式，讲清手术经过，使其消除紧张、恐惧心理，接受治疗。检查特殊检查和治疗知情同意书是否签字。

（2）术前准备：配合医师完善各项常规检查，如血尿、便常规，肝肾功能、出凝血时间、心电图、胸部 X 线摄片、心脏彩超等，预防和控制呼吸道感染，控制心力衰竭。帮助家长做好患儿的喂养等护理。测量患儿身高、体重、四肢血压、四肢血氧饱和度，详细记录。

（3）做碘过敏试验、备皮。备好术后监护设备、用药及抢救物品。

（4）术前禁食、禁水：婴儿术前 4 h 禁饮食，1 岁以后术前 6 h 禁饮食。术前 30 min 肌内注射苯巴比妥、阿托品。

2. 术中配合和护理

（1）备好急救药品和器械。四肢约束固定，建立静脉通道。

（2）全身麻醉患儿去枕，肩胛下垫一薄枕，使气道拉直。保持呼吸道通畅，气道有痰时，要及时清除。协助手术医师做好术前局部消毒和铺巾工作。

（3）连接心电监护，观察心率、心律、血压的变化，及时处理各种心律失常。全身麻醉患儿密切观察呼吸、脉搏血氧饱和度的变化，发现异常及时通知手术医师。

（4）患儿有呕吐时，使其头偏向一侧，并及时清除口腔内容物，防止窒息。

（5）密切观察手术进程和医师意图，密切配合，发现异常，及时协助处理。准确记录术中特殊给药。

3. 术后病情观察及护理

（1）全身麻醉者去枕平卧，头偏向一侧，保持呼吸道通畅，观察生命体征变化。

（2）出血的观察与护理：密切观察生命体征，每 30 min 测量血压 1 次。沙袋压迫解除后每隔 2 h 测量 1 次。绝对卧床休息，股动脉穿刺者应卧床 24 h，沙袋持续压迫股动穿刺处 6 ~ 8 h，静脉穿刺侧 4 h，下肢制动 12 h。严密观察穿刺处有无出血，经常检查，防止沙袋移位。限制活动期间，要最大限度地缓解患儿生理上的痛苦，局部按摩，鼓励患儿坚持。有血肿发生时或渗血、出血时，立即在穿刺点上方用折叠的无菌纱布压迫，同时观察患儿血压、一般情况、面色、睑结膜颜色，报告医师进一步处理。

（3）密切观察心率、心律的变化：介入治疗后，因封堵器的局部挤压、刺激，可引起各种心律失常。房间隔缺损患儿常合并有房性心律失常。室间隔缺损患儿易出现房室传导阻滞或束支传导阻滞。应给予心电监护，动态观察心率、心律的变化，一旦发现，立即报告医师处理。

4. 封堵器失灵的观察

（1）房间隔缺损、室间隔缺损患儿，封堵器脱落一般至右心系统，可卡于肺循环的任何部位，出现右心功能不全的症状。一旦出现急性右心循环障碍的临床表现，如颈静脉怒张、肝大、低血压，甚至心源性休克，应立即报告医师，及时寻找原因并加以处理。

（2）若封堵不严，可发生机械性溶血，一般发生在术后 10 h 左右。注意观察小便颜色，留取小便标本送检。

（3）采用介入封堵术后，要注意阅读手术记录，嘱患儿不要剧烈运动，防止封堵器脱落。待 3 个月后血管内皮细胞完全覆盖封堵器，此时运动可不受限制。

5. 血栓形成的观察和护理

导管过粗，导管在血管内停留时间过长，以及导管表面不光滑等因素，易使血管内膜受损，造成血栓形成。注意观察患儿下肢温度、肤色、足背动脉搏动情况，仔细比较双侧足背动脉搏动是否对称，询问患儿有无下肢疼痛、发凉，发现异常，报告医师及时用药，按医嘱正确应用抗凝剂或溶栓剂。

6. 观察心功能变化

重度的肺动脉瓣狭窄的患儿，瓣膜若有钙化，扩张后可能造成肺动脉瓣关闭不全，重者可使右心负荷加重，导致急性右心功能不全。因此，肺动脉瓣狭窄球囊扩张术后，要注意观察患儿有无右心功能不全的症状，如肝大、下肢水肿、胸腔积液及腹腔积液等。发现异常，应报告医师及时处理，降低心脏负荷，避免病情恶化。

7. 保持大便通畅

患儿大便时，护士注意压迫穿刺部位，避免因增加腹压诱发穿刺部位出血。协助患儿排便，可给予腹部按摩，便秘者可给予开塞露通便。便后检查穿刺局部，若有活动出血，应立即压迫止血，待止血后重新计算沙袋压迫时间，更换敷料。出血量多时，报告医师及时处理。

8. 健康教育

置入封堵器的患儿3个月内避免剧烈活动。及时增减衣服，避免上呼吸道感染。指导家长监护患儿口服抗凝药物，服用的药物要列表，每次服用后打钩，以免遗漏或重复服药。告知患儿家长明确的复查时间表。

（彭粤铭）

第十一节　小儿暴发型心肌炎

一、概述

小儿暴发型心肌炎又称急性坏死性心肌炎，是由嗜心肌性病毒感染引起的、以心肌弥散性炎症为主要改变的疾病，是心肌炎中最严重的类型，呈流行或散在发病。本病起病急、病情重、进展快，且表现多样，心外症状多见，属儿科急危症。如不及时发现和早期治疗，患儿可在数小时至数日内死亡。因此，加强临床观察，及早诊断并及时救治与护理，是提高抢救成功率的关键。

致病因素：病毒感染，常见的有柯萨奇病毒、疱疹病毒等；机体免疫功能异常，尤其是细胞免疫功能异常在其发病中也起重要作用。

二、临床表现

起病急骤，病情发展迅速，可急剧恶化，若抢救不及时，可在数小时内死亡。多突然发生严重心律失常、心力衰竭、心源性休克和阿-斯综合征。41%～88%的患儿有前驱病毒感染史。部分暴发型心肌炎临床表现不典型，除发热、全身不适、关节酸痛外，有时表现为腹痛、呕吐、肝脾大，常被误诊为急性胃肠炎、急腹症等。脑供血不足时可表现为头痛、呕吐、惊厥、昏迷，极易误诊为中枢神经系统感染。

三、检查

1. 一般检查

白细胞计数增高，中性粒细胞增多，红细胞沉降率略增快。

2. 心肌酶

血清谷草转氨酶（GOT）、肌酸激酶（CK）、肌酸激酶同工酶（CK-MB）、乳酸脱氢酶（LDH）及α-羟丁酸脱氢酶（αHBDH）在急性期均可升高，但CPK-MB的升高对心肌损伤的诊断较有意义。

3. 肌钙蛋白

心脏肌钙蛋白T（cTnT）及心脏肌钙蛋白I（cTnI）均为心肌所特有，因而其特异性较CK-MB高。

四、诊断

根据临床表现及检查可作出诊断。

五、治疗

采取综合性治疗措施。卧床休息、镇静、吸氧等一般处理，给予大剂量丙种球蛋白抑制免疫，合理使用激素及强心、利尿剂，联合应用血管活性药物，纠正心力衰竭，抗心律失常，安装人工心脏起搏器，抗病毒、补液等治疗。

六、护理

（一）护理目标

（1）配合医师抢救，稳定生命体征，挽救患儿生命。

（2）密切观察病情变化，为及时、正确的治疗提供依据。

（3）尽量维护患儿身心舒适。

（4）为患儿家长提供护理指导。

（二）护理措施

1. 一般护理

病室应保持安静，减少对患儿的不良刺激。急性期绝对卧床，进行肢体被动活动，帮助翻身，按摩身体受压处，维护患儿的舒适。心影增大者卧床 6 个月以上，待心影恢复正常，心电图表现明显好转后，开始进行洗脸、进食等轻微活动。

2. 排便护理

患儿长期卧床，肠蠕动减弱，易发生便秘。为减少心脏负担，应保持大便通畅。训练患儿床上排便，避免过度用力或屏气，可进食易消化并含适量纤维素的食物。必要时可用开塞露等通便。

3. 饮食护理

进食高蛋白、富含维生素、低盐饮食。儿童限盐 1 ~ 6 g/d。少食多餐，多食含钾食物，如橘子、香蕉等。

4. 心理护理

由于发病极为突然、病情重，患儿和家长精神紧张、情绪激动，患儿烦躁、恐惧，不能保持安静情绪及绝对卧床休息，是妨碍疾病恢复的重要因素。在抢救的同时，应多鼓励患儿，诉说其不适和内心感受。向家长讲解暴发型心肌炎的病程特点、相关知识及预后等，使其对病情有正确的认识，尽量保持情绪稳定，以免影响患儿的信心。

5. 健康指导

指导患儿家长喂养方法和症状护理、观察病情的方法，以及患儿恢复期体力活动的计划和原则。

（彭粤铭）

第十二节　小儿糖尿病

一、概述

小儿糖尿病是由于胰岛素绝对或相对缺乏引起糖、蛋白质、脂肪及水、电解质代谢紊乱的慢性内分泌代谢疾病。小儿糖尿病 95% 以上为 1 型糖尿病，即胰岛素依赖型糖尿病，容易并发糖尿病酮症酸中毒，若不及时处理，常导致小儿死亡。

本病病因不明，可能与遗传、内分泌障碍、病毒感染及免疫功能障碍有关，造成胰岛细胞破坏，使胰岛素分泌不足或完全缺乏而发病。

二、临床表现

小儿糖尿病起病急，常见症状为烦渴、多尿、消瘦、软弱无力和疲乏。有的多食症状不太明显，幼儿可有夜尿增多或突然发生遗尿现象。有时可见呕吐、腹痛、肝大，严重脱水和酮症酸中毒致休克、昏迷，重者死亡。少数患儿表现为精神呆滞、软弱、体重下降。有的患儿首次发病即表现为糖尿病酮症酸中毒昏迷。病程长而治疗不当，则可影响生长发育。

三、检查

1. 血液检查

（1）血糖测定：以静脉血浆（或血清）葡萄糖为标准。1997 年美国糖尿病学会（ADA）制定的诊断糖尿病的标准为：正常空腹血糖 < 6.1 mmol/L，空腹血糖 6.1 ~ 6.9 mmol/L 为空腹血糖受损；如空腹血糖 ≥ 7.0 mmol/L 或口服糖耐量试验（OGTT）2 h 血糖值 > 11.1 mmol/L，即可诊断糖尿病。糖耐量试验不作为临床糖尿病诊断的常规手段。

（2）血浆 C 肽测定：C 肽测定可反映内源性胰岛 β 细胞分泌胰岛素的功能，不受外来胰岛素注射影响。有助于糖尿病的分型。儿童 1 型糖尿病时 C 肽值明显低下。

（3）糖化血红蛋白（HBA1c）：是代表血糖的真糖部分，可反映近 2 个月血糖平均浓度，是判断一段时间内血糖控制情况的可靠、稳定、客观的指标，与糖尿病微血管及神经并发症有一定的相关性。正常人 HBA1c < 6%；HBA1c 维持在 6% ~ 7%，表示控制良好，糖尿病并发症不发生或已发生但不进展；HBA1c 8% ~ 9% 时为控制尚可；HBA1c 11% ~ 13% 为控制较差，糖尿病并发症显著增加。因此，美国糖尿病学会要求糖尿病患儿 HBA1c 控制在 7% 以内。

2. 尿液检查

（1）糖尿重症病例治疗前经常有糖尿，轻症仅见于餐后或有感染等应激情况下，不少久病者由于肾糖阈升高，虽有高血糖而无糖尿。因此，收集一段时间的尿液进行定量检测更有意义。

（2）蛋白尿反应糖尿病患者肾脏早期受累程度，糖尿病患儿无并发症时白蛋白尿阴性或偶有白蛋白尿，白蛋白尿排泄率在 30 ~ 300 mg/d 时，称微量白蛋白尿，表明患者已有早期糖尿病肾病，白蛋白尿排泄率 > 300 mg/d 时，称临床或大量白蛋白尿。

（3）尿酮体见于重症或饮食失调伴酮症酸中毒时，其尿酮体阳性。

（4）管型尿往往与大量蛋白尿同时发现，多为透明管型及颗粒管型，见于弥漫型肾小球硬化症。

3. 其他检查

（1）胸部 X 线摄片除外肺结核。

（2）腹部 B 超检查肝脏和胰腺。

（3）眼科检查眼底。

四、诊断

根据患儿出现明显多饮、多尿、多食和消瘦，空腹血糖 ≥ 7.0 mmol/L，口服葡萄糖耐量试验 2 h 血糖值 ≥ 11.1 mmol/L，或任意时间血糖 ≥ 11.1 mmol/L，可诊断糖尿病。家族糖尿病史有助于糖尿病的诊断。应与糖尿、脱水酸中毒、昏迷等鉴别。

五、治疗

小儿糖尿病的治疗是综合性的，主要包括药物疗法、饮食疗法、运动疗法。其中小儿 1 型糖尿病必须终身注射外源性胰岛素替代治疗，少数 2 型糖尿病可以服用降糖药等治疗。

六、护理

（一）护理目标

（1）预防急性并发症，挽救生命。

（2）平稳控制血糖。

（3）对患儿和家长进行培训，使其掌握胰岛素的治疗方法。

（4）提高患儿和家长对糖尿病的护理能力，提高生活质量。

（二）护理措施

1. 胰岛素的治疗配合及指导

（1）皮下注射胰岛素疗法是治疗小儿糖尿病的重要手段，应做到正确、准确应用。应在饭前15～30 min皮下注射，注射后按规定时间进食，以免发生低血糖。注射部位可选择上臂外侧、臀部、大腿外侧等处，注射时须无菌操作，有计划、按次序地更换注射部位，避免2周内在同一部位注射2次，注射点至少间隔1 cm，可防止发生皮下硬结及局部组织萎缩或感染。

（2）定时检测血糖及尿糖，尤其当合并其他疾病（如感冒、腹泻等）、外出旅行和生活规律发生改变时，应根据血糖监测结果，调整胰岛素用量，避免低血糖。经过一段时间的胰岛素治疗后，患者自身胰岛β细胞的功能得到一定程度的改善，病情缓解，称为"蜜月期"，时间几周到几个月不等。在此期间，要加强血糖监测，可以适当减少胰岛素用量，避免发生低血糖。患者及家属应当掌握血糖、尿糖的监测技术，以便及时调整胰岛素的剂量。

（3）正确存放、保管胰岛素：使用中的胰岛素，可放室温，室温高时注意冷藏，开封后1个月未用完应丢弃。未启封的胰岛素最好在2～8℃条件下冷藏保存，胰岛素不能冰冻、曝晒及长时间震荡。每次注射前应检查胰岛素液的外观，正常情况下，速效和短效胰岛素外观清亮，一旦混浊或颜色变黄，则不得使用；其他规格的胰岛素呈均匀的雾状，出现团块状沉淀物则不能使用。

（4）观察和预防低血糖反应：1型糖尿病选用短效胰岛素，其皮下注射后0.5 h起效，作用高峰出现在注射后1～3 h，作用持续时间为5～7 h，主要用于控制进餐后的高血糖。注射胰岛素后患儿出现心悸、出汗、饥饿感、头晕、抽搐、昏迷等表现，提示低血糖，时间多出现于胰岛素作用最强时。应立即给予可迅速吸收的糖类，如果汁、糖果或饼干，如果进食后症状不缓解或发生意识障碍的严重低血糖，应送医院，给予50%葡萄糖注射液静脉注射以纠正。外出随身携带糖果和标明为糖尿病患者及正在接受胰岛素治疗的卡片，记载姓名、家庭住址、联系电话，以备发生意外时得到他人帮助。

（5）注意胰岛素注射时间与进餐的关系：速效胰岛素应在餐前即刻注射，短效胰岛素在餐前0.5 h注射。当血糖高出目标范围时可延长进餐与注射的间隔时间，餐前血糖低于目标范围时就要缩短进餐与注射的间隔时间。要求患者尽可能保持固定的餐次、进餐时间、饮食量。

（6）注意胰岛素注射与活动量的关系：运动对血糖的影响很大，在胰岛素治疗期间，要求患儿尽可能保持固定的运动量，特别注意运动应在饭后1～2 h内进行。应注意患儿活动时周围环境是否安全，以防发生低血糖时造成意外伤害。

（7）胰岛素治疗不可随意中断，以保护残存的胰岛β细胞功能，延缓病情的进展。平时家中必须有基本的胰岛素储备，防止因缺药而中断治疗。

2. 使用胰岛素泵患儿的护理及指导

胰岛素泵可将胰岛素原液（只使用短效或者速效胰岛素，不能使用预混合中长效胰岛素）通过连接导管及皮下埋置针头持续输入1型糖尿病患儿体内，其内部固化的计算机芯片能严格控制胰岛素的输入剂量和时间，经皮下脂肪迅速吸收而发挥作用。可以24 h持续输注，能模拟胰岛素的生理分泌功能，保持全天血糖稳定，更好地控制血糖。胰岛素泵疗法是一种重要的糖尿病强化治疗方法，目前被广泛应用于临床。

胰岛素泵治疗主要由基础量和餐前量组成，剂量遵医嘱。一般全日胰岛素用量的40%作为基础率输入，以控制空腹血糖为主，余下60%三餐前以大剂量冲击输入，主要是处理糖类餐时负荷量。根据每日血糖监测情况，调整基础率胰岛素量及胰岛素泵的剂量。

装泵前沐浴、更衣，保持皮肤清洁。局部消毒，每日观察置管处周围皮肤有无红肿、压痛等，防止胰岛素泵输入软管置管部位发生感染。安装泵软管道需用乙醇棉球消毒接口。埋管后暴露的套管与身体接触处用胶布粘紧，防止移位，多余的软管盘曲后固定于体表，防止折曲及发生堵塞，经常检查管道易折曲部位，夏季3～5 d、冬季5～7 d更换1次注射部位，并更换管道。输注部位一般选择在下腹部，避开腰围，在距脐4～5 cm区域内。新的输注部位与上次部位相隔3 cm以上。

血糖监测：良好的血糖监测应达到每日4次。一般是早空腹、早餐后2 h、午餐后、睡前，其他方法还有空腹加三餐前或空腹加三餐后2 h血糖。感觉不适也应立刻测血糖。

胰岛素泵的维护：胰岛素泵是精密电子仪器，要指导患儿及家长妥善携带、保管。一般选择放在口袋里，也可在腰部固定。游泳或沐浴时，可拧开管道中央部位快速分离器，将泵和身体分离。当进行滑雪、溜冰及其他冬季运动时，泵应放在衣下保暖，以免胰岛素冻结。做X线检查或CT、MRI等影像学检查的时候，要暂时断开泵，以防损伤。短时间暂停泵，不会影响血糖，如果长时间脱泵，要根据情况补充适量的胰岛素。

3. 预防酮症酸中毒

使患儿和家长了解糖尿病酮症酸中毒的常见诱因，一般因急性感染、过食、静脉注射葡萄糖或中断治疗等诱发。应避免中断胰岛素治疗，发生呼吸道感染、胃肠道感染及任何应激导致血糖异常波动时应立即就医。

4. 饮食控制及指导

向患儿及家长讲解控制饮食的重要性与具体做法，使之自觉遵守。可由营养师给患儿制订食谱并指导家长每餐食物的搭配及分配。饮食需定时、定量，应督促患儿吃完每餐所给食物，勿吃额外零食。详细记录进食时间、进食数量，每周测体重1次，待病情稳定后，根据患儿年龄，定期测体重和身高。生长速度可作为糖尿病代谢障碍是否得到控制的指标。

5. 运动配合与指导

适当的体育运动可促进糖的利用，减轻胰岛负担，使血糖下降，从而减少药物用量。运动方式及运动量应根据患儿年龄、体力、病情及有无并发症而定，以不感到疲劳为宜。方法有轻松的体操、散步、慢跑、骑自行车、游泳等。每日定时、定量地运动，有利于血糖控制和胰岛素的调节。

6. 心理护理

1型糖尿病需终生用药、饮食管理及行为干预，给患儿及家长的生活带来许多不便和精神负担，易产生焦虑、恐惧、失望等消极情绪，应多与患儿及家长沟通，及时给予针对性心理安慰及疏导，深入浅出地讲解糖尿病的相关知识，使患儿及家长坚信糖尿病通过坚持使用胰岛素、配合合理膳食、坚持适当体育锻炼可以与正常儿童一样生活和学习，使之树立信心，主动配合治疗和自我护理，良好地控制疾病。

（彭粤铭）

中医护理篇

第十一章 中医特色护理技术
第十二章 临证常见病中医护理

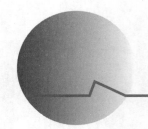

第十一章 中医特色护理技术

第一节 药疗法

一、发泡疗法

用某些中药切碎捣烂后，敷于患处或一定穴位，使其局部皮肤灼热、潮红，继之起泡，以达治疗作用，称为发泡疗法，具有祛邪通络、清热解毒、止痛消肿的功效。

（一）物品准备

治疗盘、药物（根据需要，事先将新鲜的毛茛或威灵仙等中草药切碎、捣烂，捏成直径约 1 cm 的药饼）、塑料纸、纱布、胶布、绷带、75% 乙醇棉球、5 mL 注射器 1 支、消毒瓶盖 1 个（直径约 3 cm，高 2 cm）。

（二）操作方法

（1）摆好体位，暴露发泡部位。

（2）将制好的药饼敷于需要的部位，如痹证敷于关节肿胀处；哮喘敷于天突或膻中穴；急性黄疸敷于内关穴等。

（3）盖上塑料纸、纱布，以胶布固定。

（4）敷 4 h 左右，患者感局部灼痛、蚁走感，皮肤潮红，即可将药饼取下，上扣一直径约 3 cm 的瓶盖，以绷带固定。

（5）8 ~ 12 h 后，皮肤逐渐起泡，待水疱内液体充盈、胀满时，经常规消毒，用针头刺破水疱底部，抽出液体。

（6）以乙醇棉球消毒针眼，盖上消毒纱布，用胶布或绷带固定。

（三）护理

（1）向患者解释发泡疗法的作用及发泡过程，以取得患者配合。

（2）发泡前应将局部清洗干净，或嘱患者洗澡。

（3）敷药后应密切观察局部反应，如患者感烧灼、疼痛较重、皮肤反应大，可提早将药饼取下。

（4）发泡过程中应注意保护水疱，避免碰破，抽吸疱液时应注意无菌操作，防止感染。抽吸后用无菌敷料覆盖固定，隔日更换敷料 1 次，待局部干燥、愈合即可。

（5）局部皮肤病变者，禁在病变部位发泡。

（四）护理应用

此法需根据医嘱，选用适宜药物和部位进行发泡治疗。

二、贴药法

将特制的膏药或新鲜中草药直接贴于患处的方法称为贴药法，具有舒筋活络、散结止痛、活血化瘀、消肿拔毒的功效。

（一）物品准备

治疗盘、膏药或新鲜中药叶子，根据需要准备添加的药末、酒精灯、火柴、剪刀、胶布、绷带，必要时准备备皮刀、滑石粉。

（二）操作方法

（1）清洁局部皮肤，毛发较密处须用备皮刀刮去毛发。

（2）将备好的膏药剪去四角，呈半圆形，再在酒精灯上烤化后揭开。

（3）根据病情，在膏药表面撒上滑石粉，双手分别捏住膏药两侧，在酒精灯上边烤边行开合调匀。

（4）待药膏经软化并与滑石粉调匀后，移开酒精灯，稍等片刻，使膏药温度适宜，立即贴于患处。

（5）以胶布或绷带固定。

（6）若以新鲜中药如苦瓜叶敷贴，则洗净后直接贴于患处，外盖纱布，胶布固定。

（三）护理

（1）根据病变部位选择大小合适的膏药，根据病证或医嘱选用不同功效的膏药，如阳证肿疡用拔毒膏、太乙膏；阴证肿疡多用千捶膏、麝香回阳膏等。

（2）烘烤膏药以膏药柔软化开，但不烫手、不外溢为度，以免烫伤皮肤。若含有麝香、丁香等辛散药物的膏药，不宜多烤，以免减低药效。

（3）贴膏药后若皮肤瘙痒难忍，周围起疹或水疱，即为过敏现象，应揭下，暂停贴敷。

（4）揭下膏药后，局部皮肤可用汽油、松节油擦拭干净。

（四）护理应用

根据医嘱，准备药物及用物，为患者贴敷所需部位。

三、敷药法

将新鲜中草药切碎、捣烂，或将中药末加赋形剂调匀成糊状，敷于患处或穴位的方法称为敷药法，具有舒筋活络、祛瘀生新、消肿止痛、清热解毒、拔毒等功效。

（一）物品准备

治疗盘、治疗碗内盛调制好的药物、油膏刀、棉垫或纱布块、棉纸、胶布、绷带。

调制新鲜中草药需准备切刀、切板，乳调制中药末根据需要备好清水、茶水、醋、蜜、麻油、饴糖等赋形剂。

（二）操作方法

（1）敷药局部做清洁处理。

（2）新鲜中草药须切碎、捣烂，平摊于棉垫上。药末经清水或醋、蜜等调制成糊状，平摊于棉垫或纱布上，并在药物上面加一大小相等的棉纸或纱布。

（3）将药物敷于患处，用胶布或绷带固定。

（三）护理

（1）调制的药物须干湿适中，厚薄均匀，根据药物作用，决定敷药厚薄，如消散药膏宜厚，创面生肌药膏宜薄，一般以 0.2 ~ 0.3 cm 为宜，大小须超出病变处 1 ~ 2 cm 为度，对皮肤有腐蚀的药物应限于病变部位以内。

（2）用水或醋调制的药物容易干燥，干燥时可取下，敷料加水或醋湿润后再敷，也可将药物刮下，加水或醋重新调制再敷，一般 2 ~ 3 d 更换 1 次，也有敷数小时即取下者，如哮喘膏。

（3）饴糖调制的药物，夏天易发酵，可每日更换药物或加适量防腐剂。

（4）敷药后应询问患者有无瘙痒难忍感觉，并观察局部有无皮疹、水疱等过敏表现，若有过敏反应，应停止敷药。

（四）护理应用

（1）本法应用广泛，根据医嘱为软组织损伤部位敷活血化瘀类中药，如活血散调敷。

（2）疮疡疖肿丹毒等，可外敷四黄膏、玉露膏等清热解毒、拔毒消肿的中药膏。

（3）二度压力性损伤可外敷生肌玉红膏，三度压力性损伤可外敷象皮生肌膏，以拔毒生肌。

（4）乳痈、腮腺炎可根据医嘱外敷如意金黄膏。

（5）慢性气管炎、哮喘可根据医嘱在肺俞、心俞、膈俞、天突、膻中等穴外敷哮喘膏。

四、熏洗法

将中药煎汤，趁热熏洗患处的方法称为熏洗法，具有开泄腠理、通调气血、祛风除湿、清热解毒、消肿止痛、疏风止痒等功效。

（一）物品准备

1. 四肢部位

盆内盛煎好的中药、橡皮单、浴巾。

2. 眼部

治疗盘、治疗碗（内盛煎好的中药）、纱布、镊子、胶布、眼罩。

3. 会阴部

坐浴盆内盛煎好的中药，坐浴架、毛巾，必要时备屏风。

（二）操作方法

1. 四肢部位熏洗法

（1）床上铺好橡皮单，将盛有中药液的盆放于橡皮单上。

（2）将患肢架于盆上，用浴巾盖住患肢及盆，使药液蒸汽熏蒸患肢。

（3）待药液不烫时，将患肢浸泡于盆内约 10 min。

（4）泡毕，擦干患肢，撤去橡皮单，药液可留至下次再用（一般每剂药液可泡 2～3 次）。

2. 眼部熏洗法

（1）在盛有药液的治疗碗上盖一带孔纱布，将孔对准患眼熏蒸。

（2）待药液不烫时，用镊子夹取纱布蘸药液擦洗眼部。

（3）洗毕，根据需要用无菌纱布盖住患眼，胶布固定或戴上眼罩。

3. 坐浴法

（1）将盛有煎好的中药液的盆放入坐浴架上，上盖一带孔的木盖。

（2）让患者暴露臀部，若有创面，则揭去敷料，将患处对准盖孔，坐于木盖上熏蒸。

（3）待药液不烫时，撤去木盖，让患者将臀部坐于盆内泡洗。

（4）洗毕，擦干臀部。如需换药，则上药后敷盖无菌敷料。

（三）护理

（1）熏洗药液必须严格掌握温度，熏蒸时，药液应加温至蒸汽上冲，但也不可过热（尤其是眼部熏洗），避免烫伤皮肤、黏膜。浸泡时，药液温度宜温热，老年人、小儿熏洗时，更应随时询问患者感觉，掌握药液温度，并耐心协助熏洗，避免烫伤事故。

（2）熏洗过程中注意室内避风，洗毕应及时擦干患处，防止受凉。

（3）坐浴时应在坐浴室进行，若在病室内坐浴，注意遮挡患者。

（4）孕妇及月经期不宜坐浴。

（四）护理应用

（1）根据医嘱为四肢骨折愈合期（拆除小夹板后）及软组织损伤者，以活血化瘀、续筋壮骨中药熏洗患肢。

（2）目赤肿痛者，用清热解毒、明目降火中药或盐水进行患眼熏洗。

（3）对疮疡、皮肤病患者，根据医嘱用清热解毒、杀虫燥湿类中药行局部熏洗。

（4）阴痒带下或肛门疾患、痔瘘术后等患者，根据医嘱用杀虫祛湿、清热解毒或生肌敛疮类中药坐浴熏洗。

（李　玲）

第二节　内置疗法

一、汗法

汗法，又称解表法，即通过开泄腠理，促进发汗，使表邪随汗而解的治法。

（一）应用要点

1. 解表

解表通过发散，以祛除表邪，解除表证。由于表证有表寒、表热之分，因而汗法也有辛温、辛凉之别。辛温解表代表方有麻黄汤、桂枝汤、荆防败毒散等，辛凉解表代表方有桑菊饮、银翘散等。

2. 透疹

透疹通过发散，以诱发疹毒。如麻疹初期，疹未透发或透发不畅，均可用汗法。代表方有升麻葛根汤、竹叶柳蒡汤等。

3. 祛湿

祛湿通过发散，以祛风除湿。外感风寒而兼有湿邪者，以及风湿痹证，均可酌用汗法。代表方有麻黄杏仁薏米甘草汤等。

4. 消肿

消肿通过发散，可祛水外出而消肿，能宣肺利水以消肿。故汗法亦可用于实证水肿而兼表证者。代表方有麻黄附子甘草汤等。

（二）施护要点

（1）表证者多有畏寒、恶风，应注意避风保暖。尤忌汗出当风，以防重感风寒而加重病情。

（2）注意不可过汗，用汗法治疗外感热病时，要求达到汗出热退、脉静身凉，以周身微汗为度，不可过汗或久用，以防汗出过多，而耗伤津液。

（3）助汗护理：凡方中单用桂枝发汗时，要求啜热粥或温服以助药力；若与麻黄、葛根同用，则一般不需啜热粥。因药轻宜助，药重不需助，其意乃在使汗出适度。

（4）使用汗法，要注意因人、因时、因证而护。体质虚者，汗之宜缓，体质强壮，汗之可峻；暑天炎热，腠理开泄，汗之宜轻，冬季严寒，腠理致密，汗之宜重；表虚证用桂枝汤调和营卫，属于轻汗，而表实证用麻黄汤发泄郁阳，则属峻汗。

（5）对表证兼有风湿者，由于风湿互结，湿性重浊，黏滞不爽，须用次微汗，以达祛风除湿之功效。

（6）注意不可妄汗，凡淋家、疮家、亡血家和剧烈吐下之后均禁用汗法。

（7）汗法用于表证时，忌用冷敷、酒精擦浴等物理降温法，以免因冷而致汗孔闭塞，汗不易出使邪无出路而入里化热成变证。

二、吐法

吐法，又称涌吐法，是通过呕吐排出留在咽喉、胸膈、胃脘的痰涎、宿食和毒物等有形实邪，以达治疗目的的一种方法，包括峻吐法、缓吐法和外探法3种。

（一）应用要点

1. 峻吐法

峻吐法用于体壮邪实，痰食留在胸膈、咽喉之病症。如痰涎壅塞胸膈的癫痫，宿食停留上脘之证。

代表方有三圣散、瓜蒂散等。

2. 缓吐法

缓吐法用于虚证催吐。对虚证患者在痰涎壅塞非吐难以祛邪的情况下，可用缓吐法。代表方有参芦饮等。

3. 外探法

外探法以鹅翎或压舌板探喉以催吐。用于开通肺气而通癃闭，或助催吐方药迅速达到致吐目的，以及急性中毒的患者，在意识清楚的情况下作急救时用。

（二）施护要点

（1）吐法多用于急剧之证，收效固然迅速，但易伤胃气，故虚证、妊娠、产后一般不宜使用。

（2）吐法是临床应急情况下采用的方法，一般中病即止，不可久用。涌吐之剂，多属峻猛，应事先向患者交代有关事项，以取得合作。涌吐时，要观察呕吐物的内容、性质、颜色、量，并做好记录。

（3）宿食停滞胃脘，应将宿食吐尽为度，吐后应控制食量。

（4）涌吐时，应将患者头偏向一侧，以防呕吐物呛入气道而致窒息。

（5）对服毒物中毒者，急用温盐汤灌服，应随灌随吐，直至毒物吐尽为止。对服后不吐，可配合外探法。

（6）催吐之后，要注意调理胃气，糜粥自养，禁油腻、炙煿等不易消化之品。

三、下法

下法，又称泻下法，即通过通便、下积、泻实、逐水，以消除燥屎、积滞、实热及水饮等证的方法。

（一）应用要点

1. 寒下

里实热证，便燥结，腹胀疼痛，高热烦渴；或积滞生热，腹胀而痛；或肠痈为患，腑气不通；或湿热下痢，里急后重特甚；或血热妄行、吐血衄血等。代表方有大承气汤、增液承气汤、大黄牡丹皮汤和三黄泻心汤等。

2. 温下

脾虚寒积，脐下硬结，大便不通，腹隐痛，四肢冷，脉沉迟；或阴寒内结，腹胀水肿，大便不畅等。代表方有温脾汤、大黄附子汤；也有酌选巴豆以驱逐寒积的，如备急丸。

3. 润下

热盛伤津，或病后津亏，或年老津涸，或产后血虚便秘，或习惯性便秘等。代表方有五仁汤、麻仁丸等。

4. 逐水

水饮停聚体内，或胸胁有水汽，或腹肿胀满，凡脉证俱实者，皆可逐水。代表方有十枣汤、舟车丸、甘遂通结汤等。

（二）施护要点

1. 泻下药

泻下药是以攻下通便、荡涤胃肠，达到排除病邪为目的。若应用及时，护理得当，收效甚佳。如果实热证，服用大承气汤数剂，通便 2～3 次后，高热渐退，谵语即止。舌润津复，达到釜底抽薪的良效。若邪虽入里而尚未成实，过早攻下，易生变证。若邪已入里成实，仍失时不下，从而使津液枯竭，使病势难以挽回。

2. 生活起居护理

根据寒下药和温下药的病证性质不同，护理要求也不相同。对里实热证，患者有高热、烦躁不安、口渴舌燥等表现，在调节病室温湿度方面应以"清"护法，使患者感到凉爽、舒适，利于静心养病；对脾虚寒积、脐下硬结、腹隐痛的病证，宜住向阳病室，注意保暖，使患者感到温暖舒服。同时，在饮食方面亦应有寒凉、温热性味之别。

3. 煎服药护理

（1）寒下药中的大承气汤，应先煎方中的枳实和厚朴，大黄后下，以保其泻下之功效。小承气汤则先以武火煎煮，待沸开后再煮 15 min 即可。两药均以凉服或温服（冬天）为宜。服药后要观察燥屎泻下的坚实度、量，腹痛减轻的情况，以及腹泻的次数。在服药期间暂禁食。待燥屎泻下后再给以米汤、糜粥等养胃气之品。服药后 5 d 内忌食油腻、辛辣食品，以防热结再作。

（2）温下药中的温脾汤，方中的大黄先用酒洗后再与其他药同煎，取其汁，饭前温服。服药后亦应观察腹部冷结疼痛减轻情况，宜取连续轻泻。服药后，如腹痛渐减，肢温回暖，为病趋好转之势。

（3）润夏药一般宜早、晚空腹服用。在服药期间应配合食疗以润肠通便。对习惯性便秘患者，应养成定时排便习惯，也可在腹部进行按摩疗法。

（4）逐水药多用于胸水和腹水病证，服药后要注意心下痞满和腹部胀痛缓解情况。舟车丸，每日 1 次，每次 3 ~ 6 g，清晨空腹温开水送下。服药期间应禁食食盐、酱之品，以防复发。同时不宜与含有甘草的药物同服。十枣汤应将甘遂、大戟、芫花三味药研末，大枣 10 枚煎水与上述药末调和早晨空腹服下。

4. 其他

下法以邪去为度，不宜过量，以防正气受伤。当患者大便已通，或痰、瘀、水热邪已去，即可停服下剂。

四、和法

和法，又称和解法，是通过和解表里的方药，达到和解半表半里证的一种方法。

（一）应用要点

1. 和解少阳

和解少阳适用于邪在半表半里有少阳证。证见寒热往来，胸肋苦满，心烦喜呕，口苦咽干，苔薄脉弦等。代表方有小柴胡汤。

2. 调和肝脾

调和肝脾适用于肝脾失调、情志抑郁、胸闷不舒、肋痛、腹胀、腹泻等病证。代表方有通泄药方。

3. 调理胃肠

调理胃肠适用于胃肠功能失调、寒热往来、升降失司而出现的脘腹胀满、恶心呕吐、腹痛或肠鸣泄泻等证。代表方有半夏泻心汤、黄连汤等。

4. 调理胃肠

调理胃肠适用于胆气犯胃、胃失和降。证见胸胁胀满，恶心呕吐，心下痞满，时或发热，心烦少寐，或寒热如疟，口苦吐酸，舌红苔白，脉弦而数者。代表方有蒿芩清胆汤。

（二）施护要点

1. 一般护理

和法应用范围较广，不仅用于少阳证，也用于内伤杂病，若用之得当，疗效甚佳。若邪已入里，患者出现烦渴、谵语诸证，已非和法之例。若温病在表，未入少阳，误用和法，则变证迭生。护理上应仔细观察。

2. 因证施护

（1）少阳证服小柴胡汤后，要观察寒热轻重之偏和发作及持续时间及汗出情况。

（2）服截疟药应在疟疾发作前 2 ~ 4 h，并向患者交代有关事项。

（3）肝脾不和者，应做好情志护理，以防情绪波动而加重病情，也可适当开展文体活动，以达怡情悦志，精神愉快，气机通利，有利于提高治疗效果。

（4）对胆气不舒、横逆犯胃者，应加强饮食调护。宜给予清淡易消化的食物，如三仙汤、神曲茶、橘饼、陈皮糕、茯苓粥等，以健脾行气消食。忌食生冷瓜果、肥腻厚味之品。

五、温法

温法，又称温阳法，即通过扶助人体阳气，以温里祛寒、回阳救逆的一种方法。

（一）应用要点

1. 温里散寒

温里散寒适用于寒邪直中脏腑，或阳虚内寒而出现的身寒肢冷、脘腹冷痛、呕吐泄泻、舌淡苔润、脉沉迟弱等。代表方有理中汤、吴茱萸汤等。若见腰痛水肿、夜尿频数等脾肾虚寒、阳不化水、水湿泛滥之证，宜用真武汤、济生肾气丸等方药。

2. 温经散寒

温经散寒适用于寒邪凝滞经络，血脉不畅而见的四肢冷痛、肤色紫暗、面青舌瘀、脉细而涩等证。代表方有当归四逆汤等。

3. 回阳救逆

回阳救逆适用于疾病发展到阳气衰微，阴寒内盛而见四肢逆冷，恶寒踡卧，下利清谷，冷汗淋漓，脉微欲绝等。代表方有四逆汤、参附汤等。

（二）施护要点

（1）辨别寒热真假。温法使用，必须针对寒证，对真热假寒之证必须仔细辨认，以免妄用温热护法，导致病势逆变。

（2）本法用于寒证，根据"寒者热之"的治法，从生活起居、饮食、服药等护理均宜以"温"之护法。

（3）服药护理。温阳补气之药，要文火煎煮，取汁温服，如理中汤、参附汤等；温经祛寒之剂，需煮沸后再文火煎 15 ~ 20 min，再取汁温服，如四逆汤、当归四逆汤等；对真寒假热证，温药入口即吐者，可采用温药凉服，以防呕吐。

（4）饮食宜进食性温的牛、羊肉、桂圆等，也可酌用桂皮、姜、葱等调味品，以助药物的温中散寒之功效。忌食生冷瓜果和凉性之食品。

（5）对阳气衰微，在使用回阳救逆法的同时，要观察患者的意识、面色、汗情、脉象及四肢温度情况。如服药后，患者汗出，四肢转温，脉渐有力，为阳气来复，病趋好转。反之，汗出不止，厥冷加重，烦躁不安脉细散无根等，为病情恶化，应及时与医生联系，并积极配合医生抢救。

（6）里寒证在服温中散寒药的同时，应注意保暖。对腹痛、呕吐、泄泻较甚者，可采用艾灸中脘、关元、足三里等穴。对呕吐较剧者，可在服药前服姜汁几滴以止呕。

六、清法

清法，又称清热法，即通过寒凉泄热的方药和措施，使邪热外泄，清除里热证的一种方法。

（一）应用要点

1. 清气分热

清气分热适用于邪入气分，里热渐盛，出现发热，不恶寒反恶热，汗出、口渴、烦躁、苔黄，脉洪大。代表方有白虎汤。

2. 清热解毒

清热解毒适用于热毒诸证，如温疫、火毒内痈等。代表方有五味消毒饮、黄连解毒汤、普济消毒饮、清瘟败毒饮等。

3. 清热凉血

清热凉血适用于邪热入营分，神昏谵语，或热入血分，见舌红绛，脉数及吐血、衄血、发斑等情况。代表方有清营汤、犀角地黄汤。

4. 清热养阴

清热养阴适用于热病后期、伤津阴虚、夜热早凉或肺痨阴虚、午后潮热、盗汗咳血等证。代表方有青蒿鳖甲汤、秦艽鳖甲汤。

5. 清脏腑热

清脏腑热适用于邪入于某一脏腑，如心火炽盛，烦躁失眠，口舌糜烂，大便秘结。代表方有大黄泻心汤。心火下移小肠，兼见尿赤涩痛者，用导赤散泻心火。肝胆火旺可用龙胆泻肝汤。

6. 清热除湿

湿邪为患，根据其病性病位不同选用不同方药。如肝胆湿热用龙胆泻肝汤，湿热黄疸用茵陈蒿汤，湿热下痢用香连丸或白头翁汤等。

（二）施护要点

（1）注意寒热真假。清法必须针对实热证，对于真寒假热证，尤须仔细观察和辨明，切勿被假象所迷惑而误用清法，造成严重后果。

（2）清法用于实热证，根据"热者寒之"的护法，护理上必须采用清、寒的护理措施。如饮食、室温、衣被、服药等均宜偏凉，并注意环境安静，以利患者养息。

（3）煎服药护理：清热之剂，药物不同，煎药方法亦应有别，如白虎汤中的生石膏应先煎；黄连解毒汤中的"三黄"和栀子，先将药物加少量冷水浸泡后，再加水煎煮；普济消毒饮中辛凉之品，煎药时间宜短等。凡清热解毒之剂，均以取汁凉服或微温服。

（4）服药后要观察病情变化。如服白虎汤后，体温渐降，汗止渴减，神清脉静，为病情好转；若高热不退，大汗不止，烦渴加剧，甚至出现神昏谵语，斑疹等，应立即通知医生。

（5）对疮疡肿毒之证，在服药过程中，应观察肿毒消长之势，若肿消热退，为病退之象；若已成脓，则应切开排脓。

（6）对热入营血者，要观察意识，出血及热极动风之兆，一旦发现，立即处理。

（7）热证患者一般脾胃运化失司，纳食不佳。饮食上应给以清淡易消化的流质或半流质。鼓励患者多饮水，还可给西瓜汁、梨汁、柑橘等生津止渴之品。

七、补法

补法，又称补益法，是指人体阴阳气血之不足，或补益某一脏之虚损的一种方法。

（一）应用要点

1. 补气

补气适用于气虚病证，如倦怠乏力、呼吸短促、动则气喘、面色苍白、食欲不振、便溏、脉弱或虚大等。代表方为四君子汤、补中益气汤。

2. 补血

补血适用于血虚病证，如头眩目花、耳鸣耳聋、心悸失眠、面色无华、脉细数或细涩等。代表方四物汤、归脾汤、当归补血汤。

3. 补阴

补阴适用于阴虚病证，如口干、咽燥、虚烦不眠、便秘，甚则骨蒸潮热、盗汗、舌红少苔、脉细数等。代表方为六味地黄汤、左归丸、大补阴丸等。

4. 补阳

补阳适用于阳虚病证，如畏寒肢冷、冷汗虚喘、腰膝酸软、泄泻水肿、舌胖而淡、脉沉而迟等。

（二）施护要点

（1）补益法适用于虚羸不足之证，根据"虚则补之""损者益之"的原则，护理上重在扶正。由于虚证有气、血、阴、阳之别，在用补法时应当辨明，然后进行调护。

（2）由于阳虚多寒，阴虚多热，护理上应根据阴、阳之虚不同，合理安排生活起居护理。

（3）煎服药护理：补益剂多质重味厚，煎药时要放水久煎才能出汁，采用饭前服下。对阿胶、龟板、红参、白参等贵重药品应另煎或冲服。

（4）中医历来重视食补的重要性。在药补的同时应做好饮食调护。对阳虚、气虚证者可选用牛肉、羊肉和桂圆、大枣等温补之品，忌生冷瓜果和凉性食品；阴虚、血燥者应选用银耳、淡菜、甲鱼等清补等物，忌辛辣炙煿之品。

（5）情志护理：虚证患者大多处在大病初愈或久病不愈等情况，由于病程长，加上疗效不甚理想，常易产生急躁、悲观、忧虑等情绪，应做好开导和劝慰等工作。

（6）虚证者，卫外功能低下，很易受外邪所侵，应根据气候寒热增减衣服。

八、消法

消法，又称消导法，即通过消导和散结，使积聚之邪逐渐消散的一种方法。

（一）应用要点

1. 化食

即用消食化滞的方药以消导积滞，如见胸脘痞闷、嗳腐吞酸、腹胀或泄泻等证。常用药有大山楂丸、保和丸、枳实导滞丸等。

2. 消积

如气积用良附丸、火郁用越鞠丸、肝郁气滞用柴胡疏肝散、血瘀刺痛用丹参饮等。血积以活血为主，如失笑散治真心痛及胸肋痛；破血常用血府逐瘀汤、桃核承气汤等。

3. 豁痰

风寒犯肺，痰湿停滞，用止嗽散、杏苏散；痰热互结，壅滞于肺，用清气化痰丸；痰湿内滞，肺气上逆，用射干麻黄汤等。

4. 利水

根据水饮停留的部位不同，选用不同方药。如水饮内停中焦者，可选用茯苓、白术、半夏、吴萸等药物；其在下焦者，虚寒用肾气丸，湿热选八正散；水饮外溢，阴水选实脾饮、阳水用疏凿饮子等。

（二）施护要点

1. 煎药护理

消导之剂，要根据其方药的气味清淡、重厚之别，采用不同的煎药法。如药味清淡，临床取其气者，煎药时间宜短；如药味重厚，取其质者，煎药时间宜长些。

2. 服药护理

凡消导类药物，均宜在饭后服用。中西药同服时，应注意配伍禁忌，如山楂丸与复方氢氧化铝不可同服。服药期间，不宜服补益药和收敛药。

3. 消导类药物服用指导

一般有泻下或导滞之功效，只作暂用，不可久服。一旦患者食消滞化，脾气得运，即应停药。

4. 病情观察

服药期间，要加强病情观察，如大便性状、次数，水饮消退之势，腹胀、腹痛及呕吐的情况等。

5. 饮食调护

（1）控制食量。

（2）进食清淡、易消化食物。

（3）肝郁气滞，肝胃不和之气积证，应给山楂、橘饼等理气消食之品，并配合情志护理。

（4）小儿食滞可配合捏脊疗法。

（李　玲）

第三节　外置疗法

一、推拿疗法

推拿疗法是运用各种手法作用于人体一定部位或穴位上，达到治疗目的的一种传统方法，具有扶正驱邪、健脾和胃、散寒止痛、舒筋活络、导滞消积等功效。

（一）操作手法

介绍临床最常用的 8 种手法。

1. 滚法

术者右手四指并拢微屈，拇指自然略外展，以小指、无名指、中指背侧掌指关节处接触推拿部位，以腕关节的连续外旋动作行推拿治疗。本法着力深透，多用于面积较大、肌肉丰满部位。

2. 推法

术者手掌贴于推拿部位上，以掌根、大鱼际、小鱼际为着力点，做直线单向摩擦或回旋动作，也可双手同时向两边分向推动。本法适用于身体各部位。

3. 一指推法

用拇指指腹或指端贴于推拿部位或穴位，通过腕部摆动或拇指屈伸做有节律的运动，要求操作时使患者有透热感或传导感。本法适用于人体各个部位。

4. 拿法

用拇指指腹及示指、中指指腹或用拇指与其余四指指腹相对，拿捏推拿部位的肌肉、筋膜，做提起、放下的活动，动作要求和缓，用力须由轻到重。本法适用于颈项、肩背、腹部和四肢等处。

5. 按法

用拇指、掌面或肘部在推拿部位按压。根据着力部位不同，轻重不一，可分按、点、压不同手法，统称按法，要求用力要稳，轻重适宜。本法适用于人体各部位。

6. 摩法

以术者的掌面或手指指腹，贴于推拿部位，以前臂带动手掌做环形移动，要求动作快而有节奏，每分钟保持在 80 ～ 120 次，使肌肤深层有感应，体表无不适感。本法多适用于胸腹部。

7. 揉法

以术者手掌的大鱼际或掌根、拇指指腹，着力于推拿部位，以腕关节或拇指掌指关节做回旋动作，要求用力适度，缓急均匀。本法适用于全身各部位。

8. 捻法

用拇指和示指的指腹相对，捻动推拿部位，要求用力均匀，捻动灵活、缓和。本法多适用于四肢小关节。

（二）操作要求

1. 熟练

要求根据不同病证，熟练选用相应手法，熟练掌握常用手法的基本要领，动作准确，用力均匀，手法柔和，避免缓急不匀、轻重不均现象。

2. 持久

每次推拿时间必须符合要求，每疗程推拿次数必须坚持进行，避免敷衍了事、任意缩短时间、减少次数而影响疗效。

（三）护理

（1）行推拿治疗前，向患者解释，以消除患者紧张心理，取得其配合。

（2）推拿操作时应摆好患者体位，以患者舒适、不易疲劳、操作方便为宜，冬季注意保暖，避免受凉。

（3）初次行推拿手法时，应尽量采用轻手法，以后根据患者适应情况逐渐加大手法力量。体质瘦弱者，手法宜轻。个别患者按摩后第 2 日皮肤出现青紫现象，可改用轻手法或更换推拿部位。

（4）腰骶部、腹部按摩时，先嘱患者排尿。

（5）局部皮肤有破损、感染、肿瘤、皮炎等禁止按摩，孕妇及妇女月经期禁按腹部、腰部、臀部。

（四）护理应用

1. 失眠

（1）体位：患者取仰卧位或坐位。

（2）操作手法：术者以右手示、中两指点按睛明穴 3 ~ 5 次，以一指推法或双拇指推法自印堂穴向两侧沿眉弓、前额、两太阳穴处推 5 ~ 10 min。重点推揉印堂、太阳、头维等穴，再以双拇指指腹自印堂穴沿眉弓分别推至两侧太阳穴。余四指搓推脑后部，沿风池至颈部两侧。重复 2 ~ 3 次。点按百会、神门、足三里穴各 2 min。

2. 纳差、脾胃不和

（1）患者取仰卧位，先以拇指指腹轻推中脘穴，再以掌面摩法摩运腹上区、下腹部各 3 min；点按气海、天枢、足三里各 3 min。

（2）再让患者俯卧，沿第一胸椎至第二腰椎旁开 5 分处做揉法，重点揉脾俞、胃俞、肾俞穴。

3. 便秘

（1）患者取仰卧位，术者以左掌压右手背，在患者脐部做摩运，顺时针、逆时针各摩 5 min。

（2）再取俯卧位，以两手拇指指腹推揉肾俞、大肠俞穴各 3 min。

（3）患者坐起，点按支沟、足三里穴。

4. 腹胀

（1）患者取仰卧位，术者以掌面摩法，沿升结肠、横结肠，降结肠顺序推摩 3 min，再在脐部用环摩法摩运 3 min，点按关元、气海穴各 2 min。

（2）患者俯卧，点按两侧脾俞、胃俞、大肠俞穴。

5. 小儿疳积

（1）患儿取俯卧位，用一指揉法在脾俞、胃俞、肾俞穴各轻揉 1 min。

（2）术者双手拇指在前，示指屈曲在后，余下三指自然屈曲。自患儿长强穴提捏起皮肤，双拇、示指交替向前推捏皮肤至大椎穴，推至肾俞、胃俞、脾俞穴时，分别稍用力，迅速上提皮肤，使椎节发出响声。自下而上推运 1 遍，再自大椎向长强用掌或指揉法轻揉 1 遍，共推 3 ~ 6 次。

（3）患儿仰卧，轻揉中脘、天枢、足三里穴各 1 min。

二、刮痧疗法

刮痧是指用边缘钝滑的铜钱或瓷匙等器具，在体表的某些部位反复刮动，使皮下出现红色或紫色瘀斑，以治疗疾病的一种传统方法，具有开泄腠理、祛邪外出、调理气血的功效。

（一）物品准备

治疗盘、铜钱或瓷匙、滑润油（香油、花生油、液状石蜡均可）。

（二）操作方法

（1）摆好体位，一般刮背时取俯卧位或伏坐位，刮胸腹部时取仰卧位，暴露需刮部位。

（2）用铜钱或瓷匙蘸取滑润油，在背部沿脊柱两侧先自上而下各刮 20 ~ 30 次，至皮肤出现红紫斑纹，再自大杼穴开始，由里向外刮 15 次，依次从肺俞、心俞、膈俞、肝俞、脾俞穴沿肋间隙由里向外各刮 15 次，使脊椎两侧各出现 6 ~ 8 条弧形斑纹。腹上区可从中脘、梁门穴进行上下刮动。颈部前后均可自上而下刮，肘窝、腘窝处亦可行刮痧治疗。

（3）刮痧毕，为患者擦干汗液或更换汗湿衣裤，盖被卧床休息。

（三）护理

（1）行刮痧治疗前，应向患者解释，取得患者合作。

（2）刮痧的器具边缘必须光滑、圆钝，若有破损或毛糙，不得使用，以免刮破皮肤。

（3）操作时，应取单向刮动，用力均匀，轻重以患者能忍受为度。背部、胸腹部刮痧时应注意不要过多暴露患者，以免受凉。

（4）刮痧过程中，应观察患者面色、脉象、汗出等情况，如有异常，应立即停止操作，及时处理。

（5）刮痧后注意保暖，卧床休息，并观察病情有无好转，做好记录。

（6）体弱病重，皮肤病患处，禁用此法。

（四）护理应用

夏日感冒、恶心呕吐、中暑急诊、腹痛腹泻、头痛胸闷，在诊断明确的情况下，均可采用此疗法。

三、拔罐疗法

拔罐疗法是指拔火罐、水罐、药罐的治疗方法。临床常用的是拔火罐法，即运用特殊的玻璃罐或陶罐、竹罐，借助热力，排出罐内空气，以使罐内形成负压，吸附在皮肤或穴位上，引起皮肤充血或瘀血的治疗方法。具有温经散寒、行气活血、止痛消肿、拔毒排脓等功效。

（一）物品准备

治疗盘、火罐数个、95% 乙醇棉球、血管钳 1 把、火柴、凡士林油膏。

（二）操作方法

（1）暴露需拔罐部位（选择肌肉较为丰满、平整处），薄薄涂上凡士林油膏。

（2）用血管钳夹取 95% 乙醇棉球，点燃。

（3）左手持罐，罐口向下，右手持燃有乙醇棉球的血管钳，迅速伸入罐内绕 1 圈，立即抽出，同时将罐叩按在所选部位上。

（4）待罐内皮肤隆起并呈红紫现象，留置 10 ~ 15 min。

（5）起罐时，左手按住罐口皮肤，右手扶住罐体，空气进入罐内，火罐即可脱落。

（6）拔罐后除留罐外，尚可在火罐吸着后，立即拔下，再闪火再吸、再拔，反复多次称闪罐；若待火罐吸着后，一手扶住罐体，用力上下左右慢慢来回推动，称走罐，用于面积较大的部位；若患处皮肤消毒后，先用梅花针叩打或用三棱针浅刺出血，再行拔罐，留置 10 min 后，起罐，消毒皮肤，称为刺血拔罐。

（三）护理

（1）拔罐时应使患者保持舒适位置，拔罐部位须平整，且为肌肉较丰满处。骨骼突出、毛发较多处不宜拔罐。

（2）拔罐前应仔细检查罐口是否光滑，罐体有无裂痕，以免损伤皮肤，或中途罐体破裂、漏气。

（3）根据需拔罐的部位，选择大小适宜的火罐。拔罐动作需稳、准、快，点燃的棉球切勿烧烤罐口，以免烫伤皮肤。

（4）留罐期间，应为患者加盖衣被，以免受凉，并应观察罐内皮肤隆起程度及皮色变化，既要防止吸力不够，火罐脱落，影响疗效，又要避免因拔罐时间过长、吸力过大而出现较大水疱。

（5）拔出脓、血者，应用无菌棉球清洗干净，并覆盖无菌纱布，若局部出现较大水疱，则以无菌针头刺破水疱下缘，抽出渗出液，涂以甲紫。必要时覆盖无菌纱布，防止感染。

（6）凡高热抽搐、癫狂、皮肤过敏、溃烂处、水肿及大血管处、孕妇的腹部、腰骶部均不宜拔罐。

（四）护理应用

（1）风寒性头痛，拔两侧太阳穴。

（2）虚寒性胃痛、恶心呕吐，拔中脘穴。

（3）腹痛、腹泻，拔中脘、天枢、气海穴。

（4）风寒湿邪所致腰背痛、腰扭伤、挫伤，可拔腰背部。

（5）风寒性咳喘，拔背部俞穴。

（6）疮疡初期、毒蛇咬伤，拔患处。

四、艾灸法

用艾绒做成艾炷或艾条，点燃后在穴位或患处熏灸，借助温热性和药物作用，以温通经络，调和气血，燥湿祛寒，回阳救逆，消肿散结，达到治疗疾病的目的。护理上常用的有艾条灸、艾炷灸及隔姜灸、隔蒜灸等。

（一）艾条灸

1. 物品准备

治疗盘、艾条、火柴、弯盘，必要时备艾灸盒。

2. 操作方法

（1）点燃艾条一端，燃端距应灸穴位或局部 2～4 cm 处熏灸，使局部有温热感，以不感烧灼为度。

（2）每次灸 15～30 min，使局部皮肤红润、灼热。

（3）中途艾绒烧灰较多时，应将绒灰置于弯盘中，避免脱落在患者身上。

（4）腹部、背部较平坦处行艾灸时，可用艾灸盒。即患者取平卧或俯卧位，将点燃之艾条放于盒内纱隔层上，灸盒放在应灸穴位的部位，加盖后可使其自行燃烧艾条，达到艾灸的目的。

（二）艾炷灸

1. 物品准备

治疗盘、艾绒、艾炷器、火柴、镊子、弯盘。

2. 操作方法

（1）将艾绒放入艾炷器内，根据病情，制成大小适宜的艾炷。

（2）将艾炷置于应灸穴位上，点燃艾炷顶端。

（3）等艾炷燃至患者感觉发烫时，即用镊子取下，放入弯盘，另换一艾炷，继续点燃。

（4）一般每次灸 3～5 壮（每个艾炷谓 1 壮）。

（三）隔姜灸、隔蒜灸

1. 物品准备

治疗盘、艾绒、艾炷器、火柴、镊子、弯盘，根据需要准备 0.2～0.3 cm 厚度、直径约 2 cm 的鲜姜片或鲜大蒜头横切片数片（或用大蒜捣泥，取 0.3 cm 厚度的大蒜泥敷于穴位皮肤）。

2. 操作方法

（1）暴露应灸部位。

（2）取鲜姜片或蒜片（或蒜泥），放于穴位，上置艾炷。

（3）点燃后待患者感灼热时即更换艾炷，连灸 3～5 壮。

（4）脐部也可敷食盐后，置艾炷灸之，称为隔盐灸，或在穴位放其他药物，如附子片等，统称间接灸法。

（四）艾灸护理

1. 行艾灸时

须注意患者保持舒适体位，以免患者自行移动时，艾灰脱落或艾炷倾倒而发生烫伤或烧坏衣被。

2. 艾条灸时

要注意燃点的距离，太近则易烫伤，太远则疗效不佳，应随时询问患者温热感，并观察局部潮红程度。行艾炷灸时，更应认真守护观察，以免发生烫伤。

3. 灸后

如起小水疱，一般无须处理或涂甲紫，较大水疱应消毒后用无菌针头刺破，涂上甲紫或金万红软膏。

4. 艾条灸毕后

应将剩下的艾条套入玻璃试管内或将燃头浸入水中，以彻底熄灭，防止再燃。如有绒灰脱落床上，应清扫干净，以免复燃烧坏被褥。

5. 整理

艾灸毕，应为患者盖好衣被，开窗通风，保持室内空气新鲜。

6. 不宜艾灸

凡颜面、五官区域、大血管、黏膜处及热证，一般不宜艾灸。

（五）护理应用

1. 脾胃虚寒性胃痛

灸中脘（隔姜灸）、内关、足三里穴。

2. 脾虚型腹泻

灸天枢（隔姜灸）、神阙（隔盐灸）、足三里、肾俞、脾俞穴。

3. 虚脱、四肢厥逆

灸百会、神阙（隔盐灸）、涌泉穴。

4. 虚寒型痛经

灸关元、中极、三阴交、足三里穴。

5. 虚寒性腰痛

肾区放灸盒。

6. 风寒湿痹

灸局部关节邻近穴位。

7. 恶心、呕吐、急性腹痛

脐部隔盐灸。

8. 未溃破的疖肿处

隔蒜灸。

（李　玲）

第四节　针刺疗法

一、放血疗法

放血疗法是用三棱针、粗毫针或小尖刀刺破穴位浅表脉络，放出少量血液，以外泄内蕴的热毒，达到治疗疾病的一种方法，具有消肿止痛、祛风止痒、开窍泄热、镇吐止泻、通经活络的功效。

（一）物品准备

消毒的三棱针（或粗毫针、小尖刀）、75% 乙醇、棉签、消毒纱布、胶布、弯盘。

（二）操作方法

1. 点刺（又称速刺）

（1）选好点刺之穴位血络，局部用乙醇行常规消毒。

（2）术者右手持针，左手固定待刺部位，将针尖对准选好的血络，迅速刺入 0.1 ~ 0.3 cm 立即出针。

（3）用手指轻轻挤压点刺穴位周围皮肤，挤出少量血液，用干棉签擦之，再挤压 1 ~ 2 次，放出适量血液后，用干棉签压迫止血。

2. 挑刺

此法多用于胸背部及耳后部位放血。

（1）选好部位，轻轻揉挤局部，使细小静脉充盈。

（2）常规皮肤消毒。

（3）用消毒的三棱针或小尖刀挑破（或划破）微小静脉，并挤出少量血液。

（4）用干棉球擦去血滴，再揉挤放出少量血液，用干棉球压迫止血。

3. 缓刺

此法多用于肘部、腘窝部的浅静脉放血。

（1）选好部位，并在放血部位上方用手自上而下按挤，或扎上止血带，使其静脉充盈。

（2）常规消毒皮肤。

（3）用消毒的三棱针或粗毫针刺入浅表静脉约 0.3 cm，再缓缓退出针头。

（4）以干棉球擦去放出的血液，松开止血带，再以干棉球压迫止血。

4. 围刺

围刺又称散刺，用于皮肤病等病灶周围点刺出血。

（1）点刺部位常规消毒。

（2）用消毒的三棱针沿病灶周围按顺序点刺出血。

（3）用乙醇棉球再次消毒点刺皮肤，必要时覆盖上消毒敷料。

（三）护理

（1）向患者做好解释工作，以免紧张，体质虚弱、孕妇及凝血机制不良者不宜采用此法。

（2）注意器械及皮肤的消毒，防止感染。

（3）手法宜稳、准、轻，不宜过猛，放血不可过多。

（4）一旦出现晕针现象，立即扶患者平卧，喝热水，并注意观察面色、脉象、血压。症状较重者，请医师处理。

（四）护理应用

1. 高热降温

大椎、十宣穴点刺放血。

2. 咽喉肿痛

少商穴点刺放血。

3. 头痛

太阳穴点刺放血。

4. 中暑

十宣穴点刺放血。

5. 全身瘙痒

耳后静脉挑刺放血。

6. 神经性皮炎、丹毒、痈疖

在病灶周围及相应部位散刺放血。

7. 急性胃肠炎

曲泽、委中穴缓刺放血。

二、针刺疗法

针刺是中医常用的技术操作，即用金属制成不同形状的针，运用不同手法在人体上刺激一定的穴位，通过经络腧穴，调整人体脏腑气血，达到治疗疾病的目的。在护理上常有毫针刺法、梅花针刺法、耳针刺法等。

（一）毫针刺法

1. 物品准备

治疗盘内备以消毒的毫针、镊子、75% 乙醇棉球、干棉球、弯盘 2 个（一个盛放污棉球；另一个内盛消毒液，浸泡用过的毫针）。

2. 体位

根据针刺穴位的不同，选择适宜的体位，充分暴露针刺部位，以操作方便、患者感到舒适、肌肉放松、能持久留针为宜。例如，胸腹部穴位取仰卧屈膝或仰靠坐位，背部穴位取俯伏坐位或俯卧位。

3. 进针法

以 75% 乙醇棉球消毒穴位皮肤后，术者以左手拇指或示指按压穴位，用右手持针，紧靠左手指甲缘，以拇、示指下压力快速将针刺入皮肤，然后右手边捻转针柄边将针体刺入深处。此为单手进针法，多用于 5 cm 以内的短针。若为 6.67 ~ 10 cm 或 10 cm 以上的长针，可采用双手进针，即以左手拇、示指裹棉球捏住针体，露出针尖 0.67 ~ 1 cm，右手拇、示指夹持针柄，两手同时下压，快速将针尖刺入穴位皮肤，然后左手支持针体，右手拇、示指捻转针柄，将针刺入深处。

4. 针感

当针刺入一定深度时，局部出现酸、麻、胀、重感，亦可向一定方向传导。此谓"得气"，为正常针感。

5. 进针角度

针体与皮肤呈直角，垂直刺入，称"直刺"，适用于肌肉丰厚、深刺部位；针体与皮肤呈 45° 角刺入，称为"横刺"，适用于肌肉浅薄的部位，如头面部。

6. 手法

针刺得气后，根据证的虚实，采用相应的补泻手法。一般在得气后，捻转幅度小，速度慢，或提插时，重插慢提为补法；相反，在得气后捻转幅度大，速度快，或提插时轻插重提为泻法。

7. 起针

左手用消毒干棉球按压穴位处，右手拇示指将针柄轻轻捻转上提，将针取出，同时左手用棉球轻轻按压穴位即可。

8. 护理

（1）行针刺操作时，环境必须保持整洁、空气新鲜、光线充足、温度适宜。

（2）针具必须经高压灭菌后方可使用，穴位皮肤应用 75% 乙醇充分消毒，并坚持做到一穴一针，避免感染。目前已多用一次性针具，每人固定一套针具，既能节约资源，又可避免交叉感染。

（3）向患者做好解释，消除紧张心理。在过度疲劳、饥饿时，避免立即行针，以免晕针。

（4）为患者摆好适宜体位，充分暴露进针部位，但要注意保暖，留针时可用支被架盖毛毯或棉被，并嘱咐患者不要随意变动体位，以免弯针或折针。

（5）行针刺治疗时随时观察患者面色、汗出情况，并询问患者感觉。患者如诉头晕、恶心，见面色苍白或头部汗出，即为"晕针"，应立即取针，扶患者平卧，喝些热开水，即可缓解。若症状较重，应报告医师处理。

（6）取针时，应核对留针穴位及针数，以免将针遗忘在患者身上。面部等血管丰富部位，取针后应用干棉球按压片刻，以免皮下血肿。

（7）用过的针具应立即浸泡于消毒液中，半小时后可用纱布擦净，并检查针体有无锈蚀、折弯，针尖有无倒刺，不能使用者应挑出报废。将修好之针具整齐插入带盖方盘内的棉垫上，送高压灭菌，方可继续使用。

9. 护理应用

（1）急救。休克、虚脱、高热惊厥时，可立即针刺人中、十宣、内关、合谷穴，以缓解症状。

（2）退热。主穴：大椎、曲池穴。配穴：风池、太阳、合谷、少商、十宣穴（可用点刺放血法）。一般可选 1 ~ 2 个穴。

（3）头痛。前额痛：印堂、太阳、合谷、列缺穴。头顶痛：百会、太冲、风池穴。偏头痛：太阳、合谷、头维、风池、外关穴。

（4）牙痛。主穴：下关、颊车、合谷穴。配穴：太阳、内庭、外关穴。

（5）腹痛。上腹痛（胃脘痛）：中脘、内关、足三里、脾俞、胃俞穴。下腹痛：天枢、气海、三阴交、足三里穴。绕脐痛：天枢、关元、足三里穴。

（6）腰背痛。肾俞、委中穴。

（7）镇静安神。神门、内关、足三里、三阴交穴。

（8）调理脾胃。足三里、脾俞、胃俞、肾俞、大肠俞、天枢、中脘穴。

（9）止呕。内关、中脘、胃俞、足三里穴。

（10）癃闭。关元、气海、水道、三阴交、中极穴。

（二）梅花针刺法

1. 物品准备

治疗盘、75%乙醇棉球、无菌梅花针（即以5～7枚不锈钢针固定在略有弹性20～30 cm长的针杆一端制成）、无菌镊子、弯盘。

2. 体位

以充分暴露叩刺部位、患者感舒适、不易受凉为宜。

3. 操作方法

（1）暴露叩刺部位，以75%乙醇棉球充分消毒皮肤。

（2）术者以右手握住针柄后端，示指伸直压住针柄前端，运用腕关节上下弹力进行由轻到重叩击。

（3）叩刺时要求针尖与皮肤呈垂直点，针尖触及皮肤即迅速弹起，动作连续，一般每分钟60～80次。

（4）根据部位大小，掌握叩刺时间，一般每次5～15 min。

（5）叩刺完毕，再用乙醇棉球消毒叩刺部位。

（6）将梅花针用棉球擦净，泡入消毒液中。

4. 护理

（1）叩刺前应检查梅花针有无倒刺或不平整现象，有则不宜使用。

（2）叩刺时用力须均匀、稳准，切忌拖刺、斜刺。

（3）根据病情，可分轻、中、重3种不同手法叩刺，一般初次接受治疗宜轻刺，即皮肤经叩刺后呈潮红状、不出血为度。中刺即以皮肤潮红有丘疹为度。对某些顽固病证，如神经性皮炎，即可重刺，以皮肤轻微出血为度。

（4）局部皮肤有外伤、溃烂者，禁用此法。

（5）叩刺后，局部皮肤偶有瘙痒，嘱患者可用乙醇棉球涂抹，避免抓破皮肤。

5. 护理应用

（1）协助恢复肢体功能：对偏瘫、小儿麻痹、痹症等病证所致肢体功能丧失或减退者，可根据医嘱，每周定时为患者叩刺患肢经络循行部位。

（2）头痛：根据头痛部位轻刺头皮、颈后两侧，中刺百会、风池、太阳穴。

（3）失眠：每晚睡前轻刺脊柱两侧，中刺心俞、肾俞、神门穴。

（4）调理脾胃：轻刺腰椎以下脊柱两侧，中刺中脘、天枢、足三里、内关穴。

（三）耳针

1. 物品准备

治疗盘、75%乙醇、无菌棉签、胶布、镊子、无菌针盒（内盛无菌揿针或王不留行药籽）、探测仪或圆头压棍。

2. 操作方法

（1）根据病情，在耳郭相应部位用探测仪或压棍测定反应点（一般局部可见变色、凹陷、小丘疹或压痛明显者），并做标记。

（2）用棉签蘸75%乙醇消毒耳郭针刺部位皮肤。

（3）以无菌镊子夹取揿针的针圈，将针尖对准穴位或反应点垂直揿入，用小块胶布固定针圈。若用王不留行药籽，可将药籽放入小块胶布中间，以镊子夹取胶布，将药籽对准穴位，压紧即可。

（4）固定后以手指压迫穴位处，以疼痛明显为宜，留针期每日按压3～4次。

3. 护理

（1）耳壳结构菲薄，末梢血管不丰富，感染后较难愈合，故应注意无菌操作。

（2）取穴以少而精为宜，应根据主要病证取其反应明显的穴位。

（3）留针期间，避免洗涤留针处，若留针处出现剧痛或发热不适时，应及时取出，并局部予以消炎处理。

（4）留针时间一般3~7 d，夏季出汗较多，可减少留针时间，以免感染。

4. 护理应用

（1）头痛：取神门、皮质下、额。

（2）失眠：取神门、心、肾。

（3）胃脘痛：取胃、交感、神门。

（4）鼻炎：取内鼻、肺。

（5）尿潴留：取肾、膀胱、外生殖器。

（6）痛经：取子宫、内分泌、卵巢、肾。

（7）止痒：取神门、内分泌、肺、枕。

（8）口腔溃疡：取口、舌、心、神门。

（9）便秘：取大肠、皮质下。

（10）腹胀：取大肠、小肠、胃、交感。

（李　玲）

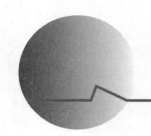

第十二章　临证常见病中医护理

第一节　胃痛

胃痛是由于胃气阻滞、胃络瘀阻、胃失所养、不通则痛导致的以上腹胃脘部发生疼痛为主证的一种脾胃肠病证。胃痛又称胃脘痛。

本病证以胃脘部疼痛为主证，西医中的急性胃炎、慢性胃炎、消化性溃疡、胃痉挛、胃下垂、胃黏膜脱垂症、胃神经官能症等疾病，当其以腹上区胃脘疼痛为主要临床表现时，均可参照本节辨证论治。

一、病因病机

胃痛的病因主要为外感寒邪、饮食所伤、情志不遂、脾胃虚弱等。

1. 寒邪客胃

寒属阴邪，其性凝滞收引。胃脘上部以口与外界相通，气候寒冷，寒邪由口吸入；或脘腹受凉，寒邪直中，寒邪内客于胃；或服药苦寒太过；或寒食伤中，致使寒凝气滞，胃气失和，胃气阻滞，不通则痛，如《素问·举痛论篇》所说："寒气客于肠胃之间，膜原之下，血不得散，小络急引故痛。"

2. 饮食伤胃

胃主受纳腐熟水谷，其气以和降为顺，故胃痛的发生与饮食不节关系最为密切。若饮食不节，暴饮暴食，损伤脾胃，饮食停滞，致使胃气失和，胃中气机阻滞，不通则痛；或五味过极，辛辣无度，或恣食肥甘厚味，或饮酒如浆，则伤脾碍胃，蕴湿生热，阻滞气机，以致胃气阻滞，不通则痛，皆可导致胃痛。《素问·痹论篇》曰："饮食自倍，肠胃乃伤。"《医学正传·胃脘痛》曰："初致病之由，多因纵恣口腹，喜好辛酸，恣饮热酒煎煿，复餐寒凉生冷，朝伤暮损，日积月深……故胃脘疼痛。"

3. 肝气犯胃

脾胃的受纳运化，中焦气机的升降，皆有赖于肝之疏泄，《素问·宝命全形论篇》所说的"土得木而达"即是这个意思。所以病理上就会出现木旺克土，或土虚木乘之变。忧思恼怒，情志不遂，肝失疏泄，肝郁气滞，横逆犯胃，以致胃气失和，胃气阻滞，即可发为胃痛。《杂病源流犀烛·胃病源流》谓："胃痛，邪干胃脘病也……唯肝气相乘为尤甚，以木性暴，且正克也。"肝郁日久，又可化火生热，邪热犯胃，导致肝胃郁热而痛。

若肝失疏泄，气机不畅，血行瘀滞，又可形成血瘀，兼见瘀血胃痛。胆与肝相表里，皆属木。胆之通降，有助于脾之运化及胃之和降。《灵枢·四时气》曰："邪在胆，逆在胃。"若胆病失于疏泄，胆腑通降失常，胆气不降，逆行犯胃，致胃气失和，肝胆胃气机阻滞，也可发生胃痛。

4. 脾胃虚弱

脾与胃相表里，同居中焦，共奏受纳运化水谷之功。脾气主升，胃气主降，胃之受纳腐熟，赖脾之运化升清，所以胃病常累及脾，脾病常累及胃。若素体不足，或劳倦过度，或饮食所伤，或过服寒凉药物，或久病脾胃受损，均可引起脾胃虚弱，中焦虚寒，致使胃失温养，发生胃痛。若是热病伤阴，或胃热火郁，灼伤胃阴，或久服香燥理气之品，耗伤胃阴，胃失濡养，也可引起胃痛。肾为先天之本，阴阳之根，脾胃之阳，全赖肾阳之温煦；脾胃之阴，全赖肾阴之滋养。若肾阳不足，火不暖土，可致脾阳虚，而成脾肾阳虚，胃失温养之胃痛；若肾阴亏虚，肾水不能上济胃阴，可致胃阴虚，而成胃肾阴虚，胃失濡养之胃痛。

此外，若气滞日久，血行瘀滞，或久痛入络，胃络受阻，或胃出血后，离经之血未除，以致瘀血内停，胃络阻滞不通，均可引起瘀血胃痛。《临证指南医案·胃脘痛》早已有关于这种病机的论述："胃痛久而屡发，必有凝痰聚瘀。"若脾阳不足，失于健运，湿邪内生，聚湿成痰成饮，蓄留胃脘，又可致痰饮胃痛。

本病病因，初则多由外邪、饮食、情志不遂所致，病因多单一，病机也单纯，常见寒邪客胃、饮食停滞、肝气犯胃、肝胃郁热、脾胃湿热等证候，表现为实证；久则常见由实转虚，如寒邪日久，损伤脾阳，热邪日久，耗伤胃阴，多见脾胃虚寒、胃阴不足等证候，则属虚证。因实致虚，或因虚致实，皆可形成虚实并见证，如胃热兼有阴虚，脾胃阳虚兼见内寒，以及兼夹瘀滞、食滞、气滞、痰饮等。本病的病位在胃，与肝、脾关系密切，也与胆、肾有关。基本病机为胃气阻滞、胃络瘀阻、胃失所养、不通则痛。

二、临床表现

胃痛的部位在腹上区胃脘处，俗称心窝部。其疼痛的性质表现为胀痛、隐痛、刺痛、灼痛、闷痛、绞痛等，常因病因病机的不同而异，其中尤以胀痛、隐痛、刺痛常见。可有压痛，按之其痛或增或减，但无反跳痛。其痛有呈持续性者，也有时作时止者。其痛常因寒暖失宜、饮食失节、情志不舒、劳累等诱因而发作或加重。本病证常伴有食欲缺乏、恶心呕吐、吞酸嘈杂等症状。

三、诊断

（1）上腹胃脘部疼痛及压痛。
（2）常伴有食欲缺乏、胃脘痞闷胀满、恶心呕吐、吞酸嘈杂等胃气失和的症状。
（3）发病常由饮食不节、情志不遂、劳累、受寒等诱因引起。
（4）上消化道 X 线钡餐透视、纤维胃镜及病理组织学等检查，查见胃、十二指肠黏膜炎症、溃疡等病变，有助于诊断。

四、辨证要点

1. 辨寒热

寒证胃痛多见胃脘冷痛，因饮冷受寒而发作或加重，得热则痛减，遇寒则痛增，伴有面色苍白、口不渴、舌淡、苔白等症；热证胃痛多见胃脘灼热疼痛，进食辛辣燥热食物易于诱发或加重，喜冷恶热，胃脘得凉则舒，伴有口干口渴、大便干结、舌红、苔黄少津、脉数等症。

2. 辨虚实

虚证胃痛多见于久病体虚者，其胃痛隐隐，痛势徐缓而无定处，或摸之得其所，时作时止，痛而不胀或胀而时减，饥饿或过劳时易诱发疼痛或致疼痛加重，揉按或得食则疼痛减轻，伴有食少、乏力、脉虚等症；实证胃痛多见于新病体壮者，其胃痛兼胀，表现胀痛、刺痛，痛势急剧而拒按，痛有定处，食后痛甚，伴有大便秘结、脉实等症。

3. 辨气血

初痛在气，久痛在血。胃痛且胀、以胀为主、痛无定处、时痛时止，常由情志不舒引起，伴胸脘痞满、喜叹息、得嗳气或矢气则痛减者，多属气分；胃痛久延不愈，其痛如刺如锥，持续不解，痛有定处，痛而拒按，伴食后痛增、舌质紫暗、舌下脉络紫暗迂曲者，多属血分。

五、治疗

胃痛的治疗以理气、和胃、止痛为基本原则，旨在疏通气机，恢复胃腑和顺通降之性，通则不痛，从而达到止痛的目的。胃痛属实者，治以祛邪为主，根据寒凝、食积、气滞、郁热、血瘀、湿热的不同，分别用温胃散寒、消食导滞、疏肝理气、泄热和胃、活血化瘀、清热化湿诸法；属虚者，治以扶正为主，根据虚寒、阴虚之异，分别用温中益气、养阴益胃之法。虚实并见者，则扶正祛邪之法兼而用之。

六、一般护理

1. 环境与休息

病室宜整洁、安静、空气流通。发病时，宜卧床休息。

2. 情志护理

保持心情舒畅。当郁怒悲伤时暂不进食。呕血或便血者应及时给予精神安慰。

3. 饮食护理

给予质软、少渣、易消化食物，以少量多餐为原则，定时进食，细嚼慢咽。忌辛辣、肥甘、过咸、过酸、生冷等食物，戒烟、酒，忌浓茶、咖啡。

4. 用药护理

应根据病性、药性确定服药的时间、药物的温度和服药方法。注意观察服药后的效果与反应。告知患者有关服药的注意事项。服制酸药物应选择餐后 1 ~ 2 h；胃黏膜保护药宜在进餐前 1 h；含铁剂药物忌用茶水送服；中成药、西药片宜研碎或嚼碎吞服。对胃出血者尤应特别注意，诊断未明确前忌用麻醉性止痛剂，以免掩盖病情。

5. 病情观察

（1）观察疼痛的部位、性质、程度、持续时间、诱发因素等。

（2）注意呕吐物和大便的性质（色、质、量）和伴随症状。

（3）如出现胃痛突然加剧，伴呕吐、寒热，或出现呕血、黑便、面色苍白、血压下降、脉细数、冷汗时出、四肢厥冷、烦躁不安等厥脱先兆症状，应立即报告医师。

（4）呕血时应将头偏向一侧，及时清除口腔呕吐物，保持口腔清洁。遵医嘱使用胃管、胃肠减压器时应做好导管护理。

6. 健康教育

（1）加强体育锻炼，增强体质。生活有规律，注意劳逸结合，保证充足睡眠。根据气候变化，适时增减衣被。

（2）保持心情舒畅，避免情绪波动与激动。

（3）饮食宜少量多餐、易消化、少刺激，避免生冷、油炸食物，戒烟、酒。

（4）遵医嘱坚持服药，避免服用对胃肠有刺激的药物，如阿司匹林、红霉素或激素类药物。

（5）告知疾病的有关知识、发病规律，防止复发，减少并发症。

（6）积极治疗原发病，定期门诊随访。如出现腹上区疼痛、不适、恶心、呕吐、黑便等，应立即就医。

七、中医特色护理

（一）按摩疗法

1. 按摩方一

按摩部位：脾俞、胃俞、手三里、三阴交、中脘、章门、内关、外关、合谷、足三里穴。

治法：按揉脾俞、胃俞、手三里、三阴交穴各 3 min，摩中脘穴 5 min，揉、擦章门 2 min，拿内关、外关穴 34 次，拿、揉合谷穴 3 min，拿、按足三里穴 3 min，每日按摩 1 次，至愈为度。

临证加减：胃脘胀痛、食后尤甚、痛无定处、嗳气泛酸、情绪变化常加剧者，加拿肩井、阴陵泉、阳陵泉穴，揉章门穴，点按太冲穴。胃脘烧灼、痛无定处、午后或空腹痛显、进食痛缓或吐血者，加拿阴陵泉、阳陵泉穴，点按内庭穴，掐、揉人中。胃脘隐隐作痛、揉按痛减、喜热饮食、神疲乏力、四肢不温者，加擦大椎穴、揉气海穴、揉按肾俞穴。

2. 按摩方二

按摩部位：大椎、肩井、胃俞、肾俞、中脘、章门、气海、合谷、内关、外关、手三里、阴陵泉、阳陵泉、足三里、三阴交、太冲、内庭穴。

治法：揉大椎、肩井穴；擦胃俞、肾俞穴；摩中脘、章门、气海穴；揉合谷、内关、外关、手三里穴；揉阴陵泉、阳陵泉、足三里、三阴交、太冲、内庭穴。每穴每次 2 ～ 3 min。每日按摩 1 次，至愈为度。

3. 按摩方三

按摩部位：足三里、中脘、公孙、内关、手三里、气海穴。或加脾俞、胃俞、肝俞、天枢等穴。

治法：先在腹腔部旋摩 20 ～ 30 遍。再揉按上述穴位各 1 min。每日 1 次。

4. 按摩方四

按摩部位：合谷、手三里、足三里、内庭、中脘、气海、神阙穴。

治法：先揉按神阙穴四周 5 min，揉中脘、气海穴各 5 min，点按合谷、手三里、足三里穴各 5 ～ 6 次，掐按内庭穴 1 min。每日按摩 1 次，至愈为度。

5. 按摩方五

按摩部位：肝俞、脾俞、胆俞、胃俞穴。

治法：若背部有压痛区，以推压痛区为主。病史较长或饮食欠佳者，另加捏脊治疗。手法以按揉为主，用大鱼际、掌根或前臂附着于穴位或压痛区，用腕关节转动回旋来带动掌根、大鱼际，或用肘关节的旋转来带动前臂。手法由轻柔而逐渐加重，频率为 80 ～ 100 次 / 分。每日治疗 2 次，10 次为 1 个疗程。

（二）拔罐疗法

1. 配穴方一

取穴：中脘、神阙穴。

治法：采用单纯拔罐法，留罐 10 ～ 15 min，每日 1 次。

主治：胃脘痛。

2. 配穴方二

取穴：中脘、内关、足三里穴。寒邪犯胃型配阴陵泉、梁丘穴；湿热中阻型配内庭、合谷穴；饮食停滞配下脘、天枢穴；肝郁气滞型配肝俞、期门、阳陵泉穴；脾胃虚寒型配脾俞、胃俞、章门穴；胃热阴虚型配三阴交、太溪穴。

治法：随证选用拔罐法。寒邪犯胃型用单纯拔罐法或闪罐法。湿热中阻型用刺络拔罐法。饮食停滞型和肝郁气滞型均用刺络拔罐法或针刺后拔罐法。脾胃虚寒型用单纯拔罐法或留针拔罐法、罐后加灸法。胃热阴虚型用针刺后拔罐法或水罐法。以上均留罐 15 ～ 20 min。急性期每日 1 次，慢性期 2 ～ 3 d 1 次，10 次为 1 个疗程。

主治：胃脘痛。

3. 配穴方三

取穴。分两组：①中脘、神阙、足三里穴；②上脘、下脘、胃俞穴。

治法：采用拔药罐法（药煮罐或贮药罐）。每次选 1 组穴，留罐 20 ～ 30 min，每日或隔日 1 次。

主治：胃脘痛。

4. 配穴方四

取穴：中脘、脊椎两侧取压痛点。

治法：采用梅花针叩刺拔罐法。先用梅花针在应拔部位叩刺至皮肤微出血为度，然后在中脘穴拔罐，留罐 15 ~ 20 min，在脊椎两侧压痛点用走罐法至皮肤紫红色为度，3 日 1 次。

主治：胃脘痛。

5. 配穴方五

取穴：胃脘（即上脘、中脘、下脘）、鸠尾、巨阙穴。

治法：采用单纯拔罐法。先在胃脘用较大口径的火罐拔罐 5 min。如兼有呕吐者，再在鸠尾、巨阙穴上拔罐 5 ~ 10 min，每日 1 次。

主治：胃脘痛。

6. 配穴方六

取穴：中脘、天枢（双）、关元穴。

治法：采用闪罐法。先在各穴上闪罐 20 ~ 30 下，然后留罐 10 min，每日 1 次，症状缓解后改隔日或隔 2 日治疗 1 次。

主治：各型胃脘痛。

7. 配穴方七

取穴：膈俞、肝俞、胆俞、胃俞、中脘穴及髂后上棘下数厘米的压痛点。

治法：采用单纯拔罐法。每次选用 2 ~ 3 个穴位拔罐，留罐 10 ~ 15 min，每日 1 次。症状明显缓解后改为隔日 1 次。

主治：胃脘痛。

8. 配穴方八

取穴：分两组：①天柱、大杼、肺俞、肝俞穴；②脾俞、中脘、天枢、足三里穴。

治法：采用针灸罐法。每次选 1 组穴。先用毫针做中强刺激，针后拔罐，留罐 15 ~ 20 min，罐后用艾条灸治。每日或隔日 1 次。

主治：胃酸过多。

9. 配穴方九

取穴：中脘、内关、梁门、足三里、三阴交、胃俞、脾俞穴。

治法：采用闪罐、留罐和走罐法。取中脘、内关两穴用闪罐法，反复吸拔十余次；取梁门、足三里、三阴交 3 穴用留罐法，各留罐 10 min；取胃俞、脾俞两穴用走罐法，至局部出现暗紫色瘀斑为止，每日或隔日 1 次。

主治：慢性胃炎。

（三）药浴疗法

1. 处方一

药物组成：砂仁、花椒各 40 g，丁香、降香各 10 g。

主治：胃脘痛。

制法：将上药水煎，加适量热水，备用。

用法：药浴，特别要多洗胃脘部，每次 15 ~ 30 min，每日 2 次。药浴完毕，用温清水冲洗，再用干毛巾擦干后穿衣。

2. 处方二

药物组成：干姜、肉桂各 30 g，香附子、高良姜各 50 g。

主治：胃寒痛。证见胃痛暴作，甚则拘急作痛，得热痛减，遇寒痛增，口淡不渴，或喜热饮，苔薄白，脉弦紧。

制法：将上药加清水适量，浸泡 30 min 后，煎煮两次，分别取两次药液混匀，备用。

用法：待药液温度适宜时，将双脚浸入药液中，热浴浸泡每次约 30 min，冷后再加热，如此每日 3 次。1 剂药可连续使用 2 d。

3. 处方三

药物组成：桂枝 60 g。

主治：胃寒痛。证见胃痛暴作，甚则拘急作痛，或胃痛隐隐，绵绵不休，冷痛不适，喜温喜按。

制法：上药研为细末，用粗盐炒热后，再用纱布包扎，备用。

用法：趁热熨中脘穴（人体正中线，胸骨柄剑突下与肚脐孔之间的中点处），每次 10 ~ 20 min。

（四）手部疗法

1. 手部按摩法

（1）配穴方一。

按摩部位：手掌中心线、肠区、胃区、脾区、肾区、胃肠点、大陵、脾点、十二指肠穴、前头点、胃穴。

治法：治疗部位常规消毒后，按操作常规，摩擦手掌心；推按手掌中心线；按肠区、胃区、脾区、肾区；点按胃肠点、大陵、胃穴、十二指肠穴；掐点脾点、前头点。可用牙签刺点、压。每日按摩 1 次，每次 20 ~ 30 min，10 次为 1 个疗程。

主治：胃痛。

（2）配穴方二。

按摩部位：胃肠点、胸腹区、中魁穴。

治法：治疗部位常规消毒后，按操作常规，推按胸腹区，点按胃肠点、中魁穴。每日按摩 1 次，每次 10 ~ 15 min，5 次为 1 个疗程。

主治：胃灼热（烧心）。

2. 手部针刺法

（1）配穴方一。

取穴：合谷、中泉、中魁穴。

治法：治疗部位常规消毒后，用毫针对准所选穴位刺入，用强刺激泻法捻转，得气后留针 30 min，间断行针。每日 1 次，5 次为 1 个疗程。

主治：胃痛。

（2）配穴方二。

取穴：①胃肠点、前头点；②脾点、肝点。

治法：常规消毒后，任选一组穴，用毫针对准所选穴位刺入，虚证用中刺激，实证用强刺激，得气后留针 15 ~ 30 min。每日 1 次，中病即止。

主治：胃脘痛。

3. 手部药疗法

（1）贴敷手心方。

药物组成：胡椒 25 粒，丁香 20 粒，广木香、广丹各 6 g，生明矾 15 g，食盐 5 g，米醋适量。

用法：上药共研细末，过筛，加米醋调和如糊状，外敷于双手心劳宫穴和神阙穴，包扎固定（上盖纱布，胶布固定），以两手掌相合放于阴部，覆被睡卧，取微汗出即愈。每日换药 1 次，中病即止。

主治：胃脘痛。

（2）理气止痛汤。

药物组成：川楝子、延胡索各 20 g，枳壳、红花各 10 g，乌药 15 g，广郁金 10 g。

用法：每日 1 剂。上药加清水适量，水煎取汁，将药汁倒入盆内，趁热熏洗双手，待温时，浸泡双手。每日 2 ~ 3 次，每次 20 ~ 30 min，中病即止。

主治：胃脘痛（肝气犯胃型）。

（五）足底疗法

1. 足部按摩

（1）配方一。

按摩部位：①肾、输尿管、膀胱；②肾上腺、脑垂体、大脑（头部）、腹腔神经丛、胸椎、胃、脾、十二指肠、小肠、喉、气管、食管、胸部淋巴结、上身淋巴结、下身淋巴结。

治法：用中度手法刺激足反射区 20 次，约 20 min；用重度手法刺激足反射区 25 次，约 20 min。按摩时患者有温性痛感。每日按摩 1 次，每次按摩 40 min，10 次为 1 个疗程。

主治：慢性胃炎（胃脘痛）。

（2）配方二。

按摩部位：肾、输尿管、膀胱、腹腔神经丛、胃、脾、十二指肠、肝、上身淋巴结。

治法：用中度手法刺激肾、输尿管、膀胱、腹腔神经丛反射区各 3 min；用重度手法刺激胃、脾、十二指肠、肝、上身淋巴结反射区 3 ~ 5 min。按摩时患者以有得气感为度。每日按摩 1 次，每次按摩 30 min，10 次为 1 个疗程。

主治：慢性胃炎（胃脘痛）。

2. 足部药疗

（1）温胃膏。

药物组成：高良姜、白芥子、细辛、延胡索各 30 g。

用法：上药共研细末，备用。用时取药末 30 g，以生姜汁适量调和成糊状，分敷两足底涌泉穴和中脘穴上。上盖敷料，胶布固定。每日换药 1 次，10 次为 1 个疗程。

主治：胃脘痛（寒性或虚寒型）。

（2）止痛汤。

药物组成：艾叶、高良姜、制香附、吴茱萸、川楝子各 15 g。

用法：上药加清水 1 500 mL，煎沸 5 ~ 10 min 后，将药液倒入脚盆内，待温，浸泡双足 30 min，每日 1 次。

主治：胃脘痛。

（六）足浴疗法

足浴对寒证胃痛的治疗效果较好。在足浴的同时，可配合局部温熨、按摩、针灸、外敷法等多种外治法。

1. 处方一

药物组成：干姜、肉桂各 10 g，香附、高良姜各 5 g。

主治：脾胃虚寒性胃痛。

证见：胃痛隐隐，绵绵不休，冷痛不适，喜温喜按，空腹痛甚，得食则缓，劳累或食冷或受凉后疼痛发作或加重，泛吐清水，舌淡苔白，脉虚弱。

制法：将上药水煎，取药液，备用。

用法：将药汁放在盆内，浸泡双足，每次 20 min，每日 3 次。

2. 处方二

药物组成：干姜、肉桂各 30 g，香附子、高良姜各 50 g。

主治：胃寒痛。

证见：胃痛暴作，甚则拘急作痛，得热痛减，遇寒痛增，口淡不渴，或喜热饮，苔薄白，脉弦紧。

制法：将上药加清水适量，浸泡 30 min 后，火上煎煮 2 次，分别取 2 次药液混匀，备用。

用法：待药液温度适宜时，将双脚浸入药液中，热浴浸泡，每次约 30 min，冷后再加热，如此每日 3 次。1 剂药可连续使用 2 d。

3. 处方三

药物组成：花椒适量。

主治：胃寒痛。

证见：胃痛暴作，甚则拘急作痛，得热痛减，遇寒痛增，或胃痛隐隐，绵绵不休，冷痛不适，喜温喜按，空腹痛。

制法：将药加清水适量浸泡，火上煎煮 2 次，分别取 2 次药液混匀，备用。

用法：水温适宜时，将双脚浸入热水中浸泡，每次 15～20 min，冷后再加热。

（七）足针疗法

1. 配穴方一

取穴：足三里、太白、公孙、上巨虚穴。

治法：局部常规消毒后，用 1～1.5 寸毫针直刺，其中足三里、上巨虚刺 0.8～1.2 寸深，太白、公孙穴 0.3～0.5 寸深，得气后留针，于针尾穿 1 寸长艾条段点燃，燃尽一段为 1 壮，每穴灸 2～3 壮。每日 1 次，病愈即止。

主治：胃脘痛。

2. 配穴方二

取穴：①公孙、冲谷、内庭、大都、照海穴；②太冲、公孙、内庭、丘墟穴；③冲谷、内庭、公孙、太冲、冲阳穴。

治法：上列三方，随证选用。局部常规消毒后，用 1 寸毫针直刺，得气后留针 15～30 min，每 5 min 行针 1 次。行中强刺激，用泻法。每日或隔日 1 次，5 次为 1 个疗程。

主治：胃脘痛（寒痛用方①，气痛用方②，食痛用方③）。

3. 配穴方三

取穴：胃穴、脾穴。

治法：局部常规消毒后，用 1 寸毫针直刺，得气后留针 15 min，行轻、中刺激，用平补平泻法。针后配合艾条温和灸 15 min。每日 1 次，中病即止。

主治：寒性胃脘痛。

4. 配穴方四

取穴：足三里、上巨虚、下巨虚、公孙、内庭、中焦穴。

治法：局部常规消毒后，用 1 寸毫针直刺，对准公孙、内庭、中焦穴直刺 0.2～0.5 寸深，强刺激，用泻法以止痛；同时用艾条对准足三里、上巨虚、下巨虚穴进行温和灸各 15～20 min，以温中散寒。每日 1 次，中病即止。

主治：胃脘痛（脾胃虚寒证）。

（八）刺血疗法

1. 配穴方一

取穴：曲泽、委中穴。

治法：一般用结扎放血法，痛剧者用点刺放血法。前为缓刺，后者速刺。均用三棱针在所选穴位或穴位附近血络点刺放血数滴。多一次见效。

主治：胃脘痛。

2. 配穴方二

取穴：中脘穴。

治法：用散刺拔罐法。先用梅花针在中脘穴散刺叩打，至见血点后，再拔火罐，闪罐法 5 次，再留罐 10 min，以出血为度。每日 1 次，中病即止。

主治：胃脘痛。

3. 配穴方三

取穴：期门、肝俞、中脘穴。

治法：前二穴用捏起放血法。用三棱针在上二穴或穴位附近血络点刺放血少许（1～3 滴），再在中脘穴用梅花针散刺叩打，见血点后即拔火罐，留罐 10～15 min。隔日 1 次，5 次为 1 疗程。

主治：胃脘痛（肝气犯胃型）。

4. 配穴方四

取穴：曲泽穴（双侧）。

治法：用点刺放血法。穴位常规消毒后，以三棱针点刺出血，挤出血液 3～5 滴。多 1 次见效。

主治：急性胃痛。

5. 配穴方五

取穴：中脘、内关、公孙穴。

治法：用点刺放血法。穴位常规消毒后，以三棱针点刺中脘穴出血，见效即止，内关、公孙点刺出血，挤出血液 2 ~ 3 滴。每周 1 ~ 2 次。

主治：慢性胃炎，包括浅表性胃炎、萎缩性胃炎和肥厚性胃炎。

（九）体针疗法

1. 配穴方一

取穴：足三里穴（双侧）。

治法：局部常规消毒后，用毫针于每日早晨 7 ~ 9 时针刺双侧足三里穴。肝胃不和型用泻法，留针 15 ~ 30 min；脾胃虚寒型用补法加温针，留针 30 ~ 60 min；胃阴不足型先泻后补，留针 30 ~ 60 min。每日 1 次，15 次为 1 个疗程。疗程间休息 5 日，再行下 1 个疗程。

主治：慢性胃炎。

2. 配穴方二

取穴：中脘、足三里穴（双侧）。

临证加减：肝气犯胃型加内关、阳陵泉穴；脾胃虚寒型加脾俞、胃俞穴。

治法：局部常规消毒后，用毫针对准中脘、足三里穴进针，施以平补平泻手法。肝气犯胃型配穴施以透天凉泻法；脾胃虚寒型施以烧山火补法。留针 30 min，每 10 min 行针 1 次。每疗程间休息 2 d，再行下一个疗程。10 次为 1 个疗程。

主治：慢性胃炎。

3. 配穴方三

取穴：中脘、内关、足三里穴及第 6 ~ 12 胸椎夹脊。肝胃气滞型加太冲、期门、肝俞穴；脾虚胃热型加梁门、内庭穴；脾胃虚弱型加脾俞、胃俞穴；胃阴不足型加太溪、三阴交穴；胃络瘀阻型加膈俞、三阴交穴。

治法：每次选用 3 ~ 5 穴，局部常规消毒后，用毫针针刺所选穴位。腹上区穴位，直刺宜浅，斜刺可深。虚证刺激宜轻，证属虚寒者还可加用温针灸；实证以中、强度刺激，用泻法。留针 20 ~ 30 min。每日或隔日 1 次，10 次为 1 个疗程。

主治：慢性胃炎，以慢性浅表性胃炎和萎缩性胃炎为多。

4. 配穴方四

取穴：中脘、足三里穴。肝郁气滞型加肝俞、期门、梁丘、内关穴；食滞胃脘型加内关、梁门、梁丘穴；中焦虚寒型加下脘、天枢穴。

治法：局部常规消毒后，用毫针对准所选穴位依法进针。肝郁气滞型用平补平泻法，食滞胃脘型用泻法，留针 10 ~ 20 min。中焦虚寒型用补法，或加温针灸或灸法。每日或隔日 1 次，10 次为 1 个疗程。

主治：胃脘痛。

5. 配穴方五

取穴：脾俞、胃俞、中脘、章门、气海、内关、足三里穴。

治法：局部常规消毒后，用毫针对准所选穴位依法进针，按证之虚实，用泻法、补法或平补平泻法，留针 10 ~ 30 min。每日或隔日 1 次，10 次为 1 个疗程。

主治：慢性胃炎，包括浅表性胃炎、萎缩性胃炎及肥厚性胃炎 3 种。

（十）艾灸疗法

1. 配穴方一

取穴：脾俞、胃俞、中脘、足三里穴。

灸法：①用艾条温和灸，各灸 5 ~ 10 min，每日灸 1 次；②用艾条回旋灸，各灸 10 ~ 15 min，每日或隔日灸 1 次；③用艾炷隔姜灸，各灸 3 ~ 5 壮，每日或隔日灸 1 次。

主治：胃脘痛。

2. 配穴方二

取穴：脾俞、胃俞、中脘、足三里、内关、公孙、梁门穴。

灸法：①用艾条温和灸，每次取 3 ~ 5 穴，各灸 10 ~ 20 min，每日灸 1 次，7 ~ 10 次为 1 个疗程，每疗程间休 3 ~ 5 d，再行下 1 个疗程；②用艾炷隔姜灸，每次取 2 ~ 4 穴，各灸 5 ~ 7 壮，艾炷如枣核大，每日灸 1 或 2 次，7 ~ 10 次为 1 个疗程；③用温灸器灸，每次取 2 ~ 4 穴，各灸 15 ~ 20 min，每日灸 1 次，10 次为 1 个疗程；④用温针灸，每次取 2 ~ 4 穴，各灸 3 壮（或 10 ~ 15 min），每日灸 1 次，5 ~ 7 次为 1 个疗程，每疗程间休 2 ~ 3 d；⑤用艾炷隔盐灸，取神阙穴，将食盐填满脐孔，艾炷置盐上点燃灸之，每次灸 3 ~ 5 壮，灸至脐部有较明显的温热感向腹中扩散为宜，每日灸 1 次，中病即止；⑥用艾炷无瘢痕灸，每次取 2 ~ 4 穴，各灸 3 ~ 5 壮（艾炷如枣核大），每日或隔日灸 1 次，10 次为 1 个疗程。

主治：胃脘痛。

3. 配穴方三

主穴：脾俞、胃俞、中脘、足三里、内关穴。

配穴：脾胃虚寒者，加气海、关元穴；肝气犯胃者，加章门、肝俞、期门穴；胃酸过多者，加阳陵泉穴。

灸法：①用艾条温和灸，每次取 4 或 5 穴，各灸 10 ~ 15 min，每日灸 1 次，10 次为 1 个疗程，每疗程间休 5 日，再行下 1 个疗程；②用艾炷隔姜（或附片）灸，每次取 2 ~ 4 穴，各灸 5 ~ 7 壮，每日或隔日灸 1 次，10 次为 1 个疗程；③用温针灸，每次取 3 ~ 5 穴，各灸 3 壮（或 10 ~ 15 min），每日灸 1 次，10 次为 1 个疗程。

主治：慢性胃炎、浅表性胃炎及萎缩性胃炎。

4. 配穴方四

取穴：①中脘、梁门、内关、足三里、公孙穴；②脾俞、胃俞、中脘、神阙、足三里穴。

灸法：随证选方，按法施灸。①用艾炷无瘢痕灸，每次取 2 ~ 4 穴，各灸 3 ~ 5 壮，每日灸 1 次，10 次为 1 个疗程，此法适用于寒凝胃痛、脾胃虚寒型胃痛；②用艾炷瘢痕灸，每次取 2 穴，各灸 3 ~ 5 壮，灸毕贴灸疮膏，每月灸 1 次，可灸 3 次，此法适用于脾胃虚寒型胃痛；③用艾炷隔姜（或附片）灸，每次取 3 ~ 5 穴，各灸 5 ~ 7 壮，每日灸 1 次，10 次为 1 个疗程，此法适用于寒凝胃痛、脾胃虚寒型胃痛；④用艾条温和灸，每次每穴灸 10 ~ 20 min，每日灸 1 或 2 次，10 次为 1 个疗程，此法适用于寒凝胃痛、脾胃虚寒型胃痛；⑤用温灸盒灸，每次每穴各灸 10 ~ 20 min，每日灸 1 或 2 次，10 次为 1 个疗程，此法适用于寒凝胃痛、脾胃虚寒型胃痛；⑥用温针灸，每次取 2 ~ 4 穴，各灸 3 壮（或 10 ~ 15 min），每日灸 1 次，此法适用于寒凝胃痛、脾胃虚寒型胃痛；⑦用艾炷隔盐灸，在神阙穴隔盐灸 2 ~ 5 壮，以脐部有明显温热感或向腹中扩散为佳，每日或隔日灸 1 次，10 次为 1 个疗程，每疗程间休 5 d，此法适用于脾胃虚寒型胃痛。

主治：胃脘痛（寒凝型用方①，脾胃虚寒型用方②）。

（十一）点穴疗法

1. 配穴方一

取穴：背脊第 9 ~ 12 胸椎棘突间的两旁。

治法：指压法。以两手拇指指腹强压以上部位两旁点，每点压 1 min，反复做 3 ~ 5 次，每日 1 次。若病程久，体质差者，可用中度刺激，即中压。

主治：胃脘痛。

2. 配穴方二

取穴：根据致因不同取穴。胃寒取脾俞、胃俞、内关（双侧）、中脘、足三里（双侧）等穴；肝气犯胃取中脘、期门、内关、足三里、阳陵泉穴；伤食取胃俞、足三里、中脘等穴。

治法：具体如下。

（1）胃寒痛：用揉压、震颤、点穴法。患者取仰卧位，医者站在患者体侧。按上述穴位顺序进行揉、振、点等手法操作。每穴 3 ~ 5 min。

（2）肝气犯胃痛：用揉压、震颤、点穴法。患者仰卧位，揉、点上述穴位，每穴 3 ~ 5 min。

（3）伤食胃痛：用揉压、震颤、点穴法。患者仰卧位、下肢弯曲，顺时针揉按腹部后，再揉、振、点中脘穴，然后改为俯卧位，重点胃俞、足三里穴。每穴 5 min。

主治：胃脘痛。

3. 配穴方三

灸法：中脘穴。胃酸过多配阳陵泉，胃酸减少配足三里穴。

治法：指压法。患者取仰卧位，放松肌肉。用拇指或示指指腹强力揉压中脘穴或配穴（随症取），先压后揉 1.5 ~ 3 min；或配合呼吸法，即一面缓缓吐气，一面用指头使劲地压 6 s 后将手离开，重复 10 次，配穴亦同，若仅胃痛，或胃酸过多或减少，则分别取上穴指针。胃痛时施术，则效果更好。每日 1 次，至愈为度。

主治：慢性胃炎、胃痛。

4. 配穴方四

取穴：梁丘（双侧）、中脘穴。

治法：用指压、揉压法。强压梁丘穴，揉压中脘穴，每穴 5 min，若证属寒或虚寒，则在指压后，用艾条悬灸中脘穴 3 ~ 5 min。每日 1 次。

主治：胃脘痛。

5. 配穴方五

取穴：阿是穴（在第 9 ~ 12 胸椎两侧区寻找压痛点 1 ~ 2 个）、中脘穴。

治法：用指压、揉压法。强压阿是穴，揉压中脘穴，每穴 5 min，得气为度。每日 1 次。

主治：各种原因引起的胃痛。

6. 配穴方六

取穴：①胃俞、内关、足三里、内庭穴，备选中脘、脾俞、肝俞、梁丘、陷谷穴；②胃俞、内关、足三里、梁丘、陷谷穴，备选中脘、脐中、脾俞、肝俞、内庭穴。

治法：具体如下。①用点、按、拿、揉、攘、搓、振法。先点按胃俞穴 10 次，拿、点内关穴 100 次；再点揉足三里、内庭穴各 50 ~ 10 次。顺时针摩腹 3 ~ 5 min；再以攘、点法在背脊部往返操作 5 ~ 10 遍。又按揉脾俞、肝俞、足三里等穴各 30 ~ 50 次。然后搓擦患者两胁肋部 5 ~ 10 遍；用掌按振腹部 5 ~ 10 遍，每日治疗 1 ~ 2 次。疼痛剧烈者，可先用力点按脾俞、胃俞、足三里等穴，待疼痛缓解后，再按上述点穴方法治疗。②用点、按、揉、摩、擦、振法。先用力点按胃俞穴 100 次，拿点内关穴 100 次，点揉足三里、梁丘、陷谷、内庭穴各 50 ~ 100 次；顺时针摩腹 5 ~ 10 min，再以法在背脊部往返操作 5 ~ 10 遍；点按脾俞、肝俞等穴各 30 ~ 50 次。然后搓擦患者两胁肋部 5 ~ 10 遍。掌振中脘及神阙穴各 1 min。每日治疗 1 次（痛甚者每日 2 次），10 d 为 1 个疗程。待症状减轻后仍需坚持。患者可自己点揉内关、足三里、梁丘、陷谷等穴，以巩固疗效。

主治：胃脘痛（用方①），慢性胃炎 - 浅表性胃炎、萎缩性胃炎和肥厚性胃炎（均用方②）。

（十二）穴位贴敷

1. 温胃膏

药物组成：附子、肉桂、炮姜、小茴香、丁香、木香、香附、吴茱萸各 2 g，麝香 0.3 g（另研）。

制法：上药（除麝香外）共研细末，用生姜汁调和成软膏状备用。

用法：用时先将麝香（约 0.3 g）置入脐孔中，再将铜钱大小的药丸敷于麝香上面，外加胶布固定。每日换药 1 次，10 d 为 1 个疗程。

功用：温中散寒、芳香止痛。

主治：胃脘疼痛，痛时喜按，伴吐酸水，大便溏薄，舌淡苔白，脉沉迟的患者（属虚寒型）。

2. 吴白散

药物组成：吴茱萸5 g，白胡椒2 g，丁香、肉桂各1.5 g。

制法：上药共研细末，密封备用。

用法：取药粉加白酒炒热，敷于穴位上。取穴：中脘、胃俞、脾俞、肝俞、胆俞、足三里、内关穴。每次取穴2个，交替使用外用胶布固定。每日换药1次，10次为1个疗程。

功用：温胃散寒，理气止痛。

主治：胃脘痛。

3. 青陀膏

药物组成：青黛、密陀僧各30 g、雄黄、轻粉各15 g。

制法：上药共研细末，以鸡蛋清2枚调匀成糊状备用。

用法：用时取药膏适量，外敷于疼痛处，外以纱布盖上，胶布固定，每日换药1次。

功用：清胃止痛。

主治：胃脘痛（胃热型）。

4. 参归乳没膏

药物组成：当归30 g，丹参20 g，乳香、没药各15 g。

制法：上药共研细末，以生姜汁调和成糊状备用。

用法：取药膏适量，分别外敷于上脘、中脘、足三里穴上，每日换药3～5次，无效者次日再敷。

功用：活血化瘀，行气止痛。

主治：胃脘痛。

5. 胃痛贴

药物组成：①川椒15 g，干姜、附片、檀香各10 g，苍术20 g；②胡椒25粒，丁香20粒，广木香、广丹各6 g，生明矾15 g，食盐5 g。

制法：上方各共研细末。方①用生姜汁，方②用米醋调和成糊状备用。

用法：任选一方，取药膏适量，方①外敷于中脘、脾俞、胃俞穴，上盖纱布，胶布固定。每日一换；方②外敷于神阙、劳宫（双）穴上，上盖纱布，胶布固定后，以两手掌相合放于阴部，覆被睡卧，微汗即止。

功用：温中散寒，和胃止痛。

主治：虚寒型胃痛。

6. 止痛散

药物组成：香附、延胡索、高良姜各15 g，木香、九香虫各9 g，干姜6 g，冰片1.5 g。

制法：上药共研细末，装瓶备用。

用法：取本散15 g，用黄酒少许调和成糊膏状，敷于神阙穴上，覆盖纱布，胶布固定。每日换药1次，痛止为度。

功用：散寒，理气，止痛。

主治：胃脘痛（寒邪客胃型）。

7. 药袋敷方

药物组成：荜茇、干姜各15 g，甘松、山柰、细辛、肉桂、吴茱萸、白芷各10 g，大茴香6 g，艾叶30 g。

制法：上药共研细末，装入布袋备用。

用法：用时将药袋置中脘、神阙穴上，绷带固定，外用热水袋加温，每次敷1～2 h，每日敷2次。

功用：温胃，散寒，止痛。

主治：胃脘痛（脾胃虚寒型）。

（十三）指压疗法

1. 疗法一

取穴：在背脊第9～12胸椎棘突间的两旁。

手法：用扪法。以两手拇指指腹强压上部位两旁点，每点压 1 min，反复做 3 ~ 5 次。每日 1 次。若病程久，体质差者，可用中度刺激，即中压。

2. 疗法二

取穴：根据致因不同取穴。胃寒取脾俞、胃俞、内关（双侧）、中脘，足三里（双侧）等穴；肝气犯胃取中脘、期门、内关、足三里、阳陵泉等穴；伤食取胃俞、足三里、中脘等穴。

手法：具体如下。

（1）胃寒痛用揉法、点穴法。患者取仰卧位，医者站在患者体侧。按上述穴位顺序进行揉、振、点等手法操作，每穴 3 ~ 5 min。

（2）肝气犯胃痛：用揉法、点穴法。患者仰卧位，揉、点上述穴位，每穴 3 ~ 5 min。

（3）伤食胃痛：用揉法、震颤、点穴法。患者仰卧位，下肢弯曲，顺时针揉按腹部后，再揉、振、点中脘穴，然后改为俯卧位，重点揉、振、点胃俞、足三里穴，每穴 5 min。

以上均为每日 1 次。刺激强度可视病情和体质而定。

3. 疗法三

取穴：中脘穴。

配穴：胃酸过多配阳陵泉穴，胃酸减少配足三里穴。

手法：用扪法、揉法。患者取仰卧位，放松肌肉，用拇指或示指指腹强力揉压中脘穴或配穴（随证取），先压后揉 1.5 ~ 3 min；或配合呼吸法，即一面缓缓吐气，一面用指头使劲地压 6 s 后将手离开，重复 10 次，配穴亦同。若仅胃痛，或胃酸过多或减少，则分别取上穴指压。胃痛时施术，则效果更好。每日 1 次。至愈为度。

4. 疗法四

取穴：足三里（双侧）、中脘、内关穴（双侧）。

手法：用扪法、揉法。以双手拇指强压双侧足三里和内关穴，各 1.5 ~ 3 min，再用示指点、压、揉中脘穴 5 min。每日 1 次。至愈为止。

5. 疗法五

取穴：梁丘（双侧）、中脘穴。

手法：用扪法、揉法。强压梁丘，揉压中脘，每穴 5 min，若证属寒或虚寒，则在指压后，用艾条悬灸中脘穴，3 ~ 5 min。每日 1 次。

6. 疗法六

取穴：胃俞、中脘、内关、足三里穴。

手法：用扪法。上述穴位依次强压（中脘穴揉压）。用力由轻到重，每穴 3 ~ 5 min，得气为度。每日 1 次。

7. 疗法七

取穴：阿是穴（在第 9 ~ 12 胸椎两侧区寻找压痛点 1 ~ 2 个）、中脘穴。

手法：用扪法、揉法。强压阿是穴，揉压中脘穴，每穴 5 min，得气为度。每日 1 次。

（十四）喝茶疗法

1. 菊花茶

主治：胃寒疼痛，食积不化，兼有咳嗽等。

配方：菊花 6 g，红茶末 3 ~ 5 g。

制法：将以上二味，沸水冲泡 10 min。

用法：代茶饮。每日 1 剂，不拘时温服。

2. 乌龙戏珠枣茶

主治：胃病、神经衰弱及各种慢性病。

配方：沧州金丝小枣，福建乌龙茶。

制法：将茶滤纸袋直接放入杯中，开水冲泡。

用法：代茶饮之。

3. 茉莉花茶

主治：慢性胃炎，食欲缺乏，消化不良，脘腹胀痛；神经官能症，失眠多梦。

配方：青茶 10 g，茉莉花 10 g，石菖蒲 6 g。

制法：将以上三味去杂质，晒或烘略干，共研粗末。

用法：每日 1 剂，沸水冲泡 5 ~ 10 min 随意温饮服。

4. 糖蜜红茶饮

主治：胃十二指肠溃疡。

配方：红茶 10 g，红糖、蜂蜜各适量。

制法：将糖、茶叶放入杯内，用开水冲泡，加盖焖 10 min。

用法：加蜜调服，每日 1 次。

5. 石菖蒲茶

主治：胃炎，证见脘腹胀痛、纳谷不香。

配方：石菖蒲各 6 g，雨前茶 12 g，茉莉花 10 g。

制法：将以上各药共研细末。

用法：每日 1 剂，沸开水冲泡，随意饮用。

（十五）药膳食疗

胃痛可以简单地分为虚寒胃痛、肝胃气痛、湿热胃痛 3 种。

1. 虚寒胃痛

可见胃部隐痛，喜暖喜按，饿时痛增，得食则减，呕吐清水，四肢冷，畏寒，大便烂，舌质淡白，脉沉阳。食疗汤水可用。

（1）熟附片煲狗肉汤：每次可选用制过的熟附片 12 g，新鲜黑狗肉 500 g，生姜片 20 g，陈皮 9 g，适量植物油及食盐。然后把材料放进汤煲内，先用武火，水开后改为中火煲汤。煲至狗肉软烂即可。可饮汤食狗肉。

（2）白胡椒煲猪肚汤：每次可取白胡椒 15 g 略拍碎，新鲜猪肚 1 个（或半个）洗净，生姜 3 片（洗净去皮）。然后将白胡椒、生姜一同放进猪肚内，并加进适量清水，将猪肚的上下口用线扎紧，放进汤煲内，用中火煲汤。煲 1.5 h，然后调味，饮汤食猪肚。

2. 肝胃气痛

可见胃脘胀痛，连及胁肋，痛处不定，嗳气频繁，食后胃胀明显，可能泛酸，舌苔薄白，脉弦。食疗汤水可用。

（1）佛手砂仁瘦肉汤：佛手片 15 g（鲜品可用 30 g），砂仁 5 g，新鲜猪瘦肉 250 g。先将佛手片与猪瘦肉洗净，同放进汤煲内，用中火煲汤，1 h 后，放进砂仁，再煲 5 min，停火待温，调味，饮汤食猪瘦肉。

（2）沙田柚花煲猪肚汤：每次可取沙田柚花 5 g，新鲜猪肚 250 g。先将猪肚洗净，切成小块，与沙田柚花一起放进汤煲内，加上适量清水，用中火煲 1 h，汤好后加食盐调味，饮汤食猪肚。

3. 湿热胃痛

可见脘腹胀痛，甚或恶心呕吐，不思饮食，口苦，大便臭秽不爽，尿黄短，身重体倦，舌苔黄腻，脉弦数。食疗汤水可用。

（1）救必应煲猪瘦肉汤：每次可取救必应（又名白木香）15 g，土茵陈 12 g，新鲜猪瘦肉 200 g。一同放进汤煲内，再加进适量清水，中火煲汤约 1 h。然后调味，饮汤食猪瘦肉。

（2）石仙桃炖猪肚汤：每次取新鲜石仙桃 90 g（干品 30 g），新鲜猪肚 500 g。将猪肚切粗件，和石仙桃一起放进炖盅内，加适量清水，隔水炖 1 h。调味后饮汤食猪肚，一次食不完可分次食用。

（刘莹菁）

第二节 胃痞

胃痞是由表邪内陷、饮食不节、痰湿阻滞、情志失调、脾胃虚弱等导致脾胃功能失调，升降失司，胃气壅塞而成的以胸脘痞塞、满闷不舒、按之柔软、压之不痛、视之无胀大之形为主要临床特征的一种脾胃病证。

胃痞是脾胃肠病证中较为常见的病证，中医药治疗本病具有较好的疗效。西医中的慢性胃炎、胃神经官能症、胃下垂、消化不良等疾病，当出现以胃脘部痞塞、满闷不舒为主要表现时，可参考本节辨证论治。

一、病因病机

脾胃同居中焦，脾主升清，胃主降浊，共司水谷的纳运和吸收，清升浊降，纳运如常，则胃气调畅。若因表邪内陷入里、饮食不节、痰湿阻滞、情志失调，或脾胃虚弱等各种原因导致脾胃损伤，升降失司，胃气壅塞，即可发生痞满。

1. 表邪入里

外邪侵袭肌表，治疗不得其法，滥施攻里泻下，脾胃受损，外邪乘虚内陷入里，结于胃脘，阻塞中焦气机，升降失司，胃气壅塞，遂成痞满。如《伤寒论》所云："脉浮而紧，而复下之，紧反入里，则作痞，按之自濡，但气痞耳。"

2. 食滞中阻

暴饮暴食，或恣食生冷粗硬，或偏嗜肥甘厚味，或嗜浓茶烈酒及辛辣过烫饮食损伤脾胃，致食谷不化，阻滞胃脘，升降失司，胃气壅塞，而成痞满。《类证治裁·痞满》云："饮食寒凉，伤胃致痞者，温中化滞。"

3. 痰湿阻滞

脾胃失健，水湿不化，酿生痰浊，痰气交阻于胃脘，则升降失司，胃气壅塞，而成痞满。如《兰室秘藏·中满腹胀论治》曰："脾湿有余，腹满食不化。"

4. 情志失调

多思则气结，暴怒则气逆，悲忧则气郁，惊恐则气乱等，造成气机逆乱，升降失职，形成痞满。其中尤以肝郁气滞，横犯脾胃，致胃气阻滞而成之痞满为多见，即如《景岳全书·痞满》所谓："怒气暴伤，肝气未平而痞。"

5. 脾胃虚弱

素体脾胃虚弱，中气不足，或饥饱不匀，饮食不节，或久病损及脾胃，纳运失职，升降失调，胃气壅塞，而生痞满。此正如《兰室秘藏·中满腹胀》所论述的因虚生痞满："或多食寒凉及脾胃久虚之人，胃中寒则胀满，或脏寒生满病。"

胃痞的病机有虚实之分，实即实邪内阻，包括外邪入里、饮食停滞、痰湿阻滞、肝郁气滞等；虚即中虚不运，责之脾胃虚弱。实邪之所以内阻，多与中虚不运，升降无力有关；反之，中焦转运无力，最易招致实邪的侵扰，两者常常互为因果。如脾胃虚弱，健运失司，既可停湿生饮，又可食滞内停；而实邪内阻，又会进一步损伤脾胃，终至虚实并见。另外，各种病邪之间、各种病机之间亦可互相影响，互相转化，形成虚实互见、寒热错杂的病理变化，为痞证的病机特点。总之，胃痞的病位在胃，与肝、脾有密切关系。基本病机为脾胃功能失调，升降失司，胃气壅塞。

二、临床表现

本病证以自觉胃脘痞塞、满闷不舒为主要临床表现，其痞按之柔软，压之不痛，视之无胀大之形。常伴有胸膈满闷、饮食减少、得食则胀、嗳气稍舒、大便不调、消瘦等症。发病和症状加重常与暴饮暴食、恣食生冷粗硬、嗜饮浓茶烈酒、过食辛辣等饮食因素，以及情志、起居、冷暖失调等诱因有关。多为慢性起病，时轻时重，反复发作，缠绵难愈。

三、诊断

（1）以胃脘痞塞、满闷不舒为主要临床表现，其痞按之柔软，压之不痛，视之无胀大之形。

（2）常伴有胸膈满闷、饮食减少、得食则胀、嗳气则舒等症。

（3）发病和症状加重常与饮食、情志、起居、冷暖失调等诱因有关。

（4）多为慢性起病，时轻时重，反复发作，缠绵难愈。

（5）纤维胃镜检查、上消化道 X 线摄片检查、胃液分析等的异常有助于本病的诊断。

四、辨证要点

痞满绵绵，得热则舒，遇寒则甚，口淡不渴，苔白，脉沉者，多为寒；痞满势急，胃脘灼热，得凉则舒，口苦便秘，口渴喜冷饮，苔黄，脉数者，多为热。痞满时减复如故，喜揉喜按，不能食或食少不化，大便溏薄，久病体虚者，多属虚；痞满持续不减，按之满甚或硬，能食便秘，新病邪滞者，多属实。痞满寒热虚实的辨证还应与胃痛互参。

五、治疗

胃痞的基本病机是脾胃功能失调，升降失司，胃气壅塞，因此，其治疗原则是调理脾胃，理气消痞。实者分别施以泻热、消食、化痰、理气，虚者则重在补益脾胃。对于虚实并见之候，治疗宜攻补兼施，补消并用。治疗中应注意理气不可过用香燥之品，以免耗津伤液，对于虚证尤当慎重。

六、一般护理

1. 环境与休息

病室宜清洁、安静、空气流通。患者应注意劳逸结合。

2. 情志护理

在精神上给予安慰，使患者树立与疾病做斗争的信心，配合治疗。

3. 饮食护理

遵医嘱给予少量多餐、柔软、易消化的食物。需进足够量的维生素与热量，尽量避免食用刺激胃液分泌亢进的食物，如浓茶、咖啡、烟、酒和辛辣调味品，忌过冷、过热、粗糙、多纤维饮食。胃酸低者可给刺激胃酸分泌的饮食，如肉汤、鸡汤。胃酸高者禁用富脂肪的食物和浓菜汤，更不宜吃酸性食物。

4. 用药护理

根据医嘱按时服药。制酸药应在两餐之间或临睡前服用，胃黏膜保护药应在饭前 15 min 及睡前服，并观察药物不良反应。

5. 病情观察

（1）急性发作或有并发症时，应卧床休息。

（2）保持口腔清洁，无异味。

（3）胃脘痛时遵医嘱可置热水袋热敷，或使用解痉剂。

（4）注意观察疼痛的性质、发作时间、呕吐物的颜色，以及有无消化道出血的表现，并做好记录。

6. 健康教育

（1）加强体育锻炼，增强体质。生活有规律，注意劳逸结合。根据气候变化适时增减衣被。

（2）保持心情舒畅，避免情绪波动与激动。

（3）饮食宜少量多餐、易消化、少刺激，避免生冷、油炸食物，戒烟、酒。

（4）遵医嘱坚持服药，避免服用对胃肠有刺激的药物。

（5）告知疾病的有关知识、发病规律，防止复发，减少并发症。

（6）积极治疗原发病，定期门诊随访。

七、中医特色护理

（一）按摩疗法

1. 按摩方一

按摩部位：脊柱（重点右胸椎1至腰椎2）两侧膀胱经循行线（重点在脾俞、胃俞、肾俞穴及心室）、腹部、胸锁乳突肌、肩部、背部、长强、腓肠肌、承山、骶部、照海、内关、承门、头部、足三里、公孙等。

治法：具体如下。

（1）背部按摩：患者取俯卧位。术者于脊柱两侧沿膀胱经进行推、按、拔、揉，重点刺激脾俞、胃俞等穴。然后作捏脊法，再用双手掌根于肾俞、志室穴一带做挤压法。

（2）腹部按摩：患者取仰卧位。术者立于患者右侧，于腹部施行自下而上的推、颤、波形揉、捏（即术者将两手之拇指并拢，同其他手指分立在腹部两侧腹直肌旁，先把两手四指凑向拇指，再把拇指凑向四指，反复进行，犹如波状），提拿、拨动腹直肌和小鱼际，托胃（即术者将右手略弯，掌心合拢，以小鱼际按贴于患者下腹部，边微震颤边向上推移）等手法，运三脘，点天枢、气海穴，指压肓俞，掌搓神阙穴周围（单纯胃下垂患者宜加强腹部刺激，但以患者能忍受为度），揉捏下肢脾胃经络线，重按足三里穴。

（3）特色按摩：患者取坐位。术者先做揉肩法，再用多指拨、揉胸锁乳突肌，提拿肩部。合并胃炎、胃溃疡者，着重在背部施术。胃酸过多者禁用足三里穴；腹泻者按长强穴，搓压腓肠肌，指压承山穴；便秘者叩打骶部，点拨照海穴；心慌恶心者，指压内关穴；振水音强烈者，可按照脾胃在体表之投影位置，从贲门、胃体向承门之方向用手根挤压，或用双手拿颤腹部；头晕失眠者，于头部施按、揉及叩敲法，取百会、太阳穴及背腹部按摩之后，胀痛仍不减轻者，可重按右骶骨外上缘过敏点、足三里、公孙穴，并用多指拨胸锁乳突肌。其按摩全过程大约需40 min。

2. 按摩方二

按摩部位：百会、大椎、中脘、章门、气海、脾俞、胃俞、肾俞、合谷、内关、外关、阴陵泉、阳陵泉、足三里、三阴交穴。

治法：揉百会、大椎穴，到发热为止；摩中脘、章门、气海穴；揉脾俞、胃俞、肾俞穴；揉合谷、内关、外关穴；揉阴陵泉、阳陵泉、足三里、三阴交穴。每次按摩20～30 min。

疗程：每日按摩1次，至愈为度。

3. 按摩方三

按摩部位：百会、脊柱两侧膀胱经循行线、中脘、天枢、腹部、合谷、足三里穴。

治法：具体如下。

（1）头部按摩：患者取正坐位。术者用拇指尖推按百会穴1 min。

（2）背部按摩：患者取俯卧位。术者立于一侧，先用捏脊法沿脊柱两侧膀胱经循行线施术3～5 min，再用较强刺激推、揉脾俞、胃俞、肝俞、三焦俞穴至酸胀得气。

（3）腹部按摩：患者取仰卧位，腰骶部垫一软枕。术者立于一侧，用拇指推揉中脘、天枢穴1～2 min后，再用掌根逆时针摩腹5～10 min，然后用掌根推腹5～10次。呼气时向上，吸气时放松。

（4）四肢按摩：推、揉双侧合谷、足三里穴各1 min。

疗程：每日按摩1次，至愈为度。

4. 按摩方四

按摩部位：中脘、天枢、气海、关元、太冲、足三里穴。

治法：患者先取俯卧位，术者双手由患者之第3胸椎至第5胸椎两侧捏揉2～3遍，双手掌根同时由腰部向背部弹性快速推按4～5遍；转取仰卧位，术者双手掌自下而上反复波形揉压腹部2～3遍，然后用拇指揉按中脘、天枢、关元等穴各1 min。按摩1次约30 min。

疗程：每日或隔日治疗1次，2个月为1个疗程。每疗程间隔7 d。

5. 按摩方五

按摩部位：中脘、下脘、石门、天枢、脾俞、胃俞、胃仓、足三里、丰隆穴。

治法：患者取仰卧位，用右手中指一指点、揉、振中脘、下脘、石门、天枢穴，同时用左手拇指、示指、中指三指持艾条 2 支配合灸 10 min；转取俯卧位，术者用手掌揉脾俞、胃俞、胃仓穴并捏脊；三指平推足太阳膀胱经循行线，最后点按、弹拨足三里、丰隆穴。

疗程：每日治疗 1 次，每次按摩 30 min，10 次为 1 个疗程，每个疗程间隔 1 周。

（二）拔罐疗法

1. 配穴方一

取穴：中脘、天枢、气海、足三里穴。

治法：采用针刺后拔罐法。先用毫针做轻刺，针后拔罐，留罐 15 ~ 20 min，或罐后再加艾条灸之。

疗程：每日或隔日 1 次，10 次为 1 个疗程。

主治：胃下垂。

2. 配穴方二

取穴：脾俞、中脘、气海、足三里穴。若夹有痰饮、胃中有振水声配水分、阳陵泉穴；夹食滞、腹胀、腹泻者配天枢穴（双侧）。

治法：采用单纯拔罐法，或针刺后拔罐法。留罐 15 ~ 20 min。

疗程：2 ~ 3 d 治疗 1 次。10 次为 1 个疗程。

主治：胃下垂。

3. 配穴方三

取穴：分两组。一为大椎、肝俞、脾俞穴；二为胃俞、中脘、气海穴。

治法：采用单纯拔罐法，或刺络拔罐法。每次选用 1 组穴；留罐 20 min。每日 1 次。

疗程：10 次为 1 个疗程。

主治：胃下垂。

4. 配穴方四

主穴：中脘、神阙、胃俞穴。

配穴：内关、足三里、气海穴。

治法：采用针刺后拔罐法。先用毫针在中脘、胃俞穴上向四周透刺。用梅花针在神阙穴周围叩刺。配穴，针刺后加温灸。然后在主穴上拔罐。留罐 15 ~ 20 min。

疗程：隔日 1 次，10 次为 1 个疗程。

主治：胃下垂。

5. 配穴方五

取穴：中脘、神阙、关元、气海、天枢穴。

治法：采用药罐法。常用方药为党参、炙黄芪各 30 g，柴胡、白术、升麻各 15 g。水煎药液，用药水煮竹罐，或用玻璃罐贮药液拔罐，留罐 20 min。每日 1 次。胃脘痛、胃及十二指肠壶腹部溃疡用单纯拔罐法或针刺后拔罐。

主治：胃下垂及胃脘痛、胃及十二指肠溃疡。

6. 配穴方六

取穴：中脘、天枢、胃俞、足三里、百会穴。

治法：采用药罐加灸法。将升麻、白芥子、蓖麻仁、甘遂、炙黄芪各等份，研末，以水或生姜汁调和成饼，贴于穴位上。除百会穴用艾条温和灸 5 min 外，余穴用隔药灸后拔罐或药饼上置乙醇棉球，用架火法拔罐，留罐 10 ~ 20 min。

疗程：隔日 1 次，10 天为 1 个疗程。每个疗程间隔 3 ~ 5 d。

主治：胃下垂。

（三）刮痧疗法

1. 刮痧部位

头部：全息穴区 – 额顶带中 1/3、额旁 2 带（双侧），督脉 – 百会。

背部：膀胱经 – 双侧脾俞穴至肾俞穴。

腹部：任脉 – 下脘至上脘，奇穴 – 双侧胃上。

下肢：胃经 – 双侧足三里穴，脾经 – 双侧地机、公孙穴。

2. 备注

（1）患者要加强腹肌锻炼，增加营养。避免饱食，饭后宜卧躺片刻。

（2）药物治疗：①补中益气丸；②枳壳 30 g 水煎，送服补中益气丸 6 g，每日 2 次。

（四）手部疗法

1. 手部按摩法

（1）配穴方一。

取穴：胃脾大肠区、胃的治疗点、胃肠点、肾经、胃区、脾点及内关、合谷穴。

治法：治疗部位常规消毒后，按操作常规，推按胃脾大肠区、肾经、胃区；按揉内关、胃肠点；掐按合谷穴、脾点；捏压胃的治疗点。

疗程：每日 1 次，每次 20 ~ 30 min，10 次为 1 个疗程。

主治：胃下垂。

（2）配穴方二。

取穴：胃区、脾区、胃穴、肝胆区。

治法：治疗部位常规消毒后，按操作常规，摩热手掌，按揉胃区、脾区、肝胆区；自掌根中点向中指根部重推；持续按揉胃穴。

疗程：每日 1 次，每次 15 ~ 20 min，10 次为 1 个疗程。

主治：胃下垂。

2. 手部针刺法

取穴：合谷、中泉穴及胃肠点、脾点，配小指节。

治法：治疗部位常规消毒后，用毫针对准所选穴位刺入，用中刺激，留针 20 min，捻压小指节 5 min。

疗程：每日或隔日 1 次，10 次为 1 个疗程。

主治：胃下垂。

3. 手部药疗法

（1）升提汤。

药物组成：附子 30 g，五倍子 20 g，大麻子 35 g，细辛、升麻各 5 g，黄芪 50 g。

用法：2 d 1 剂。上药加清水适量，水煎取汁，将药汁倒入盆内，趁热熏洗双手，待温时浸泡双手。

疗程：每日 2 次，每次 20 ~ 30 min，10 次为 1 个疗程。

主治：胃下垂。

（2）固脱膏。

药物组成：蓖麻仁 100 g，五倍子、升麻各 5 g。

用法：先将蓖麻子去壳，后二味共研细末，入蓖麻仁共捣烂如泥成软膏状，备用。用时每取本膏 20 ~ 30 g，外敷于双手心劳宫穴和百会穴上，包扎固定。

疗程：每日换药 1 次，10 次为 1 个疗程。

主治：胃下垂。

（五）足部疗法

1. 足部按摩

（1）按摩方一。

按摩部位：腹腔冲经丛、肾、输尿管、膀胱、胃、十二指肠、膈（横膈膜）。

治法：用中度手法刺激腹腔神经丛、肾、输尿管、膀胱反射区各 5 ~ 10 次，约 10 min；用轻度手法刺激胃、十二指肠、膈（横膈膜）反射区各 20 ~ 30 次，约 15 min。按摩时患者以有得气感为度。

疗程：每日按摩 1 次，每次按摩 30 min，10 次为 1 个疗程。

主治：胃下垂。

（2）按摩方二。

按摩部位：肾、输尿管、膀胱、胃，脾、十二指肠、下腹翻、上身淋巴结、下身淋巴结、甲状旁腺、膈（横膈膜）。

治法：用中度手法刺激肾、输尿管、膀胱反射区各 3 ~ 5 min；用轻、中度手法刺激胃、脾、十二指肠、下腹部反射区各 5 min；用中、重度手法刺激上身淋巴结、下身淋巴结、甲状旁腺、膈（横膈膜）反射区各 3 ~ 5 min。按摩时患者以有得气感为度。

疗程：每日按摩 1 次，每日按摩 45 min，15 次为 1 个疗程。

主治：胃下垂。

2. 足部药疗

（1）升提膏。

药物组成：黄芪 30 g，枳壳 15 g，升麻 9 g。

用法：上药共研细末，备用。用时取药末 15 g，用蓖麻子仁 5 g 捣烂，加水适量，与药末调和成软膏状，贴敷于双足底涌泉穴上，上盖敷料，胶布固定。

疗程：每日换药 1 次，10 次为 1 个疗程。

主治：胃下垂。

（2）艾附汤。

药物组成：艾叶、附子、炒白术各 20 g，枳壳 10 g，升麻 5 g。

用法：此药加清水 1 000 mL，煎沸 10 min 后，将药液倒入脚盆内待温，浸泡双足 30 min，每日 1 次。

主治：胃下垂。

（六）足针疗法

1. 配穴方一

取穴：①公孙、陷谷、内庭、胃升穴；②太冲、公孙、内庭、商丘、胃升穴。

治法：上列二方，随证选取。局部常规消毒后，用 1 寸毫针直刺，得气后留针 10 ~ 15 min。行轻刺激，用补法。

疗程：每日或隔日 1 次，10 次为 1 个疗程。

主治：胃下垂。

2. 配穴方二

取穴：太溪、足三里、三阴交穴。

治法：局部常规消毒后，用 1 ~ 2 寸毫针直刺，以补法针刺太溪穴 0.5 寸，以平补平泻法针刺足三里穴 1.5 寸左右，三阴交穴 1 寸左右，间隔 5 min 行针 1 次，留针 25 min。

疗程：每日 1 次，10 次为 1 个疗程。

主治：胃下垂。

3. 配穴方三

取穴：足三里、上巨虚、三阴交、幽门、胃升、内庭、公孙穴。

治法：局部常规消毒后，用 1 寸毫针直刺，其中用平补平泻法刺入足三里穴 1.2 寸深，刺入上巨虚、三阴交 1 寸深；以补法刺入幽门、胃升、内庭、公孙穴各 0.3 ~ 0.5 寸深。行轻、中度刺激，得气后留针 15 min，行针 2 次，用平补平泻法或补法，并配服补中益气丸。

疗程：每日或隔日 1 次，10 次为 1 个疗程。

主治：胃下垂。

4. 配穴方四

取穴：胃升、公孙、冲谷、内太冲穴及幽门。

治法：局部常规消毒后，公孙、冲谷每穴注射泵丙酸诺龙 0.5 mL，左右交替，每日 1 次，胃升、内太冲穴、幽门针刺用补法。

疗程：30 次为 1 个疗程。

主治：胃下垂（Ⅲ度）。

（七）梅花针疗法

取穴：颈外侧，胸椎 5 ~ 12 两侧，背部，腰部，下腹部，中脘，足三里，内关，阳性物处。

手法：采用中度刺激手法，在阳性物处和阳性反应区用采取较重刺激手法。

（八）刺血疗法

1. 配穴方一

取穴：分 2 组。①大椎、肝俞、气海穴；②筋缩、胃俞、中脘穴。

治法：用刺血加拔罐法。每取 1 组穴，交替使用。用三棱针在所选穴位上点刺，或用梅花针叩刺，以微出血为度。然后拔罐，留罐 15 ~ 20 min。每日 1 次，中病即止。

主治：胃下垂。

2. 配穴方二

取穴：分 2 组：一为中脘、胃上穴（脐上 2 寸，旁开 4 寸）；二为足三里、气海、胃俞穴。

治法：①组穴用散刺拔罐法，用梅花针在所选穴位散刺叩打至微出血，然后拔罐 15 ~ 20 min；②组穴用毫针刺入，用补法，针后，加艾炷灸 3 ~ 5 壮。隔日 1 次，5 次为 1 疗程。

主治：胃下垂。

3. 配穴方三

取穴：胃俞、脾俞、中脘穴。

治法：用散刺拔罐法。用梅花针在所选穴位散刺叩打至微出血，然后拔罐 10 ~ 15 min。起罐后，再用艾条各悬灸 5 min。隔日 1 次，5 次为 1 个疗程。

主治：胃下垂及虚寒性胃痛。

（九）体针疗法

1. 配穴方一

取穴：①中脘、胃上穴（下脘旁开 4 寸）、足三里穴；②胃俞、脾俞、百会穴。兼肝下垂者加期门、肝俞穴；兼肾下垂者加肾俞、京门穴；兼胃、十二指肠溃疡者加公孙、内关、梁门穴；胃下垂较虚者加气海、关元、肾俞穴。

治法：上列两组穴，交替使用，局部常规消毒后，用毫针对准中脘直刺 1.5 ~ 2 寸，也可透下脘，至腹上区有抽胀沉重感；胃上穴沿皮向脐中或天枢方向横刺 2 ~ 3 寸，至腹部发胀，脐部抽动，胃部有收缩感；足三里穴直刺或向上斜刺，进针 1.5 ~ 2 寸，至酸胀感向下扩散至足背，向上扩散至膝上。此为①组穴。②组穴，胃俞斜向脊椎进针 1 ~ 1.5 寸，至局部酸、胀、麻、抽搐感；脾俞穴同胃俞穴；百会横刺，向前或向后，进针 0.5 ~ 1.5 寸，至局部胀痛感。对中脘、胃俞穴除针刺外，可加用艾灸或拔罐。配穴依法进针，至出现针感为止。10 次为 1 个疗程。第 1 个疗程每日针灸 1 次，第 2 个疗程隔日针灸 1 次。每疗程间隔休息 5 ~ 7 d。

主治：胃下垂。

2. 配穴方二

取穴：中脘、天枢、气海、足三里穴。兼胃痛、恶心、呕吐者加上脘、内关穴；兼胃、十二指肠溃疡者加巨阙、梁门、内关、公孙、脾俞、胃俞穴；兼肝炎者加期门、膈俞、肝俞穴。

治法：局部常规消毒后采用毫针，依次对准主穴依法进针，用热补法，留针 10 ~ 20 min。对胃痛等配穴，用平补平泻法，留针 20 ~ 30 min；兼胃、十二指肠溃疡配穴，用补法，留针 10 ~ 20 min；兼肝炎配穴，用平补平泻法，留针 20 ~ 30 min。每日或隔日 1 次，10 次为 1 个疗程。

主治：胃下垂。

3. 配穴方三

取穴：公孙、内关穴。

治法：局部常规消毒后，用普通 1.5 ~ 2 寸毫针快速进针，提插捻转轻刺激，得气后留针 30 min，每 10 min 行针 1 次。隔日 1 次，10 次为 1 个疗程。针后卧床休息 2 h，并嘱患者每日进行仰卧起坐，锻炼腹肌数次。

4. 配穴方四

取穴：中脘、下脘、天枢、外陵、气海、关元、足三里穴。

治法：局部常规消毒后，用毫针从中脘透下脘，天枢透外陵，气海透关元，刺足三里用热补法，留针 10 ~ 20 min。每日 1 次，10 次为 1 个疗程。

主治：胃下垂。

（十）艾灸疗法

1. 配穴方一

取穴：百会、脾俞、胃俞、中脘、梁门、气海、关元、足三里穴。

灸法：①用艾炷隔姜灸，每次取 3 ~ 5 穴，各灸 5 ~ 7 壮，每日灸 1 次，10 次为 1 个疗程；②用艾条温和灸，每次取 3 ~ 5 穴，各灸 10 ~ 20 min，每日灸 1 次，10 次为 1 个疗程；③用温针灸，每次取 3 ~ 5 穴，各灸 3 壮（或 10 ~ 15 min），隔日 1 次，10 次为 1 个疗程。

主治：胃下垂。

2. 配穴方二

取穴：①中脘、胃上穴（下脘旁开 4 寸处）、足三里穴；②胃俞、脾俞、百会穴。

配穴：兼肝下垂者，加期门、肝俞穴；兼肾下垂者，加肾俞、京门穴；兼胃及十二指肠溃疡者，加公孙、内关、梁门穴；胃下垂较重者，加气海、关元、肾俞穴。

灸法：上列 2 组穴，每日 1 组，交替使用。用针灸法：①组穴，中脘直刺 1.5 ~ 2 寸，也可透下脘，以腹上区有抽胀沉重感为度；胃上穴沿皮向脐中或天枢方向横刺 2 ~ 3 寸，以腹部发胀、脐部抽动、胃部有收缩感为度；足三里直刺或向上斜刺，进针 1.5 ~ 2 寸，以酸胀感向下扩散至足背，向上扩散至膝上；②组穴，胃俞微斜向锥体进针 1 ~ 1.5 寸，以局部酸、胀、麻、抽搐为度；脾俞穴同胃俞穴。百会穴横刺，向前或向后，进针 0.5 ~ 1.5 寸，以局部胀痛为度。针刺后，对中脘、胃俞穴加用艾灸或拔罐。留针 15 ~ 30 min。配穴随证针刺，10 次为 1 个疗程，第 1 个疗程每日针灸 1 次，第 2 个疗程隔日针灸 1 次，每疗程间休 5 ~ 7 d。

主治：胃下垂。

3. 配穴方三

取穴：脾俞、胃俞、中脘、气海、足三里、百会、神阙穴。

灸法：①用艾炷隔姜灸，每次取 3 ~ 5 穴，各灸 5 ~ 7 壮，每日或隔日灸 1 次，10 次为 1 个疗程；②用艾炷无瘢痕灸，每次取 3 ~ 5 穴，各灸 3 ~ 5 壮，隔日灸 1 次，10 次为 1 个疗程；③用艾炷隔盐灸，取神阙穴，将食盐填满脐窝，上置生姜片，艾炷置姜片上，点燃灸治，每次灸 5 ~ 7 壮，每日灸 1 次，10 次为 1 个疗程，本法也可掺入其他灸法中用；④用艾条温和灸，每次取 3 ~ 5 穴，各灸 10 ~ 20 min，每日灸 1 次，10 次为 1 个疗程；⑤用温针灸，每次取 3 ~ 5 穴（神阙穴禁针），各灸 3 壮（或 10 ~ 15 min），每日或隔日 1 次，10 次为 1 个疗程。

主治：胃下垂。

（十一）点穴疗法

1. 配穴方一

取穴：气海、中脘、天枢（双侧）、足三里（双侧）穴。

治法：用叩击法。用二指或四指在上述穴位上轻轻叩击 30 ~ 40 下。每日 1 次。

主治：胃下垂和慢性胃肠炎。

2. 配穴方二

取穴：从至阳至命门及脊椎棘突和两侧旁开 0.5 寸处、胃俞、中脘、气海穴。

治法：用推压、揉压法。先在脊椎 5 条线上，自下到上，自中到左右，轻轻推压 15 ~ 30 遍后，再揉压上脘、气海、中脘、足三里（双侧）穴，每穴 5 min，每日 1 次。

主治：胃下垂。

3. 配穴方三

主穴：百会、中脘、气海、足三里穴。

配穴：胃俞、脾俞、肾俞、关元穴。

治法：用击、按、揉、振、掐、擦法。以百会穴为中心，用拇指指端叩击头部 3 ~ 5 min。按揉中脘、气海、关元、胃俞、脾俞、肾俞穴各 50 ~ 100 次，掌振腹部 1 ~ 2 min。再用一手五指指端插入胃体下缘，边振动，边向上托起，称为托法。重复 3 ~ 5 遍。一手按住肩胛骨的肩峰端，另一手掌心向外，自肩胛骨的下端斜向上方用力插入肩胛骨与肋骨之间，称为掐法。左、右各 5 次。掌摩腹部 3 ~ 5 min。按揉足三里穴 30 ~ 50 次。又用手掌擦热背部两侧的膀胱经。每日治疗 1 次，1 个月为 1 个疗程。待症状改善后，可改为隔日 1 次。

主治：胃下垂。

（十二）耳穴疗法

1. 耳穴针刺法

（1）配穴方一。

取穴：胃、脾、肝、神门穴。

治法：耳郭常规消毒后，用耳毫针对准所选穴位刺入，用中度刺激，留针 30 min，时加捻针，用补法或平补平泻法，每日或隔日 1 次，10 次为 1 个疗程。

主治：胃下垂。

（2）配穴方二。

取穴：主穴胃、交感、皮质下。

配穴：肝。

治法：耳郭常规消毒后，用耳毫针对准所选主穴（或随证加用配穴）刺入，用中、轻度刺激，留针 15 ~ 30 min，时加捻针，用补法或平补平泻法。每日或隔日 1 次，10 次为 1 个疗程。

主治：胃下垂。

2. 耳穴压迫法

主穴：胃、脾、交感。

配穴：肝、皮质下、神门穴。

治法：每次取一侧耳穴的主穴，并随证选取配穴，两耳交替使用。耳郭常规消毒后，按操作常规，将王不留行子粘于小方块胶布中心，再贴压于所选穴位上，边贴边按压，主穴操作轻按用补法，配穴重按用泻法。并嘱患者每日自行按压耳穴 3 ~ 5 次，每隔 2 ~ 3 d 换贴 1 次，10 次为 1 个疗程。

主治：胃下垂。

（十三）穴位贴敷

1. 蓖倍膏

药物组成：蓖麻子仁 98%，五倍子 2%。

制法：将蓖麻子外壳剥去，选用饱满而洁白的仁。将五倍子去除灰屑，研成细末过筛，然后将蓖麻仁和五倍子末按上述比例混合均匀，打成烂糊，制成每粒重约 10 g、直径 1.5 cm 的药饼备用。

用法：成人每次用 1 粒，点准百会穴（剃去一片头发，与药饼等大），将药饼紧贴百会穴上，用纱布绷带固定。以搪瓷杯盛半杯开水，将杯底置于药饼上进行热熨，每日早、中、晚各 1 次，每次 10 min

左右，以感觉温热而不烫伤皮肤为度。1 次贴上药饼，可 5 昼夜不换。如第 1 次治疗完毕，自觉症状未见好转，休息 1 d 后，进行第 2 次治疗，一般以 10 d 为度。

功用：收敛固脱。

主治：胃下垂。

2. 二麻膏

药物组成：蓖麻仁 10 g，升麻粉 2 g。

制法：将蓖麻仁捣烂如泥，拌入升麻粉，制成直径 2 cm、厚 1 cm 圆饼备用。

用法：将患者百会穴周围（直径 2 cm）头发剃掉后，上置药饼，用绷带固定。敷药后让患者取水平仰卧位，放松裤带，用盐水瓶（80℃）熨烫药饼，每日 3 次，每次 30 min。每块药饼可连续使用 5 d，休息 1 d 后，更换药饼。10 d 为 1 个疗程。于饭后 2 h 施治为宜。

功用：升提固脱。

主治：胃下垂。

3. 温提膏

药物组成：附子 120 g，五倍子 90 g，大麻子 150 g，细辛 10 g。

制法：将上药分别捣烂，混合研匀，装瓶备用。

用法：生姜切片后将涌泉穴和百会穴摩擦至发热，再取上药适量，加黄酒或温水调成膏状，做成直径 1 ~ 1.5 cm 的药饼，分别敷于百会穴和涌泉穴，外用伤湿止痛膏固定。2 d 换药 1 次，3 次为 1 个疗程。

功用：温肾益气升提。

主治：胃下垂。

4. 袋药贴

药物组成：葛根 30 g，山药、黄芪、党参、五味子各 15 g，肉桂、木香、草果各 10 g，升麻 5 g。

制法：上药共研细末，装入双层布袋中，用线缝闭备用。

用法：取药袋日夜兜在胃脘部，每剂可用 1 个月。

功用：补中益气。

主治：胃下垂。

（十四）指压疗法

1. 疗法一

取穴：气海、中脘、天枢（双侧）、足三里（双侧）穴。

手法：用叩法。用 2 指或 4 指在上述穴位上轻轻叩击 30 ~ 40 下。每日 1 次。

2. 疗法二

取穴：从至阳至命门及脊椎棘突和两侧旁开 0.5 寸处，胃俞、中脘、气海穴。

手法：用推法、揉法。先在脊椎两侧线上，自上到下，自右轻轻推压 15 ~ 30 遍后，再揉压胃脘、气海、中脘穴，每穴 5 min。每日 1 次。

（十五）药膳食疗

药方：牛肚枳壳砂仁汤。

药物组成：牛肚 250 g，炒枳壳 10 ~ 12 g，砂仁 2 g。

用法：几味加水共煮，肚熟饮汤食肚。

功效：补气健胃，消痞除满。

（刘莹菁）

第三节 呕吐

呕吐是由于胃失和降，胃气上逆所致的以饮食、痰涎等胃内之物从胃中上涌，自口而出为临床特征的一种病证。对呕吐的释名，前人有两种说法：一种说法认为有物有声谓之呕，有物无声谓之吐，无物有声谓之干呕；另一种说法认为呕以声响名，吐以吐物言，有声无物曰呕，有物无声曰吐，有声有物曰呕吐。呕与吐常同时发生，很难截然分开，因此无细分的必要，故近世多并称为呕吐。

一、病因病机

《内经》对呕吐的病因论述颇详。如《素问·举痛论篇》曰："寒气客于肠胃，厥逆上出，故痛而呕也。"《素问·六元正纪大论篇》曰："火郁之发……疡痱呕逆。"《素问·至真要大论篇》曰："燥淫所胜，……民病喜呕，呕有苦"；"厥阴司天，风淫所胜，……食则呕。"《古今医统大全·呕吐哕门》曰："久病吐者，胃气虚不纳谷也。"若脾阳不振，不能腐熟水谷，以致寒浊内生，气逆而呕；或热病伤阴，或久呕不愈，以致胃阴不足，胃失濡养，不得润降，而成呕吐。如《证治汇补·呕吐》所谓："阴虚成呕，不独胃家为病，所谓无阴则呕也。"

另外，饮食所伤，脾胃运化失常，水谷不能化生精微，反成痰饮，停积胃中，当饮邪随胃气上逆之时，也常发生呕吐。正如《症因脉治·呕吐》所说："痰饮呕吐之因，脾气不足，不能运化水谷，停痰留饮，积于中脘，得热则上炎而呕吐，遇寒则凝塞而呕吐矣。"

呕吐的病因是多方面的，且常相互影响，兼杂致病，如外邪可以伤脾，气滞可致食停，脾虚可以成饮等。呕吐的病机无外乎虚实两大类，实者由外邪、饮食、痰饮、气郁等邪气犯胃，致胃失和降，胃气上逆而发；虚者由气虚、阳虚、阴虚等正气不足，使胃失温养、濡润，胃失和降，胃气上逆所致。一般来说，初病多实，日久损伤脾胃，中气不足，可由实转虚；脾胃素虚，复为饮食所伤，或成痰生饮，则因虚致实，出现虚实并见的复杂病机。但无论邪气犯胃或脾胃虚弱，发生呕吐的基本病机都在于胃失和降，胃气上逆。《济生方·呕吐》云："若脾胃无所伤，则无呕吐之患。"《温病条辨·中焦篇》也谓："胃阳不伤不吐。"呕吐的病位在胃，与肝、脾有密切的关系。

二、临床表现

呕吐的临床表现不尽一致，常有恶心之先兆，其或有声而无物吐出，或吐物而无声，或吐物伴有声音；或食后即吐，或良久复出；或呕而无力，或呕吐如喷；或呕吐新入之食，或呕吐不消化之宿食，或呕吐涎沫，或呕吐黄绿苦水；呕吐之物有多有少。呕吐常有诱因，如饮食不节、情志不遂、寒暖失宜，以及闻及不良气味等因素，皆可诱发呕吐，或使呕吐加重。本病常伴有恶心畏食、胸脘痞闷不舒、吞酸嘈杂等症。呕吐多偶然发生，也有反复发作者。

三、诊断

（1）具有饮食、痰涎、水液等胃内之物从胃中上涌，自口而出的临床特征。也有干呕无物者。

（2）常伴有脘腹不适、恶心纳呆、泛酸嘈杂等胃失和降之症。

（3）起病或缓或急，常先有恶心欲吐之感，多由饮食、情志、寒温不适、闻及不良气味等因素而诱发，也有由服用化学药物、误食毒物所致者。

（4）上消化道 X 线检查、纤维胃镜检查、呕吐物的实验室检查等有助于脏腑病变的诊断。

四、辨证要点

1. 辨虚实

《景岳全书·呕吐》谓："呕吐一证，最当详辨虚实。实者有邪，去其邪则愈；虚者无邪，则全由胃气之虚也。所谓邪者，或暴伤寒凉，或暴伤饮食，或因胃火上冲，或因肝气内逆，或以痰饮水气聚于胸中，或以表邪传里，聚于少阳、阳明之间，皆有呕证，此皆呕之实邪也。所谓虚者，或其本无内伤，又无外感，而常为呕吐者，此即无邪，必胃虚也。或遇微寒，或遇微劳，或遇饮食少有不调，或肝气微逆，即为呕吐者，总胃虚也。凡呕家虚实，皆以胃气为言。"实证呕吐多由外邪、饮食、情志所伤，起病较急，常突然发生，病程较短，呕吐量多，呕吐如喷，吐物多酸腐臭秽，或伴表证，脉实有力。虚证呕吐常因脾胃虚寒、胃阴不足所致，起病缓慢，或见于病后，病程较长，吐物不多，呕吐无力，吐物酸臭不甚，常伴有精神萎靡、倦怠乏力等虚弱证候，脉弱无力。

2. 辨呕吐物

吐出物常能直接反映病因、病变的脏腑，以及寒热虚实，所以临证时应仔细询问，亲自观察呕吐物。若呕吐物酸腐难闻，多为食积化热；吐黄水苦水，多为胆热犯胃；吐酸水绿水，多为肝气犯胃；吐痰浊涎沫，多为痰饮停胃；泛吐清水，多为胃中虚寒，或有虫积；只呕吐少量黏沫，多属胃阴不足。

3. 辨应止应吐

临证见呕吐患者并非都要止呕，应区别不同情况，给予正确处理。一般来说，呕吐一证多为病理反应，可用降逆止呕之剂，在祛除病因的同时，和胃止呕可收邪去呕止之效。但若属人体自身祛除有害物质的一种保护性反应，如胃中有食积、痰饮、痈脓而致呕吐者，此时不应止呕，待有害物质排除后再辨证治疗；若属误食毒物所致的呕吐，应按中毒治疗，这类呕吐应予解毒，并使邪有出路，邪去毒解则呕吐自止，止呕则留邪，于机体有害。若属服药不当产生的不良反应，则应减量或停药，除非呕吐剧烈，否则亦不必止呕。

4. 辨可下与禁下

呕吐之病一般不宜用下法，呕吐可排除痈脓等有害物质，遇此种呕吐，或可涌吐，而不宜下；兼表邪者，下之则邪陷入里，不宜下；脾胃虚者，下之则伤脾胃，不宜下；若胃中无有形实邪，也不宜下，否则徒伤胃气，故张仲景有"患者欲吐者，不可下之"之戒。若确属胃肠实热，大便秘结，腑气不通而致浊气上逆，气逆作呕者，可用下法，通其便，折其逆，使浊气下降，呕吐自止。如《金匮要略·呕吐哕下利病脉证治》曰："哕而腹满，视其前后，知何部不利，利之即愈。""食已即吐者，大黄甘草汤主之。"可见呕吐原则上禁下，但在辨证上有灵活性，应辨证论治。

五、治疗原则

呕吐的基本病机为胃失和降，胃气上逆，其治疗原则为和胃降逆止呕。但应分虚实辨证论治，实者重在祛邪，分别施以解表、消食、化痰、理气之法，辅以和胃降逆之品，以求邪去胃安呕止之效；虚者重在扶正，分别施以益气、温阳、养阴之法，辅以降逆止呕之药，以求正复胃和呕止之功；虚实并见者，则予攻补兼施。

六、一般护理

1. 环境与休息

病室应保持整洁、安静，及时清除呕吐物。注意开窗通风。重症患者应卧床休息。

2. 情志护理

呕吐频繁或反复发作者，给予心理安慰，消除患者恐惧、紧张心理。

3. 饮食护理

吐后不宜立即进食。呕吐频繁者可少量多餐，宜食清淡的半流质。不食肥甘厚腻之品。注意饮食卫生，忌生冷、刺激性食物。

4. 用药护理

（1）中药汤剂宜少量、分次服用。实证者宜偏凉服，虚寒证者宜温热服。服药前可在舌面上滴姜汁数滴，稍待片刻后再服药，以避免引起呕吐。

（2）严重呕吐者，可遵医嘱给予镇静剂或止吐西药，或遵医嘱配合针刺治疗。

5. 病情观察

（1）观察呕吐的时间、次数、量、内容物的颜色、气味等，注意观察呕吐的伴随症状，以及呕吐前驱症状与进食的关系，并做好记录。必要时留取标本送检。

（2）危重患者出现呕吐剧烈、呈喷射状、量多并伴有剧烈头痛、烦躁不安、嗜睡、呼吸加快，甚至颈项强直、意识不清，或呕吐咖啡色内容物或鲜血者，或呕吐频繁、症状加重伴脘腹胀痛、拒按、无大便、矢气者，应立即报告医师，遵医嘱对症处理。

（3）呕吐日久或量多者易引起脱水或电解质紊乱，可表现为口干舌燥、皮肤干燥及弹性下降、眼窝下陷等水液缺失现象，遵医嘱补充电解质、纠正酸碱失衡。必要时，记录24 h水出入量。

（4）呕吐时帮助患者将头偏向一侧，轻拍其背，以免呕吐物呛入气管。呕吐后漱口，去除口腔内异味，保持口腔清洁。

6. 健康教育

（1）注意顺四时调室温。胃脘部保暖。

（2）注意饮食卫生，饮食有节，勿暴饮暴食。节制饮酒，不吃腐败变质的食物。可遵医嘱选用药膳防治本证。

（3）注意适当活动，劳逸结合，可进行慢跑等体育锻炼，以增强抗病能力。

（4）注意慎用对胃黏膜有刺激性的药物。

（5）积极治疗原发病，如慢性胃炎、卒中、糖尿病、尿毒症、肠梗阻、内耳性眩晕、颅内肿瘤、腹腔肿瘤等。定期门诊随访。

七、中医特色护理

（一）按摩疗法

1. 按摩方一

按摩部位：涌泉（左侧）、板门穴（拇指下手掌桡侧大鱼际处）。

治法：术者依顺时针方向点揉左侧涌泉穴。病程短、体质好者，可用强刺激。必要时可使用点穴器（木制、金属制均可），以局部疼痛能忍受为度；病程长、体质差者，用中等度刺激。儿童用拇指指腹重按。术者再用拇指指腹、顺时针方向点揉患者板门穴。又自拇指腹小横纹起向板门穴按推100次。手法刚柔结合。以上3步各做100次（儿童做60次）为1遍，频率为30次/分，每日做1遍。

2. 按摩方二

按摩部位：①中府、云门、肩井、腹外侧、背肋；②胸骨、上腹、内关、外关、背部；③上腹、侧胸腹、季肋下、股内侧；④上腹、腹肌、脊背、脐周。

治法：外感型取①组穴，点按中府、云门、肩井穴各34次；推腹外侧2 min；梳摩背肋2 min。

食滞型取②组穴，点按胸骨、上腹、内关、外关穴各34次；按摩上腹2 min；拳揉背部2 min。

肝逆型取③组穴，按推上腹2 min；点按侧胸腹34次；按摩季肋下2 min；重压股内侧1～2 min。

胃虚型取④组穴，横摩、斜摩上腹34次，提拿腹肌、脊背各34次，团摩脐周2 min。每日1次，每次按摩15～30 min。

3. 按摩方三

按摩部位：中脘、巨阙、内关、足三里穴。

治法：揉、按中脘、巨阙穴各1.5～3 min；点按足三里穴20～30下（强刺激）；掐、压内关穴（双侧）各10～15下。每日1次，每次按摩15～30 min。

（二）拔罐疗法

1. 配穴方一

取穴：胃俞、脾俞、足三里穴（均取双侧）。

治法：采用药罐法。常用煮罐方药为曼陀罗、白芍、延胡索、桂枝各15 g，生姜30 g。煮成浓度约为30%的药液20～40 mL。煮罐（竹罐）3～5 min。依法将罐扣在应拔部位上，留罐20～40 min。每日1次。

主治：慢性胃炎（呕吐）。

效果：屡用效佳。一般1～2次，最多5次即愈。

2. 配穴方二

取穴：肾俞、肝俞、胃俞、中脘、足三里穴。

治法：采用单纯拔罐法或针刺后拔罐法。留罐 10 ～ 15 min。每日或隔日 1 次。

主治：神经性呕吐（肝胃不和型）。

效果：屡用效佳。一般 10 次内即愈。

3. 配穴方三

取穴：分两组。①肝俞、脾俞、内关、三焦俞穴；②胆俞、胃俞、曲泽、大肠俞穴。

治法：采用刺络拔罐法。每次选 1 组穴。先用三棱针点刺，以微出血为度，然后拔罐，留罐 10 ～ 15 min。每日或隔日 1 次。

主治：神经性呕吐。

效果：屡用皆效。

4. 配穴方四

取穴：分两组。①膈俞、胆俞、胃俞、天突、中脘穴；②手三里、内关、足三里、公孙穴（只针刺）。

治法：采用针罐法。①组穴，前 4 穴用毫针做轻、中刺激后起针拔罐（中脘穴浅刺留针拔罐）；②组穴，前 4 穴用毫针做强刺激后拔罐（公孙穴只针刺不拔罐），留罐 10 min。每日或隔日 1 次。

主治：急性胃炎（呕吐）。

效果：屡用效佳。一般 2 ～ 3 次即愈。

5. 配穴方五

取穴：膻中至肚脐（神阙穴）。

治法：采用梅花针叩刺后拔罐法。先用梅花针从上至下轻叩刺 3 ～ 5 遍，然后走罐至皮肤潮红为度，再在中脘、神阙穴留罐 10 min，每日或隔日 1 次。

主治：各种原因引起的呕吐。

6. 配穴方六

取穴：中脘、足三里、胃俞穴。

治法：采用刺络拔罐法。用三棱针在应拔部位点刺后，拔罐 5 min。每日 1 次，至愈为止。

主治：各型呕吐。

7. 配穴方七

取穴：中脘、膻中、肝俞至胃俞范围内压痛反应点、内关穴（交替）、足三里穴（交替）。

治法：采用单纯拔罐法，或出、留针罐法、涂药罐法、敷姜罐法等。均留罐 10 ～ 15 min，每日 1 次。

主治：恶心呕吐。

8. 配穴方八

取穴：中脘、足三里、内关穴。寒湿犯胃者，加命门、膀胱俞、阴陵泉穴；食滞伤胃者，加梁门、下脘、天枢穴；肝气犯胃者，加阳陵泉、肝俞、胃俞穴；肝胃湿热者，加合谷、飞扬、大肠俞穴。

治法：采用单纯拔罐法。每次先闪罐吸拔 5 ～ 10 次，最后留罐 5 min。1 ～ 2 h 重复 1 次，第 2 天开始每日治疗 1 次，直至症状消失。

主治：急性胃炎。

（三）刮痧疗法

1. 刮痧部位

头部：全息穴区 – 额旁 2 带（双侧）、额顶带中 1/3。

背部：督脉 – 至阳至脊中，膀胱经 – 双侧膈俞至胃俞。

腹部：任脉 – 天突、中脘。

上肢：心包经 – 双侧内关。

下肢：胃经 – 双侧足三里穴，脾经 – 双侧公孙穴。

2. 备注

（1）患者应卧床休息，头偏向一侧，要呕吐时，将患者扶起，以免呕吐物呛入气管引起窒息或肺炎。

（2）药物治疗参考：甲氧氯普胺，阿托品。

（四）药浴疗法

1. 配穴方一

药物组成：胡椒20 g，绿豆1把，黄连、干姜各10 g。

主治：小儿暴饮暴食后引起的呕吐。证见呕吐物酸腐，脘腹胀满拒按，嗳气畏食，得食更甚。

治法：治疗部位常规消毒后，按操作常规，推压胃脾大肠区、健理三针区、肾经、腹腔区；掐压胃肠点、内关、合谷穴。每日1次，每次20～30 min，10次为1个疗程。

主治：胃肠神经官能症。

2. 配穴方二

取穴：胃区、脾区、肝区、肾区、大肠区、胃肠点、中魁、劳宫、脾点、大肠点、神门穴。

治法：治疗部位常规消毒后，按操作常规，用力按揉胃、脾、肝肾、大肠反射区；掐按胃肠点、脾点、大肠点、神门穴；点压中魁；按压劳宫穴。每日1次，每次20～30 min，10次为1个疗程。

主治：胃肠神经官能症。

3. 配穴方三

取穴：太渊、内关、大陵、胃肠点、间鱼。

治法：治疗部位常规消毒后，用毫针对准所选穴位刺入，用强刺激，得气后留针30 min，间断捻针。每日1次，10次为1个疗程。

主治：胃肠神经官能症。

4. 配穴方四

取穴：大肠点、脾点、肝点、中魁、再创。

治法：治疗部位常规消毒后，用毫针对准所选穴位刺入，用强刺激，得气后留针20 min，间断捻转。每日或隔日1次，10次为1个疗程。

主治：胃肠神经官能症。

（五）梅花针疗法

1. 第1组：适用于肝郁气滞患者

证见：呕吐、胃脘痛，常因情志不舒或恼怒诱发，症状轻重与情绪好坏有关，时作时止，呕吐后稍觉松快，嗳气，反酸，胃脘两胁胀痛，心烦易怒，口干苦，夜寐不安。胸椎5～10两侧有条索状及压痛，颌下可摸到结节。脉细弦，苔薄。拟以疏肝理气和胃为治。

选穴：胸椎5～12两侧、腰部、下腹部、颌下部，重点叩打胸椎5～12两侧、腰部、足三里、内关、天枢、期门、阳性物处。

2. 第2组：适用于胃阴不足患者

证见：呕吐反复发作，干呕，反酸，灼痛，食量减少，稍食即饱，口干咽燥，但不能多饮，大便干。胸椎5～12两侧有条索状及压痛，三阴交穴有压痛。脉细小数，少苔、舌质红。拟以滋阴养胃为治。

选穴：胸椎5～12两侧、腰部、骶部、腹上区、小腿内侧、中脘、天枢、内关、三阴交、阳性物处。

（1）手法：一般采取中度或较重刺激手法。对阳性物和阳性反应区则采取较重刺激。

（2）备注：一般情况下无须卧床休息，可参加适量的劳动和工作。生活要有规律，经常参加适当的文娱活动。饮食以少渣、易消化食物为主，避免刺激性饮食和浓烈的调味品。神经性畏食患者，吐后反快，大便或溏或结，气味臭秽，苔厚腻，脉滑实。

（六）手部疗法

1. 手部按摩法

（1）配穴方一。

取穴：商阳、大肠穴。

治法：治疗部位常规消毒后，按操作常规，用指端点压或掐压商阳、大肠穴，用力要重而缓慢，就是1、2压，3离开；如此1、2、3，1、2、3……反复点压，直到恶心感解除为止。每日1次，每次10～15 min，中病即止。慢性恶心，亦可用香烟灸上穴，效佳。

主治：恶心欲吐。

（2）配穴方二。

取穴：掌心、掌背侧掌骨间隙、劳宫、大陵、中魁、大骨空、胃穴。

治法：治疗部位常规消毒后，按操作常规，重擦掌心，推掌背侧掌骨间隙。用手指点揉劳宫、中魁、大骨空穴；点按大陵、胃穴。急性发作时重手法刺激。必要时到医院及早查明病因，对症治疗。每日1次，中病即止。

主治：呕吐。

2. 手部针刺法

（1）配穴方一。

取穴：太渊、内关、四横纹、鬼当穴。

治法：治疗部位常规消毒后，用毫针对准所选穴位刺入，急性用强刺激，慢性用中刺激，得气后留针15～30 min，每日或隔日1次，中病即止。

主治：呕吐。

（2）配穴方二。

取穴：中魁、大骨空、咽喉点、胸点。

治法：治疗部位常规消毒后、用毫针对准所选穴位刺入，用强刺激，得气后留针30 min，间断捻针，每日或隔日1次，中病即止。

主治：恶心呕吐。

3. 手部药疗法

（1）浴手方。

药物组成：①生姜50 g，砂仁10 g；②活地龙、竹沥各20 g。

用法：任取一方即可。方①加清水适量，水煎取汁倒入盆内，待温时浸泡双手。方②将活地龙加白糖化为糊，与竹沥一并加入盛有温水的盆内搅拌，浸泡双手。每日均2次，中病即止。

主治：呕吐。

（2）止呕膏。

药物组成：吴茱萸适量。

用法：上药研细末，备用。用时每取本散10 g，用生姜汁适量调和成稀糊状，外敷于双手心劳宫穴，包扎固定。每日换药1次。若隔药用艾卷悬灸，效果更佳。

主治：神经性呕吐。

（七）足底疗法

1. 足部按摩

（1）配方一。

按摩部位：肾、输尿管、膀胱、腹腔神经丛、脾、胃、肝、内耳迷路。

治法：用中度手法刺激肾、输尿管、膀胱、腹腔神经丛反射区各2～3 min；用中、重度手法刺激脾、胃、肝、内耳迷路反射区各3～5 min。按摩时患者以有得气感为度。每日按摩1～2次。每次按摩30 min，5次为1个疗程。

主治：急慢性胃炎（呕吐）。

（2）配方二。

按摩部位：腹腔神经丛、肾、输尿管、膀胱、胃、十二指肠、内耳迷路、大脑（头部）、膈（横膈膜）。

治法：用轻、中度手法刺激腹腔神经丛、肾、输尿管、膀胱反肘区各2～3 min；用重度手法刺激胃、十二指肠、内耳迷路、大脑（头部）、膈（横膈膜）反射区各 3 ~ 5 min。按摩时患者以有得气感为度。每日按摩 1 ~ 2 次。每次按摩 30 min，5 次为 1 个疗程。

主治：呕吐。

2. 足部药疗

（1）敷足方。

药物组成：①吴茱萸 6 g，绿豆粉 9 g；②生地黄 9 g；③面粉、陈醋各适量；④生姜 6 g；⑤绿豆粉 30 g，鸡蛋清 1 枚。

用法：①吴茱萸研粉与绿豆粉和匀，水调敷于足心（双侧），外用绷带缠之，一日 1 换；②生地黄捣烂涂足心；③共调成糊状，敷两足心，用纱布包扎固定；④捣烂敷足心，纱布包扎；⑤用蛋清调绿豆粉至糊状敷足心，纱布包扎。

主治：呕吐。

（2）浴足方。

药物组成：①附子 30 g；②明矾 30 g，生姜 6 g。

用法：随证选方用药，加清水 500 mL，煎沸 10 ~ 20 min，将药液倒入脚盆内，待温浸泡双足 30 min，每日 1 ~ 2 次，中病即止。

主治：呕吐。

（八）足浴疗法

1. 处方一

药物组成：胡椒 20 g，绿豆 1 把，黄连、干姜各 10 g。

主治：小儿暴饮暴食后引起的呕吐。证见呕吐物酸腐，脘腹胀满拒按，嗳气畏食，得食更甚，吐后反快，大便或溏或结，气味臭秽，苔厚腻，脉滑实。

制法：将上药加水煎煮 20 min，煎取药液 3 000 mL，备用。

用法：药液晾至 40℃左右，先洗浴胸腹部，冷后需加温再浴，并浸泡双足，每次 30 ~ 60 min，每日 1 ~ 3 次。

2. 处方二

药物组成：干姜、川黄连各 20 g，附子 30 g，胡椒、生姜、吴茱萸各 20 g。

主治：呕吐。

制法：将上药用开水煎 20 ~ 25 min，取药液 3 000 mL 备用。

用法：兑水至药液温度为 40℃左右，沐浴胸腹部，冷者加温再洗，并浸泡双足，每日 1 ~ 2 次，每次 30 ~ 60 min。

3. 处方三

药物组成：吴茱萸 20 g，建曲 30 g。

主治：寒性呕吐。

证见：呕吐物多为清水痰涎，胸脘满闷，不思饮食，头眩心悸，或肠鸣，苔白腻，脉滑。

制法：将上药煎汤，取液，备用。

用法：将药汁放在盆内，足浴，每次 30 min，每日 1 次。

（九）足针疗法

1. 配穴方一

取穴：足三里、丰隆、行间穴。

治法：局部常规消毒后，用 1 ~ 1.5 寸毫针直刺，其中足三里、丰隆穴 0.8 ~ 1.2 寸深，行间穴 0.3 ~ 0.5 寸深。行针至得气后留针 30 min，每隔 5 ~ 10 min 行针 1 次。行中强刺激，用泻法。每日 1 次，中病即止。也可加电针、艾条悬灸。

主治：呕吐。

2. 配穴方二

取穴：①公孙、内庭、陷谷、冲阳穴；②太冲、丘墟、陷谷穴；③内庭、冲谷、厉兑、大都穴。

治法：上列三方，随证选取。局部常规消毒后，用 1 寸毫针直刺，得气后留针 15 ~ 30 min，每隔 5 ~ 10 min 行针 1 次，以加强刺激，用泻法。胃寒者针后加温灸。每日 1 次，中病即止。

主治：呕吐（胃寒用方①，肝郁用方②，食滞用方③）。

3. 配穴方三

取穴：足三里、阳陵泉、陷谷、冲谷、太冲、内庭、行间穴。

治法：局部常规消毒后，用 1 寸毫针直刺，得气后留针 15 ~ 30 min，每 5 ~ 10 min 行针 1 次。行中强刺激，用泻法或平补平泻法。寒证针后加温灸足三里穴 15 min。每日 1 次，中病即止。

主治：呕吐。

（十）刺血疗法

1. 配穴方一

取穴：金津、玉液穴。

治法：用点刺放血法。令患者张口，舌向上，用三棱针在上两穴点刺放血少许。

主治：呕吐不止。

2. 配穴方二

取穴：分 2 组。①曲泽、委中穴；②中脘、内关穴。

治法：①组穴用结扎放血法，用三棱针在①组穴或穴位附近血络点刺放血数滴；②组穴用散刺放血法，用梅花针在上述穴位散刺叩打，至微出血为度。每日 1 次，中病即止。

主治：胃热呕吐。

3. 配穴方三

取穴：地合穴（位于下颌部，颏之正中向前突出的高点即是，位于承浆穴直下方）。

治法：用点刺放血法。用三棱针在所选之穴位点刺放血数滴。每日 1 次，中病即止。

主治：多因上感、消化不良，或因服药（西药）后引起的呕吐。儿童及婴儿尤为多见。

4. 配穴方四

取穴：分 2 组。①十宣、尺泽、委中穴；②足三里、中脘、内关穴。

治法：①组穴，十宣用捏紧放血法，尺泽、委中穴用结扎放血法，均用三棱针点刺放血少许；②组穴用毫针刺入，留针 10 ~ 15 min。每日 1 次，中病即止。

主治：呕吐黄水。

5. 配穴方五

取穴：三阴交、内庭、公孙穴。

治法：用点刺放血法。穴位常规消毒后，三阴交穴点刺出血，挤出血液 3 ~ 5 滴，内庭、公孙 2 穴点刺出血，挤出血液 2 ~ 3 滴。每日或隔日 1 次。

主治：呕吐。无论成人与小儿均可用之。

6. 配穴方六

主穴：足三里（双侧）、曲泽（双侧）、中脘、胃俞穴。

配穴：肝气犯胃者加阳陵泉穴；脾胃虚弱者加阴陵泉、章门、脾俞穴。

治法：用刺血加拔罐法。穴位常规消毒后，依次用三棱针点刺出血，挤出血液 3 ~ 5 滴，血止后，在主穴上拔罐 10 min。每次出血量控制在 20 mL 左右，间隔 6 ~ 10 d 再刺。

主治：顽固性呕吐。

（十一）体针疗法

1. 配穴方一

主穴：天突穴。

配穴：内关、足三里穴。

治法：患者取正坐位，局部常规消毒后，医者以押手示指尖轻按其胸骨切迹上缘，持手以长毫针顺贴示指爪甲，沿胸骨柄后缘与气管前缘之间，垂直向下徐徐刺入天突约 1.2 寸深，行大幅度捻转，待患者出现咽部紧迫、胸闷感觉后，进针 0.3～0.5 寸而留之。然后依次取左内关、右足三里穴，按照常规刺入方法和进针深度，得气后再施以平补平泻手法。术毕，主穴留针 15 min，配穴留针 30 min。每日 1 次，5 次为 1 个疗程。疗程间休息 2 d，再行下 1 个疗程。

主治：神经性呕吐。

2. 配穴方二

取穴：内关、足三里穴。食滞伤胃型加公孙、中脘穴；肝气犯胃型加膈俞、肝俞、期门、中脘、公孙穴；脾胃虚寒型加中脘、梁门、脾俞、胃俞穴；胃阴不足型加胃俞、中脘穴。

治法：随证选加配穴，局部常规消毒后，用毫针依次对准所选穴位依法进针，用提插、捻转补泻手法，实证用泻法，虚证用补法或平补平泻法，脾胃虚寒型或用温针法或灸法。得气后，实证留针 20～30 min，每 5 min 行针 1 次；虚证留针 10～20 min。每日或隔日 1 次，5～10 次为 1 个疗程。

主治：恶心、呕吐。

3. 配穴方三

取穴：中脘、胃俞、内关、足三里穴。

治法：局部常规消毒后，用毫针依次对准所选穴位依法进针，用提插、捻转补泻手法，实证用泻法，虚证用补法或平补平泻法，得气后留针 20～30 min，每 5～10 min 行针 1 次。每日或隔日 1 次，中病即止。

主治：各型呕吐。多年使用，治疗病例甚多，疗效尚属满意。

4. 配穴方四

取穴：内关、中脘、足三里穴。伤食型加公孙、胃俞穴；肝气犯胃型加肝俞、膈俞、期门穴；脾胃虚寒型加脾俞、胃俞、膏肓穴；外邪犯胃型加大椎、大杼穴。

治法：局部常规消毒后，用毫针依次对准所选穴位依法进针，用提插、捻转手法，实证用泻法，虚证用补法或平补平泻法，虚寒型配穴针后加灸。得气后留针 15～30 min，每 5～10 min 行针 1 次。每日或隔日 1 次，中病即止。

主治：恶心、呕吐，或伴有嗳气、吞酸等证。

（十二）艾灸疗法

1. 配穴方一

取穴：①大椎、中脘、间使、内关、合谷穴；②脾俞、中脘、章门、足三里、丰隆、公孙穴；③脾俞、中脘、神阙、内关、足三里、隐白穴。

灸法：随证选方，按法施灸。①用艾炷隔姜灸，每次取 3～5 穴，各灸 5～7 壮，每日灸 1 次或 2 次，中病即止。此法适用于外邪犯胃型、痰饮内阻型、脾胃虚寒型呕吐。②用艾条温和（或回旋）灸，每次取 3～5 穴，各灸 10～20 min，每日灸 1 或 2 次，中病即止。此法适用于外邪犯胃型、痰饮内阻型、脾胃虚寒型呕吐。③用温灸盒灸，每次取 3～5 穴，各灸 10～20 min，每日灸 1 或 2 次。此法适用于外邪犯胃型呕吐。④用温针灸，每次取 2～4 穴，各灸 3 壮（或 10～15 min），每日 1 次。此法适用于外邪犯胃型、痰饮内阻型呕吐。⑤用灯火灼灸，每次取 3～4 穴，每穴灼灸 1 下。中病即止或 3 d 1 次。此法适用于外邪犯胃型、脾胃虚寒型呕吐。⑥用艾炷瘢痕灸，每次取 2 或 3 穴，各灸 5～7 壮，每月 1 次，可灸 3 次。灸后贴灸疮膏。此法适用于痰饮内阻型、脾胃虚寒型呕吐。⑦用艾炷隔盐灸，用食盐填满肚脐窝，上置艾炷灸 5～7 壮，以腹部有明显温热感并向腹中扩散为佳，每日灸 1 次，中病即止。此法适用于脾胃虚寒型呕吐。

主治：呕吐（外邪犯胃型用方①，痰饮内阻型用方②，脾胃虚寒型用方③）。

2. 配穴方二

主穴：大椎、外关、中脘、期门、膻中、丰隆、足三里、阴陵泉、脾俞、胃俞、神阙穴。

配穴：肠鸣加脾俞、大肠俞穴，腹泻加上巨虚、天枢穴，遗精加太溪、复溜穴。

灸法：①用艾条温和灸，每次取 3～5 穴，各灸 10～20 min，每日灸 1 或 2 次，5 次为 1 个疗程；②用温针灸，每次取 5～7 穴，各灸 3 壮（或 10～15 min），每日灸 1 次，5～7 次为 1 个疗程；③用艾炷隔姜灸，每次取 2～4 穴，各灸 5～7 壮，每日灸 1 或 2 次，5 次为 1 个疗程；④用艾炷隔盐灸，取神阙穴，将食盐填满脐孔，上置艾炷点燃灸之，每次灸 1～5 壮，灸至腹部有较明显温热感向腹中扩散为度，每日灸 1 次，中病即止；⑤用艾炷无瘢痕灸，每次取 2 或 3 穴，各灸 3～5 壮，3 天灸 1 次，中病即止。

主治：呕吐。

3. 配穴方三

取穴：中脘（及左右 2 cm 处）、内关、足三里穴。

灸法：①用艾条温和灸，取中脘、内关、足三里穴，各灸 5～15 min，每日或隔日灸 1 次，中病即止，灸毕，可用中、示、无名三指同时强压中脘及左右 2 cm 处 3～5 min；②用艾炷隔姜灸，每次取 3 穴，各灸 3～5 壮，每日或隔日灸 1 次，5 次为 1 个疗程。指压法同上。

主治：呕吐。

4. 配穴方四

主穴：中脘、足三里、神阙、脾俞、胃俞。

配穴：伴恶寒发热者，加风池、大椎、风门穴；呕吐痰涎者，加丰隆、章门、公孙穴；宿食不化者，加下脘、璇玑穴；干呕者，加间使穴；肝郁者，加太冲、阳陵泉穴；呕吐黄水者，加丘墟穴。

灸法：①用艾条温和灸，各灸 10～15 min，每日灸 2 或 3 次，7 日为 1 个疗程；②用艾炷隔姜灸，将姜片置穴上，取如花生米大的艾炷置姜片上点燃，各灸 3～5 壮，每日灸 1 次，10 次为 1 个疗程；③用艾炷隔盐灸，取神阙穴，填满食盐，上置如枣核大的艾炷，点燃灸之，每次灸 5～7 壮，每日灸 1 次，10 d 为 1 个疗程。

主治：呕吐。

（十三）点穴疗法

1. 配穴方一

取穴：涌泉（左侧）、板门穴（拇指下手掌桡侧大鱼际处）。

治法：用揉压、点穴法。一是按顺时针方向点、揉左侧涌泉穴，病程短、体质好者，可用强刺激，必要时可用点穴器（木制、金属制均可）刺激，以局部疼痛能忍受为度，病程长、体质差者用中等度刺激，儿童用拇指指腹重按（即强压）；二是用拇指指腹，按顺时针方向点、揉患者板门穴；三是自拇指指腹小横纹起向板门穴按推（即推压法）100 次，手法刚柔结合。以上各做 100 次（儿童做 60 次）为 1 遍，频率为 30 次/分，每日做 1 遍。

主治：呕吐。

2. 配穴方二

取穴：中脘、内关、足三里穴。

治法：用点、压、掐法。用拇指或示指点、压、掐上述穴位。病程短、体质壮者可用强刺激；病程长、体质差者用中度刺激。每穴 5 min，多 1 次见效。

主治：呕吐。

3. 配穴方三

取穴：足三里、人中、十指（趾）尖。

治法：用掐压、弹拨法。双手同时操作，一手拇指掐压足三里穴，另一手的小指掐人中穴，时掐时停，停的时候，在 10 手指头、10 足趾头上弹拨。每次操作 10 min。

主治：呕吐（重度）。

4. 配穴方四

取穴：足三里、中脘、中魁穴。

治法：用指压、掐压法。强压足三里穴（双侧），掐压中魁穴（双侧），再揉压中脘穴。每穴压 5 min。多 1 次即效。

主治：呕吐。

5. 配穴方五

取穴：上脘、巨阙、内关穴。

治法：用揉压、掐压法。揉压上脘、巨阙穴各 1.5 ～ 3 min，掐压内关穴（双侧）5 min 后，即效。

主治：呕吐。

（十四）耳穴疗法

1. 耳穴针刺法

（1）配穴方一。

主穴：胃、神门、交感、皮质下、耳中。

配穴：枕、颈椎、肝、脾。

治法：每次取一侧耳穴，双耳交替使用。耳郭常规消毒后，先在胃穴找到敏感点，从胃穴进行，透刺耳中穴，或在耳中穴找到敏感点，从耳中穴进针透刺胃穴。然后再针神门、皮质下、交感。最后随证选 1 或 2 个配穴。虚证呕吐用补法，实证呕吐用泻法。每日或隔日针 1 次，10 次为 1 个疗程。

主治：恶心、呕吐。

（2）配穴方二。

取穴：①胃、交感、神门、枕；②胃、交感、神门、皮质下；③胃、肝、脾、交感、神门、皮质下；④胃、脾、交感、神门、皮质下；⑤胃、交感、肝、神门、皮质下。

治法：上列 5 方，随证选用。每次取一侧耳穴，双耳交替使用。耳郭常规消毒后，用耳毫针对准所选穴位，依次刺入，强刺激，其中脾胃虚弱型和胃阴不足型用弱刺激，留针 15 ～ 30 min，间以捻转，前两型用泻法，后两型用补法。每日或隔日针 1 次，5 次为 1 个疗程。

主治：呕吐（外邪犯胃型用方①，饮食停滞型用方②，肝气犯胃型用方③，脾胃虚弱型用方④，胃阴不足型用方⑤）。

2. 耳穴压迫法

（1）配穴方一。

主穴：胃、神门、交感、皮质下、耳中。

配穴：枕、颈椎、肝、脾。

治法：每次取一侧耳穴主穴，再随证选用 1 ～ 2 个配穴，两耳交替使用。耳郭常规消毒后，按操作常规，取王不留行子 1 粒粘于小方块胶布上，贴压于所选穴位上，虚证用补法，实证泻法。边贴边按压。同时嘱患者除每日按常规自行按压耳穴 3 ～ 5 次外，凡有恶心、呕吐症状者，则随时按压耳穴止呕。每隔 2 ～ 3 d 换贴压另一侧耳穴。10 次为 1 个疗程。主治呕吐。

（2）配穴方二。

取穴：胃、贲门、肝、脾、神门、皮质下。

治法：每次取一侧耳穴，两耳交替使用。耳郭常规消毒后，按操作常规，将王不留行子 1 粒粘于小方块胶布上，并贴压于所选穴位上，边贴边按压，至出现耳穴痛感、耳郭灼热感为止。同时嘱患者每日自行按压耳穴 3 ～ 5 次。虚证用补法，实证用泻法。每隔 3 d 换贴 1 次。10 次为 1 个疗程。

主治：呕吐。

3. 耳穴药物注射法

取穴：神门穴。体穴：天突、中脘、内关穴。药物：0.5% 普鲁卡因溶液 20 mL。

治法：耳郭常规消毒后，按操作常规，将上述药液注入体穴，每次每穴注射 5 mL，耳穴每次每穴注射 0.1 mL，每日 1 次，3 次为 1 个疗程。

主治：神经性呕吐。附记引自《穴位注射疗法》。一般用 1 个疗程可愈。

4. 耳穴按摩法

取穴：交感、胃、皮质下、神门、十二指肠、小肠、大肠、脾、肝。

治法：耳郭常规消毒后，按操作常规，先对全耳背进行按摩和全耳按摩 3 ~ 5 min，再用拇指、示指或按摩棒对上述穴位依次施术，每日 1 次。以右耳为例，先点按交感穴，右手持按摩棒对准交感穴，右手扶持耳郭，一压一松点按 1 min 左右。再用按揉法，依次揉按胃、皮质下、神门穴。将拇指指腹对准上述穴位，示指掌侧放在其耳背相应部位，或一手持按摩棒对准穴位，一手扶持耳郭，同时示指指腹抵住耳穴的耳背相应部位，进行按揉，每次 1 ~ 2 min，每日 1 次。然后搓摩十二指肠、小肠、大肠、脾、肝，将拇指桡侧置于上述穴位，示指放在其耳背的相应部位进行前后搓摩 3 ~ 5 min。也可自己将示指桡侧放在上述穴位，拇指放在相应耳背部位，进行上下搓摩 3 ~ 5 min，每日 1 ~ 2 次。

主治：呕吐。

（十五）穴位贴敷

1. 地龙膏

药物组成：活地龙（蚯蚓）适量。

制法：将上药捣烂如泥，备用。

用法：取 20 g，分敷两足底涌泉穴上，外以纱布包扎固定。

功用：导热下行，清热止呕。

主治：肝气犯胃及胃热引起的呕吐。

2. 明矾膏

药物组成：明矾（研末）、陈醋、面粉各适量。

制法：上药调成糊状，备用。

用法：取适量药膏，敷于两足底涌泉穴上，外用纱布包扎固定。2 h 后可除去药物。

功用：导下止呕。

主治：各种呕吐。

3. 椒葱膏

药物组成：白芍（酒炒）10 g，胡椒 1.5 g，葱白 60 g。

制法：将前 2 味研末，与葱白同捣烂成膏状备用。

用法：用时取 15 ~ 20 g 贴于心窝上，外以纱布覆盖，胶布固定。每日换药 1 次。

功用：养阴柔肝，通阳温胃。

主治：呕吐、噎嗝、反胃。

4. 一粒珠

药物组成：雄黄、五倍子各 30 g，枯矾 15 g，葱头 5 个，肉桂 3 g，麝香 0.3 g。

制法：上药研末，捣烂混匀，以酒调成药饼备用。

用法：取药饼贴神阙穴（肚脐），用艾条隔药悬灸。

功用：解毒散湿，止呕止泻。

主治：呕吐、泄泻。

5. 止呕贴

药物组成：金沸草、代赭石各等份。

制法：上药共研细末，加米醋适量调和成糊状。

用法：取药膏分别外敷于中脘、胃俞（双侧）穴上，每日换药 3 ~ 5 次。

功用：降逆止呕。

主治：呕吐。

6. 止呕贴

药物组成：①紫苏叶、白芍、陈皮、半夏、厚朴各 10 g，茯苓 20 g，砂仁 8 g；②生半夏 20 g，黄连

5 g，公丁香 15 g。

制法：上 2 方各共研细末，过 80 目筛，装瓶备用。

用法：取本散适量，方①用食醋调为糊状，分别敷于中脘、期门、阳陵泉、太冲穴上；方②用黄酒调为糊状，分别敷于中脘（贴前先拔火罐）、膻中、脾俞、行间穴上。均上盖纱布，胶布固定。每日换药 1 次，至愈为度。

功用：方①疏肝和胃，降逆止呕；方②温中散寒，降逆止呕。

主治：呕吐（肝气犯胃型用方①，脾胃虚寒型用方②）。

（十六）指压疗法

1. 疗法一

取穴：涌泉穴（左侧）、板门穴（拇指下、手掌桡侧大鱼际处）。

手法：用揉法、点穴法。一是按顺时针方向点、揉左侧涌泉穴，病程短、体质好者，可用强刺激，必要时可用点穴器（木制、金属制均可）刺激，以局部疼痛能忍受为度。病程长、体质差者用中等度刺激。儿童用拇指指腹重按（即强压）；二是用拇指指腹，按顺时针方向点、揉患者板门穴；三是自拇指指腹小横纹起向板门穴推 100 次，手法刚柔结合。

以上各做 100 次（儿童做 60 次）为 1 遍，频率为 30 次 /min，每日做 1 遍。

2. 疗法二

取穴：中脘、内关、足三里穴。

手法：用点、扣、切法。用拇指或示指点、压、切上述穴位。病程短、体质好者可用强刺激；病程长、体质差者用中度刺激，每穴 5 min，多 1 次见效。

3. 疗法三

取穴：六华灸穴，位于肩胛骨下端直下至第 7、第 8 胸椎棘突间旁（两穴），第 8、第 9 胸椎棘突旁（两穴）。第 9、第 10 胸椎棘突旁（两穴），中线左右旁开二指幅宽。

手法：用扣法。患者先深吸一口气，缓慢吐气时，施治者用指头用力由上向下各连压 10 次，每次约 6 s，多立即见效。

4. 疗法四

取穴：中脘穴左右 2 cm 处。

手法：用扣法。患者仰卧，将腹部肌肉放松，配合呼吸法（方法同上），强压上穴，连续重复做 10 次，可用中、示、无名三指同时进行操作。

5. 疗法五

取穴：曲池、足三里穴。

手法：用切法。两手同时操作，一手拇指切曲池，一手拇指切足三里，交替进行，每穴切 1.5 ~ 3 min。本法适用于呕吐兼见心悸。

6. 疗法六

取穴：足三里、人中、十指（趾）尖。

手法：用切、弹拨法。双手同时操作。一手拇指切足三里穴，另一手的小指切人中穴，时切时停，停的时候，在 10 手指头、10 足趾头上弹指。每次操作 10 min。本法适用于呕吐（重症）。

7. 疗法七

取穴：足三里、中脘、中魁穴。

手法：用扣法、切法。强压足三里穴（双侧），切中魁穴（双侧），再揉压中脘穴，每穴压 5 min。多一次即效。

8. 疗法八

取穴：内关、膈俞、肝俞、中脘、公孙穴。

手法：用切法。用双手拇指切双侧内关、膈俞、肝俞、公孙穴。每穴 3 ~ 5 min。再揉压中脘 5 min，即效。

9. 疗法九

取穴：上脘、巨阙、内关穴。

手法：用揉法、切法。揉压上脘、巨阙穴各 1.5 ~ 3 min，切内关穴（双侧）5 min 后，即效。

（十七）喝茶疗法

1. 芹菜根鸡蛋茶

主治：治反胃呕吐。

配方：鸡蛋 1 个，甘草 15 g，鲜芹菜根 10 g，茶叶 5 g。

制法：芹菜根与甘草加水共煎，煎沸。

用法：取汁冲鸡蛋，饮服。

2. 生姜和胃茶

主治：治呕吐、恶心等。

配方：生姜 3 片，红茶 1 ~ 3 g。

制法：将生姜（鲜者为佳）切成碎块或细丝状，与红茶共置杯中。以开水冲泡浓汁，过 3 ~ 5 min，即可。

用法：每日 1 ~ 2 剂，温服。

（十八）药膳食疗

（1）治烦热口渴、反胃呕吐、虚热咳嗽用甘蔗粥：甘蔗榨汁 100 ~ 150 g 备用，大米 100 g 煮粥，煮至半熟时，倒入甘蔗汁同煮熟食用。有生津止渴、润燥止咳、养阴和胃作用。适用于烦热口渴、反胃呕吐、虚热咳嗽，以及老人热病后期伤津引起的口干舌燥等证。

（2）治妊娠呕吐：青橄榄不拘量，捣烂，水煎服。或取新鲜苹果皮 60 g，大米 30 g 炒黄，与水同煮，饮米汤。每日 3 次。

（3）姜葱苏叶橄榄汤：生橄榄 60 g，葱头 15 g，生姜 10 g，紫苏叶 10 g，水煎去渣，加少许食盐调味饮用。有发表散热、健胃和中作用。适用于风寒感冒、发热头痛、鼻流清涕、咽痒、胸闷胀满、呕吐作闷等证。

（4）核桃 1 个，烧炭存性，研细末，治呕吐。胃寒者姜汤送服；胃热者黄芩 12 g 煎水送服；气郁者黄酒送服。

（5）治慢性咽炎、声嘶、晕船呕吐：鲜芒果 1 个生食，或芒果 2 个切片煎水服，每日 2 次。

（6）治口干消渴、妊娠食少、呕吐：鲜柠檬 500 g 去皮、核，切块后放在砂锅中加白糖 250 g 腌渍 1 d，待糖浸透，以文火熬至汁液耗干，待冷拌入白糖少许，装瓶备用。

（7）咸柠檬茶：柠檬煮熟，去皮晒干，装入瓷罐中，用盐适量腌制，贮藏日久者更佳，每次用 1 个，开水冲服。有下气、和胃、消炎作用。适用于急性胃肠炎、腹泻、呕吐、食后饱胀、呃逆等证。

（8）柿饼 1 ~ 2 个，捣成泥状，每次 10 g，开水送服，或蒸熟连食数日，治反胃呕吐。

（9）无花果鲜嫩叶，洗净捣烂绞汁，每次温开水和服半杯，治误食鱼蟹类中毒、腹痛、呕吐。

（10）鲜芦根 100 ~ 120 g，冰糖 30 ~ 50 g，同煮汤服用。有清热生津、润肺和胃、除烦止呕作用。适用于胃热口臭、胃热烦渴、胃热呃逆、呕吐等症。

（11）生扁豆 50 g，晒干研细末，每次 10 g，米汤送服，治恶阻；若呕吐重症者，配用黄连粉 1 g，饭前开水送服。治急性肠胃炎、呕吐腹泻。

（12）干番薯藤 30 g（鲜藤 100 g），辣蓼头 30 g（鲜品 60 g），水煎服，治痧气腹痛、呕吐泄泻。

（13）姜糖苏叶饮：生姜 5 g（切丝），苏叶 3 g 装入茶杯内，开水冲泡，浸泡 5 ~ 10 min 后，加入红糖搅匀趁热服用。有发汗解表、祛寒健胃作用。可治风寒感冒、恶心呕吐、胃痛、腹胀等证。

（14）姜汁糖：白糖 250 g，水少许，煎熬至较浓时，加入生姜汁 1 汤匙调匀，再继续煎至用铲挑起即成丝状而不粘手时，将糖倒在大盆中（盆中四周及底部涂抹食用油），待稍冷时，用刀分切成 50 块左右，每日空腹时食用数块。有健脾、和胃、温化寒痰、止嗽作用。适用于胃寒型老年慢性气管炎咳嗽、多白痰、食欲缺乏，以及呕恶等症。

（15）生姜粥：鲜生姜 5 ~ 10 g 切片，大枣 2 ~ 5 枚，粳米 100 ~ 150 g，同煮粥，用适量油盐调味食用。有暖脾养胃、祛风散寒功效。适用于病后或老年人脾胃虚寒、反胃食少、呕吐清水、腹痛泄泻、头痛鼻塞，以及慢性支气管炎肺寒喘咳。若用于风寒感冒则去大枣，加入葱白 3 根。

（16）煮食豆腐：可解旅行或迁移新居所引起的水土不服、呕吐症状。

（17）糯米根水：糯米根 250 g，水煎服。治血丝虫、乳糜尿、呕吐、尿痛、尿频、尿急。

（18）佛手粥：干佛手 10 ~ 20 g，水煎取汁，加入粳米 100 g 同煮粥，用冰糖和香葱适量调味食用。有行气止痛、健脾和胃的作用。适用于胸闷气滞胃痛、嗳气呕吐恶心、消化不良、食欲缺乏、小腹胀疼等证。

（19）蜜饯萝卜：鲜萝卜洗净，切成丁。放在沸水中煮沸后捞出，滤干水分，晾晒半日，再放锅内加蜂蜜 150 g，用小火煮沸，调匀即可，饭后食用。有宽中消食、理气化痰作用。适用于饮食不消、腹胀、反胃、呕吐等症。

（20）大蒜头 1 ~ 2 个，烧熟，用开水冲蜂蜜送服。

（21）苦瓜根 6 g，水煎服，治小儿呕吐。

（22）鲜藕姜汁：鲜藕（去节）500 g，生姜 50 g，刮皮、洗净、切细，用洁净纱布绞取液汁。一日内分数次服用。适用于夏季感冒、肠炎、发热、烦渴、呕吐、腹痛、泄泻等证。

（23）南瓜蒂 3 ~ 7 个，水煎服，1 日 3 次。

（24）治胃寒呕吐、妊娠呕吐：生姜绞汁 1 汤匙，砂仁 5 g，清水半碗，蒸半小时，去渣饮汁。每日 2 次。

（25）治老年人脾胃虚寒、反胃食少、呕吐清水、腹痛泄泻，以及肺寒喘咳：鲜生姜 10 g 切片，大枣 5 枚，粳米 150 g，同煮粥，适量油盐调味佐膳。

（26）胃痛、恶心反胃：以马铃薯 100 g 洗净去皮，生姜 8 g 洗净，橘子肉 15 g 共榨汁去渣饮用，对于胃神经官能症之食欲缺乏、呕吐反胃，治疗效果良好。

（刘莹菁）

第四节　噎膈

噎膈是由于食管干涩，食管、贲门狭窄所致的以咽下食物梗塞不顺，甚则食物不能下咽到胃，食入即吐为主要临床表现的一类病证。噎即梗塞，指吞咽食物时梗塞不顺；膈即格拒，指食管阻塞，食物不能下咽到胃，食入即吐。噎属噎膈之轻证，可以单独为病，亦可为膈的前驱表现，故临床统称为噎膈。

本病多发于中老年男性，目前尚属难治之证。中老年人如出现原因不明的进食障碍时应及早就诊，进行相关检查，以明确诊断，早期治疗。

《黄帝内经》认为本病证与津液及情志有关，如《素问·阴阳别论篇》曰："三阳结谓之膈。"《素问·通评虚实论篇》曰："膈塞闭绝，上下不通，则暴忧之病也。"并指出本病病位在胃，如《灵枢·四时气》曰："食饮不下，膈塞不通，邪在胃脘。"《太平圣惠方·第五十卷》认为："寒温失宜，食饮乖度，或患怒气逆，思虑伤心致使阴阳不和，胸膈否塞，故名膈气也。"

《景岳全书·噎膈》曰："噎膈一证，必以忧愁思虑，积劳积郁，或酒色过度，损伤而成。"并指出："少年少见此证，而惟中衰耗伤者多有之。"对其病因进行了确切的描述。关于其病机，历代医家多有论述，如《医学心悟·噎膈》指出："凡噎膈症，不出胃脘干槁四字。"《临证指南医案·噎膈反胃》提出："脘管窄隘。"

西医中的食管癌、贲门癌，以及食管炎、贲门痉挛、食管憩室、弥漫性食管痉挛等疾病，出现吞咽困难等噎膈表现时，可参考本节辨证论治。

一、病因病机

噎膈的病因主要为七情内伤，饮食所伤，年老肾虚，脾、胃、肝、肾功能失调等。

1. 七情失调

导致噎膈的七情因素中以忧思恼怒多见。忧思伤脾则气结，脾伤则水湿失运，滋生痰浊，痰气相搏；恼怒伤肝则气郁，气结气郁则津行不畅，瘀血内停，已结之气，与后生之痰、瘀交阻于食管、贲门，使食管不畅，久则使食管、贲门狭窄，而成噎膈。如《医宗必读·反胃噎塞》说："大抵气血亏损，复因悲思忧恚，则脾胃受伤，血液渐耗，郁气生痰，痰则塞而不通，气则上而不下，妨碍道路，饮食难进，噎塞所由成也。"《临证指南医案·噎膈反胃》谓："噎膈之症，必有瘀血、顽痰、逆气，阻隔胃气。"

2. 饮食所伤

嗜酒无度，过食肥甘，恣食辛辣，助湿生热，酿成痰浊，阻于食管、贲门，或津伤血燥，失于濡润，使食管干涩，均可引起进食噎塞，而成噎膈。如《医碥·反胃噎膈》说："酒客多噎膈，饮热酒者尤多，以热伤津液，咽管干涩，食不得入也。"又如《临证指南医案·噎膈反胃》谓："酒湿厚味，酿痰阻气，遂令胃失下行为顺之旨，脘窄不能纳物。"此外，饮食过热、食物粗糙发霉，既可损伤食管脉络，又可损伤胃气，气滞血瘀阻于食管、贲门，也可成噎膈。

3. 年老肾虚

年老肾虚，精血渐枯，食管失养，干涩枯槁，发为此病。如《医贯·噎膈》曰："惟男子年高者有之，少无噎膈。"又如《金匮翼·膈噎反胃统论》曰："噎膈之病，大都年逾五十者，是津液枯槁者居多。"若阴损及阳，命门火衰，脾胃失于温煦，脾胃阳虚，运化无力，痰瘀互结，阻于食管，也可形成噎膈。

噎膈的病因以内伤饮食、情志，年老肾虚，脏腑失调为主，且三者之间常相互影响，互为因果，共同致病，形成本虚标实的病理变化。初起以邪实为主，随着病情发展，气结、痰阻、血瘀愈显，食管、贲门狭窄更甚，邪实有加；又因胃津亏耗，进而损及肾阴，以致精血虚衰，虚者愈虚，两种因素相合，而成噎膈重证。部分患者病情继续发展，由阴损以致阳衰，则肾之精气并耗，脾之化源告竭，终成不救。噎膈的病位在食管，属胃气所主，与肝、脾、肾也有密切关系。基本病机是脾、胃、肝、肾功能失调，导致津枯血燥，气郁、痰阻、血瘀互结而致食管干涩，食管、贲门狭窄。

二、临床表现

本病开始多为噎，久则渐发展成膈而噎膈并见。进食困难的表现一般是初起为咽下饮食时胸膈部梗塞不顺，有一种食物下行缓慢并停留在食管某一部位不动之感，食毕则消失，这种感觉常在情志不舒时发生。此阶段食物尚可下咽，只是进食固体食物时发生困难。随着梗塞症状的日渐加重，进食流质类饮食亦发生困难，以致不能进食，或食后随即吐出。吐出物为食物、涎沫，量不大，甚者吐出物为赤豆汁样，说明有出血。本病常伴有疼痛，其出现有早有晚，开始为进食时胸膈疼痛，粗糙食物更明显，严重者可持续疼痛。随着饮食渐废，病邪日深，正气凋残，患者表现为消瘦、乏力、面容憔悴、精神萎靡，终致大肉尽脱、形销骨立而危殆难医。噎膈病中也有始终以吞咽食物梗塞不顺为主要表现，并无膈的病象。

三、诊断

（1）咽下饮食梗塞不顺，食物在食管内有停滞感，甚则不能下咽到胃，或食入即吐。

（2）伴胃脘不适、胸膈疼痛，甚则形体消瘦、肌肤甲错、精神衰惫等证。

（3）起病缓慢，常表现为由噎至膈的病变过程，常由饮食、情志等因素诱发，多发于中老年男性，特别是在该病的高发区。

（4）食管、胃的 X 线检查，内镜及病理组织学检查，食管脱落细胞检查，以及 CT 检查等有助于早期诊断。

四、辨证要点

因忧思恼怒、饮食所伤、寒温失宜引起气滞、痰结、血瘀阻于食管，食管狭窄所致者为实；因热饮伤津、房劳伤肾、年老肾虚引起津枯血燥、气虚阳微、食管干涩所致者为虚。证见胸膈胀痛、刺痛，痛处不移，胸膈满闷，泛吐痰涎者多实；证见形体消瘦、皮肤干枯、舌红少津，或面色苍白、形寒气短、面浮足肿者多虚。新病多实，或实多虚少；久病多虚，或虚实并重。邪实为标，正虚为本。

五、治疗

依据噎膈的病机，其治疗原则为理气开郁、化痰消瘀、滋阴养血润燥，分清标本虚实而治。初起以标实为主，重在治标，以理气开郁、化痰消瘀为法，可少佐滋阴养血润燥之品；后期以正虚为主，或虚实并重，治疗重在扶正，以滋阴养血润燥或益气温阳为法，也可少佐理气开郁、化痰消瘀之品。但治标当顾护津液，不可过用辛散香燥之药；治本应保护胃气，不宜过用甘酸滋腻之品。存得一分津液，留得一分胃气，在噎膈的辨证论治过程中有着特殊重要的意义。

六、一般护理

1. 环境与休息

居室应保持安静、整洁，定时开窗通风。病情严重者应卧床休息。

2. 情志护理

了解患者情绪和需要，鼓励患者振奋精神，调畅情志，增强信心，配合治疗。

3. 饮食护理

根据患者对不同食物吞咽、哽噎情况，遵医嘱给予高营养、细软、少渣食物。少量多餐，细嚼慢咽，避免冷饮。忌粗纤维、辛辣、煎烤、刺激之品。禁食期间做好口腔护理。

4. 用药护理

中药汤剂宜浓煎后服下。丸、片剂应研碎后用温水送服。

5. 病情观察

（1）观察患者进食哽噎、疼痛、吞咽困难、呕吐等情况，并予以记录。

（2）严密观察有无呕血、黑便、上腔静脉压迫症及食管穿孔等情况，及时报告医师，并做好记录。

（3）如呕血、便血量多，并伴有心悸、面色苍白、脉细数，应立即报告医师，并做好抢救准备。

（4）呕吐严重者遵医嘱记录 24 h 水出入量。及时清除呕吐物，保持口腔及衣被清洁。恶病质患者及危重患者应做好口腔及皮肤护理。

6. 健康教育

（1）生活要有规律，保持大便通畅。避免精神刺激，保持精神愉快。

（2）适当进行体育锻炼，增强体质，如打太极拳、练保健按摩操等。

（3）饮食宜柔软，少食多餐，养成细嚼慢咽的好习惯。不吃发霉变腐食物和酸菜，忌海鲜、腥发物和辛辣、刺激之品，戒烟、酒。

（4）遵医嘱坚持服药，防止病情变化，定期门诊随访。

七、中医特色护理

（一）手部疗法

取穴：胃脾大肠区、健理一针区、胃肠点、肾经、腹腔区、内关、合谷穴。须住院治疗，并逐渐培养正常饮食习惯。

（二）刺血疗法

1. 配穴方一

取穴：曲泽、足三里穴。

治法：用点刺放血法。用三棱针在所选穴位或穴位附近血络点刺放血数滴。隔日 1 次，中病即止。

主治：胃神经官能症。

2. 配穴方二

取穴：天柱、风池、脾俞、上脘、中脘、下脘、足三里、行间穴。

治法：用散刺放血法。上穴首次全用，以后每取 3～4 个穴，用梅花针在所选穴位上叩刺至微出血为度，其中行间穴用三棱针点刺放血。每日 1 次，至愈为度。

主治：胃神经官能症。

3. 配穴方三

取穴：中脘、肝俞、期门、足三里穴。呕吐配内关，头痛配太阳穴（患侧）、百会穴，失眠配神门、安眠穴。

治法：用点刺放血法或叩刺放血法。用三棱针（或梅花针）在所选穴位或穴位附近血络点刺（或叩刺）放血数滴。每日或隔日 1 次，5 次为 1 个疗程。

主治：胃神经官能症。

4. 配穴方四

取穴：曲泽穴（双侧）、阳交穴（双侧）。

治法：用点刺放血法。穴位常规消毒后，以三棱针对准上述穴位，依次点刺出血，挤出血液 3～5 滴。每日 1 次，中病即止。

主治：胃神经官能症。

（三）艾灸疗法

1. 配穴方一

取穴：胃俞、大肠俞、肝俞、中脘、足三里穴。

灸法：①用艾炷隔姜灸，每次取 3～5 穴，各灸 5～7 壮，每日灸 1 次，中病即止；②用艾条温和灸，每次取 3～5 穴，各灸 10～15 min，每日或隔日灸 1 次，5 次为 1 个疗程；③用温针灸，每次取 2～4 穴，各灸 3 壮（或 10～15 min），每日或隔日灸 1 次，5 次为 1 个疗程。

主治：胃神经官能症。

2. 配穴方二

取穴：胃俞、肝俞、足三里、内关穴。

灸法：①用艾炷隔姜灸，每次取 4 穴（两侧交替用），各灸 3～5 壮，每日或隔日灸 1 次，10 次为 1 个疗程；②用艾条温和灸，各灸 10～15 min，隔日灸 1 次。

主治：胃神经官能症。

3. 配穴方三

取穴：①中脘、足三里穴；②下脘、气海、天枢穴；③关元、水分穴；④期门、公孙穴；⑤胃俞、内关穴；⑥脾俞、中极穴。

灸法：用艾条温和灸。①组穴各灸 30 min；②组穴各灸 30 min；③组穴各灸 30 min；④组穴各灸 30 min；⑤组穴胃俞灸 25 min，内关灸 30 min；⑥组穴脾俞灸 25 min，中极灸 30 min。每日灸 1 组穴，6 d 为 1 个疗程，而后循环灸至病愈。

主治：胃肠功能紊乱。

（四）点穴疗法

1. 配穴方一

取穴：胃俞、内关、足三里、大肠俞、肝俞穴。

治法：用推压、指压法。先从上至下，以双手拇指指腹推压、弹拨各 5～10 遍，再强压双侧内关、足三里穴各 3～5 min。每日 1 次。

主治：胃神经官能症。

2. 配穴方二

取穴：脊椎两侧（从膈俞至大肠俞和两侧棘突间两旁，共 4 条线）、中脘、足三里（双侧）穴。

治法：用推压、揉压法。先在脊椎两侧自上到下，从内到外，用双拇指推压各 15 遍，再揉压中脘和足三里穴，每穴 5 min。强度视病情和体质而定，每日 1 次。

主治：胃神经官能症。

（五）耳穴疗法

1. 耳穴针刺法

（1）配穴方一。

主穴：胃、肝、交感、神门。

配穴：十二指肠、枕小神经。

治法：每次取一侧耳之主穴，随证选用配穴。两耳交替使用。耳郭常规消毒后，用耳毫针对准所选穴位刺入，用强刺激，留针 15 ~ 30 min，时加捻针，用泻法。每日或隔日 1 次，5 次为 1 个疗程。

主治：胃神经官能症。

（2）配穴方二。

主穴：神门、交感、皮质下、心。

配穴：肝、肾上腺、枕、胰胆、脾。

治法：每次取一侧耳穴之主穴及随证配穴，两耳交替使用。耳郭常规消毒后，用耳毫针对准所选穴位刺入，用强刺激。进针时，一定要针刺压痛点（敏感点），然后再针刺其他穴位。留针 60 min，时加捻针，用泻法。隔日针治 1 次，10 次为 1 个疗程，休息 7 d，继续下 1 个疗程治疗。

主治：胃肠道功能紊乱（胃肠神经官能症）。

2. 耳穴压迫法

（1）配穴方一。

取穴：胃、大肠、小肠、交感、脾、神门。

治法：每次取一侧耳穴，两耳交替使用。耳郭常规消毒后，按操作常规将粘有王不留行子的小方块胶布贴压在所选穴位上，边贴边按压，手法由轻到重。并嘱患者每日自己按压 3 ~ 5 次。每隔 2 d 换贴 1 次，10 次为 1 个疗程。

主治：胃肠神经官能症。

（2）配穴方二。

取穴：见"耳穴针刺法配穴方二"。

治法：每次取一侧耳穴，两耳交替使用。耳郭常规消毒后，先在相应部位找到敏感点，如癔球症，则在咽喉穴；弥漫性食管痉挛，则在食管穴等。然后贴压丸。以癔球症为例：手法由轻到重，顺时针方向边旋边按压，并嘱患者做吞咽动作，暗示患者在施手法时，症状会逐渐减轻，以至消失。再如法贴压其他耳穴。嘱患者每日自行压按时，思想要集中，要按压到患处有反应或症状有所减轻。隔 2 ~ 3 d 换贴 1 次，10 次为 1 个疗程，休息 7 ~ 10 d，继续做下 1 个疗程治疗。

主治：胃肠道功能紊乱（胃肠神经官能症）。屡用有效。若能配合药物内治（辨证），可缩短疗程，提高疗效。

（六）指压疗法

1. 疗法一

取穴：胃俞、内关、足三里、大肠俞、肝俞穴。

手法：用推法、扪法。先从上至下，以双手拇指指腹推压，弹拨各 5 ~ 10 遍，再强压双侧内关、足三里穴各 3 ~ 5 min。每日 1 次。

2. 疗法二

取穴：脊椎两侧（从膈俞至大肠俞和两侧棘突间两旁，共 4 条线）、中脘、足三里（双侧）穴。

手法：用推法、揉法。先在脊椎两侧自上到下、从内到外用双拇指推压各 15 遍，再揉压中脘和足三里穴，每穴 5 min，强度视病情和体质而定。每日 1 次。

（刘莹菁）

第五节　耳部疾病

一、耳部疾病一般中医护理常规

（一）病室环境

（1）保持病室环境安静、空气清新，降低噪声，床单位清洁、干净、舒适。

（2）根据病症性质，室内温湿度适宜，一般室温为 22 ~ 24℃，相对湿度为 50% ~ 60%。肾元亏虚、脾虚湿困及气血亏虚者病室内温度以 26 ~ 27℃为宜，注意保暖，忌空气潮湿；肝胆火盛、痰火郁结者病室内温度调节在 18 ~ 22℃为宜，空气凉爽清新，忌闷热。

（3）高龄及危、重症患者根据病情尽量安置在监护室或单间，便于病情观察及治疗护理。

（二）入院介绍

（1）向患者及家属介绍医院病区环境、主管医师、责任护士、科主任及护士长。

（2）介绍疾病相关知识、注意事项和住院作息时间，以及请假、探视和陪护等相关制度。

（三）病情观察

（1）入院时测量体温、脉搏、呼吸、血压、体重，观舌苔、脉象，问平素二便、饮食、睡眠情况及过敏史，并做好护理记录。

（2）协助患者完成各项检查，并告知相关注意事项。

（3）根据护理级别，定时巡视病房，做好护理记录。

（4）根据病情需要，监测生命体征，密切观察患者瞳孔、意识状态，患者耳、鼻部有无畸形，皮肤黏膜及分泌物性状，并做好护理记录。发现异常，及时报告医师。

（5）观察耳部红、肿、热痛的程度，耳部分泌物的色、质、量及气味，并做好护理记录。如有异常，及时报告医师，并正确收集标本送检。

（四）用药护理

（1）遵医嘱按时给药，中药汤剂一般宜温服，每日 2 次。根据疾病证型及药性指导患者用药时间、方法。肝胆火盛者中药汤剂宜偏凉服用；气血亏虚、脾虚湿困者中药汤剂宜温服或热服为佳。

（2）正确使用滴耳或吹耳外治药：滴耳前先将耳内分泌物清洗干净，宜取健侧卧位，患耳朝上，滴入药液后，将耳郭向后提，让药液易于流入耳道内，并保持给药体位 5 ~ 10 min，防止药粉堆积，妨碍脓液引流而引起不良后果。

（3）避免应用耳毒性药物，做好用药后的知识宣教，并注意观察疗效及药物不良反应。

（五）情志护理

（1）调畅情志，针对患者存在的顾虑，及时讲解疾病相关知识，介绍成功病例，帮助患者保持最佳的身心状态，促进疾病康复。与听力障碍者沟通时应适当提高语气，以适应患者听力。

（2）关心体贴患者，常用物品放置床旁，尽可能帮助患者解决生活所需。

（六）饮食护理

（1）指导患者多吃含纤维素及蛋白质丰富食物，忌辛辣、油腻等刺激之品，禁烟、酒，保持大便通畅。

（2）依据辨证配食、灵活选食的原则指导患者合理配膳。风热侵袭者宜食疏风清热之品，如黄瓜、苦瓜、绿豆汤等；气滞血瘀者宜食理气活血之品，如桃仁生地粥、山楂、橘饼等；脾虚湿困者宜食健脾祛湿之品，如山药粥、黄芪粥、薏仁红枣莲子粥等；肝胆火盛者宜食清肝泄热之品，如银花菊花粥、苦瓜羹、鲜芦根水等；痰火郁结者宜食清热化痰之品，如萝卜、柑橘、枇杷等；气血亏虚者宜食健脾益气之品，如淮山猪肚粥、莲子桂圆粥、皮蛋瘦肉粥等；肾元亏虚者宜食滋补肝肾，填精益髓之品，如核桃、黑芝麻、黑豆等。

（七）生活起居护理

（1）及时了解患者生活起居、睡眠等情况，协助生活不能自理者做好生活护理。

（2）指导患者顺应四时，根据季节、气候及病情需要及时增减衣物，特别是在季节交替时，要慎避外邪。

（3）指导患者戒除不良生活习惯，避免噪音刺激，必要时外出佩戴护耳器或口罩，注意劳逸结合，适当户外活动，增强自身抵抗力。

（八）出院护理

（1）严格执行消毒隔离制度，做好床单位的终末消毒处理，预防院内交叉感染。

（2）协助患者办理出院手续，做好出院指导，嘱定期门诊复诊，并征求患者建议及意见。

二、耳疖、耳疮

耳疖是以耳痛、外耳道局限性红肿、突起如椒目为主证的一种病症。耳疮是以外耳道弥漫性红肿、疼痛为主证的一种病症。耳疖多发于夏季，青壮年多见；耳疮好发于夏、秋季，无年龄差异。

耳疖常因挖耳损伤外耳道皮肤，邪热之毒侵犯致耳窍经脉阻滞不通，湿热邪毒壅盛，引动肝胆湿热，循经上乘，壅遏经脉，逆于肌肤而致耳道红肿、疼痛。西医学中的外耳道疖，可参照本病辨证施护。

耳疮常因挖耳损伤外耳道皮肤，邪热之毒侵犯；耳道不洁，污水入耳；脓耳之脓液浸渍，湿郁化热，风热湿邪犯耳，致生耳疮；热邪毒壅盛，引动肝胆湿热，循经上犯耳窍，蒸灼耳道，壅遏经脉，逆于肌肤而致耳疮；或因久病不愈，阴血耗伤，耳窍肌肤失于濡养，血虚耳燥所致。西医学中的弥漫性外耳道炎，可参照本病辨证施护。

（一）护理评估

1. 病因

询问患者的生活、饮食习惯及既往病史，了解有无挖耳、污水入耳、耳流脓史，有无全身性疾病，如慢性肾炎、糖尿病、内分泌紊乱、贫血等。了解其居住生活环境是否阴暗潮湿，评估患者心理、社会状况。

2. 病位

在外耳道，与肝、胆有密切关系。

3. 病性

（1）风热湿邪证：风热湿邪侵袭，阻滞耳窍经脉引发耳痛，咀嚼及张口时加重，伴有患侧头痛，恶寒、发热等证，舌红，苔薄黄，脉浮数。

（2）肝胆湿热证：湿热邪毒壅盛，引动肝胆湿热，循经上犯耳窍致耳痛剧烈，听力下降，可伴有咽干、口苦、发热、大便秘结等证，舌红，苔黄腻，脉弦数。

（3）血虚化燥证：久病不愈，阴血耗伤，耳窍肌肤失于濡养，血虚耳燥致病，舌淡，苔白腻，脉细数。

（二）护理要点

1. 一般护理

参照耳部疾病一般中医护理常规护理。

2. 病情观察

（1）观察患者外耳道分泌物的色、质、量。

（2）观察患者耳痛、耳前淋巴结、听力等变化，如有异常，应报告医师并配合处理。

（3）观察患者神志、体温、脉搏、呼吸、血压、舌象、脉象等变化。

（4）观察治疗及护理效果，及时做好护理记录。

3. 辨证施护

（1）初期：可涂碘酊于疖肿处，每日2次；红肿甚者遵医嘱给予黄连膏、紫金锭等清热解毒、消肿止痛中药外敷外耳道患处；注意耳部卫生，及时清理耳道分泌物及痂皮。

（2）治疗：用清热解毒的中药制作成滴耳液滴耳，如黄连滴耳液，以疏风清热，解毒消肿；疖肿已成脓者可用消毒小号三棱针挑破脓头，及时清除脓液，保持外耳道清洁，脓液排除后，敷黄连膏以助于消肿止痛；脱屑、皲裂者可用紫归油涂敷患处。

（3）发热：可针刺大椎、曲池、合谷穴，也可行尺泽放血或点刺十宣放血，以开窍泄热。

（4）风热湿邪证：遵医嘱给予银花解毒汤以疏风清热、解毒祛湿；耳痒、灼热难忍者，用黄连 30 g，当归 15 g，黄檗 30 g，生地 30 g，姜黄 10 g 浸入麻油内 1 d，用文火熬煎至药枯，去渣滤清，加入黄蜡，文火徐徐收膏。涂敷局部，每日 1 次。有脓头者切开或挑破排脓后再敷药。

（5）肝胆湿热证：遵医嘱给予龙胆泻肝汤以清泻肝胆，利湿消肿；耳痛剧烈时，给予针刺合谷、少商、内关等穴，以疏通经脉，泻热消肿止痛。

（6）血虚化燥证：遵医嘱给予地黄饮加减以养血润燥对症治疗。

4. 给药护理

（1）风热湿邪证、肝胆湿热证中药汤剂宜凉服，血虚化燥证中药汤剂宜温服。

（2）观察用药后的效果及反应，中药外敷时如有皮肤变态反应，应停止用药，对症处理并做好护理记录。

5. 饮食护理

（1）饮食宜清淡，多食新鲜蔬菜、水果，忌辛辣、鱼腥、油腻、浓茶、咖啡、烟酒等刺激性食物。高热时给予高热量、高蛋白、高维生素，易消化的流质或半流质饮食，鼓励患者多饮水。风热湿邪者多食祛湿清热食物，如扁豆、鲫鱼等；血虚化燥者多食润燥养血的食物，如梨、大蒜等。

（2）耳痛严重时宜进少渣软食，以免咀嚼硬食时加重耳痛。

6. 情志护理

（1）向患者讲解疾病的相关知识，如发病的诱因、治疗方法及注意事项，帮助患者提高对自身疾病的认识，树立信心，积极配合治疗。

（2）多与患者沟通，可采用倾听、言语开导等方法，及时疏导患者焦虑心理。

7. 并发症护理

因疖肿堵塞外耳道导致听力减退，应尽量避免或减少噪声的干扰，保持良好的心理状态。可坚持按摩耳垂前后的翳风穴和听会穴，以增加内耳的血液循环，有保护听力的作用。宜每日早、晚各按摩 1 次，每次 5 ~ 10 min。

（三）中医健康指导

（1）居住环境整洁舒适，室温偏低、凉爽，定时开窗通风，保持空气清新；加强个人卫生，避免不良刺激。

（2）注意耳部卫生，戒除不良挖耳习惯，避免到江、河、湖水中或不干净的泳池游泳，防止污水入耳。

（3）加强身体锻炼，指导患者进行早操、太极拳、慢跑等运动。需掌握恰当的运动量，避免过劳而导致外邪乘虚入侵。

（4）避免噪音刺激，如工作环境噪声大，应佩戴好护耳器，以免损伤耳膜。

（四）护理问题

（1）患者对健康生活方式的依从性差。

（2）患者原发全身性疾病使机体抵抗力下降。

（五）护理措施

（1）针对患者的特点、文化程度、生活方式等进行个性化的健康教育，强调患者自我管理的重要性。

（2）加强患者出院后的延续护理，可通过电话回访的方式定期对患者进行健康教育。

（3）积极治疗原发病，提高患者抵抗力。

三、耳鸣、耳聋

耳鸣是以患者自觉单侧或双侧耳中鸣响而周围环境并无相应声源为主证的一种病症，患者可自觉颅内鸣响，又名"脑鸣"或"颅鸣"。耳聋是以患者出现不同程度的听力减退或听力消失为主证的一种病症，程度较轻者又名"重听"，重者名"聋"。耳鸣可伴有耳聋，耳聋亦可由耳鸣发展而来。

耳鸣、耳聋因外邪或脏腑实火上扰耳窍，痰饮、瘀血蒙蔽清窍，或因脏腑虚损、耗损肾精，饮食不节，损伤脾胃，气血亏虚，耳窍经脉空虚所致。西医学中的突发性聋、爆震性聋、老年性聋、药物中毒性聋、传染病中毒性聋、噪声性聋、耳硬化症及原因不明的感音神经性聋及耳鸣，可参照本病辨证施护。

（一）护理评估

1. 病因

询问患者的生活、饮食习惯及既往病史，了解有无耳部外伤史、爆震史、耳毒性药物用药史、耳流脓史及感冒病史，了解其居住生活、工作环境是否存在长期噪声刺激，评估患者心理、社会状况。

2. 病位

在耳窍，与肝、肾关系密切。

3. 病性

（1）风热侵袭证：外邪循经上犯耳窍，蒙蔽清窍，则耳鸣、耳聋，耳鸣如吹风样，昼夜不停，听力下降，耳内胀闷，舌红，苔薄黄，脉浮。

（2）肝火上扰证：多在情志抑郁或恼怒后，肝火旺盛，上扰耳窍致耳鸣、耳聋加重，可伴有口苦、咽干、面红目赤，胸胁胀痛等，舌红，苔薄黄，脉弦数。

（3）痰火郁结证：饮食不节，伤及脾胃，则水湿不运，痰火郁于耳中，壅闭清窍致耳鸣、耳聋，耳胀，头晕目眩，胸脘胀闷，咳嗽痰多，舌红、苔黄腻，脉滑数。

（4）气滞血瘀证：情志抑郁不遂，致肝气郁结，气机不畅，耳窍经络痞塞，则耳鸣、耳聋，舌暗红，苔薄白，脉细涩。

（5）肾精亏损证：肾阴不足，则虚火内生，上扰耳窍，肾阳不足，则耳窍失于温煦，耳鸣如蝉，昼夜不息，安静时尤甚，头昏眼花，腰膝酸软，夜尿频多，发脱齿摇，舌红，少苔，脉细弱或细数。

（6）气血亏虚证：饮食不节，劳倦或思虑过度，致脾胃虚弱，气血亏虚，耳窍经脉空虚，导致耳鸣、耳聋，舌淡红、苔薄白，脉细弱。

（二）护理要点

1. 一般护理

参照耳部疾病一般中医护理常规护理。

2. 病情观察

（1）观察患者耳聋程度、耳鸣音调高低、声音强弱、睡眠及二便情况。

（2）观察患者意识、体温、脉搏、呼吸、血压、舌象、脉象及其他伴随症状。若出现高热、面红、目赤、头痛剧烈、眩晕、呕吐、血压骤升者，应立即报告医师，配合处理。

（3）观察患者双耳鼓膜是否完整及外耳道有无渗出液。

3. 辨证施护

（1）保证睡眠质量：尽量减少外界压力和刺激，夜间耳鸣影响睡眠时，睡前禁饮浓茶、咖啡等刺激性饮品，用热水浸泡双足，按摩涌泉穴，有引火归元作用，以利安寐。

（2）耳聋严重者：说话音量适当提高，或用纸笔书写，或以图书、简单手势和形体语言等方式进行交流。

（3）耳鸣、听力下降者：以耳穴压豆，取神门、内耳、听会、肝、心、肾、内分泌等穴，配合听宫热敏灸；并遵医嘱配合外治法，如用1%麻黄素滴鼻液滴鼻，每次1～2滴，每日2～3次；或辛夷花适量，研末，每次少许吹鼻中，以通透鼻窍；如伴耳痛严重时，可予穴位按摩或针刺治疗，取穴听宫、听会、翳风、风池等穴，针刺手法以泻法为宜。

（4）风热侵袭伴恶寒发热者：注意病室空气流通，患者勿汗出当风，加强体温监测，高热时遵医嘱适时进行细菌培养和药敏试验，根据药敏提示给予抗感染治疗；同时予以物理降温或针刺治疗，取大椎、曲池、合谷穴，以助退热；中药汤剂以疏风清热、宣肺通窍对症治疗。

（5）肝火上扰者：给予龙胆泻肝汤以清肝泄热、开郁通窍；居室温度宜相对较低，忌闷热、潮湿。

（6）痰火郁结者：给予清气化痰丸以化痰清热、散结通窍；两耳呼呼作响或蝉鸣不息，可用吴茱萸、乌头尖、大黄三味为末，敷贴于涌泉穴，以达到引火下行、祛邪护耳的目的。

（7）气滞血瘀者：给予通窍活血汤以活血化瘀、行气通窍；遵医嘱给予血管扩张剂静脉输液时，应严格控制滴速，不宜过快，并应注意观察有无头晕、胸闷、心悸等发生。

（8）肾精亏损者：给予耳聋左慈丸以补肾填精、滋阴潜阳；伴头晕目眩，应卧床休息，不宜过度疲劳，节制房事以保肾精，老年患者必要时加设床栏，并加强陪护，防止坠床。

（9）气血亏虚者：给予归脾汤以健脾益气，养血通窍；可艾灸中脘、足三里、百会等穴，以助气血运行，起到温中散寒、增强正气，提高机体的免疫功能，或指导患者"鸣天鼓"等自我按摩的方法，以达到疏通经脉、运行气血的目的。

4.　给药护理

风热侵袭、肝火上扰者中药汤剂宜凉服，痰火郁结、气滞血瘀者中药汤剂宜饭后温服，肾精亏损、气血亏虚汤剂宜饭前温服或热服为佳，服药后观察效果和反应。

5.　饮食护理

风热侵袭者宜食疏风清热之品，如苦瓜、绿豆、薄荷粥等，忌辛辣、厚味等燥热之物；肝火上扰者宜食清肝泄热之品，可食柑橘、苦瓜、木耳等；痰火郁结者宜食清热化痰之品，如枇杷、甜杏仁、萝卜等，少食肥甘、助火、生痰之品；气滞血瘀者宜食理气活血之品，如山楂、橘饼、玫瑰花等；肾经亏损者宜食滋补肝肾，填精益髓之品，如核桃、黑芝麻、桂圆等，少食咸味，以免过咸伤肾；气血亏虚者宜食健脾之品，如淮山猪肚粥、莲子桂圆粥、皮蛋瘦肉粥等。

6.　情志护理

（1）向患者介绍病性，讲解疾病的转归和预后，介绍成功病例和中医治疗的特色与优势，使其树立战胜疾病的信心，积极配合治疗护理。

（2）护士在进行治疗护理时保持微笑，动作轻柔。

7.　并发症护理

渐进性听力下降尽量避免或减少噪声的干扰，并使自身保持轻松愉快的良好心境，避免应用耳毒性药物及长时间使用耳机；指导患者按摩耳垂前后的翳风穴和听会穴，以增加内耳的血液循环，有保护听力的作用，宜每日早、晚各按摩1次，每次5～10 min，需长期坚持。

（三）中医健康指导

（1）保持心情舒畅，情绪稳定，避免过度兴奋与恼怒。

（2）休养环境宜安静舒适，保证足够的睡眠。尽可能避免长时间在噪声环境中逗留或过多地接触噪声，若在噪声环境中工作时，应戴保护耳塞，并经常行听力检查，及时发现病情，及早治疗。

（3）指导患者正确擤鼻，应左右分别擤鼻，不可两鼻翼同时擤紧，防止涕液进入鼻咽部，使细菌循咽鼓管侵入耳窍，引发本病；避免剧烈咳嗽，下蹲弯腰时需注意动作要协调，避免诱发本病。

（4）加强身体锻炼，指导患者进行早操、打太极拳、慢跑等运动。应掌握恰当的运动量，避免过劳而导致外邪乘虚而入。

（5）加强安全意识教育，慎防头部及耳部外伤等致聋，尽可能避免或慎用耳毒性药物。

（四）护理问题

患者建立正确的生活习惯较困难，病情易反复。

（五）护理措施

（1）多种形式向患者宣传良好的生活方式，如发放健康教育手册等。

（2）针对患者的特点、文化程度、生活方式等进行个性化的健康教育，强调患者自我管理的重要性。

（3）定期进行电话回访，给予针对性干预。

四、暴聋（突发性耳聋）

暴聋是以耳内骤感胀闷堵塞，听力急剧下降为主证的一种病症，又称猝聋、风聋、火聋或厥聋，是耳鼻咽喉科急症之一。

暴聋常因风热邪毒由口鼻而入，侵袭胆经，阻滞经气，耳窍闭塞不通致听力骤降；亦有因情志过极，肝失疏泄，郁而化火，循肝胆经脉上窜耳窍，发为暴聋。西医学中的突发性聋、爆震性聋、老年性聋、噪音性聋及原因不明的感音神经性聋等疾病，可参照本病辨证施护。

（一）护理评估

1. 病因

询问患者的生活、饮食习惯及既往病史，了解有无耳部外伤史、爆震史、耳毒性药物用药史、耳流脓史及感冒病史，了解其居住生活、工作环境是否存在长期噪声刺激，评估患者心理、社会状况。

2. 病位

在内耳，与肝、肾、胃有密切关系。

3. 病性

（1）风热侵袭证：肺失宣降，外邪循经上犯耳窍，突发耳聋，伴有鼻塞、流涕，或有恶寒、发热、身痛、头痛、耳胀闷，舌质红，苔薄黄，脉浮数。

（2）肝火上扰证：肝失调达，气郁化火，肝胆火热循经上扰耳窍，突发耳聋，头晕、头痛，耳鸣暴起，耳鸣如潮声或风雷声，伴有口苦咽干、面红目赤、便秘尿黄，舌质红，苔薄黄，脉弦数。

（3）痰火壅结证：痰浊中阻，郁而发热，蒙蔽清窍，气道不通，故耳聋耳鸣，耳内胀闷，或伴头晕目眩，脘腹满闷，口苦或淡而无味，二便不畅，咳嗽痰多，舌质红，苔黄腻，脉滑数。

（4）气滞血瘀证：情志不畅，瘀血停滞，耳窍经脉痞满，耳聋突然发作，并迅速发展，常伴有眩晕，耳胀闷感或耳痛，耳鸣不休，夜寐不安，舌质暗红，苔薄白，脉细涩。

（二）护理要点

1. 一般护理

参照耳部疾病一般中医护理常规护理。

2. 病情观察

（1）观察患者耳聋、耳胀的程度及有无眩晕等伴随症状。

（2）观察患者耳鸣音调的高低、声音的强弱，以及睡眠、二便情况。

（3）观察治疗护理效果，及时做好护理评估。

3. 辨证施护

（1）维持患者情绪稳定：安慰患者，使之情绪稳定，忌暴怒狂喜，避免接触噪声。

（2）一般暴聋者：均可取耳区局部穴位针刺，如听宫、听会、耳门、翳风等穴，针刺这些穴位，有疏通气血，通络助聪作用；若为风邪侵袭者，可选外关、合谷、曲池穴，以疏风祛邪；肝火上扰者，取太冲、丘墟穴以清肝泻火。

（3）耳内胀闷者：嘱患者用鼓气吹张法，即捏鼻、闭唇、鼓气以缓解耳闷，同时给予穴位按摩，取合谷、听会、听宫、耳门、翳风等穴，有行气通络的功效。

（4）头晕目眩者：改变体位时嘱其动作应缓慢，避免低头、旋转、弯腰等动作，做好安全防护。给予穴位按摩，取印堂、太阳、风池、百会等穴以引动气血流通，祛邪扶正。

（5）风热侵袭致发热者：应加强体温监测，高热时遵医嘱适时进行细菌培养和药敏试验，根据药敏提示给予抗感染治疗；同时予以物理降温或针刺治疗，取大椎、曲池、合谷穴，以助退热。中药汤剂以疏风散邪、宣肺通窍对症治疗。

（6）肝火上扰者：给予龙胆泻肝汤以清肝泻火，解郁通窍，亦可用鱼腥草、甘草、龙胆草泡茶饮，以利于清热泻火。

（7）痰火壅结者：给予清气化痰丸以清热化痰、散结通窍，配合使用吴茱萸、乌头尖、大黄三味为末，用温水调和，敷贴于涌泉穴，以达到引火下行，祛邪护耳的目的。

（8）气滞血瘀者：给予通窍活血汤以活血化瘀、行气通窍，夜寐不安时，遵医嘱穴位按摩，取神门、肾俞、涌泉、三阴交等穴，伴心悸者加内关、心俞等穴以促进入睡。

4. 给药护理

气滞血瘀者中药汤剂宜温服，风热侵袭、肝火上扰、痰火壅结者中药汤剂宜凉服，服药后观察效果和反应。

5. 饮食护理

饮食以清淡、易消化为宜，忌辛辣刺激性食物。风热侵袭证宜食疏风解表、散邪通窍的食品，如薄荷粥、葛根粥等；肝火上扰证者宜食清肝泻热的食品，如冬瓜、芹菜、绿豆等；痰火壅结证者宜食清热化痰的食品，如薏仁、百合、梨等；气滞血瘀证者宜食活血化瘀之品，如山楂、桃仁、韭菜等。

6. 情志护理

（1）关注患者心理：由于听觉障碍，沟通困难，患者常担心听力永久丧失，表现为紧张、担忧、焦躁等，护士应对患者进行针对性的解释和疏导，以减轻其思想负担。如针对患者焦虑心理，可采用顺情从欲法，疏导患者的不良情绪，以化郁为畅，疏泄情志。

（2）沟通方式：采取多种形式的沟通方式，如文字书写等，以满足患者沟通需要。

7. 并发症护理

（1）耳眩晕：参照耳眩晕中医护理常规护理。

（2）耳鸣：参照耳鸣、耳聋中医护理常规护理。

（三）中医健康指导

（1）减少噪声刺激，耳聋影响工作生活者，可在医嘱指导下配戴助听器。

（2）避免剧烈咳嗽，指导患者正确擤鼻，应左右分别擤鼻，不可两鼻翼同时擤紧，防止涕液进入鼻咽部，使细菌循咽鼓管侵入中耳，引发本病。

（3）指导患者掌握鼓膜按摩方法，以手示指（或中指）按摩耳屏，随按随放，每次按20～30下，用力均匀，应先左后右交替进行或同时进行。

（4）指导患者进行中医特色的自我保健方法，如鸣天鼓操，即两手掌心紧按两耳外耳道，两手的示指、中指和无名指分别轻轻敲击脑后枕骨，共60下。然后掌心掩按外耳道，手指紧按脑后枕骨不动，再骤然抬离，这时耳中有放炮样声响，如此连续开闭放响9下。以上算做1回，每次可做3回，每日可做3次。

（5）加强身体锻炼，指导患者进行早操、打太极拳、慢跑等运动。应掌握恰当的运动量，避免过劳而导致外邪乘虚而入。

（四）护理问题

患者心理上一时难以接受，角色转换受阻，治疗的依从性差。

（五）护理措施

（1）通过健康宣教，鼓励患者采用一些自我放松的方法，如听音乐、放松操等，改善患者心理状态，达到怡养心神、舒畅情志的效果。

（2）安排患者与已康复的同病种的病友交谈疾病防治经验，转换角色，提高认识，增强治疗信心。

五、耳眩晕（梅尼埃病）

耳眩晕是耳窍病变所引起的以头晕目眩，自觉天旋地转、如坐舟车为主证的一种病症，多伴有恶心、呕吐、耳鸣、耳聋等症状。

耳眩晕因风邪外袭，引动内风，上扰清窍，引发眩晕；或饮食不节，劳倦，思虑过度致脾失健运，内生痰饮，痰浊阻遏中焦，清窍为之蒙蔽，引发眩晕；或肾阴亏虚，肾阳亏虚，肾精亏损，致髓海空虚，不能濡养清窍，而发眩晕；或气血生化之源不足，清窍失养，而发眩晕。西医学的梅尼埃病、良性阵发性位置性眩晕、药物中毒性眩晕、前庭神经炎、迷路炎，可参照本病辨证施护。

（一）护理评估

1. 病因

询问患者的生活、饮食习惯及既往病史，了解有无外感病史，是否服用过耳毒性药物及有无眩晕反复发作史，了解其居住生活、工作环境是否存在长期噪声刺激，评估患者心理、社会状况。

2. 病位

在内耳，与肝、脾、肾关系密切。

3. 病性

（1）风邪外袭证：风热侵袭犯表，热郁肌腠，卫表失和，突发眩晕，如坐舟车，恶心呕吐，可伴有咳嗽、鼻塞、流涕、咽痛、发热恶寒，舌质红，苔薄黄，脉浮数。

（2）痰浊中阻证：湿浊内留，久而化痰，或情志不畅，郁而生痰。表现为眩晕伴头重如蒙，胸闷不舒，食少多寐，呕恶较甚，或见耳鸣耳聋，心悸，舌质红，苔白腻或黄腻，脉濡滑。

（3）肝阳上亢证：肝气郁结，化火生风，风火上扰清窍至头晕目眩，耳鸣耳聋，少寐多梦，常伴有咽干口苦、面红目赤，舌质红，苔黄，脉弦数。

（4）寒水上泛证：肾阳衰微，不能温化水湿，寒水上泛清窍，故眩晕，耳鸣耳聋，腰痛背冷，四肢不温，精神萎靡，夜尿频而清长，舌质红，苔白滑，脉沉细弱。

（5）髓海不足证：肾精亏损，髓海不足，清窍失养，故眩晕经常发作，失眠多梦，记忆力差，腰膝酸软，手足心热，舌质红，苔少，脉细数。

（6）上气不足证：脾气虚弱，气血生化不足，清阳不升，清窍失养，故眩晕时发，耳鸣耳聋，劳累时加重，面色苍白，唇甲不华，倦怠乏力，食少便溏，舌质淡红，苔少，脉细弱。

（二）护理要点

1. 一般护理

参照耳部疾病一般中医护理常规护理。

2. 病情观察

（1）观察患者耳眩晕发作的时间、程度、性质、伴随症状、诱发因素及伴随症状等。

（2）观察患者意识、面色、表情、舌脉及有无眼球震颤等。

（3）肝阳上亢及髓海不足者，应注意观察有无脑卒中的先兆，如手足不利、言语不清等。上气不足者应警惕厥证的发生。

3. 辨证施护

（1）良好的环境：耳眩晕发作严重时应卧床休息，闭目养神，保持病室安静，减少噪音，光线柔和，空气流通，改变体位时应动作缓慢，少做旋转、低头、弯腰动作，护理人员操作应相对集中，动作应轻柔，防止过多干扰患者。

（2）遵医嘱：遵医嘱给予耳穴压豆，取肾、神门、内耳、皮质下、肝，同时热敏灸听宫、百会、太冲、足三里等穴。

（3）风邪外袭证：给予桑菊饮以疏风散邪，清利头目，伴恶寒发热者，加强体温监测，高热时遵医嘱适时进行细菌培养和药敏试验，根据药敏提示给予抗感染治疗；同时予以物理降温或针刺治疗，取穴大椎、曲池、合谷，以助退热。

（4）痰浊中阻证：给予半夏白术天麻汤以燥湿健脾，涤痰止眩，呕吐较甚者，中药汤剂宜温服，可少量频服，或加入适量生姜汁，并配合针刺或按摩内关，以降逆止呕。

（5）肝阳上亢证：给予天麻钩藤饮以平肝熄风，滋阴潜阳，情绪易激动者指导其通过听音乐、与他人沟通等方式转移注意力，减少不良情绪刺激，尽量减少探视，保证充足的睡眠。

（6）寒水上泛证：给予真武汤以温壮肾阳，散寒利水。避免劳累，注意节制房事，形寒肢冷者注意保暖，可用艾叶煎水浴足，起到温阳通脉，促进血液循环的作用。

（7）髓海不足证：给予杞菊地黄丸以滋阴补肾，填精益髓。精髓空虚较甚者，加鹿角胶、龟板胶以增强填补精髓之力；失眠多梦，腰膝酸软者可给予中药穴位贴敷，取神阙、神门、气海、劳宫、内关、三阴交、涌泉等穴。

（8）上气不足证：给予归脾汤以补益气血，健脾安神。居室宜温暖，肢体不温时，给予热水袋保暖。

4. 给药护理

（1）肝阳上亢者：中药汤剂宜凉服，滋阴补肾、填精补肾中药汤剂宜空腹温服，痰浊中阻者中药汤剂宜温服，呕吐时暂停服药，或可将药液浓缩，少量频服，服中药后静卧 1 h，使药物通行周身而起效。

（2）及时服药：如耳眩晕规律发作，可在发作前 1 h 服药。

5. 饮食护理

（1）耳眩晕发作时不宜进食，避免呕吐物呛入气道，待病情缓解后进食。

（2）饮食以清淡、易消化、低盐、少量多餐为原则，忌暴饮暴食和过食肥甘厚味之品，戒烟、酒。宜食蔬菜、水果、豆类、瘦肉之品，风邪外袭者宜食薄荷粥、蒲公英粥等疏风清热之品；肝阳上亢者宜食山楂、海带、紫菜等清肝泄热之品；痰浊中阻者宜食薏仁粥、赤小豆、山楂等燥湿化痰之品。

6. 情志护理

（1）多与患者沟通，了解其心理状态，及时给予心理疏导，使其保持乐观的态度，配合治疗。

（2）耳眩晕较重、心烦焦虑者，减少探视，为患者提供安静的休养空间，鼓励患者听舒缓音乐，如《胡笳十八拍》《高山流水》等轻音乐。

7. 并发症护理

（1）耳鸣、耳聋参照耳鸣、耳聋中医护理常规护理。

（2）平衡障碍者加强日常生活护理及跌倒预防宣教。

（3）自主神经功能紊乱者需起居有常，劳逸结合，畅调情志，采用顺情从欲法进行心理疏导。

（三）中医健康指导

（1）居住环境安静、舒适，减少噪声，光线宜暗，但应保持空气流通。

（2）避免突然或强力的头部运动，可减少眩晕的发生。

（3）告知患者外出不宜乘坐高速车、船，避免登高。

（4）增强体质，锻炼身体，可打太极拳、八段锦等，消除各种导致眩晕发作的因素。保持心情舒畅、乐观，防止七情刺激。

（5）定期复诊，如发生头痛、呕吐、视力改变、血压升高、耳鸣、耳聋、共济失调等症，及时就医。

（四）护理问题

（1）患者情志失调。

（2）患者日常起居存在安全隐患。

（五）护理措施

（1）耳眩晕较重影响生活，患者易心烦焦虑者，应减少探视，护理和操作集中进行，为患者提供安静的休养空间。

（2）根据患者发病特点，制订针对性的护理风险防范措施；在护理工作中，注重细节，加强巡视，及时发现潜在的安全隐患。

（李　玲）

第六节　鼻部疾病

一、鼻部疾病一般中医护理常规

（一）病室环境

（1）保持病室环境安静、空气清新，床单位清洁、干净、舒适。

（2）根据病证性质，室内温湿度适宜。一般室温以 18～22℃为宜，相对湿度为 50%～60%。如外感风寒、年老体弱患者室温稍高，以 22～24℃为宜；根据病证性质，肺肾阴虚者、燥邪犯肺者多燥热，湿度宜稍高，室内相对湿度控制在 60%～65%。

（二）入院介绍

（1）向患者及家属介绍病区环境、主管医师、责任护士、科主任及护士长。

（2）介绍疾病相关知识、注意事项和住院作息时间，以及请假、探视、陪护等相关制度。

（三）病情观察

（1）入院时测量体温、脉搏、呼吸、血压、体重，观察舌苔、脉象，问平素二便、饮食、睡眠情况及过敏史，并做好记录。

（2）协助患者完成各项检查，并告知相关注意事项。

（3）根据护理级别，定时巡视病房，做好护理记录。

（4）根据病情需要监测生命体征，密切观察患者瞳孔、意识等情况，并做好护理记录。发现异常，及时报告医师。

（5）观察患者鼻部皮肤的颜色，鼻腔分泌物的性质、颜色和量，了解鼻道是否通畅，有无咳嗽、咽痛、头痛等，并做好记录。

（6）观察术后伤口外敷料情况时，若发现异常，应报告医师及时处理。

（四）用药护理

（1）遵医嘱按时给药，中药汤剂一般宜温服，每日 2 次。根据疾病证型及药性，指导患者用药时间、方法：肺肾阴虚者中药汤剂宜偏热凉服用；燥邪犯肺证者可凉服。

（2）做好用药后的知识宣教，并注意观察疗效及药物不良反应。

（五）情志护理

（1）调畅情志，针对患者存在的顾虑，及时讲解相关知识，介绍成功病例，帮助患者保持最佳的身心状态，促进疾病康复。

（2）关心体贴患者，常用物品放置床旁，尽可能帮助患者解决生活所需。

（六）饮食护理

（1）指导患者多吃含纤维素及蛋白质丰富饮食，忌辛辣、油腻等刺激之品，禁烟、酒，保持大便通畅。

（2）依据辨证配食、灵活选食的原则指导患者合理配膳：肺肾阴虚者选择滋养肺阴的食物，如梨、猪血等；燥邪犯肺者，膳食调理着重于养阴润燥、宣肺散邪之品，如香蕉、苹果等。

（七）生活起居护理

（1）及时了解患者生活起居、睡眠等情况，协助生活不能自理者做好生活护理。

（2）指导患者顺应四时，根据季节、气候及病情需要及时增减衣物，特别是在季节交替时，要慎避外邪。

（八）出院护理

（1）严格执行消毒隔离制度，做好床单位的终末消毒处理。预防院内交叉感染。

（2）协助患者办理出院手续，做好出院指导，嘱其定期门诊复诊，并征求患者建议及意见。

二、鼻槁

鼻槁是以鼻内干燥、黏膜萎缩或鼻腔宽大为主要临床表现的慢性鼻病。多因脏腑虚弱，鼻窍失养或燥热之邪侵袭，燥气伤肺，津液受灼，枯涸不能上承，肺、脾等脏腑积热上攻致鼻失濡养所致，西医学中干燥性鼻炎、萎缩性鼻炎可参照本病辨证施护。

（一）护理评估

1. 病因

认真倾听患者主诉，了解其工作性质及个人习惯，询问既往史及有无有害气体、粉尘等长期刺激史，找出病因。

2. 病位

在鼻，与肺、脾有关。

3. 病性

（1）燥邪犯肺证：燥热伤肺，耗失津液，鼻窍失养。鼻黏膜干燥，鼻内疼痛，涕中带血，咳嗽无痰。舌红，苔黄，脉有力而略数。

（2）肺肾阴虚证：肺阴不足，鼻窍失滋养。鼻干明显，鼻出血，或痰中带血，咳嗽少痰。舌偏红，苔少津，脉细。

（3）脾气虚弱证：脾胃虚弱，湿热上蒸，熏灼鼻窍黏膜。鼻内干燥，伴有黄绿涕，头痛头昏，嗅觉减退，面黄。舌苔淡，苔薄白，脉细弱。

（二）护理要点

1. 一般护理

参照鼻部疾病一般中医护理常规护理。

2. 病情观察

（1）观察鼻涕的色、质、量及结痂范围；鼻腔黏膜是否干燥及完整程度，有无黏膜糜烂、萎缩。

（2）询问嗅觉是否减退，咽喉有无干燥等情况。

（3）观察头痛的部位、程度、性质及其他伴随症状。

3. 辨证施护

（1）鼻腔出血：鼻腔少量出血时，宜低头，勿后仰，以免血液回流，堵塞呼吸道，并用手捏住鼻根部，达到止血的目的；大量出血时，及时汇报医师，给予鼻腔填塞止血海绵等对症处理。

（2）鼻孔堵塞：鼻内痂皮多而堵塞鼻孔时，应先用润滑油浸润后用小血管钳轻轻取出，不可强行夹出，以免误伤鼻黏膜，诱发鼻出血。也可使用中药汤剂或温开水，每日熏鼻腔数次，以软化鼻痂，方便清除，保持呼吸道通畅。

（3）鼻内干燥：鼻内干燥时滴入润滑剂，如芝麻油、蜂蜜加冰片少许，调和后滴入鼻腔或中药滴鼻液滴鼻，忌用血管收缩剂滴鼻。用麦冬、沙参泡水代茶饮，以达到滋阴润肺的功效。避免室内空气干燥，室内常洒水或使用加湿器，保持空气湿润，以提高舒适度。

（4）前额和头顶疼痛：可艾灸百会、足三里穴，悬灸至局部发热、出现红晕为止，以达到温经止痛的目的，必要时口服索米痛片。

（5）鼻涕恶臭者：应及时进行细菌培养加药敏试验，根据药敏结果合理选择抗生素滴鼻液治疗。

（6）咽喉干燥：应多饮水，可用胖大海、菊花等泡水凉饮，以清咽利嗓，并注意保护用嗓，适当减少说话的频率，避免高声歌唱等。

（7）遵医嘱：使用中药煎水或等渗盐水 100 mL 冲洗鼻腔，一日 2 次，以湿润鼻腔黏膜，洗净鼻内痂皮及脓涕，冲洗后再滴药液，以增加药效。

（8）嗅觉减退者：可选用苍耳子、饿不食草等熬成汁进行熏洗，以宣发肺气，芳香通窍。

4. 给药护理

（1）遵医嘱：按时使用滴鼻剂，动作轻柔，以免损伤黏膜。

（2）鼻腔冲洗：行鼻腔冲洗时，先将生理盐水或中药汤剂盛于碗盆内，水温 35～37℃，避免过凉或过烫，刺激鼻黏膜。嘱患者低头，由鼻将水吸入，经口吐出，反复多次，鼻吸水动作应缓慢，以免用力过度造成呛咳；或使用鼻腔冲洗器进行冲洗，但应注意挤压冲洗瓶的力度要适宜，防止误伤鼓膜。

（3）温度：使用中药汤剂或温开水熏蒸鼻腔时，一日数次，水温宜低于 60℃，防止温度过高，烧伤鼻黏膜。

5. 饮食护理

（1）饮食宜富有营养、清淡、易消化，多食水果、蔬菜和豆类等，忌烟酒、辛辣和刺激性食物。

（2）燥邪犯肺证：宜适当多食养阴润燥，宣肺散邪之品，如梨、香蕉等。肺肾阴虚证宜适当多食滋养肺阴的食物，如蜂蜜川贝炖鸭梨、麦冬小米粥等。脾气虚弱证宜进食薏米莲子粥、大麦汤等以健脾补气。

6. 情志护理

耐心讲解疾病相关知识及发病的特性，介绍情绪对疾病的影响，积极疏导患者的不良情绪，化郁为畅，树立战胜疾病的信心。

7. 并发症的护理

（1）并发喉痹：参照喉痹中医护理常规护理。

（2）耳鸣：参照耳鸣、耳聋中医护理常规护理。

（三）中医健康指导

（1）因工作环境导致疾病者应说服调换工种，离开粉尘、高温环境或加强自我保护，积极采取除尘通风、降温、湿润空气等措施。

（2）鼻窍干燥结痂皮者，切勿强行清除，以免损伤黏膜，导致鼻出血。

（3）戒除拔鼻毛、挖鼻等不良生活习惯，以免加重黏膜损伤。

（4）遵医嘱按规定疗程用药。

（5）积极预防和治疗各种鼻病，防治全身慢性疾患，以防鼻黏膜呈慢性炎症改变，发生进行性萎缩。

（6）指导加强体育锻炼，如瑜伽、动感单车，以增强机体的抗病能力，同时坚持做鼻部按摩保健操。随四时气候变化增减衣服，预防感冒。年老体弱者在气温骤降、外出时应戴口罩，减少冷空气对鼻黏膜的刺激。

（四）护理问题

（1）疾病与工作环境息息相关，较难抉择及更换工作岗位。

（2）病程时间过长，效果不能立竿见影，易复发，患者情绪烦躁、焦虑、信心不足。

（五）护理措施

（1）帮助患者及家属对生活和工作进行分析，权衡利弊，改变工种，远离高温、干燥等工作环境。

（2）多给予患者关爱，稳定情绪，告知患者放松心情能调整气血，增强身体抵抗力；介绍成功病例，增强治疗信心；彻底改正拔鼻毛、挖鼻等不良生活习惯，同时加强身体锻炼，坚持做鼻部按摩保健操。

三、鼻鼽

鼻鼽是以阵发性鼻痒、鼻塞、连续打喷嚏、鼻涕清稀、量多为临床表现的鼻部疾病。本病无性别差异，一年四季均可发病，但多有常年性和季节性的不同。

本病常因脏腑虚损，卫表不固，或异气、异物侵袭，邪犯鼻窍，鼻失濡养，或肾气亏虚，气不归元，肺失温润，上越鼻窍所致。西医学中的过敏性鼻炎、慢性鼻炎，以及血管运动性鼻炎等可参照本病辨证施护。

（一）护理评估

1. 病因

认真倾听主诉，了解鼻鼽发生的可能病因，询问家族史、既往史及过敏史，了解饮食习惯、生活和工作环境等情况。

2. 病位

在鼻，与肺、肾、脾有关。

3. 病性

（1）肺经伏热证：肺肃降失职，邪热上犯鼻窍。鼻痒，鼻塞，喷嚏连发，鼻有清涕，常有咽干多饮，舌质淡红，苔薄白，脉数。

（2）脾气虚弱证：外邪侵袭，停聚鼻窍。鼻痒难耐，突发喷嚏，清涕量多而稀，鼻塞，面色无华，常有饮食纳呆，伴有脘腹便溏，倦怠无力，少气懒言，舌质淡红，苔白，脉濡弱。

（3）肾阳不足证：气不归元，温煦失职，外邪易袭。鼻腔有痒感，喷嚏频发，流清涕，量多，常伴小便清且长，腰酸膝软，男子有遗精早泄，舌质淡红，苔白，脉沉细。

（4）肺气虚寒证：风寒乘虚入侵，邪聚鼻窍。鼻痒，喷嚏连连，如清水不止，鼻塞不通，常有恶寒，面色苍白，懒言少语，舌质淡红，苔薄白，脉虚弱。

（二）护理要点

1. 一般护理

参照鼻部疾病一般中医护理常规护理。

2. 病情观察

（1）病情变化：观察患者打喷嚏时间及频率；观察是否涕流不止，评估鼻涕的色、质、量。

（2）伴随症状：观察患者舌苔、脉象、二便及伴随症状。

（3）护理评估：观察治疗效果，及时做好护理评估。

3. 辨证施护

（1）适宜环境：保持室内空气流通，定时开窗通风，告知房间内不能放置鲜花，以免诱发过敏。维持病房间内相对湿度在60%以下。

（2）鼻部按摩：指导患者鼻部按摩，以双手大鱼际部按摩鼻翼两侧，从鼻根到迎香穴止，反复按摩，以鼻翼皮肤发热为度，达到调理经络的作用。鼻塞严重时，给予芳香通窍中药液或0.1%麻黄碱滴鼻，以达到缓解鼻塞的目的。

（3）鼻黏膜肿胀、清涕量多：可用玉屏风散吹入鼻内，或取适量荜茇，研末，少许吹入鼻内，每日2～3次，以达到解毒通窍的作用。

（4）鼻涕较多时：以芳香通窍中药液或生理盐水冲洗鼻腔，每次100 mL，一日2次，以起到清浊之功效；鼻痒时，轻柔搓鼻，以免力度过大，损伤鼻黏膜。

（5）穴位按压：取神门、肺、内鼻等穴位，使用王不留行籽附在耳穴部位，压贴时要稍施压力。定时按压刺激，每次1～3 min。通过温经通络，以缓解鼻部疼痛。

（6）鼻部过敏症状较重者：口服氯苯那敏等抗过敏药物，以缓解症状；后给予温鼻通窍中药汤剂，200 mL，每日2次，达到强化治疗的目的。

（7）肺气虚寒证：应适当增加衣物，给予温肺散寒方，并多饮热水，增加汗出；脾气虚弱证艾灸中脘、足三里、神阙、气海穴，以健脾补气；肾阳弱不足证宜用温壮肾阳、固肾纳气之方，病室多向阳。

4. 给药护理

（1）中药汤剂每日1剂，分2次服。肺气虚寒证中药汤剂应热服，并多饮热水，以增加药效；肺经伏热证中药汤剂应凉服；余中药汤剂应饭后温服。

（2）使用玉屏风散等吹药时，要注意先擤尽鼻涕，并嘱患者闭上双眼，吹入鼻腔的力度应适宜，避免浪费药物，降低药效。

（3）使用冲洗器冲洗鼻腔时，挤压力度应适宜，以免暴力误伤耳膜。

（4）观察用药后的效果及不良反应。

5. 饮食护理

（1）饮食清淡：饮食宜清淡，富含营养，并配以新鲜蔬菜、水果，避免食用生冷、油腻，以及鱼虾等荤腥类易过敏的食物，戒烟、酒。

（2）避免诱因：避免食用带有特殊气味的食物，如榴梿、香菜等，以免诱发本病。

6. 情志护理

嘱患者保持情绪稳定，告知本病与情志的关系，防止情志不畅而诱发本病，并向患者讲解疾病的转归和预后，介绍成功病例，增强其治疗的信心和毅力。

7. 并发症护理

分泌性中耳炎护理如下。

（1）出现耳痛时，可用手指按压耳屏，以缓解疼痛。

（2）如有鼓膜穿孔，禁止抠鼻及耳内滴药，以预防中耳感染。

（3）鼓膜液体较多时，取患侧卧位，进行抽液，如液体黏稠时，可注入糜蛋白酶 1 mg 稀释后再穿刺抽液。

（三）中医健康指导

（1）注意保暖，顺应四时，保证充足的睡眠，避免过度劳累。

（2）平时注意锻炼身体，如快步行走、游泳等，经常做鼻部按摩，以通经活络，强身健体。

（3）远离自身变应原，加强个人保护，避免或减少尘埃、花粉等变应原的刺激，尤其是在花粉季节，出门应戴口罩，避免出入有化学性气体的场所。

（4）经常进行温冷水交替沐浴、足浴、鼻腔清洗和干布擦拭，以增强体质。年老体弱者慎行。

（5）体质虚弱者，可在冬季进温鼻通窍膏方，并坚持服用，以调节气血，增强抵抗力。

（6）定期复查，不适随诊。

（四）护理问题

（1）本病在身体抵抗力下降时容易发病，患者缺乏治愈的信心。

（2）患者对中医治疗的疗效存在疑虑，依从性差。

（五）护理措施

（1）告知患者增强身体抵抗力为治疗本病的关键所在，尤其是在未发病期间，要坚持锻炼身体，制订运动计划，持之以恒，并顺应四时，生活规律，加强营养，以提高对疾病的抵抗能力。发病期间，要及时就诊，根据医嘱规律、全程用药。

（2）多与患者沟通，讲解中医药治疗的优势及方法，使其消除顾虑，积极配合治疗。

四、鼻渊

鼻渊是以鼻流浊涕，如泉下渗且量多不止为主要表现的鼻部疾病，常因外邪侵袭或脏腑蕴热，蒸灼鼻窍；或因脏腑虚损，邪留鼻窍所致。西医学中的急、慢性鼻窦炎可参照本病辨证施护。

（一）护理评估

1. 病因

认真倾听患者主诉，了解是否有饮食不洁、户外游泳及生活、工作环境变化等情况，询问是否感受风寒或风热。

2. 病位

在鼻，与肺、肝、脾、肾有关。

3. 病性

（1）肺经风热证：外感风邪，肺失清肃，邪壅鼻窍，发为急性鼻渊。鼻腔堵塞，多流白色或微黄的鼻涕，有头痛、咳嗽、痰多的表现。舌质红，舌苔微黄，脉浮数。

（2）胆经郁热证：胆腑郁热，上犯鼻窍，熏腐黏膜。有严重的鼻塞、流黄浊涕、剧烈头痛、口苦咽干、耳鸣耳聋、大便干结、急躁易怒。舌质淡红，苔黄腻，脉弦数。

（3）脾胃湿热证：湿热邪毒，灼损肌膜。鼻塞，涕多不止。嗅觉减退，食欲缺乏，头晕头痛，大便稀或水样。舌质红，舌苔黄腻，脉数。

（4）脾肺气虚证：脾虚运化失常，肺气不足，邪毒凝聚于鼻窦。鼻塞不通，头昏且记忆力减退，鼻流浊涕，或多或少。嗅觉减退，倦怠乏力，面色苍白或萎黄，稀便或水样便。舌质淡，苔薄白，脉细弱。

（二）护理要点

1. 一般护理

参照鼻部疾病一般中医护理常规护理。

2. 病情观察

（1）观察患者发病时间、频率，头痛的性质、程度及鼻塞程度、伴随症状等。

（2）观察患者是否涕流不止，评估鼻涕及痰液的色、质、量。

（3）观察治疗效果，及时做好护理评估。

3. 辨证施护

（1）鼻塞严重：给予通窍中药滴鼻。鼻腔内有脓性或恶臭的脓涕时，要注意检查牙齿情况，并汇报给医师，遵医嘱适时进行细菌培养和药敏试验，根据药敏提示给予抗感染治疗，同时注意口腔卫生，三餐后漱口，睡前刷牙，预防感染，以免导致急性鼻咽喉炎。

（2）咳嗽痰多：指导并鼓励患者有效咳嗽，给予翻身拍背；痰较为黏稠时，可使用益气通窍中药5 mL进行雾化吸入，1次10~15 min，每次2次，以稀释痰液，利于排出。

（3）胆经郁热证致头痛剧烈：遵医嘱根据鼻窦的位置进行体位引流，引流前先滴入适量麻黄碱，使窦口通畅，引流后减轻鼻窦内的压力，及时清除鼻腔分泌物，但嘱不宜过力擤鼻，予针刺迎香、合谷、风池等穴，并配合穴位自我按摩，每日2次，1次5 min；耳鸣、耳聋遵医嘱予王不留行籽耳穴压豆，取神门；大便干结，遵医嘱神阙穴予大黄粉醋调贴敷。

（4）鼻涕较多：行鼻窦和鼻腔冲洗，冲洗后给予红霉素或金霉素眼膏涂擦在创面，以保护局部皮肤，防止脓涕长时间浸渍刺激，出现潮红、糜烂等不适。必要时鼻窦穿刺引流，保守治疗无效者行手术治疗，做好手术前准备。

（5）头晕、体倦乏力：年老体弱者应卧床休息，避免过度劳累，协助生活护理，防止意外跌倒；解稀便或水样便时注意腹部的保暖，并保持肛周皮肤清洁。遵医嘱予王不留行籽耳穴压豆。

4. 给药护理

（1）中药汤剂一般宜凉服，脾肺气虚证者宜餐前温服。

（2）使用滴鼻液前，应嘱患者先擤尽鼻涕，滴药后头稍后仰，并按压鼻根部，避免液体进入鼻泪管；吹鼻药前，应先擤尽鼻涕后告知闭紧双眼，以免药末误入眼内。

5. 饮食护理

饮食宜清淡，注意加强营养及富含维生素的食物，忌辛辣刺激和肥甘厚腻的食物，戒烟、酒。肺经风热者可多食梨、猪血等滋阴润肺之物；胆经郁热者多食冬瓜、苦瓜等清热之物；脾胃湿热加薏仁以清热祛湿；肺脾气虚者少食虾、螃蟹之物。

6. 情志护理

该病年轻患者居多，患病后舒适性和自我形象严重下降，常有焦虑、烦躁情绪，应及时向患者讲解疾病的原因、治疗、转归，使其安心治疗，同时通过五行音乐疗法（如脾肺气虚者，可听土乐和金乐），进行放松心情，调整气血，促进疾病早日康复。

7. 并发症护理

急性咽喉炎：参照喉痹中医护理常规护理。

（三）中医健康指导

（1）居住环境整洁、舒适，室温偏低，定时开窗通风，保持空气清新；加强个人卫生，避免粉尘的刺激，在传染病流行的季节要尽量避免到公共场所，外出时应戴口罩，避免风寒之邪侵袭。

（2）积极治疗原发病及全身性疾病，清除病灶，防止邻近组织病变。

（3）指导患者掌握鼻部按摩方法，用两手大鱼际，上下按摩两侧迎香穴至局部发热，每日数次，以达到通经活络的目的；告知正确的擤鼻的方法，按住一侧鼻孔，从另一侧鼻孔擤出鼻涕，避免挖鼻、用力擤鼻等陋习。

（4）避免到江、河、湖水中或不干净的泳池游泳，防止因污水呛咳而导致旧病复发。

（5）避免刺激性的味道，防止加重鼻黏膜的水肿。

（6）根据患者身体状况，建议采用不同的强身健体方法，如晨跑、打球、八段锦等以扶正驱邪。青壮年患者每日早晨可以用冷水洗脸，也可用生理盐水清洗鼻腔，能有效增强鼻腔黏膜的抗病能力。

（7）儿童如不慎将细小物体塞入鼻腔内，应及时到医院就诊，防止感染，诱发鼻窦炎。

（四）护理问题

（1）鼻涕量多，清理呼吸道无效。

（2）患者嗅觉减退，带来感知的改变，影响其正常的社交。

（五）护理措施

（1）教会患者正确的擤鼻涕的方法，采取积极有效的治疗、护理措施，减少鼻腔分泌物。

（2）指导患者正确面对疾病，发病期间应多休息，静养，避免外出工作或学习；遵医嘱全程、规范用药，争取早日康复。

五、鼻出血

鼻出血是一种以鼻腔出血为主要临床表现的全身多种疾病或鼻部疾病的症状。也可由鼻部局部损伤引起鼻腔出血。本病常是因燥气袭身，上犯鼻窍，脏腑热盛，迫血妄行或脏腑虚弱，气不摄血所致。也可由鼻部的局部损伤引起鼻腔出血。此处只讨论脏腑功能失调引起的鼻出血。西医学中的非鼻损伤引起的鼻出血可参照本病辨证施护。

（一）护理评估

1. 病因

认真倾听患者主诉，了解是否有饮食不洁、过度劳累、情志不畅等情况，询问既往病史。

2. 病位

在鼻，与心、肺、胃、肝、脾、肾有关。

3. 病性

（1）肺经热熏证：外感风热、燥热之邪，上壅鼻窍，热伤脉络，致血液妄行，溢于鼻中，致鼻血点滴渗出，颜色鲜红。身体发热、咳嗽、咳黄痰、咽喉肿痛、鼻塞、黄涕、鼻干。舌红，苔薄白，脉浮数。

（2）胃火炽鼻证：胃热循经上炎，灼伤鼻络，血随热涌发为鼻出血，且量多，颜色深红。身体发热、口臭口渴、口腔溃疡、牙龈肿痛、大便秘结等情况，鼻腔黏膜充血。舌红，苔厚黄，脉洪数。

（3）肝火上炎证：肝气郁结，循经上逆，灼伤鼻窍脉络，血溢脉外，致鼻出血，出血量多。发病前常有大怒大郁情况发生，伴头胀痛、眩晕，口苦咽干，胸胁满胀，甚至发生四肢抽动等症。舌质红，苔黄，脉弦数。

（4）心火亢盛证：心火亢盛，迫血妄行。鼻出血量多，常伴有烦躁失眠，面红，自觉身热口渴，小便黄赤，口腔溃疡，甚则神昏谵语，舌深红，苔少，脉数。

（5）阴火虚旺证：阴液不足，鼻窍失养，邪毒滞留。鼻血量少，自觉鼻腔、口咽部干燥，鼻黏膜干燥，缺少津液，伴心烦失眠、盗汗、手足心热等阴虚症状。舌质红，苔薄，脉细数。

（6）脾不统血证：脾气虚弱，气不摄血，渗溢于鼻窍。鼻血量少，血色相对浅，鼻黏膜色淡，颜面苍白，气短乏力。舌质淡红，苔薄白，脉细弱。

（二）护理要点

1. 一般护理

参照鼻部疾病一般中医护理常规护理。

2．病情观察

观察出血的部位、血量、色泽、性质及伴随症状。

3．辨证施护

（1）护理应遵循"急则治其标，缓则治其本"的原则，紧急止血。

1）冷敷法：当涕中带血，发生少量出血时，使用冰袋敷于额部或颈部，达到凉血止血的目的。

2）压迫止血法：对鼻部进行压迫止血，以拇指和示指紧捏两侧鼻翼 10～15 min，但注意力度适中。用于少量及中量出血的患者。

3）鼻腔填塞止血法：鼻血点滴而下，使用明胶止血海绵或蘸三七粉或滴入麻黄碱等止血药进行鼻腔填塞，同时加以适当的压力，充分与鼻黏膜接触，达到持续压迫止血的目的。

4）吹药法：中量鼻出血时选用云南白药、三七等具有止血作用的药物吹入鼻腔进行止血；也可将以上药物倒在小纱块或棉球上，贴于出血点或填塞鼻腔。

5）大出血时，除了局部使用止血药物以外，还应全身使用止血药，对症处理，并积极寻找原发病灶，配合医师治疗。

（2）遵医嘱：咽喉肿痛、手足心热者遵医嘱予麦冬泡水代茶饮；口臭者可使用柠檬泡水饮或嚼柠檬片，以去除口腔异味，增进食欲；烦躁失眠者睡前 1 h 饮热牛奶，睡前泡脚。

4．给药护理

（1）中药汤剂宜饭后凉服，每日 2 次，脾不统血证中药汤剂宜饭前温服。

（2）使用麻黄碱等滴鼻止血时，要注意滴后用手捏住两侧鼻翼，以防止液体流出，影响效果。

（3）吹药时，告知患者闭紧双眼，避免误入眼内。

（4）使用棉球蘸药物止血时，应准确判断鼻出血的部位，以免影响疗效，延误病情。

5．饮食护理

饮食应温凉、清淡、易消化、富有营养，如鸭汤、肉汤、苦瓜等，忌辛辣、刺激性及热性食物，如巧克力、薯条等，戒烟、酒；脾不统血证致食欲缺乏、大便稀者，注意饮食调养，适当多进食薏仁、红枣等，不食冷饮。鼻腔填塞后，给予流质饮食。

6．情志护理

突然鼻出血时，患者可出现恐惧、紧张等不良情绪，应及时安慰和解释，稳定情绪，以免肝火上冲，加重出血。

7．并发症护理

（1）失血性贫血：参照血虚中医护理常规护理。

（2）失血性休克：迅速建立静脉通路，密切观察患者血压、脉搏、呼吸、意识、面色及鼻腔出血等情况，保持呼吸道通畅，给予氧气吸入，备齐抢救用物，病情变化应及时报告医师立即处理。

（三）中医健康指导

（1）指导患者改变抠鼻的不良习惯，加强鼻部按摩锻炼。

（2）指导患者平素保持情绪稳定，避免过度紧张和不良情绪刺激，以免因精神因素引起血压升高，使出血加剧。

（3）一经发现鼻出血，即刻给予简便止血措施，以拇指和示指紧捏两侧鼻翼 10～15 min，鼻腔填塞 1% 麻黄碱或 0.1% 肾上腺素棉球，冷敷鼻部及前额；指导患者取半坐卧位，头稍稍低下，以免流入咽喉部的血液误吞入胃内，刺激胃肠黏膜产生不适感或呕吐，甚至诱发胃炎或胃溃疡。

（4）外出活动时，应注意安全，避免鼻部撞伤。

（四）护理问题

（1）发病较迅速，出血量较大，患者及家属易恐惧。

（2）反复出血。

（五）护理措施

（1）指导患者及家属掌握简便止血方法，告知本病发生的原因、预后及不稳定的情绪对本病的影响，介绍治疗成功病例，以增强治疗信心，缓解恐惧心理。

（2）告知鼻出血时应及时就医，遵医嘱完成必要的相关检查，积极治疗原发病。

（李　玲）

第七节　咽喉部疾病

一、咽喉部疾病一般中医护理常规

（一）病室环境

（1）保持病室环境安静、空气清新，床单位清洁、干净、舒适。

（2）根据病证性质，室内温湿度适宜。一般室温以 22 ~ 24℃为宜，相对湿度为 50% ~ 60%。风寒外袭、气虚、年老体弱患者室温宜稍高，以 20 ~ 26℃为宜；实热证者常喜凉怕热，保持室温 16 ~ 20℃为宜；阴虚证多燥热者，可保持湿度在 60% ~ 70%。

（3）高龄及急、危、重症患者根据病情尽量安置在监护室或单间，以便于病情观察及治疗护理。

（二）入院介绍

（1）向患者及家属介绍病区环境、主管医师、责任护士、科主任及护士长。

（2）介绍疾病相关知识、注意事项和住院作息时间，以及请假、探视、陪护等相关制度。

（三）病情观察

（1）入院时测量体温、脉搏、呼吸、血压、体重，观察舌苔、脉象，问平素二便、饮食、睡眠及过敏史等情况，并做好记录。

（2）协助患者完成各项检查，并告知相关注意事项。

（3）根据护理级别，定时巡视病房，做好护理记录。

（4）根据病情需要监测生命体征，密切观察患者的意识、面色、舌苔、脉象、咽喉部黏膜的颜色，有无红肿、分泌物，并做好护理记录；发现异常，及时报告医师。

（5）保持伤口外敷料干燥，一旦发现浸湿、脱落等情况，及时通知医师处理。

（四）用药护理

（1）遵医嘱按时给药，中药汤剂一般宜温服，每日 2 次。根据疾病证型及药物性质，指导患者服药时间、方法，如实证者宜凉服，以起到清热解毒，消肿利咽之功效；气虚者宜饭后热服，以益气健脾，生津利咽。

（2）做好用药后的知识宣教，并注意观察疗效及药物不良反应。

（五）情志护理

（1）调畅情志，针对患者存在的顾虑，及时讲解相关知识，介绍成功病例，帮助患者保持最佳的身心状态，促进疾病康复。

（2）关心体贴患者，常用物品放置床旁，尽可能帮助患者解决生活所需。

（六）饮食护理

（1）调饮食，急性期宜食清淡无渣的食物，如流质或半流质，必要时可予禁食。忌辛辣、油腻等刺激之品，戒烟、酒。鼓励多饮金银花、甘草、桔梗等泡水代茶，并保持大便通畅。

（2）依据辨证配食、灵活选食的原则指导患者合理配膳，寒证者，宜进温润之品；阴虚者，宜多食清润益津之品；肺脾气虚者，可多食健脾益气的食物。

（七）生活起居护理

（1）及时了解患者生活起居、睡眠等情况，协助生活不能自理者做好生活护理。

（2）指导患者顺应四时，根据病情及气候变化添加衣被，特别是在季节交替时，要慎避外邪。

（八）出院护理

（1）严格执行消毒隔离制度，做好床单位的终末消毒处理，预防院内交叉感染。

（2）协助患者办理出院手续，做好出院指导，嘱其定期门诊复诊，并征求患者建议及意见。

二、喉痹

喉痹是指以咽部红肿疼痛、干燥、异物感、咽痒不适或喉底有颗粒状突起为主要特征的咽部疾病。常因外邪壅遏肺胃或脏腑虚损、咽喉失养所致。西医学中急、慢性咽炎和一些全身性疾病在咽部的表现均可参照本病辨证施护。

（一）护理评估

1. 病因

认真倾听患者主诉，仔细询问有无外感史、咽痛史，或过食辛辣煎炒，嗜烟、酒及接触高温、粉尘环境史，了解有无咽部症状及有无全身症状等。

2. 病位

在咽，与肺、脾、肾有关。

3. 病性

（1）风寒外袭证：风寒入侵，卫阳被遏，壅结咽喉。咽痛较轻，吞咽不利，恶寒发热，全身疼痛，咳嗽、咳痰，痰稀，头痛无汗，舌质淡，苔薄白，脉浮紧。

（2）风热外袭证：外感风热，邪壅咽喉，清道不利。咽部疼痛，吞咽时更甚，发热，恶风，头痛，口干，咳嗽、咳痰，痰色黄、质黏稠，舌淡红，苔薄黄，脉浮数。

（3）阴虚肺燥证：虚火上炎，灼伤咽喉。咽部干痛，灼热不适，午后、多言后症状加重，咽哽不利，清嗓频作，干咳少痰，痰质黏稠，或痰中带血，手足心热，舌红少津，脉细数。

（4）肺脾气虚证：气虚津不上承，咽喉失养。咽燥微痛，受凉、多言症状加重，咽喉部哽哽不利、有痰黏着感，清嗓不适，咳嗽有痰、易咳出，口干不欲饮或喜热饮，易恶心，或时有呃逆反酸，倦怠乏力，短气懒言，动则汗出，纳食欠佳，大便不调，舌淡红边有齿印，苔薄白，脉细弱。

（5）肺胃实热证：肺胃蕴热，内外邪热蒸灼咽部。咽部疼痛剧烈，吞咽困难，痰涎壅盛，发热，口渴喜饮，口气臭秽，大便干燥，小便短赤，舌质红，苔黄，脉洪数或滑。

（6）痰热蕴结证：脾胃失运，水湿停聚，凝结咽喉。咽微痛，痰黏难咯，或咽部异物感，咽哽不利，清嗓不适，咽干不欲饮，恶心胸闷，舌暗红、可见瘀斑、瘀点，苔微黄或白，脉弦滑。

（二）护理要点

1. 一般护理

参照咽喉部疾病一般中医护理常规护理。

2. 病情观察

（1）观察体温及咽喉部红肿情况，询问有无吞咽困难、咽喉痛痒、呼吸不畅，以及全身其他伴随症状。

（2）如出现吞咽困难、呼吸不畅，咽喉部红、肿、疼痛剧烈伴高热，及时报告医师。

3. 辨证施护

（1）适宜环境：保持病室空气清新，避免灰尘及异味的刺激，急性期发热患者多卧床休息。

（2）咽部干咳、干痒者：遵医嘱予麦冬、生地黄、胖大海等煎水代茶饮；如有咳嗽、痰液黏稠者，可予鱼腥草等中药制剂20～30 mL雾化吸入以稀释痰液，每日1～2次，每次15～20 min，以清热化痰，利于痰液的咳出。

（3）急性期：体温超过39℃，予物理降温，必要时遵医嘱予退热药或抗生素等对症治疗，及时擦干汗液，更换汗湿衣物，防止复感外邪，加重咽部症状。

（4）咽部肿痛较轻者：予冰硼散吹入咽喉患处；肿痛明显者可含服草珊瑚、西瓜霜片，或用金银花、甘草或珠黄散煎水含漱，也可予耳穴埋豆以疏通经络、缓解咽痛，常用穴位有咽喉、脾、肺、神门、肾上腺等。必要时可予针刺放血疗法，常用穴位有三商穴、耳轮三穴、咽喉患处等，以泻热放毒。慢性期可服用铁笛丸。

（5）喉部干燥者：可指导患者在喉结旁开 1 ~ 2 寸，或可沿颈部第 1 ~ 7 颈椎棘突旁开 1 ~ 3 寸进行保健按摩，每日 1 ~ 2 次，每次 10 ~ 20 min，以达到行气活血、缓解咽部干燥不适的目的。

4. 给药护理

（1）风热外袭者、肺热实证者、阴虚肺燥者、痰热蕴结者，嘱其中药汤剂宜凉服，并少量多餐分服或代茶饮；风寒外袭者、肺脾气虚者，中药汤剂宜饭后温服或热服。

（2）每次中药含漱时间适当延长，以便药物直接作用于咽喉部，更好地发挥效用。

5. 饮食护理

（1）饮食清淡：饮食宜清淡、易消化，急性期可予流质或半流质饮食，嘱其戒烟、酒，忌食辛辣、生冷、油腻、刺激性食物。

（2）营养膳食：风热喉痹者，嘱多饮水，多食新鲜水果，如梨、枇杷等；阴虚喉痹者，宜多食清润益津之品，如冰糖银耳汤、甘蔗汁、百合等；肺脾气虚者，可多食莲子、党参黄芪粥、山药等健脾益气的食物。

（3）肺胃实热者：如出现口干渴，可予金银花、罗汉果、野菊花等煎水代茶饮，大便秘结时，可遵医嘱予番泻叶或生大黄泡水喝，以泄热通便。

6. 情志护理

向患者介绍疾病相关知识，讲解疾病的转归和预后，减轻其焦虑情绪，如虚火喉痹多发生于成年人，病情复杂，治疗困难，可让治愈患者现身说法，使其树立战胜疾病的信心，积极配合治疗和护理。

7. 并发症护理

急性扁桃体炎局部遵医嘱选用清热解毒、消肿利咽的中药漱口，以保持口腔清洁，也可选用西瓜霜含片含服，以消炎止痛。观察患者体温、局部红肿及疼痛程度，发现异常，应及时告知医师。体温过高者予物理降温，必要时使用退热剂；疼痛严重者，遵医嘱使用止痛剂。必要时遵医嘱使用抗生素。

（三）中医健康指导

（1）顺应四时，起居有常。慢性期患者可选择慢跑、散步等有氧运动，以增强机体抵抗力，活动以不疲劳为宜；平时外出可佩带口罩，避免风邪、粉尘、烟雾等不良理化因素的刺激，注意季节变化，及时增减衣物。

（2）平时多饮水，做到饮食有节。发病初期，忌食荤腥、辛辣、生冷、刺激性食物，可多食豆腐、青菜等清淡素食，戒烟、酒，不喝冷饮；如有吞咽疼痛，可予流质、半流质或水果汁。

（3）保持口腔、咽喉部的清洁卫生，可予中药煎水漱口，每日 3 ~ 4 次，以清热、生津、利咽。

（4）积极治疗临近组织（鼻腔、口腔）的慢性疾病。

（5）嘱患者宜静息修养，避免过度交谈或高声叫喊，注意合理用嗓，以免加重病情。

（6）畅情志，戒忧思恼怒，关心体贴患者，保持心情舒畅。

（7）遵医嘱按时服药，如有不适，及时门诊随诊。

（四）护理问题

慢喉痹常反复发作，迁延不愈，患者易失去治疗信心。

（五）护理措施

关心体贴患者，告知患者由于该病病程较长，容易出现反复发作，并让治愈患者现身说法，树立其战胜疾病的信心，与患者共同制订康复计划表。

三、喉关痈

喉关痈是以咽痛剧烈、吞咽困难、发热、喉核周围红肿隆起等为主要临床表现的咽部疾病。

本病常因脏腑蕴热，复感外邪，热毒客于喉间，热胜肉腐成痈。西医学中扁桃体周围脓肿、咽后脓肿、咽旁脓肿、急性会厌炎及会厌脓肿等均可参照本病辨证施护。

（一）护理评估

1. 病因

认真倾听患者主诉，仔细询问有无乳蛾发作史、感冒、咽部异物、外伤后染毒史及过食辛辣、煎炒，以及吸、饮烟酒史。

2. 病位

在咽喉，与肺、脾有关。

3. 病性

（1）阳明腑实证：邪毒与气血搏结不散，气血壅聚于喉。剧烈咽痛、跳痛，咽喉红肿高突，吞咽和咳嗽时疼痛加剧，口干、头疼、发热、恶寒，舌质红，苔薄黄，脉浮数。

（2）胃火炽盛证：内外火热邪毒搏结于咽喉，热毒流窜困结，灼腐血肉化为脓。咽部剧痛、胀痛或跳痛，痛引耳窍；咽喉肿塞，吸气难入；吞咽困难，口涎外溢，或有张口困难、言语欠清；伴有高热、头痛、口干、口臭，小便赤黄，大便干结，舌红，苔黄厚，脉洪数有力。

（3）阴虚邪恋证：火热邪毒久灼咽喉，气阴两伤，余邪未清。咽喉疼痛逐渐减轻，倦怠乏力，少气懒言，咽干口渴，舌质红或淡红，苔黄少苔，脉细数。

（二）护理要点

1. 一般护理

参照咽喉部疾病一般中医护理常规护理。

2. 病情观察

（1）密切观察：观察体温及喉痈的红、肿、成脓、破溃情况，发声、语言、呼吸有无困难。

（2）及时抢救：如出现颈项强直、痰鸣气急、吞咽困难、呼吸不畅；咽喉部红、肿、疼痛剧烈伴高热、烦躁、神昏、谵妄；呕吐物中有血迹，立即配合医师做好抢救工作。

（3）防止窒息：小儿患者要观察脓肿破溃后脓液是否涌向气道，以防引起窒息。

（4）减轻症状：密切观察患者在穿刺或切开排脓后症状有无缓解。

3. 辨证施护

（1）保持口腔、咽喉部的清洁卫生，咽喉红肿时可用朵贝尔溶液或金银花甘草煎水，冷后频频含漱。

（2）予清热解毒、消肿止痛的中药喷剂，如锡类散、冰硼散等吹喉关红肿处，每日5次。

（3）出现高热39℃以上，嘱其卧床休息，并予物理降温或针刺少商、商阳等穴放血，以泻热放毒。注意及时擦干汗液，更换汗湿衣物，必要时可遵医嘱予退热药。

（4）遵医嘱予中药煎水雾化吸入，每日1～2次，起到清热解毒，消肿止痛的作用。

（5）吞咽困难者遵医嘱进行补液；如出现张口困难，可针刺患侧地仓、颊车穴，可使牙关开张。

（6）咽痛甚时，可遵医嘱予针刺疗法，每日1次，常用穴位有合谷、内庭、太冲等穴，以起到泄热、消肿止痛的作用。

（7）下颌肿痛明显者，可予紫金锭或如意金黄膏外敷于肿痛处。

（8）痈肿未成脓时，可酌情予三棱针在局部黏膜浅刺5～6次，或予尖刀轻轻划痕，使其少量出血，以达到泄热、消肿镇痛的目的；喉关痈脓液形成后，取头低脚高位，及时予穿刺抽脓或切开排脓。注意保持引流管通畅，做好气管切开的准备。

（9）阴虚邪恋者，应及时取咽喉部分泌物做细菌培养，并做好口腔护理。

（10）症状反复发作者，应在炎症控制2周后，建议患者行扁桃体摘除术，并按乳蛾手术常规护理。

4. 给药护理

阳明腑实、胃火炽盛者给予桔梗、金银花、甘草煎水，少量多次频频凉服或含漱，或予蒲公英、金银花、板蓝根等中药煎水，雾化吸入，每日1～2次；阴虚邪恋者中药汤剂宜温服。

5. 饮食护理

（1）发病初期：饮食宜清淡素食，忌生冷、粗硬、肥甘味厚、刺激性食物；咽痛剧烈、吞咽不利时，给予流质或半流质饮食，必要时可予禁食。

（2）胃火炽盛者：大便秘结时，可遵医嘱予番泻叶或生大黄泡水喝，以泄热通便。

6. 情志护理

关心体贴患者，耐心向患者讲解疾病的转归和预后，根据患者的性格特点，指导听音乐或看书等以转移注意力，减轻疼痛感，使其心情舒畅，积极配合治疗与护理，避免因虚火上炎与外邪合而发病。

7. 并发症护理

（1）喉头水肿：密切观察患者意识、面色、呼吸等情况，一旦发现呼吸骤变，立即协助医师抢救并行气管切开。

（2）颈内静脉血栓：注意询问患者的自我感觉，密切观察有无血栓脱落并栓塞重要器官的征象，一旦发生，应及时请相关专科会诊。

（三）中医健康指导

（1）经常参加户外锻炼，注意劳逸适度，冷暖适宜，防止外邪入侵。

（2）做好口腔清洁护理，可用朵贝尔溶液或金银花、甘草水等溶液含漱。

（3）积极治疗口腔及鼻腔疾病，避免粉尘及有害理化物质的刺激，指导正确用嗓。

（4）畅情志，戒忧思恼怒，关心体贴患者，鼓励其树立战胜疾病的信心。

（5）遵医嘱按时服药，如有不适，及时门诊随诊。

（四）护理问题

喉核旁脓肿一旦形成，未及时切开排脓，容易造成脓液破溃后涌向气道，造成窒息，危及生命。

（五）护理措施

注意观察咽喉部情况，如咽喉部呈跳动性疼痛，触之软，有波动感，说明脓肿已经形成，需向医师汇报，及时行脓肿切开引流术；若发现患者意识、面色、呼吸骤变，立即协助医师抢救并行气管切开，以免窒息，并做好记录。

四、喉喑

喉喑是以声音不扬，甚至嘶哑失声为主要特征的咽喉部疾病。

本病常因外邪侵袭或脏腑虚损、喉失濡养引起。临床上有虚证、实证之分。实证者多由风热、风寒、痰热犯肺，肺气不宣，邪滞喉窍，声户开合不利而致，即所谓"金实不鸣""窍闭而喑"。虚证多因脏腑虚损，喉窍失养，声门开合不利所致，即谓"金破不鸣"。西医学中急、慢性喉炎、喉肌无力，声带麻痹，息肉等均可参照本病辨证施护。

（一）护理评估

1. 病因

认真倾听患者主诉，仔细询问有无受凉、外感史或过食辛辣煎炒、嗜烟酒及过度用嗓、化学接触史等。

2. 病位

在喉，多与肺、脾、肾有关。

3. 病性

（1）风寒袭肺证：风寒袭肺，壅遏肺气，肺气不宣，风寒壅闭于喉。发病初，声音不扬，甚至嘶哑，恶寒、发热，无汗，头身疼，鼻塞，流清涕，口不渴，喉部微感痛痒，咳嗽声重，吞咽不利，舌苔薄白，脉浮紧。

（2）风热犯肺证：风热犯肺，壅遏肺气，肺失清肃，邪热壅结于喉。声音不扬，甚至嘶哑，发热、微恶寒，头痛，鼻流浊涕，咽喉疼痛不适、干痒而咳，口干欲饮，咳痰黄粘，舌红，苔薄黄，脉浮数。

（3）痰热壅肺证：肺胃积热，复感风热，内外邪热互结，炼津为痰。声音嘶哑，甚者失声，咽喉痛甚，咳嗽、咳痰，痰色黄，口渴，大便干结，舌红，苔黄厚，脉滑数。

（4）肺肾阴虚证：肺肾阴亏，肺津无以上布，肾阴无以上承，又因阴虚生内热，虚火上炎，蒸灼于喉。声嘶日久，咽喉干涩微痛，咽喉发痒，干咳，痰少而黏，时时清嗓，症状下午尤甚。可兼有颧红唇赤、头晕耳鸣，腰膝酸软，虚烦少寐，手心、足心发热等症状，舌质红、少津，脉细数。

（5）肺脾气虚证：肺脾气虚，无力鼓动声门。声嘶日久，高音费力，语音低沉，不可持久，劳动加重，上午症状明显。可兼有倦怠乏力，少气懒言，面色萎黄，纳呆，便溏等症，舌体胖、可见齿痕，苔白，脉细弱。

（6）血瘀痰凝证：患病日久，余邪未清，结聚于喉，阻滞脉络或用嗓太过，耗气伤阴，喉部脉络受损，经气郁滞不畅，气滞血瘀痰凝。声嘶日久，说话费力，咽喉内有异物感或痰黏着感，需常清嗓，胸肋不舒。舌暗红或有瘀点，苔薄白或薄黄，脉细涩。

（二）护理要点

1. 一般护理

参照咽喉部疾病一般中医护理常规护理。

2. 病情观察

（1）密切观察：观察体温、呼吸、脉搏的变化及声音嘶哑程度，询问有无咽喉部异物感，咳嗽、咳痰情况及全身伴随症状。

（2）及时救治：如出现喉痛剧增、吞咽困难、语言难出、呼吸不畅、喉鸣如锯，及时告知医师。

3. 辨证施护

（1）适宜环境：急性期发热或感冒患者注意适当卧床休息。风寒袭肺者，病室保持温暖，可予三拗汤加减煎服；风热犯肺者，病室宜凉爽、湿润，予疏风清热汤加减煎服。

（2）喉干、喉痒者：可予中药煎水代茶饮。根据不同证型选用不同的中药煎水，行中药雾化吸入，每日2次，每次15 min。

（3）声嘶失声者：可取水突穴、人迎穴、局部敏感压痛点及咽喉部的3条侧线予咽喉部按摩，有利于止痛开音。

（4）穴位按压：可予耳穴埋豆以疏通经络、缓解咽痛，常用穴位有咽喉、脾、肺、神门、肾上腺等。实证喉暗咽部红、肿、痛甚者，可用三棱针刺放血，常用穴位有三少商、耳轮三穴，每穴放血1～2滴，每日1次，可起到泻热开窍、利咽开音等功效。

（5）遵医嘱：予红花、甘草、薄荷、乌梅、绿茶等中药煎水取汁，在喉周穴位行中药离子导入治疗，每次20 min，每日1次，有利喉、消肿、开音作用，适用于各证型喉暗。

（6）高热：出现高热39℃以上，嘱其少讲话或噤声不语，并予物理降温处理，鼓励多喝温开水，保持体内水、电解质平衡，必要时遵医嘱予退热药，注意及时擦干汗液，更换汗湿衣物。

（7）针刺疗法：依据病情可遵医嘱予针刺疗法，采用局部与远端取穴结合的方法。局部取穴：水突、人迎、扶突、天鼎穴，每次2～3穴；远端取穴：病初起者，可取商阳、合谷、少商、尺泽穴，每次1～2穴，用泻法；病久者，若肺肾阴虚可取三阴交穴，肺脾气虚可取足三里穴，用平补平泻法或补法，每日1次，留针20 min。

4. 给药护理

（1）中药制剂：用具有清利咽喉的中药制剂含服，有助于消肿止痛开音。

（2）分类服药：风寒袭肺者、肺肾阴虚者、肺脾气虚者、血瘀痰凝者，嘱其中药汤剂宜饭后温服或热服；风热犯肺者、痰热壅肺者，中药汤剂宜凉服。指导患者吞咽药液时，应在咽喉局部停留片刻后再徐徐咽下，有助于消肿止痛开音。

（3）大便秘结者：可予番泻叶或生大黄泡水代茶饮。

5. 饮食护理

（1）合理膳食：一般宜进清淡饮食，如清炖、清蒸的食物，戒烟、酒，忌生冷、刺激、肥甘味厚生痰之品。

（2）肺燥耗津声音嘶哑者：可予雪梨、川贝等加蜜炖后分服。

6. 情志护理

（1）对急喉喑者：由于声嘶或失声，患者紧张、恐惧，护士应讲解疾病的转归和预后，平时可与患者建立有效的沟通方式，如用微信或飞信等方式与患者互动，并讲解疾病的转归和预后，减轻其思想负担，消除紧张情绪，积极配合治疗和护理。

（2）慢喉喑者：平时工作中应增强护患沟通，鼓励患者树立战胜疾病的信心，避免七情刺激。

7. 并发症护理

急性喉阻塞适当加强户外活动，注意气候变化，及时增减衣服，避免感寒受热；在感冒流行期间，尽量减少外出，以防感染。急性发作时嘱患者噤声，避免高声交谈和过度用嗓，出现全身症状时应加强休息。

（三）中医健康指导

（1）顺应四时，起居有常，可经常参加户外锻炼，增强体质，提高机体免疫力，并注意劳逸结合；平时外出可佩戴口罩，避免风邪、粉尘、烟雾等不良理化因素的刺激，注意季节变化，及时增减衣物。

（2）保持口腔、咽喉部的清洁卫生，可予中药煎水漱口，每日 3～4 次。

（3）积极治疗邻近组织的慢性疾病，指导正确用嗓，并教会患者咽喉部按摩法。

（4）畅情志，戒忧思恼怒，关心体贴患者，鼓励其树立战胜疾病的信心。

（5）遵医嘱按时服药，如有不适，及时门诊随诊。

（四）护理问题

（1）喉喑患者经常处于声音嘶哑的状态，导致难以和他人沟通，造成郁闷、沮丧心理。

（2）小儿患者治疗不及时可并发急喉风而危及生命。

（五）护理措施

（1）关心体贴患者，平时指导患者可用微信、飞信等方式与朋友、亲人互动，并鼓励患者积极地配合治疗，教会其合理用嗓及咽喉部开音按摩法，与患者共同制订康复计划表，避免其产生郁闷、沮丧心理。

（2）密切观察小儿患者体温、呼吸、脉搏的变化，加强巡视，一旦发生异常，及时告知医师，配合抢救。

五、急喉风

急喉风又名紧喉风，常因风火痰热之邪上攻咽喉所致，是以发病迅速、吸气性呼吸困难、语言难出、痰声如锯、汤水难下、咽喉红肿疼痛为主要表现的咽喉危急重病。常因风火痰热之邪上攻咽喉所致，本病症发展迅速，如不及时治疗，可引起窒息死亡。西医学中急性喉阻塞可参照本病辨证施护。

（一）护理评估

1. 病因

认真倾听患者主诉，仔细询问有无急性咽喉病或咽喉外伤、异物、过敏等病史。

2. 病位

在喉。

3. 病性

（1）热毒内困证：肺胃素有蕴热，复感风热或时行疫疠之邪，风热邪毒引动肺胃蕴热，内外邪热搏结咽喉。咽喉部肿胀疼痛，吞咽不利，继而出现咽喉紧涩，汤水难下，强饮则呛，痰涎壅盛、语言不清，咽喉阻塞，呼吸困难，全身可见乏力、恶风、发热、头痛，舌质红，苔黄或黄厚，脉数。

（2）痰热壅结证：火毒炽盛，火动痰生，痰火邪毒结聚于咽喉。咽喉部突然肿胀，疼痛难忍，痰声如锯，喘息气粗，声音嘶哑或语言难出，全身可见恶寒壮热，或高热心烦，汗腻，脉数或沉微欲绝。

（3）痰浊凝聚证：风寒外邪，壅阻于肺，肺失宣肃，邪不外达，肺不布津，聚而成痰，风寒痰浊凝聚咽喉。猝然咽喉憋闷，声音不扬，吞咽不利，呼吸困难，或兼有咽喉部微痛。全身可见头痛、恶寒、发热、无汗、口不渴等症，舌苔白，脉浮。

（二）护理要点

1. 一般护理

参照咽喉部疾病一般中医护理常规护理。

2. 病情观察

（1）密切观察：密切观察患者生命体征及呼吸困难情况，有无喉喑、喉鸣、鼻翼煽动、面色青紫，注意咽喉红肿程度、四肢温度、神色的变化及其他全身伴随症状。

（2）如出现以下情况，及时报告医师，配合医师做好抢救工作：①高热；②呼吸道堵塞导致突然窒息；③呼吸困难加重，并可见呼吸浅快、不规则，面色青紫；④呼吸困难，伴意识不清、昏迷，四肢厥冷、大汗淋漓。

3. 辨证施护

（1）喉部异物导致的急性喉阻塞应立即配合医师在喉镜下取出异物；气管异物者，在气管镜或喉镜下将异物取出；对支气管异物诊断不清的患者，可用支气管镜取出。

（2）取半卧位或平卧位休息，嘱患者尽量保持安静，持续给予氧气吸入。

（3）严密观察病情变化及呼吸困难情况，出现痰声如锯、咽喉阻塞、呼吸困难者，床头常规做好气管切开等各种抢救的准备。行气管插管或气管切开的患者，做好术前准备和术后护理，及时清除分泌物，保持呼吸道通畅，防止气道感染。

（4）喉间痰液难以咯出者，鼓励适当饮水，并予拍背，遵医嘱用菊花、薄荷、金银花等中药煎水取汁 10 mL 雾化吸入，每日 2 次，以稀释痰液，有利咯出。

（5）患者高热 39℃以上，予物理降温，或遵医嘱予退热药或抗感染治疗，并及时更换汗湿衣物。汤水难下时，应及时给予支持等对症治疗。

（6）热毒内困证导致的咽喉肿痛，可遵医嘱针刺少商、合谷、商阳、曲池穴，每次 2～3 穴，用泻法，不留针；或于少商、商阳穴针刺放血，以泻热。亦可用栀子、连翘、黄芩、丹皮、赤芍、贝母等中药浓煎后取汁，通过离子导入至喉部病变部位，以起到消肿止痛的目的。

（7）喉关、口咽部病变者，可予清热解毒、消肿利咽的中药粉剂吹入患处，以消肿止痛。

（8）根据病情，Ⅰ、Ⅱ度呼吸困难可酌情配合擒拿法或提刮法，以达到调和气血，疏通经络，进食汤药或稀粥的目的。

4. 给药护理

中药汤剂均应缓慢服用，使药液多停留局部片刻，有助于药效的更好发挥。

5. 饮食护理

饮食宜选择清淡、易消化软食，忌辛辣、肥甘厚腻之品，热毒内困证及痰热壅结证可多食梨、苦瓜等；痰浊凝聚证予罗汉果泡茶饮；严重者暂禁食或予流质或半流质，进食速度宜缓慢，以免引起呛咳。

6. 情志护理

（1）由于该病情较危急，护士应劝慰患者和家属，并介绍成功病例，消除紧张情绪，保持心态平和，积极配合治疗和护理。

（2）出现呼吸困难等情况时，医务人员应沉着冷静，避免引发患者和家属惊恐不安的情绪。

7. 并发症护理

窒息予半卧位，保持呼吸道通畅，及时咳出或吸出咽喉部的痰液或异物。密切观察病情变化，教会患者使用床头铃求救。一旦发现患者神色紧张、出冷汗、面色发绀、呼吸困难等症状，立即通知医师，配合抢救，给予吸氧，做好吸痰、气管插管或切开的准备。

（三）中医健康指导

（1）顺应四时，起居有常，适当参加体育锻炼，增强体质，并注意劳逸结合；注意季节变化，及时增减衣物，积极防治外感，避免急喉风的发生。

（2）保持口腔的清洁卫生，戒烟、酒，以免刺激咽喉，加重病情。

（3）日常饮食宜清淡，忌食辛辣刺激及肥甘厚腻的食物；进食或服药过程中，应缓慢下咽，以免引起呛咳，如咽喉部疼痛，予流质或半流质饮食。

（4）积极治疗急性咽喉炎，避免外伤、过敏、异物等情况的发生。

（5）遵医嘱按时服药，如有不适，及时门诊复查。

（四）护理问题

急性喉阻塞如处理不及时，可引起窒息，危及患者生命。

（五）护理措施

护士应密切观察患者呼吸、意识、咳嗽等情况，出现异常，应及时通知医师，并配合抢救治疗。一般来说，Ⅰ、Ⅱ度呼吸困难以病因治疗为主，做好气管切开的准备；Ⅲ度呼吸困难，应在严密观察下积极使用药物治疗，随时做好气管切开的准备，若药物治疗未见好转，全身情况较差，或估计短时间内难以消除病因，应及时行气管切开；Ⅳ度呼吸困难，立即行气管切开，必要时可行紧急气管切开或环甲膜切开术，为进一步处理赢得时间。

（李　玲）

参考文献

［1］屈红，秦爱玲，杜明娟. 专科护理常规［M］. 北京：科学出版社，2016.
［2］潘瑞红. 专科护理技术操作规范［M］. 武汉：华中科技大学出版社，2016.
［3］唐英姿，左右清. 外科护理［M］. 上海：上海第二军医大学出版社，2016.
［4］沈翠珍. 内科护理［M］. 北京：中国中医药出版社，2016.
［5］孟共林，李兵，金立军. 内科护理学［M］. 北京：北京大学医学出版社，2016.
［6］陆一春，刘海燕. 内科护理学［M］. 北京：科学出版社，2016.
［7］王骏，万晓燕，许燕玲. 内科护理学［M］. 大连：大连理工大学出版社，2016.
［8］王春英. 实用重症护理技术操作规范与图解［M］. 杭州：浙江大学出版社，2017.
［9］张静芬，周琦. 儿科护理学［M］. 北京：科学出版社，2016.
［10］武君颖，王玉玲. 儿科护理［M］. 北京：科学出版社，2016.
［11］陈玉瑛. 儿科护理学［M］. 北京：科学出版社，2015.
［12］王爱平. 现代临床护理学［M］. 北京：人民卫生出版社，2015.
［13］刘书哲，卢红梅. 肿瘤内科护理［M］. 郑州：河南科学技术出版社，2017.
［14］王洁，陆秀珍. 骨科疾病护理实践手册［M］. 北京：清华大学出版社，2015.
［15］唐少兰，杨建芬. 外科护理［M］. 北京：科学出版社，2015.
［16］叶志霞，皮红英，周兰姝. 外科护理［M］. 上海：复旦大学出版社，2016.
［17］丁淑贞. 妇产科临床护理［M］. 北京：中国协和医科大学出版社，2016.
［18］邓尚平. 中医护理［M］. 重庆：重庆大学出版社，2017.
［19］桑未心，杨娟. 妇产科护理［M］. 武汉：华中科技大学出版社，2016.
［20］童强，滕敬华，李胜保. 实用消化内镜护理技术［M］. 武汉：华中科技大学出版社，2015.
［21］易敏. 急救护理技术［M］. 上海：上海第二军医大学出版社，2016.